Ursula Jahn-Zöhrens
Entspannt erleben: Schwangerschaft & Geburt
Herausgegeben von Deutscher
Hebammenverband e.V.

Das Buch entstand unter Mitarbeit von
Rainhild Schäfers, Anne Wallheinke, Sabine Krauss, Katja
Stahl, Dr. Angelica Ensel, Marlies Funke, Regine Knobloch,
Christiane Schwarz, Peggy Seehafer, Susanne Teuerle,
Gertrud M. Ayerle, Oda von Rahden, Susanne Lohmann,
Ute Lange, Renate Egelkraut.

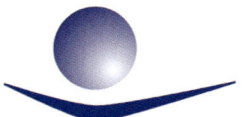

Deutscher **Hebammen**Verband e.V.

Danksagung
Ich möchte mich bei all meinen Kolleginnen bedanken,
deren Detailwissen in dieses Buch eingeflossen ist.
Besonders Hanna Fischer, Andrea Mora und Christine
Landgraf für den fachlichen Diskurs. Ganz herzlich bedan-
ke ich mich bei den Familien, die bei den Fototerminen
so wunderbar mitgemacht haben und Christoph Frick für
die Gestaltung. Für das Vertrauen in meine Kompetenz
als Autorin danke ich meinen Kolleginnen vom Deutschen Hebammenverband. Und das ganze Projekt wäre
hoffnungslos gescheitert, wenn Dr. Sabine Klonk nicht das
Lektorat übernommen hätte und Sibylle Duelli nicht immer wieder seitens des Verlags tatkräftig Entscheidungen
herbeigeführt hätte.

Um ein Buch zu schreiben, braucht man viel Zeit: Diese
verschaffte mir meine Praxiskollegin Astrid Fach, vielen
Dank! Die Höhen und Tiefen mussten meine Freundinnen
und Freunde aushalten. Und den dicksten Anteil an diesem Werk hat meine Familie, ohne deren Toleranz dieses
Projekt nicht möglich gewesen wäre.

Ursula Jahn-Zöhrens

Herausgegeben von Deutscher Hebammenverband e. V.

Entspannt erleben:
Schwangerschaft und Geburt

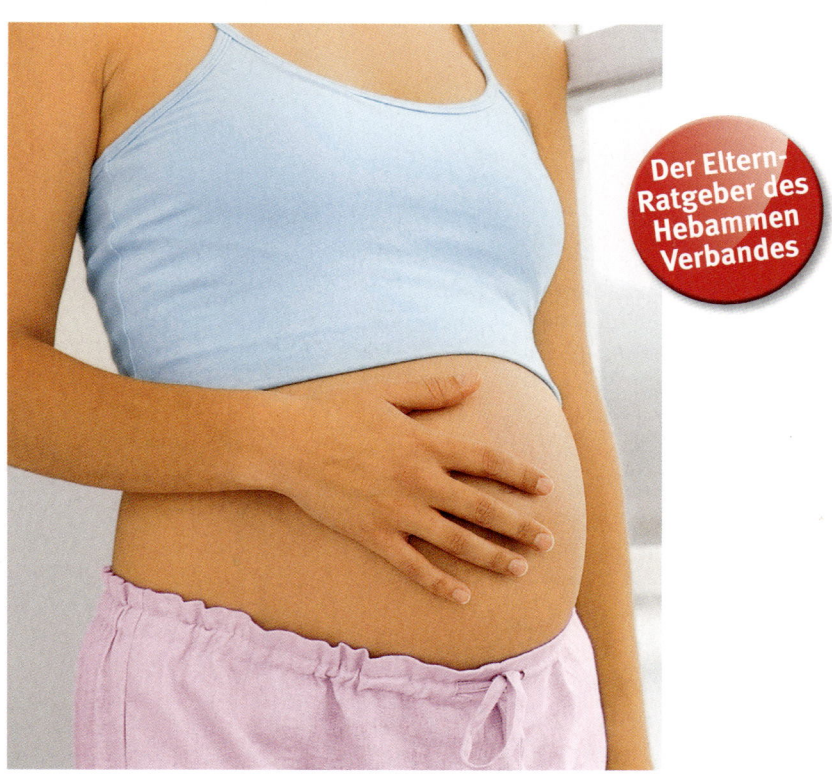

Der Eltern-Ratgeber des Hebammen Verbandes

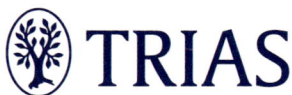

TRIAS

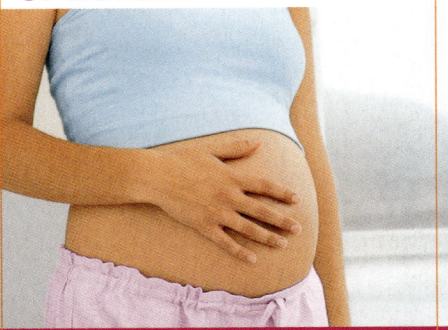

SPECIAL

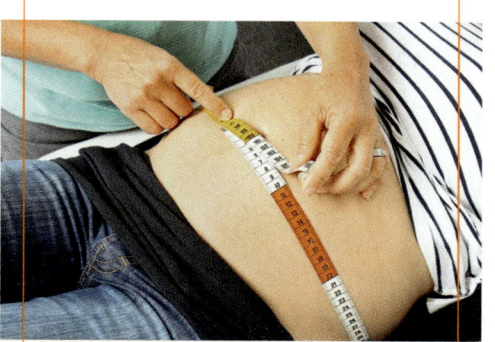

Der Start ins Leben

Wie kann ich mich auf die Geburt vorbereiten, wie mein Partner mich unterstützen? Wo entbinde ich am besten? Detaillierte Fotoserien zeigen Ihnen hilfreiche Vorbereitungen auf den Geburts-Tag Ihres Kindes. So gerüstet, sind Sie und Ihr Kind bereit für das einzigartige Geburtserlebnis.

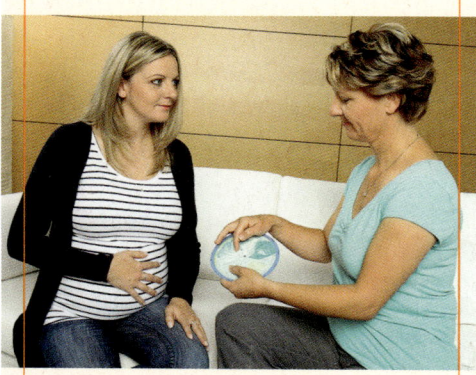

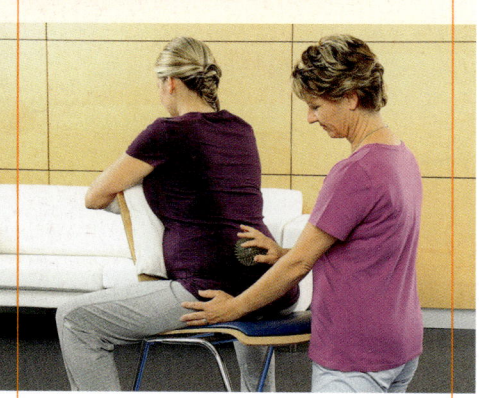

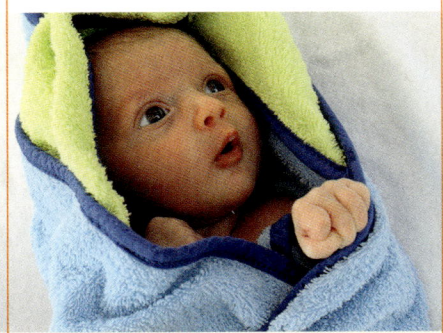

Hallo Baby!
Endlich halten Sie Ihr Kind in den Armen – und genießen das neue Leben zu dritt. Damit aller Anfang leicht ist, hält Ihre Hebamme ihr bestes Erfahrungswissen für Sie bereit.

Vorwort

Sie sind schwanger! Herzlichen Glückwunsch und alles Gute! Mit diesem Buch möchte ich Ihnen und Ihrem Partner helfen, die Zeit Ihrer Schwangerschaft und die Geburt als eine kraftspendende, neue Erfahrung in Ihrem Leben zu erkennen. Ich als Hebamme sehe mich vor allem als Begleiterin Ihres neuen Lebensabschnitts. Ich möchte Ihnen die Veränderungen in Ihrem Körper und Ihrer Seele beschreiben, sodass Sie selbst in die Lage versetzt werden, Ihren Weg in dieser Schwangerschaft zu finden. Mein Wunsch ist es, Ihnen die Geburtsarbeit als etwas Lohnenswertes nahezubringen. Einfache Rezepte wie „So mache ich es richtig" gibt es nicht. Aber durch verschiedene Blickwinkel können Sie für sich entscheiden, was Ihren Wünschen und Vorstellungen entspricht, Ihnen guttut und damit auch Ihrem Kind zugutekommt, damit Sie frei selber entscheiden können, welchen Weg Sie gehen möchten.

Etwa die Hälfte aller Schwangerschaften entsteht ganz bewusst. Ein Wunschkind, das von einem Liebespaar sehnlichst erwartet wird. Von der ersten Minute der Schwangerschaft an senden Sie als Mutter und Vater gute Gedanken zu ihrem ungeborenen Kind - Sohn oder Tochter -, denn das Geschlecht ist zu diesem Zeitpunkt bereits festgelegt. Genauso häufig kommt es unverhofft oder sogar ungewollt zu einer Schwangerschaft. Nun ist hier die Situation anders als oben beschrieben, wendet sich aber nach dem ersten Schreck meistens zum Guten.

Ganz unabhängig, ob am Anfang der Wunsch da war oder nicht, durchleben die meisten Frauen im Laufe ihrer Schwangerschaft Momente der Unsicherheit: „Will ich das Kind wirklich? Kann ich mein Leben umstellen? Ist der Mann der richtige? Bin ich für die Rolle als Mutter geeignet?" Manchmal werden Sie vielleicht unter der einen oder anderen Beschwerde leiden und sich unsicher fragen, ob alles in Ordnung ist. Auch die werdenden Väter beschäftigen sich mit ähnlichen Fragen: „Will ich die Verantwortung für das Kind? Ist diese Frau meine Partnerin fürs Leben?" Und gemeinsam fragen Sie sich vielleicht, wie sich Ihr soziales Umfeld ändern wird, wenn Sie auf einmal Eltern werden. Werden alte Freundschaften halten oder sich verändern? Werden wir neue Bekanntschaften mit anderen Eltern machen? Wird mein Vorgesetzter den Wunsch nach Teilzeitarbeit akzeptieren?

Seien Sie sicher, diese Phasen der Ambivalenz, des Hin- und Hergerissenseins zwischen Freude und Zweifel, sind völlig normal. Die neun Monate der Schwangerschaft erlauben es Ihnen als angehenden Eltern, sich mit den grundsätzlichen Fragen, die eine Schwangerschaft auslöst, auseinanderzusetzen und die nötigen Weichen zu stellen. Besonders für die Männer ist es nicht immer nachvollziehbar, was sich im Körper und in der Seele der Frau im Laufe der Schwangerschaft abspielt. Sie lernen ihre Partnerinnen von einer neuen Seite kennen. Aber auch die werdende Mutter wird an ihrem Partner, dem werdenden Vater, ganz neue Seiten entdecken.

Ich freue mich, wenn ich Ihnen mit meinen Informationen und Ratschlägen helfe, die kommenden Monate ausgiebig zu genießen und Ihr Kind willkommen zu heißen.

Ihre Ursula Jahn-Zöhrens

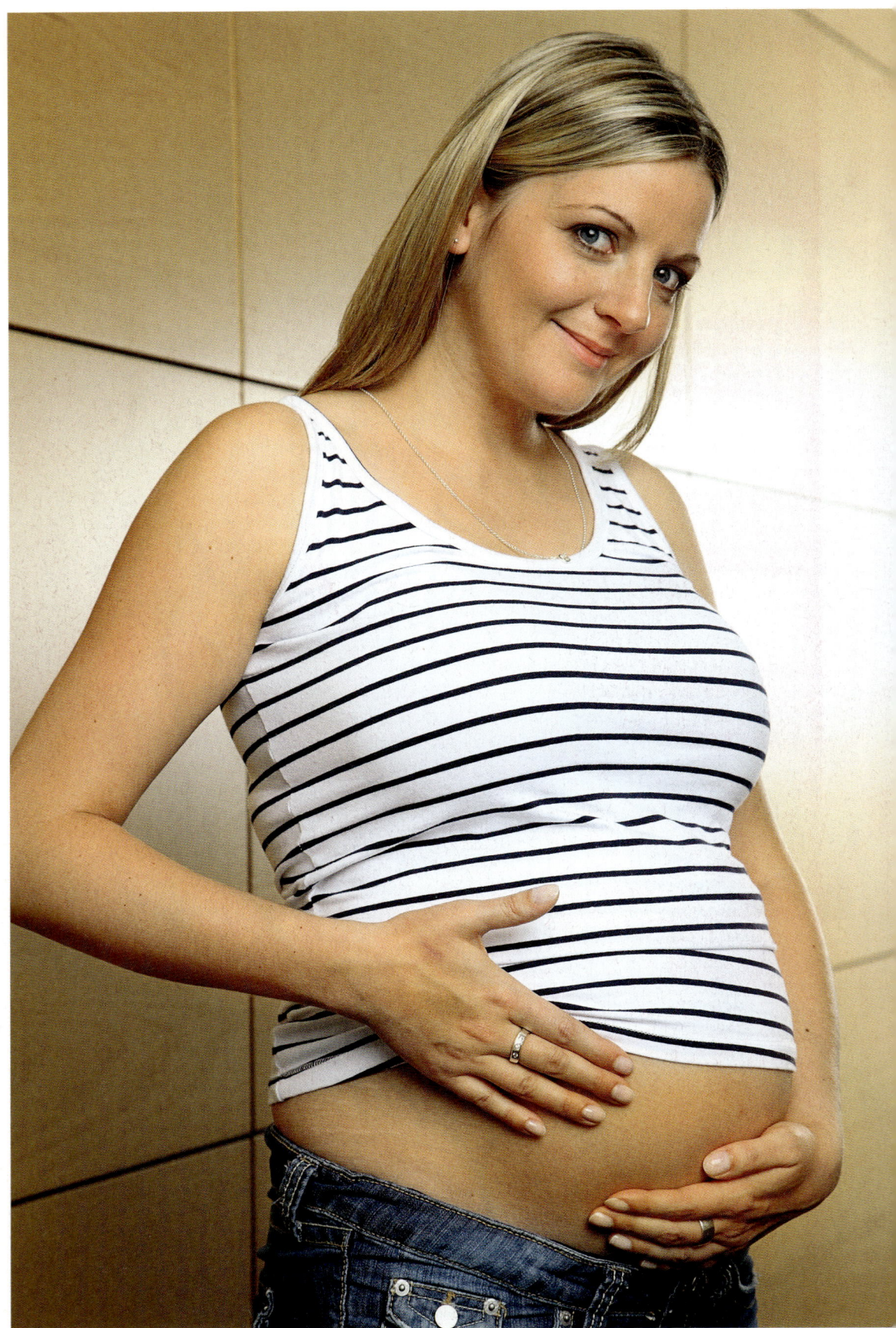

Schwanger werden – schwanger sein

Ein Kind wächst heran – dies ist auch heute noch trotz allen medizinischen Fortschritts ein Wunder. Auch wenn wir heute von „Familienplanung" sprechen und den richtigen Zeitpunkt für den Nachwuchs planen wollen, kommt das Glück häufig unverhofft und stellt das Leben der werdenden Eltern auf den Kopf.

Das gemeinsame Projekt „Kind"

Wenn Sie dieses Buch in den Händen halten, sind Sie vermutlich schwanger (oder wollen es vielleicht noch werden?). Ganz heimlich, ohne dass Sie es bewusst wahrgenommen haben, sind in Ihrem Körper eine Eizelle und ein Spermium zusammengetroffen und die befruchtete Eizelle hat sich in der Gebärmutterschleimhaut eingenistet. Ein neuer Mensch wächst heran.

In einer Zeit, in der Paaren relativ sichere Verhütungsmittel zur Verfügung stehen, könnte man meinen, dass die Entscheidung für ein Kind sehr bewusst getroffen wird. Bei vielen Paaren ereignet sich der Übergang zur Elternschaft aber auch heute noch ohne eine klare Entscheidung.

Nur etwa die Hälfte der Schwangerschaften sind zum jeweiligen Zeitpunkt gewollt und geplant. In den anderen Fällen treffen die Paare ihre Entscheidung für oder gegen ein Kind erst, wenn die Schwangerschaft bereits eingetreten ist. Zwar wägen viele Paare die positiven und negativen Aspekte eines Kindes im Vorfeld gegeneinander ab, von einer rationalen Überlegung kann aber kaum die Rede sein. Für die meisten Paare ist diese Entscheidung in ihren Konsequenzen kaum vollständig zu überblicken und wird eher offen gelassen.

Spätestens in der Frühschwangerschaft müssen Sie sich mit Ihren widerstreitenden Gefühlen und Gedanken auseinandersetzen. Heute versteht man mehr und mehr, dass die Hin- und Hergerissenheit in der Frühschwangerschaft kein besorgniserregendes Symptom ist, sondern zum Kinderwunsch dazugehört. Wenn Sie sich immer wieder mit Ihrem zu erwartenden Kind beschäftigen, Ihre Lebenssituation reflektieren, vollbringen Sie gleichzeitig erste wichtige Bindungsarbeit. Sie signalisieren Ihrem Kind: Ich mache mir Gedanken, wie es für uns beide wird, was für Bedürfnisse

du hast und wie sich mein Leben durch dich ändern wird. Und zunehmend wird Ihr „JA" zum Kind gestärkt. Auf einmal entdecken Sie beim Gang durch die Stadt, wie viele Frauen schwanger sind, Sie beobachten Eltern mit ihren Kindern beim Einkaufen. Erleben Sie dabei gut gelaunte Familien, lassen Sie sich anstecken! Oder Sie sehen Situationen, bei denen Sie denken: So mache ich es sicher nicht.

Die Entscheidung wird Ihnen vielleicht auch dadurch erschwert, dass es reale Widersprüche gibt zwischen ihrem bisherigen Selbstbild als unabhängige(r) Frau, Mann und Ihren neuen Rollen als Mutter oder Vater. Sicher kennen Sie die Redensart „Man wächst mit seinen Aufgaben", genau so werden Sie die Übernahme der Elternrolle empfinden. Sie stellt eine Bereicherung dar, ist aber andererseits mit vielfältigen neuen Herausforderungen verbunden. Rund um die Uhr müssen Sie nach der Geburt für Ihr Kind da sein, Ihre Berufstätigkeit aussetzen, vielleicht finanzielle Unabhängigkeit aufgeben und Änderungen im sozialen Umfeld bewerkstelligen – kein Wunder, dass da zur Freude auch trübe Gedanken hinzukommen. Und die Unsicherheit: Wie komme ich zurecht mit dem Kind? Eine Gebrauchsanweisung bekommen Sie nicht mitgeliefert. Wir wissen, dass Eltern, die selbst eine gute Kindheit erlebt haben, kaum Fehler bei ihren eigenen Kindern machen, sofern sie ihrem Gefühl und dem gesunden Menschenverstand folgen.

Elternschaft im Wandel

Die Beziehung zwischen Eltern und Kindern ist von deren Hoffnungen und Wünschen, aber auch von Zwängen und Pflichten bestimmt. Beide Komponenten unterliegen gesellschaftlichen Veränderungen. Noch zur Zeit unserer Großeltern bedeuteten viele Kinder quasi eine Altersversorgung für die Eltern. Anders als vor 100 Jahren bringt es heute keine wirtschaftlichen Vorteile mehr mit sich, Kinder zu haben. Kinder haben heute eher einen „psychologischen Nutzen". Sie sind Ausdruck des Lebensglücks und des Bedürfnisses nach (lebenslang) stabilen Beziehungen.

Das Leben mit Kindern bildet einen Gegenpol zum zweckrationalen Handeln der Erwachsenen in der hoch industrialisierten Gesellschaft. Hier sind bei Ihnen ganz andere Fähigkeiten gefragt als im Erwerbsalltag: Geduld, Gelassenheit, Fürsorglichkeit, Einfühlungsvermögen, Zärtlichkeit, Offenheit und Nähe. In ihren Kindern wiederum sehen Eltern oftmals Eigenschaften verkörpert, die sie sich selbst wünschen, aber nicht (mehr) ausleben können: Spontanität, Sinnlichkeit, Unbefangenheit und Kreativität. Elternschaft ist in der modernen Gesellschaft zu einer verantwortungsvollen Aufgabe geworden: Es gilt, das (kommende) Kind optimal zu fördern. Die wachsende Verantwortung wirkt sich auf den Entscheidungsprozess für oder gegen Kinder aus: Erst wenn die materiellen Voraussetzungen gegeben sind, eine kindgerechte Umgebung geschaffen, eine stabile Partnerschaft aufgebaut und die notwendige Reife der eigenen Persönlichkeit erreicht wurde, kann das erste Kind kommen.

Traditionelles Elternwissen und Erziehungsmaximen, die noch zwei bis drei Generationen zuvor als Richtschnur des Verhaltens in der Schwangerschaft und später in der Erziehung des Kindes dienen konnten, sind heute oftmals in Vergessenheit geraten oder werden kritisch hinterfragt. Die meisten werdenden Väter und Mütter verfügen vor der Geburt kaum über Erfahrungen in der Betreuung von Kindern und sind Laien auf diesem Gebiet. Zugleich wird das kommende Kind als zart und sehr verletzlich angesehen. Der Impuls, es schützen zu wollen, ist sehr stark. Eltern empfinden diese Verantwortung, die aus der Liebe zu ihrem Kind erwächst. Notgedrungen suchen sie Informationen und Rat bei Fachleuten und in der Ratgeberliteratur. Es ist leicht nachvollziehbar, dass Sie, die (werdenden) Eltern, zunehmend verwirrt sind, sich fragen, ob Sie wohl die richtigen Entscheidungen getroffen haben und Rat und Begleitung suchen.

Seien Sie unbesorgt: Sie durchleben den natürlichsten Vorgang der Welt, Sie sind schwanger (und nicht krank!). Sie verfügen über die Fähigkeit, ein Kind in Ihrer Gebärmutter geschützt wachsen zu lassen, es spontan zu gebären und die nötige Milch zu seiner Ernährung zu bilden. Gemeinsam mit Ihrem Partner werden Sie im Umgang mit dem Neugeborenen und Säugling intuitiv die Signale des Kindes erkennen und adäquat beantworten. Ob Sie sich das alles zutrauen, steht auf einem anderen Blatt. Hier spielen Ihre bisherige Lebenserfahrung, Ihre Erziehung und Ihr kultureller Hintergrund eine entscheidende Rolle. Hier können Ihnen besonders Hebammen (siehe S. 72)

- als Unterstützung für Körpergefühl und Vertrauen in weibliche Fähigkeiten,
- als Begleiterin in unsicheren Entscheidungssituationen sowie
- als geduldige, zuversichtliche und einfühlsame Betreuerinnen während Schwangerschaft, Geburt und Wochenbett zur Seite stehen.

Die wichtigste Aufgabe Ihrer Hebamme wird sein, Sie im Umgang mit Ihrem Kind vor und nach der Geburt zu stärken. Das vorliegende Buch möchte Sie während dieser wichtigen Zeit begleiten, Sie bei Fragen und Problemen unterstützen. Es kann sicher nicht den persönlichen Kontakt zu Ihrer Hebamme ersetzen, aber es kann Ihnen viele Fragen beantworten. Sie finden hier gesammeltes Hebammenwissen und viele persönliche Erfahrungen. Dieses Buch möchte moderieren, Sie durch die spannende Zeit Ihrer Schwangerschaft führen. Wissensvermittlung und emotionale Aspekte werden angesprochen.

Beziehungen verändern sich

Ein Baby verändert die Welt! Es macht eine Frau und einen Mann zu Eltern, ein kleines oder größeres Kind zu einem großen Bruder, einer großen Schwester, die Eltern der Eltern zu Großeltern, ihre Geschwister zu Onkel und Tanten. So wurzelt seine eigene Lebensgeschichte weit in der Vergangenheit und sie reicht in eine Zukunft, an der die vorangehenden Generationen nicht mehr teilhaben werden. Die Geburt eines Kindes rührt bei den neugeborenen Eltern unmittelbar an der Frage nach der eigenen Herkunft. Die Qualitäten oder Defizite der Herkunftsfamilie dienen oft als Erklärung für eigene Stärken, Schwächen und Vorlieben. Es wächst ein größeres Verständnis für die eigenen Eltern, manchmal werden auch die trennenden Gräben größer. Die Schwangerschaft wird als eine Übergangsphase betrachtet, man spricht von einem „Übergang zum Unbekannten". Dieser Lebensübergang bedeutet, den Verlust einer vertrauten sozialen Lebensposition zu akzeptieren, sowie die Herausforderung, eine neue soziale Rolle und neue Lebensaufgaben zu meistern. Mit der Schwangerschaft lösen Sie sich von der eigenen Mutter und dem eigenen Vater ab, übernehmen selbst Verantwortung für ein Kind und lassen zu, dass sich die Beziehung zu ihrem Partner von einer Zweier- zu einer Dreierbeziehung verändert. Übrigens, auch für Ihre Eltern ist der Schritt zum „Großeltern werden" mit vielen Veränderungen verbunden. Auch sie bekommen direkt vor Augen geführt, dass sie in eine neue Lebensphase eintreten. Vielleicht ist es jetzt Zeit, in der Familie über den „Generationenvertrag" zu sprechen.

Ursula Jahn-Zöhrens, Hebamme

❱❱Diese Wurzeln geben Halt

Als Hebamme höre ich gerade im Wochenbett Aussagen wie „Meine Mutter fehlt mir so!", „Ich verstehe meine Mutter jetzt viel besser!", „Meine Mutter sagt, ich soll das Baby nicht so verwöhnen. Ich denke, sie hat mich lange schreien lassen. Das will ich auf gar keinen Fall!" oder auch „Meine Schwiegermutter hat gesagt, wenn ich meinen Sohn zu lange stille, wird er ein Mamakind". Ihre kleine neue Familie ist fest verwurzelt in Ihren Herkunftsfamilien. Diese Wurzeln geben Halt, können aber durchaus auch einengen. Vertrauen Sie hier auf Ihre eigenen Gefühle. Ihre Mutter hat Sie zu einer ganz anderen Zeit und unter anderen Bedingungen zur Welt gebracht.« ▬

Körperliche Veränderungen

Der Übergang wird äußerlich vor allem durch die Zunahme des Gewichts (12–18 kg) und des Taillenumfangs deutlich. Möglicherweise erleben Sie diese körperlichen Veränderungen als eine starke „Verzerrung" Ihres Körperbildes. Es wäre schön, wenn Sie es nach Herzenslust genießen und mit guten Gewissen rundlich werden könnten. Fällt es Ihnen dagegen schwer, sich mit der neuen Fülle anzufreunden, sprechen Sie mit Hebamme und Ärztin/ Frauenarzt darüber. Sie werden erleben, dass diese Körperveränderungen in Ihren Gedanken eng mit dem neu entstehenden Leben verknüpft sind:

- **Im ersten Schwangerschaftsdrittel** dienen die Körperveränderungen häufig als Beweis für die Schwangerschaft. Viele Schwangere warten sehnsüchtig auf die ersten Anzeichen eines „Bäuchleins", quasi als endgültige Gewissheit, dass sie wirklich schwanger sind.
- **Im zweiten Schwangerschaftsdrittel** wird die Zunahme an Appetit und Gewicht meist als positives Zeichen dafür gewertet, dass das Kind wächst und es ihm gut geht.
- **Im dritten Schwangerschaftsdrittel** schließlich werden Sie sich durch den großen Bauch bewusst, dass Sie „verletzlich" sind und er wird Ihnen nicht selten auch lästig. Zum einen können sich auf diesem Wege Sorgen und Ängstlichkeit angesichts der bevorstehenden Geburt ausdrücken. Zum anderen sehnen Sie auch die Geburt herbei: „Ich wünsche mir, wieder ich selbst zu sein." Besonders die zweite Variante hilft Ihnen, Ihr Kind loszulassen, eine unbedingte Voraussetzung für die Geburtsarbeit. Voller Vorfreude werden Sie alles für Ihr Baby herrichten.

Eltern werden – Partner bleiben

Die Schwangerschaft und die Geburt eines Kindes stellen auf der Beziehungsebene eine große Herausforderung dar. Eine Familie ist nicht immer ein ruhiger Hafen, in dem sich alle von den Anstrengungen der Welt draußen erholen können. Mitunter kommt es zu heftigen Stürmen in diesem Hafen. Jedes Familienmitglied hat seine eigenen Wünsche und Vorstellungen, die es miteinander in Einklang zu bringen gilt. Reden Sie miteinander und vertrauen Sie sich ihre Gefühle an. Vermeiden Sie in diesem Zusammenhang Schuldzuweisungen, die zu einem schlechten Gewissen führen.

Wenn Sie als Paar Ihr erstes Kind bekommen, entsteht eine Dreiecksbeziehung, die bekanntermaßen schwer zu leben ist. Die Krönung der Liebe ist gleichzeitig eine Bedrohung für sie. Niemand kann sich gleichzeitig und gleich intensiv zwei Menschen zuwenden. Wenn Sie als Mutter Ihr Kind stillen, werden Sie kaum auf ein Gesprächsangebot Ihres Partners eingehen können. Andererseits kommt Ihr Mann vielleicht nach Hause, gibt Ihnen einen flüchtigen Kuss und wendet sich sofort dem Baby zu. In der Familie werden die Beziehungen zueinander immer wieder neu bestimmt. Sie sind deshalb ein ständiges Übungsfeld für soziale Fähigkeiten. Wird die Enttäuschung zu groß, ist die Fähigkeit zum Austausch besonders gefragt: Wie mache ich meinem Partner/meiner Partnerin meinen Wunsch nach Aufmerksamkeit auf sinnvolle Weise deutlich? Zwei erwachsene Menschen haben nun einmal höchst unterschiedliche Bedürfnisse nach Nähe. Für den einen mag es ein langes Gespräch sein, für den anderen ist eine sexuelle Begegnung der einzig wirklich befriedigende Kontakt.

Für ein älteres Geschwisterkind sieht die Lage schon anders aus: Sein Vertrauen in die Zuneigung seiner Eltern wird auf eine harte Probe gestellt und häufig probiert es Ausdrucksformen aus, die für die Eltern neu und unerwartet sind, manchmal auch Ärger hervorrufen. Verstehen Sie als Eltern das Verhalten als die Bitte um Aufmerksamkeit, kann dies die Lage schon entlasten und eröffnet Ihnen neue Reaktionsmöglichkeiten.

Die Familie im sozialen Netz

Sie werden sich in Ihrer Schwangerschaft wohler fühlen, wenn Sie sich der sozialen Unterstützung Ihres Umfeldes gewiss sein können. Vorrangig ist bei allen Beziehungen die zum Partner. Dabei ist besonders die anfängliche positive Reaktion des Partners auf die Schwangerschaft von Bedeutung. Auch durch eine sich entwickelnde Beziehung Ihres Partners zum Kind und sein Interesse an Ihrem Wohlbefinden und dem des Kindes können Sie seine emotionale und praktische Unterstützung erleben. Schön ist es, wenn Ihr Partner Sie spüren lässt, dass Sie sich auf ihn verlassen können. Das Gleiche gilt für sein Bemühen, für Sie da zu sein und Ihnen im Alltäglichen zu helfen. Je mehr Sie sich als Schwangere von Ihrem Partner unterstützt fühlen und je zufriedener Sie mit ihrer Partnerschaft sind, umso besser wird es Ihnen während der Schwangerschaft und nach der Geburt gehen.

Diese Unterstützung fehlt Ihnen allerdings dann, wenn Sie sich vom Vater des Kindes getrennt haben oder alleinerziehend sind. Sie tragen als ein Elternteil alleine die Verantwortung für das Kind, freuen sich über Entwicklungsschritte oder bangen bei Erkrankungen. Dies ist eine große Herausforderung, der sich die Betreffenden nicht immer gewachsen fühlen. Sie werden Ihre Familie und Ihren Freundeskreis als eine wichtige Bereicherung empfinden. Gute Freundschaften erfahren hier auf einmal ganz neue Dimensionen in Bezug auf Zuverlässigkeit, Zuwendung und Unterstützung. Eine lebenslange Beziehung zu mehreren Erwachsenen kann für Ihr Kind Sicherheit und Geborgenheit bedeuten und sich als sehr tragfähig erweisen. Alleinerziehende erleben meist eine sehr enge Beziehung zu Ihren Kindern, die sich, im Vergleich zu Eltern-Kind-Beziehungen früher in Richtung „Partnerschaft" entwickelt. Im Alltag sind Kompromisse und Fantasie gefragt.

◀ Geschwister empfinden instinktiv, wenn ein neues Baby unterwegs ist und reagieren oft mit großer Zuwendung für ihre Mama.

Oft sind Sie gezwungen, Ihre eigenen Bedürfnisse denen Ihres Kindes völlig unterzuordnen. Sie können emotionalen und psychischen Stress und große Unsicherheiten bezüglich Ihrer Zukunft erleben und sind häufig ganz auf Ihr weiteres soziales Netz angewiesen. Versuchen Sie, sich darauf vorzubereiten, indem Sie frühzeitig Informationen über finanzielle und andere Hilfen einholen und Ihr Leben schon vorab so weit wie möglich organisieren. Ihre Hebamme wird Sie dabei gerne unterstützen. In solchen Situationen empfehle ich Ihnen, den Rat einer speziell ausgebildeten Familienhebamme einzuholen, die Sie auch über den üblichen Betreuungszeitraum hinaus beraten kann.

Auch Patchwork-Familien, also solche Familien, wo einer oder beide Partner Kinder aus anderen Partnerschaften mitbringen, stellen eine große Herausforderung dar. Hier muss es gelingen, die Geschwister einander nahe zu bringen. Das Verhalten der Elternteile in der neuen Partnerschaft unterscheidet sich häufig von dem in der Ursprungsfamilie. Dies kann Freude, aber auch Unsicherheit bis hin zu Eifersucht bewirken. Besonders konfliktreich kann es sein, wenn die neuen Partner dann ein gemeinsames Kind bekommen. Die älteren Kinder aus den vorangegangenen Partnerschaften fühlen sich oft zurückgesetzt. Versuchen Sie nicht, diese Konflikte zu unterbinden, aber bestimmen Sie den Zeitpunkt von Diskussionen so, dass die Geborgenheit, die Bindungsmomente des Neugeborenen nicht gestört werden, soweit Sie dies beeinflussen können.

Neben dem Partner gehören Eltern, Freundinnen, Freunde und Verwandte zum engeren sozialen Netz. Viele schwangere Frauen berichten von einer positiven Bestärkung durch ihre Eltern und/oder Schwiegereltern. Wenn Eltern freudig auf die Nachricht der Schwangerschaft reagieren, kann dadurch das Selbstwertgefühl der schwangeren Frau bekräftigt werden. Die praktische Unterstützung zeigt sich in direkter Hilfe, die sich durch Taten, Zuwendungen von Geld und Gegenständen oder Hilfeleistungen im Haushalt auszeichnet. Bleibt jedoch jegliche Unterstützung durch die Eltern, sei es praktisch oder emotional, aus, bedeutet es oft eine zusätzliche emotionale Belastung für die Schwangere.

Eine wichtige Rolle haben auch Freundinnen, die gleichzeitig schwanger sind oder bereits ein Kind haben. Die Geburtsvorbereitungskurse sind eine gute Möglichkeit, andere Schwangere kennenzulernen. Sie können sich unter Begleitung einer Hebamme über Beobachtungen austauschen und mit hilfreichen Tipps unterstützen. Nicht selten gehen diese Gruppen später nahezu nahtlos in Krabbelgruppen über und es entstehen tiefe Freundschaften. Weitere Quellen sind häufig Bücher, das Internet und Zeitschriften. Ich rate Ihnen aber davon ab, zu viel im Internet nachzulesen. Oftmals ist die Seriosität einer Informationsquelle nur schwer zu beurteilen und das Nachlesen verunsichert mehr, als dass es hilft. Wenden Sie sich bei Problemen lieber an Ihre Hebamme. Ein Kind zu bekommen ist etwas sehr Individuelles und so sollten Sie auch die richtigen Ratschläge für Ihre persönliche Situation bekommen.

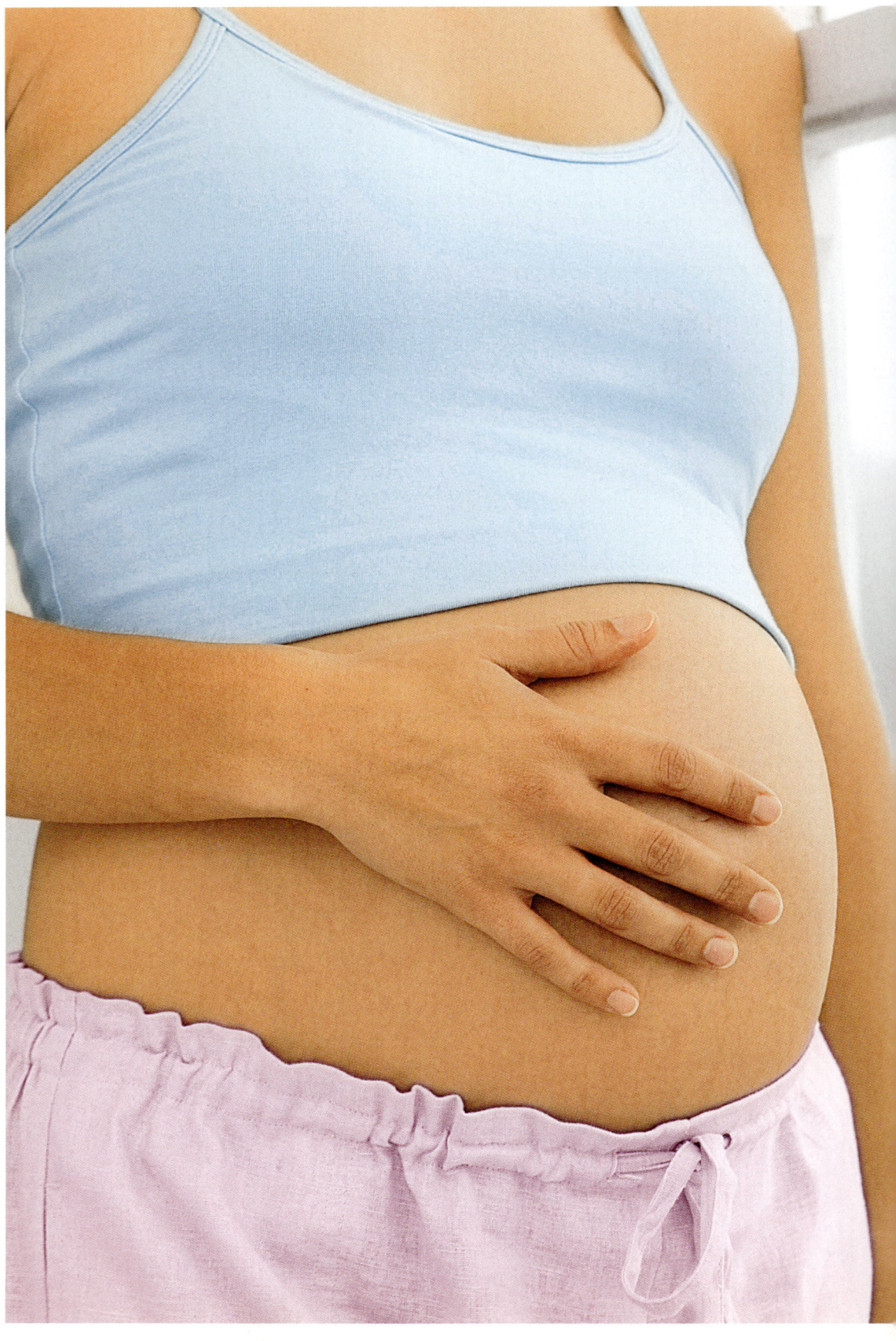

Ihr Schwangerschaftsbegleiter

Woche für Woche – ein neues Leben entsteht. Sie erwarten ein Baby, und vor Ihnen liegt eine spannende Zeit, in der Sie sich viele Fragen stellen werden. Wie verändert sich mein Körper? Wie entwickelt sich mein Baby? Hilfreiche Hebammentipps begleiten Sie durch diese aufregende und intensive Zeit.

Mutter: Gut vorbereitet

Neuer Lebensabschnitt: Sie stehen mit beiden Beinen fest im Leben, feiern berufliche Erfolge, erbringen sportliche Leistungen, nehmen am Vereinsleben teil und engagieren sich sozial. Doch nun wollen Sie schwanger werden. Das, was Sie nun erwartet, ist etwas ganz Neues, Unvergleichliches. Bald wächst in Ihnen ein neues Leben heran, Sie werden faszinierende körperliche Veränderungen durchlaufen, unvergessliche Erfahrungen machen – und einem Kind das Leben schenken.

Gesundheitscheck: Der Wunsch, schwanger zu werden, bringt viele Frauen dazu, ihre Lebensgewohnheiten kritisch zu überprüfen, denn übermäßiger Alkohol- und Nikotinkonsum, zu viel Kaffee und Dauerstress erschweren die Empfängnis. Sorgen Sie für eine optimale Ausgangsposition – dazu gehört auch die Einnahme einer ausreichenden Menge Folsäure. Wenn Sie eine Schwangerschaft planen, klären Sie am besten schon im Vorfeld mögliche gesundheitliche Risiken mit Ihrem Gynäkologen ab, z. B. Diabetes, Bluthochdruck oder Probleme während einer früheren Schwangerschaft.

Mein Tipp

Wenn Sie eine Schwangerschaft planen, sollten Sie schon im Vorfeld über die Nahrung oder Nahrungsergänzungsprodukte täglich 600 Mikrogramm Folsäure zu sich nehmen. Sind Sie schwanger, benötigen Sie täglich 800 Mikrogramm. Fragen Sie Ihre Hebamme oder Ihren Frauenarzt.

Baby: Was wird sich verändern?

Gelungener Einstieg: Sie wünschen sich ein Baby? Wie wird Ihr Baby sein? Sicherlich haben Sie Vorstellungen und Wünsche an das Baby. Diese Vorstellungen, die Sie sich machen, sind für den Aufbau der Beziehung zwischen Eltern und Kind sehr wichtig. Es ist ein bisschen so wie bei Erwachsenen, die sich gerade verlieben: In der ersten Zeit des Kennenlernens sind es nicht nur die realen Begebenheiten, die einen zusammenbringen. Es sind vor allem Träume und Ideen, die man mit dem anderen verbindet. Diese Vorstellungen erleichtern den Einstieg in eine glückliche Beziehung, selbst wenn später doch vieles anders ist.

Ein Wunder: Sie selber werden faszinierende körperliche Veränderungen durchlaufen, unvergessliche Erfahrungen machen – und einem Kind das Leben schenken. Sie werden am Ende der Schwangerschaft, nach der Geburt, zu Recht unglaublich stolz auf sich und Ihren Körper sein, denn was Sie in dieser Zeit geleistet haben, wiederholt sich zwar auf der ganzen Welt Tag für Tag Tausende von Malen – und bleibt doch das größte Wunder unseres Lebens.

Beziehungen verändern sich: Ein Baby verändert die Welt! Es macht aus Ihnen eine Mutter, Ihr Partner wird Vater, die Eltern der Eltern werden zu Großeltern. So wurzelt die eigene Lebensgeschichte weit in der Vergangenheit und sie reicht in eine Zukunft, an der die vorangehenden Generationen nicht mehr teilhaben werden. Sie alle haben viele Wochen Zeit, sich auf diese Veränderungen einzustellen.

Mutter: Der magische Moment

Die Reise der Eizelle: Der optimale Zeitpunkt für die Empfängnis liegt zwischen dem 11. und dem 15. Zyklustag, gerechnet ab dem 1. Tag der Menstruation. Normalerweise reifen jeden Monat in einem der beiden Eierstöcke mehrere Follikel aus, das sind mit Flüssigkeit gefüllte Bläschen, in denen sich je ein unbefruchtetes Ei befindet. Einer der Follikel wächst am schnellsten. Plötzlich platzt das Bläschen. Die reife Eizelle löst sich und fällt heraus – meist direkt in den Eileitertrichter. Die reife Eizelle ist nun höchstens 24 Stunden lang bereit, befruchtet zu werden. Die Samenzellen gelangen beim Geschlechtsverkehr in die Scheide der Frau. Nun begeben sich die Samenzellen auf einen Wettlauf. Die Eizelle kann sich nicht aus eigener Kraft fortbewegen; die Flimmerhärchen des Eileiters bringen sie voran, doch man geht davon aus, dass sie biochemische Signale aussendet, die die Begleitflüssigkeiten der Samenzellen anregen, sich ihr zu nähern.

Wer ist der Gewinner? Eine Samenzelle der rund 500 Millionen Aspiranten ist die schnellste. Wie kleine Bohrer stoßen die Samenzellen mit ihren Köpfen ins Innere der Eizelle vor. Der Kern der siegreichen Samenzelle und der Kern der Eizelle bewegen sich nun aufeinander zu, bis sie im Moment des Aufeinandertreffens miteinander verschmelzen. Die Schwangerschaft hat begonnen.

Mein Tipp

Messen Sie jeden Morgen, noch vor dem ersten Aufstehen, im Bett Ihre Temperatur. Am Tag des Eisprungs können Sie eine leichte Erhöhung (um mindestens 0,2 °C) der Körpertemperatur messen, die einige Tage anhalten sollte.

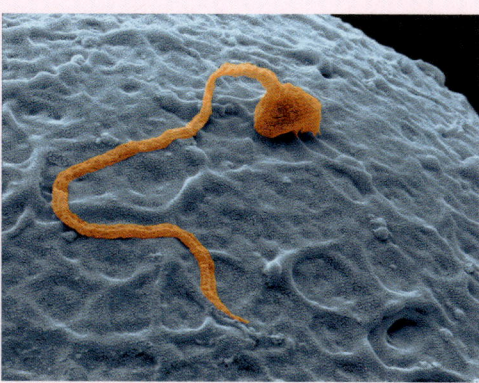

◄ Eizelle und Spermium. Nur ein Spermium dringt in die Eizelle ein.

Baby: Junge oder Mädchen? Eins oder zwei?

Die Chromosomen entscheiden: Wie und wann wird eigentlich festgelegt, ob Sie ein Mädchen oder einen Jungen bekommen? Eine spannende Frage. Alle Eizellen tragen das weibliche Geschlechtschromosom (X) in sich. Die Samenzellen können ein X- oder ein (männliches) Y-Chromosom tragen. Je nachdem, ob eine Samenzelle mit einem X- oder einem Y-Chromosom die Eizelle befruchtet, entsteht ein Junge (XY) oder ein Mädchen (XX). Das Geschlecht des Kindes steht also schon im Moment der Befruchtung fest.

Zwillinge: Ohne Berücksichtigung von Hormonstimulationen bzw. künstlichen Befruchtungen kommt auf 85 Schwangerschaften natürlicherweise eine Zwillingsschwangerschaft. Die mit Abstand meisten Zwillingspaare (rund 75 Prozent) sind zweieiig – das bedeutet, dass zwei zufällig gleichzeitig gesprungene Eier von zwei Spermien befruchtet werden. Bei eineiigen Zwillingen befruchtet ein Spermium ein Ei, doch dann – schon wenige Stunden nach der Befruchtung – teilt sich die befruchtete Eizelle.

Mutter: **Alles oder nichts**

Schädliches Verhalten: Auch wenn die winzig kleine Zellkugel sich noch gar nicht in der Gebärmutter eingenistet hat, also noch gar nicht mit dem Körper der Mutter verbunden ist, entwickeln manche Frauen direkt nach der Befruchtung schon eine Ahnung von ihrer Schwangerschaft – oder besser: Sie „wissen es einfach". Wissenschaftlich erklärbar ist dieses Phänomen nicht. Viele Frauen ahnen jedoch noch gar nichts von der Veränderung, die sich noch heimlich in ihrem Körper abspielt. Sie führen ihr ganz normales Leben weiter, trinken vielleicht mal ein Glas Wein oder rauchen wie gewohnt eine Zigarette. Im Nachhinein werden Sie sich fragen, ob Sie mit diesem Verhalten vielleicht Ihrem Kind geschadet haben. Hier hat die Natur vorgesorgt. Es gilt das „Alles-oder-nichts"-Gesetz. Wird ein Keimling in diesem frühen Entwicklungsstadium geschädigt, so wird er sich gar nicht weiterentwickeln und vom Körper der Mutter abgestoßen, noch bevor diese überhaupt gemerkt hat, dass sie schwanger war. Nur ein intakter Keimling wird überhaupt in die Gebärmutterschleimhaut eingenistet.

Mein Tipp

Während der Schwangerschaft funktioniert die oft gepriesene weibliche Intuition besonders gut. Viele Frauen spüren sehr früh, dass sie schwanger sind. Hören Sie in sich hinein. Geben Sie Ihren Bedürfnissen nach Schlaf oder Mahlzeiten nach.

Baby: **Erste Teilungen**

Gene werden weitergegeben: In den Tagen nach der Befruchtung lässt sich das befruchtete Ei von den feinen Flimmerhärchen durch den Eileiter in Richtung Gebärmutter tragen; währenddessen teilt sich die Zelle zum ersten Mal. Im Inneren der Zelle haben sich die mütterlichen und die väterlichen Chromosomen in einem Zellkern vereinigt. Die Gene, die Vater und Mutter an ihr Kind weitergeben, bestimmten zumindest zu einem Teil der körperlichen und geistigen Eigenschaften. Manchmal werden auch krank machende Gene weitergegeben, die zu einer Erbkrankheit führen.

Aus einer werden viele: Einige Stunden nach der Befruchtung teilt sich diese befruchtete Eizelle zum ersten Mal. Dabei entsteht eine exakte Kopie der Ausgangszelle. Alle Chromosomen und damit alle genetischen Eigenschaften werden identisch verdoppelt und auf die Tochterzellen verteilt. Alle zwölf bis 15 Stunden findet nun eine Teilung statt. Drei bis vier Tage später kommt die Zellkugel in der Gebärmutter an. Bald schon

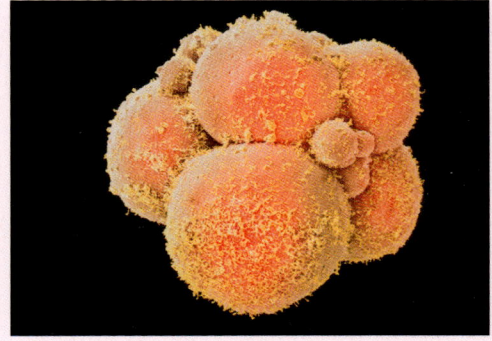

▲ Die Morula, auch Maulbeerkeim genannt, ist ein kugeliger Zellhaufen aus 16 Zellen, der etwa vier Tage nach der Befruchtung entstanden ist.

besteht sie aus mehr als 100 Zellen. Man nennt sie jetzt Blastozyste (Keimblase), nach der Blastozystenhöhle, die sich durch Verschmelzung von Räumen gebildet hat. Während ihrer Reise durch den Eileiter sendet die kleine Zellkugel sehr schwache biochemische Signale aus, die der Gebärmutter die baldige Ankunft signalisieren.

4

Mutter: Frühe Anzeichen

Wirkungen der Hormone: Sie fühlen sich möglicherweise so wie sonst vor der Menstruation. Vielleicht meinen Sie deshalb, Sie sind gar nicht schwanger? Kein Wunder, denn die Hormone, die für die Beschwerden vor der Menstruation (Prämenstruelles Syndrom) verantwortlich sind, sind auch zu Beginn der Schwangerschaft erhöht. Eine Woche nach der Befruchtung steigt der Progesteronspiegel im Blut der Mutter deutlich an – bei manchen Frauen sind die Brustwarzen jetzt empfindlicher und die Brüste spannen leicht. Auch die „klassische" Morgenübelkeit und ständiges Frösteln sind jetzt nicht ungewöhnlich. Weitere Anzeichen können sein:

- ausbleibender Abfall der morgendlichen Basaltemperatur am Ende des Monatszyklus
- auffallende Mattigkeit und Müdigkeit
- Heißhunger, besondere Gelüste oder Abneigung gegen bestimmte Speisen
- Verstopfung, Sodbrennen

- obwohl die Blase nicht gefüllt ist, häufiger Zwang zum Wasserlassen
- Geruchsempfindlichkeit

Stimmungsschwankungen: Vielleicht gehören Sie zu den Frauen, die in den ersten Schwangerschaftswochen eine für Sie völlig untypische Gefühlslage oder sogar eine große psychische Unausgeglichenheit spüren. In der Regel stellt sich nach einer Zeit der Unsicherheit ein starkes Glücksgefühl ein, auch wenn Lachen und Weinen ganz nahe beieinanderliegen. Die Schwangerschaftshormone intensivieren viele Emotionen, die positiven und die negativen.

Mein Tipp

Beginnen Sie, ein Tagebuch zu führen, in dem Sie Ihre Gedanken und Gefühle festhalten. Hier können Sie auch mal „Dampf ablassen" über die eigenartigen Reaktionen der Kollegen oder den Neid einer Freundin.

Baby: Sicher geborgen

Die Eizellhülle platzt: Die kleine Blastozyste – sie ist nur etwas größer als das Pünktchen auf diesem „i" – hat ihre Reise durch den Eileiter beendet und kommt etwa drei bis vier Tage nach der Befruchtung in der Gebärmutter an. Dort treibt sie noch zwei bis drei Tage umher – sie „ortet" erst gründlich die neue Umgebung. Und hat vor der Einnistung noch einen wichtigen Schritt vor sich: Noch liegen die sich teilenden Zellen alle zusammen in der ursprünglichen Eizellhülle – doch da die Zellteilung unaufhaltsam voranschreitet, wird diese bald zu klein. Die Zellkugel sprengt die Hülle.

Einen Platz finden: Nun kann sie sich einnisten – und sich noch schneller entwickeln. Die Zellkugel hat sich in den ersten Tagen bereits differenziert:

in einen Teil, der sich als Embryo weiterentwickelt, und in einen Teil, der zur Plazenta wird. Mit genau dieser Stelle „dockt" die Zellmasse an der Gebärmutterwand an. Sie sucht sich den richtigen Platz, an dem sie weiter wachsen kann. Die Wahl des richtigen „Einnistorts" geschieht nicht zufällig. An der gut durchbluteten Gebärmutterschleimhaut gibt es kleine hügelartige Erhebungen, die chemische Signale aussenden und sich dadurch als „Nistplatz" anbieten. Auf diese Weise „findet" die Zellkugel genau den Platz (normalerweise im oberen Bereich der Gebärmutter), der zu einer unkomplizierten Geburt beiträgt. Dort gräbt sich nun die Blastozyste in die Gebärmutterschleimhaut – dies geschieht rund sieben Tage nach der Befruchtung. Diesen Vorgang nennt man auch Nidation.

Mutter: Jetzt wissen Sie es sicher

Schwangerschaftstest: Ihre Menstruation müsste jetzt einsetzen? Mit einem Schwangerschaftstest aus der Apotheke können Sie sich jetzt Klarheit verschaffen. Er beruht auf dem Nachweis des Schwangerschaftshormons ß-hCG (humanes Choriongonadotropin). Der Keimling bildet dieses Hormon, das den Gelbkörper erhält. Dieser bildet in großen Mengen Progesteron, das für die Erhaltung und stärkere Durchblutung der Gebärmutterschleimhaut verantwortlich ist. Das ß-hCG sichert also den Erhalt der Schwangerschaft und ist im Urin der Mutter nachweisbar. Im Blut ist das Hormon übrigens schon nach sechs bis acht Tagen nachweisbar.

Die erste Beratung: Nun können Sie einen ersten Beratungstermin bei einer Hebamme oder Ihrem Frauenarzt planen. In einem ausführlichen Beratungsgespräch werden Sie erste dringende Fragen klären, z.B. über Themen wie Ernährung, Sport, Medikamenteneinnahme, Vorsorgeuntersuchungen oder erste Beschwerden. Außerdem wird Ihr voraussichtlicher Geburtstermin bestimmt und Sie erhalten Ihren Mutterpass, in dem alle Untersuchungsergebnisse und Informationen über Ihre Schwangerschaft sorgfältig dokumentiert werden.

Mein Tipp

Nur vier Prozent der Kinder kommen genau am errechneten Termin zur Welt. Behalten Sie den genauen Geburtstermin daher für sich und geben Sie im Freundes- und Bekanntenkreis lieber nur ein ungefähres Datum der Geburt (ca. 14 Tage später) an. So ersparen Sie sich die lästigen Nachfragen für den Fall, dass sich Ihr Kind mehr Zeit lässt.

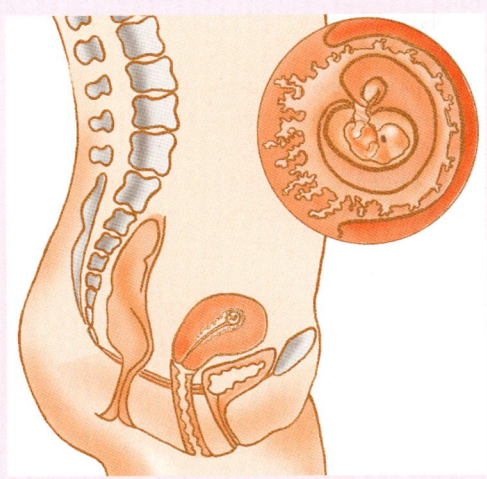

▲ Im zweiten Monat

Baby: Entscheidende Entwicklungsschritte

Entwicklung in rasanten Schritten: Kaum zu glauben. Sie selber wissen gerade erst sicher, dass Sie schwanger sind, Ihr Baby hat aber schon entscheidende Entwicklungsschritte hinter sich. Der Embryo ist nun etwa stecknadelkopfgroß. Aus der Keimscheibe ist nun ein wurmförmiges Gebilde geworden, das sich leicht in Richtung Bauch krümmt. Der Embryo bestand bisher aus zwei Keimschichten, den sogenannten Keimblättern. Nun wandern diese auseinander und lassen ein drittes Keimblatt entstehen. Die obere Schicht entwickelt sich zu Gehirn und Nervensystem, die mittlere zu Herz und Kreislaufsystem und die untere zu inneren Organen wie Lunge und Verdauungstrakt. Am Embryo ist bauchseitig eine Struktur erkennbar, die sich später zum Herzen weiterentwickelt. Am Rücken bildet sich eine Falte, die Anlage des Rückenmarks. Noch ernährt der Dottersack den Embryo, bis die Plazenta voll funktionsfähig ist. Die Nabelschnur, die das Kind mit der sich entwickelnden Plazenta verbindet, ist noch ein kurzer Stiel.

Mutter: Lästige Übelkeit

Morgendliche Übelkeit: Die Übelkeit kann nun ganz schön heftig werden. Manche haben nur morgens Beschwerden, andere plagen sich den ganzen Tag damit. Auch wenn es Ihnen wirklich nicht gut geht, sehen Sie es doch als ein untrügliches Zeichen dafür, dass in Ihrem Körper etwas Wunderbares geschieht. In aller Regel sind Sie und Ihr Baby durch diese Übelkeit nicht gefährdet. Und seien Sie beruhigt: Bei den meisten Frauen verschwindet die Übelkeit etwa mit der 12. bis 20. Woche, nur ganz wenige Frauen kämpfen bis zum Schluss damit. Gleichen Sie den Flüssigkeitsverlust bei häufigem Erbrechen mit Tee (Ingwer, Pfefferminz oder schwarzer Tee) oder Mineralwasser aus. Sollte die Übelkeit sehr heftig werden, so sprechen Sie mit Ihrer Hebamme oder Ihrem Frauenarzt.

Akupunktur: Schon aus der Seefahrt ist der Akupunkturpunkt Nei Kuan bekannt, dessen Behandlung Übelkeit lindert. Das funktioniert auch in der Schwangerschaft. Der Punkt befindet sich

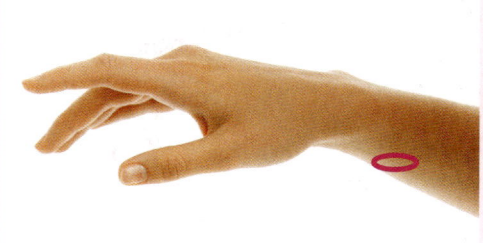

▲ Akupressurarmpunkt.

an der Unterarminnenseite, etwa drei Fingerbreit unterhalb des Handgelenks. Drücken Sie hier etwa eine halbe Minute leicht zu. Auch mit einem Akupressurarmband aus der Apotheke erzielen Sie einen guten Effekt.

Mein Tipp

Ich empfehle gerne Ingwer, der sich zur Linderung der Übelkeit sehr bewährt hat. Probieren Sie aus, in welcher Form er Ihnen hilft, als Tee, als Keks, kandiert oder frisch als Zutat zu Suppen oder Soßen.

Baby: Das Herz schlägt

Das Herz beginnt zu schlagen: Ihr Baby ist jetzt etwa 5 mm groß und wächst jeden Tag etwa 1 mm. Gerade erst vor ein paar Tagen sind die Herzmuskelzellen entstanden und gegen Ende der sechsten Woche beginnen sie von selbst zu schlagen – ein erster Meilenstein in der Entwicklung Ihres Kindes ist erreicht. Dabei schlägt das Herz des Embryos etwa doppelt so schnell wie das eines Erwachsenen. Doch mit jedem Schlag pumpt es schon Blut durch den kleinen Körper. Auf diese Weise werden die sich rasant entwickelnden Organe mit dem notwendigen Sauerstoff und den wichtigen Nährstoffen versorgt.

Die Versorgung ist sichergestellt: In den ersten Wochen sorgt der Dottersack für die Versorgung des Embryos. In ihm werden Schwangerschaftshormone und die ersten roten Blutkörperchen gebildet. Diese Aufgaben übernimmt etwa ab der neunten Woche die Leber. Die Nährstoffversorgung wird erst ab der zehnten Woche von der Plazenta übernommen.

Mein Tipp

Das Gehirn Ihres Babys entwickelt sich mit rasanten Schritten. In einer Minute entsteht die unglaubliche Zahl von 400 neuen Nervenzellen! Vermeiden Sie alle schädlichen Einflüsse wie Rauchen oder Alkoholgenuss, um Ihrem Kind in dieser extrem wichtigen Entwicklungsphase nicht zu schaden.

Mutter: **Ein Auf und Ab der Gefühle**

Stimmungsschwankungen: Nach der anfänglichen Euphorie über Schwangerschaft kehrt nun langsam wieder der Alltag ein. Viele Fragen gehen ihnen im Kopf herum und nicht wenige wünschen zeitweise, sie könnten in ihr „altes" Leben zurückkehren. Doch keine Angst: Sie haben noch viele Wochen Zeit, alle Fragen zu klären und sich auf das Baby einzustellen. Und auf einen plötzlichen Tränenausbruch kann schon bald wieder ein Moment großer Freude folgen. Ihre Gefühle fahren Achterbahn, das gehört einfach dazu.

Keine Lust mehr? Übelkeit, Müdigkeit und Spannungen in den Brüsten sorgen dafür, dass Sie abends am liebsten früh ins Bett fallen und von niemandem mehr etwas wissen wollen, auch nicht von Ihrem Partner. Reden Sie offen über Ihre „Unlust". In einigen Wochen vergeht dieses Gefühl. Meistens kehrt die Lust nach dem dritten oder vierten Monat zurück und Sie haben dann vielleicht noch mehr Spaß zusammen, da Ihre Vagina und Ihre Klitoris besonders gut durchblutet sind.

Mein Tipp

Keine Sorge: Sex in der Schwangerschaft schadet Ihrem Baby nicht. Es schwimmt, gut gepolstert im Fruchtwasser, in der Fruchtblase. Der Gebärmutterhals ist durch einen Schleimpfropf gut verschlossen. Treten allerdings Blutungen oder Schmerzen auf, sollten Sie Ihre Hebamme oder Ihren Arzt zurate ziehen.

Baby: **Rasante Entwicklung**

Sinnesorgane und Wirbel: Etwa einen Zentimeter misst der Embryo nun und er wiegt etwa ein Gramm. Der Kopf wächst in diesen Tagen besonders schnell. Das Neuralrohr ist im vorderen Teil verdickt, das Gehirn entwickelt sich. Unterschiedliche Gehirnteile nehmen nun auch schon unterschiedliche Funktionen wahr. Das Rückenmark schließt sich vollständig. In der siebten Woche werden auch die Sinnesorgane angelegt: Augenbläschen, die Augenbecher, der Nasenansatz und die Ohrengrübchen werden gebildet. Die Knospen der Arme und Beine werden sichtbar.

Innere Organe: In der siebten Schwangerschaftswoche beginnt sich auch die Lunge zu entwickeln, auch wenn sie erst in den allerletzten Schwangerschaftswochen ausreifen wird. Auch Darm, Magen und Speiseröhre werden nun angelegt. Staunen Sie: In zwei Wochen wird Ihr Baby alle wichtigen Organe und Körpersysteme entwickelt haben.

▼ Embryo mit sieben Wochen. Der Dottersack ist schon geschrumpft, versorgt aber den Embryo noch mit Nährstoffen.

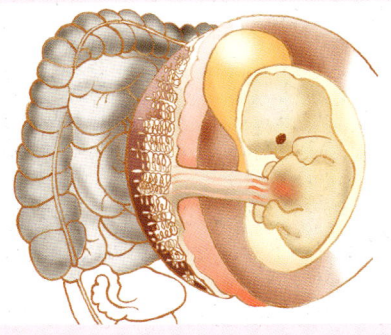

Mein Tipp

In diesem Stadium der Entwicklung können Fehlentwicklungen schwerwiegende Auswirkungen haben, wie beispielsweise das Fehlen wichtiger Gehirnteile oder ein offener Rücken.

Mutter: Rundungen deuten sich an

Einige Körbchengrößen mehr: In den ersten drei bis vier Monaten vergrößern sich Ihre Brüste. Sie spüren vielleicht ein Prickeln oder haben Spannungsschmerzen. Ihr Bauch hat sich bis dahin kaum verändert. Das Wachstum der Brüste ist vor allem auf die Zunahme von Milch produzierenden Zellen und den entsprechenden Milchgängen zurückzuführen. Die Milchproduktion hat nichts mit der Größe der Brüste zu tun.

Gewichtszunahme: Wenn Sie sich jetzt regelmäßig wiegen, machen Sie sich vielleicht Sorgen, dass Sie zu viel zunehmen. Wie viel Sie zunehmen dürfen, hängt von Ihrem Ausgangsgewicht ab. In der Regel sind es 11–14 kg, bei Untergewicht ruhig etwas mehr (12–16 kg), bei Übergewicht bitte etwas weniger (7–11 kg). In den ersten 12 Wochen werden Sie etwa 2 kg zunehmen, bis zur 25. Woche 5,5–9 kg und in den letzten 12 Wochen noch mal etwa 3,5–5 kg.

Mein Tipp

Kaufen Sie sich schon in der Frühschwangerschaft einen oder zwei gut sitzende, stützende BHs, die sich vorne öffnen lassen. Später können Sie sie zum Stillen gut gebrauchen. Wenn es Ihnen guttut, können Sie diese auch nachts tragen.

Baby: Arme und Beine werden sichtbar

Skelettentwicklung: Die Ausdifferenzierung der Arme und Beine macht große Fortschritte, wobei die Arme sich etwas schneller entwickeln. Langsam beginnt auch die Verknorpelung der zukünftigen Knochen.

Organe in Funktion: Einige Organe des Embryos nehmen schon ihre Arbeit auf. Der Dottersack schrumpft langsam, denn die Plazenta beginnt, ihre Arbeit aufzunehmen. Blutgefäße in der Nabelschnur versorgen den Embryo mit Nährstoffen und transportieren Abfallprodukte ab.

Größe und Gewicht: Der Embryo ist jetzt schon etwa 9–13 mm groß und wiegt wenige Gramm. Bis zur 20. Woche wird vom Scheitel bis zum Steiß (Scheitel-Steiß-Länge, SSL) gemessen, weil die Beine des Babys in der ersten Hälfte der Schwangerschaft dicht am Körper anliegen und daher schwer zu messen sind. Bedenken Sie, dass diese Angaben immer nur Durchschnittswerte sein können, denn ein Baby kann bei der Geburt zwischen 2600 und 4500 Gramm wiegen (beides gilt als innerhalb der Norm).

Mein Tipp

Ihr Baby wird nun schnell größer. Ernähren Sie sich ausgewogen und abwechslungsreich, damit Sie alle notwendigen Nährstoffe in ausreichenden Mengen für sich und Ihr Kind zu sich nehmen. Ich empfehle Ihnen viel frisches Obst und Gemüse sowie Vollkornprodukte. Milchprodukte liefern das Kalzium, das Ihr Kind für den Knochenaufbau braucht. Verzichten Sie auf Süßigkeiten und zu viel Fett, dann nehmen Sie nicht übermäßig zu.

▼ Jetzt entwickelt Ihr Baby schon Arme und Beine.

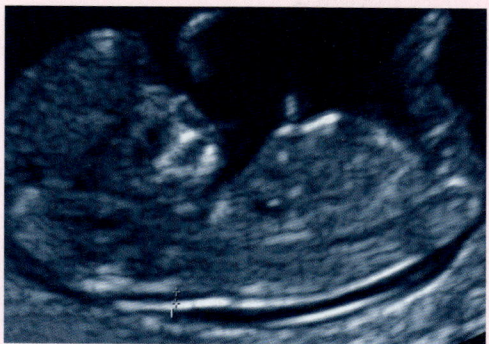

Mutter: Denken Sie an sich

Veränderte Essgewohnheiten: Vielleicht wundern Sie sich über sich selbst? Ihnen wird schon beim Gedanken an Speisen, die Sie früher liebten, unwohl und der früher so köstliche Duft von Kaffee ruft eine wahre Übelkeitsattacke hervor? Oder Sie wünschen sich ungewöhnliche Speisekombinationen? Hören Sie auf Ihr Gefühl. Ihr Körper signalisiert Ihnen, was gut für Sie und Ihr Baby ist. Hinter mancher Heißhungerattacke steckt vielleicht ein Signal des Körpers, dass ein bestimmter Nährstoff fehlt. Versuchen Sie sich gesund zu ernähren und auf die Mengen zu achten und ansonsten: Essen Sie, was Ihnen schmeckt, egal was andere Leute vielleicht denken mögen.

Zur Ruhe kommen: Die letzten Wochen waren ganz schön turbulent. Der Kampf mit den ersten Schwangerschaftsbeschwerden, Besuche bei Ihrer Hebamme und Ihrem Frauenarzt und viele ganz neue Gedanken haben Sie beschäftigt. Möglicherweise machen Sie sich viele Gedanken über Ihre Zukunft, Ihren Arbeitsplatz und die kommenden Veränderungen. Vielleicht waren dies die aufregendsten Wochen seit Langem. Halten Sie inne und lassen Sie das Gewesene an sich vorbeiziehen. Nutzen Sie das kommende Wochenende für einen ruhigen Nachmittag auf dem Sofa, ein Treffen mit Ihrer besten Freundin oder einen Kinobesuch mit Ihrem Partner.

Baby: Unbemerkte Bewegungen

Feinarbeit: In der neunten Woche ist der Embryo etwa 14–24 mm groß und wiegt etwa 7 Gramm. Ihr Baby wird sich in dieser Woche zum ersten Mal bewegen. Bis Sie diese Bewegungen spüren, wird noch einige Zeit vergehen, aber es ist doch spannend, sich das vorzustellen. Noch sind die Finger durch feine Schwimmhäute verbunden. Die wichtigen Organe des Verdauungstraktes entwickeln sich weiter. Das Gehirn des Embryos hat sich bereis in zwei Hälften geteilt. Einzelne Regionen übernehmen jetzt ihre Funktion wie Hören, Sehen und Riechen. Noch ist der Embryo stark gekrümmt und der Kopf liegt auf der Brust.

Erste Gesichtszüge: Auch das Gesicht Ihres Babys wird einem kleinen Menschen immer ähnlicher. Die Augen, die bisher seitlich am Kopf lagen, wandern nach vorne. Sie bleiben aber bis zur 26. Woche durch Augenlieder verschlossen. Lippen und Kiefer sind ausgebildet, der Gaumen verschließt sich. Die Zunge hebt sich vom Gaumenboden ab. Im Kiefer liegen schon winzige Zahnknospen für die Milchzähne. Die äußeren Ohren werden ausgebildet.

▼ Im dritten Monat.

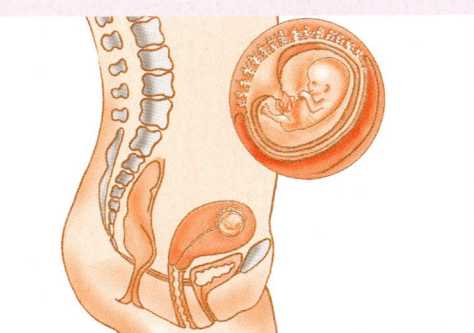

Mein Tipp

Lunge und Darm sind jetzt schon angelegt, funktionieren aber erst viel später. Ihr Baby wird ganz allein durch die Plazenta mit Sauerstoff und Nährstoffen versorgt. Die Plazenta arbeitet wie ein Filter und schützt Ihr Baby vor Krankheitserregern. Leider können aber Nikotin und Alkohol durch die Plazenta direkt zu Ihrem Kind gelangen und es schädigen. Lassen Sie die Finger davon – Ihrem Kind zuliebe!

Mutter: Bewusst erleben

1. Ultraschalluntersuchung: Wenn Sie es wünschen, kann Ihr Frauenarzt zwischen der 9. und 12. Woche die erste Ultraschalluntersuchung durchführen. Heute wird diese erste Untersuchung meist vaginal durchgeführt. Sie werden keinerlei Schmerzen dabei haben. Ihr Arzt kann sich ein genaues Bild vom Embryo machen, die Organe betrachten und äußere Fehlbildungen feststellen. Vielleicht wird der Geburtstermin neu berechnet, wenn Größe und Entwicklungsstand des Embryos dies nahelegen.

Mein Tipp

Möglicherweise wird Ihr Arzt Ihnen weitergehende Untersuchungen, wie eine Fruchtwasseruntersuchung oder eine Chorionzottenbiopsie, anbieten. Informieren Sie sich ausführlich und besprechen Sie mit Ihrer Hebamme die Vor- und Nachteile dieser sogenannten invasiven Untersuchungsmethoden. Bilden Sie sich ein eigene Meinung und haben Sie den Mut, eine eigene Entscheidung, evtl. auch gegen eine Untersuchung, zu fällen.

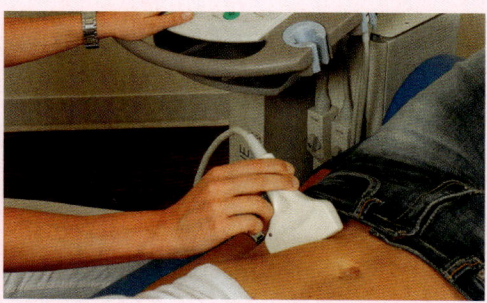

▲ Ein erster Blick auf Ihr Baby.

Bevorzugen Sie Naturprodukte: Bisher sieht man Ihnen die Schwangerschaft kaum an und vielleicht ist es für Sie auch noch etwas unwirklich. Doch spätestens nach dem 1. Ultraschall wird Ihnen klar werden, welches Wunder sich in Ihrem Körper vollzieht. Sie werden sensibler im Umgang mit Umweltbelastungen und realisieren vielleicht, wie viel Chemikalien sich in Ihrer unmittelbaren Umgebung befinden. Greifen Sie bei Haut- und Körperpflege auf Produkte mit natürlichen Inhaltsstoffen zurück und verzichten Sie auf synthetische Konservierungs-, Duft- und Farbstoffe.

Baby: Vom Embryo zum Fetus

Neuer Name: Gegen Ende der 10. Schwangerschaftswoche ist die Embryonalentwicklung abgeschlossen. Man spricht jetzt von dem Fetus. Er ist etwa 35 Millimeter groß und wiegt schätzungsweise zehn Gramm. Die Anzahl der Gehirnzellen wächst rasant und erste Verbindungen zwischen ihnen entstehen. Jetzt sind auch einzelne Zehen zu erkennen.

Entwicklung des Zwerchfells: Nun sind alle Organanlagen vorhanden. In den folgenden Wochen werden sie wachsen, reifen und ihr Zusammenspiel aufnehmen. Im Bauch verschließt das Zwerchfell den Raum mit Magen und Leber. Oberhalb davon befinden sich die kleinen Anlagen der Lungen. Durch das Zwerchfell hindurch treten Speiseröhre und große Blutgefäße. Das Zwerchfell ist der wichtigste Atemmuskel des Menschen. Es wird in den nächsten Wochen Schicht für Schicht verstärkt werden, sodass es nach der Geburt seine Arbeit aufnehmen kann. In ein paar Wochen wird Ihr Kind auch seinen ersten Schluckauf haben.

Mein Tipp

Wählen Sie beim Frauenarzt einen Termin für die erste Ultraschalluntersuchung, an dem Ihr Partner Sie begleiten kann. Genießen Sie den aufregenden ersten Blick auf das Kind im Mutterleib miteinander.

Mutter: **Probleme mit der Blase**

Häufiger Harndrang: Auch wenn Ihr Baby noch nicht sehr groß ist und man Ihnen die Schwangerschaft von außen immer noch nicht ansieht, müssen Sie vielleicht schon öfter auf die Toilette. Wie kommt das? Ihre Gebärmutter wächst und drückt auf Ihre Blase. Dadurch kann sich Ihre Blase nicht mehr wie gewohnt ausdehnen, Sie müssen oft zur Toilette. Außerdem ist Ihr Blutvolumen mittlerweile gestiegen und Ihre Nieren müssen mehr arbeiten, um alles zu filtern.

Harnwegsinfektionen: Spüren Sie außer dem lästigen Harndrang auch Schmerzen und Juckreiz oder bemerken Sie Veränderungen in Geruch und Farbe des Urins? Dann kann es sein, dass Sie an einem Harnwegsinfekt leiden. In der Schwangerschaft sind solche Infekte nicht selten, da durch die hormonellen Veränderungen Bakterien leichter bis in die Blase gelangen. Warten Sie nicht zu lange. Suchen Sie einen Arzt auf, denn solche Infekte müssen behandelt werden, um eine Nierenbeckenentzündung oder sogar eine Frühgeburt zu verhindern.

Mein Tipp

Verwenden Sie bei Angst vor unkontrolliertem Harnabgang luftdurchlässige Slipeinlagen ohne Plastikeinsatz. Diese Plastikfolien begünstigen eine Wärme- und Feuchtigkeitsentwicklung und damit bakterielle Infektionen.

Baby: **Geschlechtsentwicklung**

Schutz im Fruchtwasser: Der Fetus misst nun 35 bis 45 Millimeter und wiegt um die 12 Gramm. Deutliche Veränderungen der äußeren Erscheinung setzen ein: Die hauchfeine, durchscheinende Haut des Ungeborenen wird dicker. Unter der Oberfläche entstehen Haarfollikel, die in den folgenden Wochen das sogenannte „Lanugohaar" bilden, ein feiner Flaum, der die Haut im Fruchtwasser schützt und Wärme und Isolation bietet. An Fingern und Zehen beginnen die Nägel zu wachsen. Der Hals ist etwas gewachsen, sodass der Fetus seinen Kopf bewegen kann.

▼ **Ein Blick auf Ihr Baby.**

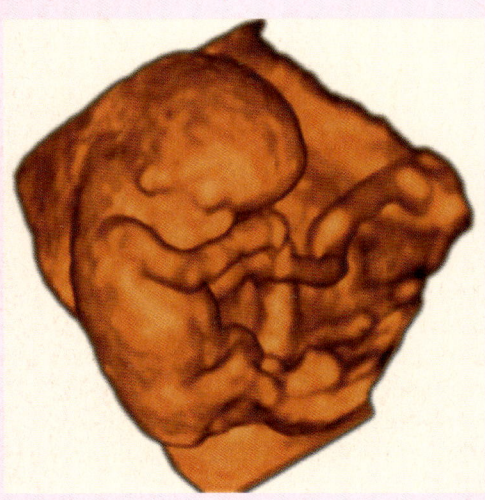

Geschlechtsentwicklung:
Unter dem Einfluss von Hormonen bilden sich Eierstöcke und Hoden. Bei einem Jungen wird in dieser Woche der Penis sichtbar. Die Geschlechtsorgane der Mädchen sind im Inneren auch schon angelegt. In den Eierstöcken beginnt die Bildung aller Eizellen der späteren Frau.

Wissen

Da der Hals Ihres Babys nun gewachsen ist, wird bald bei einer Ultraschalluntersuchung die Dicke der Nackenfalte gemessen. Eine Verdickung kann ein Hinweis auf eine Chromosomenstörung sein. Kombiniert mit einem Bluttest spricht man dann vom Ersttrimester-Test, der allerdings nur eine Risikoabschätzung darstellt.

Mutter: Seelisches Gleichgewicht

Häufig gereizt? Eigentlich geht es Ihnen nun deutlich besser. Wundern Sie sich, dass Sie trotzdem ganz schön schnell gereizt sind und aus der Haut fahren? Vielleicht liegt das an Ihrer Schilddrüse. Diese Drüse wächst während der Schwangerschaft und hat Einfluss auf unser Gemüt. Über- und Unterfunktionen können sich störend auswirken. Aber diese Störungen sind mit harmlosen Medikamenten behandelbar, fragen Sie Ihren Arzt.

Weitere Untersuchungen? Möglicherweise haben Sie sich für weitergehende pränatale Untersuchungen entschieden und haben jetzt ein mulmiges Gefühl und Angst vor einem schlechten Ergebnis. Dies kann ein erhebliches Maß an Stress und psychischer Belastung bedeuten und auch für Ihre schlechte Stimmung verantwortlich sein. Ein Gespräch mit dem Partner oder einer Freundin, Yoga oder auch Mediation können Ihnen helfen.

Geht es Ihnen gut? Der Verlauf Ihrer Schwangerschaft wird im Mutterpass dokumentiert. Besonders wichtig ist dabei das Gravidogramm, die grafische Darstellung des Schwangerschaftsverlaufs. Hier werden alle Ergebnisse von Tests und Untersuchungen dokumentiert. So kann jeder auf einen Blick erkennen, ob Ihre Schwangerschaft problemlos verläuft.

▼ Gute Übersicht auf einem Blick.

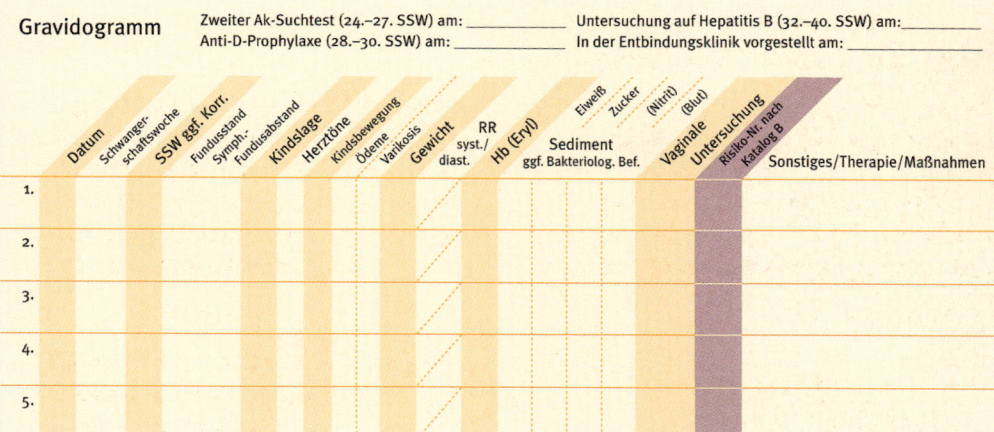

Baby: Ihr Baby gähnt und trinkt

Erster Meilenstein: Am Ende der 12. Woche ist Ihr Kind schon etwas 5 Zentimeter groß und wiegt etwa 13–15 Gramm. Alle Organe sind angelegt, jetzt müssen sie ausreifen und ihre Funktion übernehmen. Damit ist auch die kritische Phase vorbei, in der Schädigungen zu schweren körperlichen Fehlbildungen führen würden.

Was Ihr Baby schon kann: Stellen Sie sich vor, wie Sie Ihr Kind beobachten, wenn es gähnt oder einen Schluckauf hat. Es kann bereits Handgelenke und Ellbogen beugen und seine Händchen zu Fäusten schließen. Es trinkt Fruchtwasser und kann seinen Kopf und seinen ganzen Körper drehen.

Mutter: Etappenziel erreicht

Geschafft: Mit dem Ende der zwölften Woche haben Sie eine erste Etappe der langen Reise „Schwangerschaft" geschafft: Das Ende der schwierigen Phase der Anpassung ist in Sicht. Sicher spüren Sie selber, wie die ständige Übelkeit und Müdigkeit nachlassen, Ihr seelisches Gleichgewicht wiederkommt und Ihr Tatendrang zunimmt. Sie müssen jetzt in der Regel auch nicht mehr mit einer Fehlgeburt rechnen und können die freudige Nachricht im Freundeskreis verkünden. Ihr Bauchumfang legt langsam zu, aber noch können Sie es durch eine geschickte Kleiderauswahl verbergen.

Zahnpflege: Durch hormonelle Einflüsse verändert sich Ihr Gewebe. Auch Ihr Zahnfleisch wird weicher und empfindlicher und blutet schneller. Bakterien vermehren sich nun leichter, da sich die Speichelzusammensetzung verändert. Achten Sie auf Ihre Mundhygiene:

- Putzen Sie nach jeder Mahlzeit die Zähne mit einer schonenden Zahnbürste.
- Reinigen Sie die Zwischenräume sorgfältig.
- Lassen Sie eine professionelle Zahnreinigung bei Ihrem Zahnarzt durchführen.
- Denken Sie daran, Ihrem Zahnarzt zu sagen, dass Sie schwanger sind.

Mein Tipp

Auch wenn Sie das Gefühl haben, Ihre alten Kräfte kehren zurück, sollten Sie sich doch Ihrem Kind zuliebe bei einigen risikoreichen Sportarten zurückhalten. Eher nicht geeignet sind für Sie Reiten, Tauchen, Bergsteigen, Eislaufen und Extremsportarten wie Bungee-Jumping oder Mountainbiking.

Baby: Training im Mutterleib

Gehirnentwicklung: In dieser Woche verbinden sich die rechte und die linke Gehirnhälfte – ein weiterer sehr wichtiger Schritt für Ihr Kind. Jede Hirnhälfte kontrolliert die jeweils andere Körperhälfte, also die rechte Gehirnhälfte die linke Körperseite und umgekehrt. Noch sind die Nerven nicht ausgreift, sodass Ihr Kind Schmerzen, Temperatur oder Berührungen noch nicht wahrnehmen kann. In etwa zehn Wochen werden diese Nerven ausgereift sein.

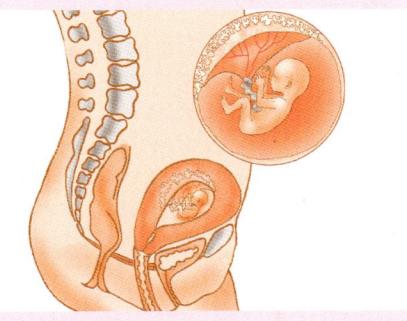

▲ Im vierten Monat.

Früh übt sich: Ihr Baby ist jetzt 6 Zentimeter groß und wiegt schon etwa 30 Gramm. Es verfügt nun schon nahezu über alle Bewegungsformen, mit denen es nach 40 Schwangerschaftswochen auf die Welt kommt. Diese vorgeburtlichen „Turnübungen" sind eine Vorbereitung auf das Leben nach der Geburt. Die Bewegungen der Arme und Beine dienen der Entwicklung des Bewegungsapparates und der Kontrolle der Bewegungen durch das Gehirn. Knochen, Gelenke und Muskeln können sich nur entwickeln, wenn sie auch trainiert werden. Dasselbe gilt auch für die inneren Organe. Das Trinken von Fruchtwasser regt die Darm- und Nierentätigkeit an, die Atembewegungen fördern das Wachstum der Lunge. Atmen, Saugen und Schlucken werden schon im Mutterleib geübt, drei wichtige Fertigkeiten, die dem Kind nach der Geburt das Überleben sichern.

Mutter: Daran sind die Hormone schuld

Verstopfung: Während der Schwangerschaft haben die Hormone einen wesentlichen Einfluss auf Ihr Wohlbefinden. Egal ob Sie müde sind, Ihnen übel ist oder Heißhunger sich bemerkbar macht – an allem sind Hormone beteiligt. Diese Hormone werden unter anderem von der Plazenta, den Eierstöcken und dem Hypothalamus im Gehirn gebildet. Eines der typischen Probleme während der Schwangerschaft ist die Verstopfung. Schuld ist hier das Hormon Progesteron. Dieses wird in der Plazenta in ständig steigender Menge gebildet. Es sorgt für eine Ruhigstellung der Gebärmutter und verhindert so frühzeitige Kontraktionen. Leider stellt es auch den Darm ruhig.

Schlafprobleme: Ihre Gedanken kreisen nun zunehmend um Ihr Kind. Dies und der immer höher werdende Östrogenspiegel sorgen für einen unruhigen Schlaf. Vielleicht werden Sie immer wieder wach und schauen schon vor dem Weckerklingeln ständig auf die Uhr.

Mein Tipp

Wenn Sie unter Verstopfung leiden, empfehle ich Ihnen, mehr Ballaststoffe in Form von frischem Obst und Vollkornprodukten zu sich zu nehmen. Eine Bauchmassage mit Bergamottöl kann ebenfalls helfen. Bei Schlafproblemen empfehle ich gern ein warmes Fußbad oder einen Kräutertee. Wachen Sie nachts öfter auf und können nicht mehr einschlafen, versuchen Sie es mit Lesen oder dem Hören leiser ruhiger Musik. Holen Sie, wenn möglich, den Schlaf im Laufe des Tages nach.

Baby: Die Plazenta

Einzigartiges Organ: Ihr Kind ist mittlerweile 7,5 Zentimeter groß und etwa 45 Gramm schwer. Seine Versorgung hat jetzt die Plazenta komplett übernommen. Dieses einzigartige Organ stellt zugleich eine Verbindung und eine Trennung von Mutter und Kind dar. Sie setzt sich aus Anteilen des Fetus und der mütterlichen Gebärmutter zusammen. Bis zur Geburt wird sie etwa 500 bis 800 Gramm wiegen.

Verbindung: In der Plazenta zirkuliert in Gefäßen kindliches Blut. Diese Gefäße sind von mütterlichem Blut umgeben. An den Gefäßwänden können Transporte von Nährstoffen und Sauerstoff zum Kind und Abfallstoffen und Kohlendioxid in Richtung Mutter erfolgen. Gegen Ende der Schwangerschaft wird etwa ein Liter Blut pro Minute durch die Plazenta zirkulieren.

Trennung: Zugleich stellt die Plazenta eine wirksame immunologische Schranke dar. Bakterien und Viren aus dem mütterlichen Blut werden zurückgehalten und gelangen nicht zum Kind.

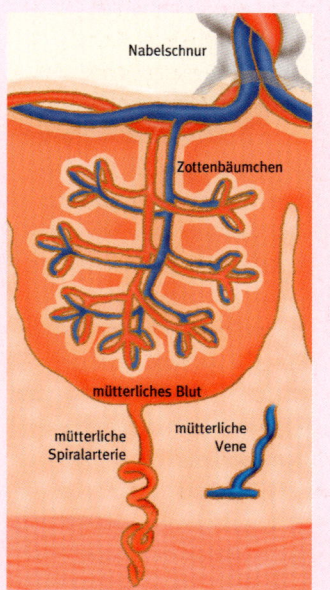

◀ Gefäße im Innern der Plazenta.

Nabelschnur

Zottenbäumchen

mütterliches Blut

mütterliche Spiralarterie

mütterliche Vene

Mutter: Zeit für Komplimente

Ihre Ausstrahlung: Sie wundern sich vielleicht, dass eine Kollegin oder eine Nachbarin Sie direkt angesprochen und gefragt hat, ob Sie schwanger sind, obwohl Sie Ihren Bauch noch gut verstecken können? Sie haben jetzt eine ganz besonderer Ausstrahlung. Ihre ersten Beschwerden sind Vergangenheit, Ihr Gesicht erscheint durch erste

▼ Ein Blick ins Innere der Brust vor (links) und während (rechts) der Schwangerschaft.

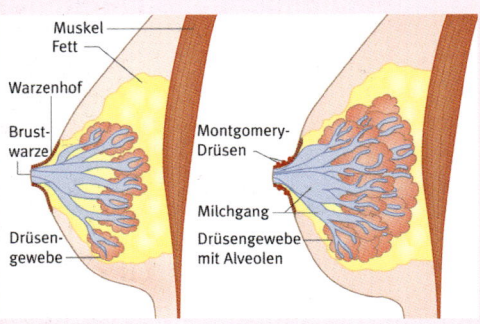

Muskel
Fett
Warzenhof
Brustwarze
Drüsengewebe
Montgomery-Drüsen
Milchgang
Drüsengewebe mit Alveolen

Wassereinlagerungen glatt und entspannt, Ihre Haut sieht rosig aus und Ihr Haar wirkt voll und glänzend. Und Sie sprühen vor Tatendrang und Lebensfreude.

Ihre Brüste: In den letzten Wochen sind Ihre Brüste gewachsen. Möglicherweise treten auch jetzt schon geringe Mengen Milch aus. Bei manchen Frauen setzt dieser verfrühte Milchfluss schon jetzt ein, bei manchen erst kurz vor der Geburt, bei manchen gar nicht. All dies ist vollkommen in Ordnung und bedeutet auch keinen Hinweis darauf, ob Sie später gut stillen können oder nicht.

Mein Tipp

Besorgen Sie sich schon einige gut saugende Stilleinlagen. Dies müssen nicht Einmalstilleinlagen aus Papier sein, sondern können auch Baumwolle oder Wolle-Seide-Einlagen sein, wenn Sie dies als angenehm empfinden.

Baby: Gut geschützt im Fruchtwasser

Ihr Baby im Fruchtwasser: Ihr Kind, 9,5 Zentimeter groß und etwa 70 Gramm schwer, schwimmt sicher und geborgen im Fruchtwasser. Mittlerweile trinkt Ihr Kind regelmäßig kleine Schlückchen des Fruchtwassers und scheidet es als Urin wieder aus. Die Nieren können nun schon das Blut filtern und Abfallstoffe aus dem kindlichen Körper heraustransportieren. In der 15. Schwangerschaftswoche sind üblicherweise etwa 150 Milliliter (ml) Fruchtwasser vorhanden, in der 20. an die 350 ml, in der 30. bis 34. Woche etwa 1000 ml. Ganz zum Schluss sinkt die Menge durch den Verbrauch durch das Kind wieder auf etwa 800 ml ab. Zu viel (mehr als 2000 ml, Hydramnion) oder zu wenig (weniger als 100 ml, Oligohydramnion) Fruchtwasser können für Ihr Kind problematisch werden.

Aus Knorpel werden Knochen: Das Skelett des Kindes verknöchert nun immer mehr. Im Ultraschall werden Rippen und Wirbelsäule erkennbar. Ihr Kind erhält immer noch die meiste benötigte Energie durch die Glukose, die es durch die Nabelschnur von der Mutter erhält. Doch der Stoffwechsel erlaubt nun auch schon die Verarbeitung von Fetten.

Mein Tipp

Phosphor und Kalzium sind jetzt wichtig für den Knochenaufbau des Fetus. Ihr Tagesbedarf an Phosphor beträgt jetzt 900 mg, der an Kalzium 1200 mg. Diese Mineralstoffe sind beispielsweise in Milch, Milchprodukten, grünem Gemüse, Fleisch, Fisch und Hülsenfrüchten enthalten.

Mutter: Übermäßige Fürsorge

Ihr Partner: Ihrem Partner wird vermutlich erst jetzt so langsam bewusst, dass große Veränderungen nahen. Auch wenn Sie Ihr Bäuchlein vor der Umgebung noch gut verbergen können. Ihr Partner ist nun zu fürsorglich und sorgt sich ständig um Sie? Nimmt er Ihnen jede Kleinigkeit aus der Hand? Manche Frauen genießen diese Fürsorge, andere fühlen sich davon erdrückt. Seien Sie im Gespräch mit Ihrem Partner, erzählen Sie ihm, dass es Ihnen gut geht, und nehmen Sie ihn zum nächsten Vorsorgetermin mit. Wenn er sieht, wie gut Ihre Hebamme sich um Sie kümmert, kann er auch beruhigter sein.

Besondere Befunde: Im Mutterpass finden Sie eine Seite mit der Überschrift „Besondere Befunde im Schwangerschaftsverlauf". Hier werden Dinge eingetragen, die im Verlauf der Schwangerschaft auftreten können. Diese lange Liste verdeutlicht, warum viele Frauen als „Risikoschwangere" eingestuft werden. Hier reichen schon ein Alter der Mutter über 35 Jahre oder bestehende Vorerkrankungen. Lassen Sie sich im Falle eines Eintrags in diese Liste nicht verunsichern, sondern fragen Sie Ihre Hebamme, was das zu bedeuten hat.

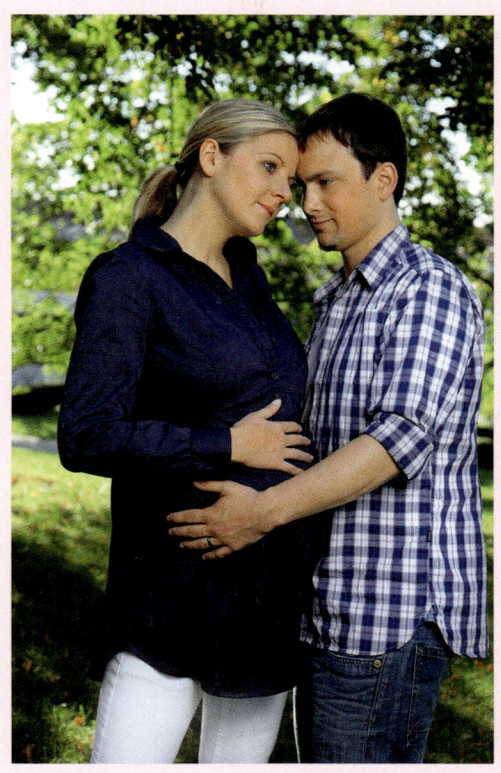

▲ Ihr Partner ist eine wichtige Hilfe.

Baby: Sprechen Sie mit Ihrem Baby

Früh übt sich: Ihr Kind misst nun von Kopf bis Steiß rund 12 Zentimeter und wiegt um die 100 Gramm. Ihr Baby nuckelt nun schon am Daumen! Der Saugreflex ist aber erst in der 34. bis 36. Schwangerschaftswoche fertig ausgebildet. Zusammen mit dem Schluck- und dem Suchreflex sichert er nach der Geburt die Nahrungsaufnahme. Gut, dass Ihr Kind schon fleißig übt. Nun entwickelt der Fetus auch bereits eine Art Mimik; die Gesichtszüge verändern sich, sie werden kindlicher. Haarwurzeln und Augenbrauen prägen sich aus.

Gespitzte Ohren: Nun sind die Gehörknöchelchen im Innenohr Ihres Kindes gut entwickelt. Die Töne werden über die Knochen zum Kind geleitet und quasi erspürt. Man konnte nachweisen, dass sich der Herzschlag des Kindes deutlich verändert, wenn es unterschiedliche Geräusche wahrnimmt. Später werden Sie auch spüren, wenn Ihr Baby sich an einem lauten Geräusch erschrickt oder bei sanfter Musik ruhig wird. Bei der Geburt werden Ihre Stimme und die Ihres Partners Ihrem Baby vertraut sein.

Mutter: Sichtbare Veränderungen

Pigmentbildung: Der hohe Östrogenspiegel in Ihrem Körper hat Auswirkungen auf die Pigmentbildung. Nun wird verstärkt Melanin gebildet, der Farbstoff, der für die Färbung der Haut, der Haare und der Augen zuständig ist. Sommersprossen, Leber- und Pigmentflecken können sich nun bilden und durch ausgiebige Sonnenbäder nachdunkeln. Besonders auffallend sind die dunkler werdenden Brustwarzen sowie die Bildung einer dunklen Linie zwischen Nabel und Schambein, der sogenannten Linea nigra. Vielleicht bemerken Sie auch Verfärbungen an der Innenseite der Oberschenkel, unter den Achseln oder unter den Augen. Alle diese Veränderungen bilden sich nach der Geburt zurück.

Mutterbänder: Die Zunahme der Muskelmasse der Gebärmutter während der Schwangerschaft ist erstaunlich, wobei nicht die Anzahl der Muskelzellen zunimmt, sondern die einzelnen Muskelzellen (Hypertrophie) sich vergrößern. Vor der Schwangerschaft wiegt die birnenförmige Gebärmutter 35–65 Gramm, am Ende der Schwangerschaft können es durchaus 1000– 1200 Gramm sein. Die Gebärmutter wird durch mehrere Bänder im Bauchraum gehalten. Diese werden nun durch die immer schwerer werdende Gebärmutter heftig beansprucht und gedehnt. Sie spüren dies möglicherweise durch leichte, ziehende Schmerzen in der Nabelgegend oder im Rücken.

Mein Tipp

Vermeiden Sie es, sich intensiv der Sonne auszusetzen, damit die Melaninbildung nicht noch zusätzlich angekurbelt wird. Tragen Sie in der Sonne einen Hut. Störende Flecken im Gesicht können Sie mit einer Tönungs- oder Abdeckcreme bedecken. Verwenden Sie am besten kontrollierte Naturkosmetikprodukte.

Baby: Die Haut des Kindes

Bedeckt mit Lanugohaaren: Noch immer ist das Kleine sehr dünn, noch polstert kein Gramm Fett seinen Körper. Es wiegt etwa 140 Gramm und misst 13 Zentimeter. Im ganzen Gesicht kann man eine feine Behaarung erkennen, während der ganze Körper nun dicht mit dem Lanugohaar bedeckt ist. Diese Haare werden ständig abgestoßen und erneuert und in den letzten Schwangerschaftswochen durch dickere, bleibende Haare ersetzt.

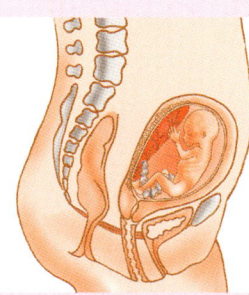

▲ Im fünften Monat.

Schutz durch Käseschmiere: Jetzt wird auch die Käseschmiere gebildet, die die hauchdünne Haut des Fetus vor den Einwirkungen des Fruchtwassers schützt und bis nach der Geburt erhalten bleibt. Sie besteht aus Wasser, Fetten, abgeschilferten Hautzellen und abgestoßenen Lanugohaaren.

Kindsreife: Käseschmiere und Lanugobehaarung gelten als Kriterien zur Beurteilung des Reifegrades des Neugeborenen. Je weniger Lanugohaare bei der Geburt noch vorhanden sind, desto reifer wird das Kind eingeschätzt. Fehlt bei der Geburt die Käseschmiere, deutet dies auf eine Übertragung hin.

18

Mutter: Ihr Eisenhaushalt

Eisenbedarf: In der zweiten Schwangerschaftshälfte steigern sowohl Sie als auch Ihr Ungeborenes die Blutbildung – entsprechend verdoppelt sich Ihr Eisenbedarf auf täglich 25 bis 30 mg. Gute Eisenlieferanten sind: mageres rotes Muskelfleisch (gut durchgegart!), bestimmtes Gemüse (Erbsen, Weiße Bohnen), Hirse, Amaranth, Haferflocken, Vollkornprodukte. Für zwischendurch sind Datteln, Sonnenblumenkerne, Mandeln, getrocknete Aprikosen oder Feigen geeignet. Auf

▼ **Ein Glas Orangensaft zum Essen steigert die Aufnahme von Eisen.**

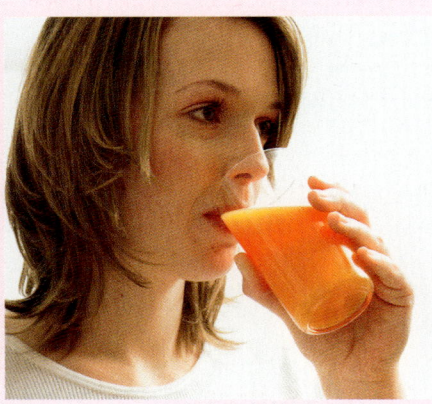

Leber sollten Sie verzichten, da Leber viel Vitamin A enthält, was während der Schwangerschaft schädlich sein kann. Möglicherweise sollten Sie ein Eisenpräparat einnehmen. Sprechen Sie mit Ihrer Hebamme.

Wollen Sie es wissen? Bald findet die zweite Ultraschalluntersuchung statt. Bei dieser kann Ihr Frauenarzt möglicherweise erkennen, ob Sie einen Jungen oder ein Mädchen bekommen. Besprechen Sie mit Ihrem Partner im Vorfeld der Untersuchung, ob Sie das Geschlecht des Kindes wissen möchten, und teilen Sie dies Ihrem Arzt mit. Er wird Ihren Wunsch auf „Nichtwissen" akzeptieren. Und denken Sie daran: Die Voraussage ist nicht immer zutreffend. Vielleicht behalten Sie das Ergebnis lieber für sich und legen sich beim Kauf der Ausstattung nicht zu sehr auf „blau" oder „rosa" fest.

Mein Tipp

Vitamin C verbessert die Fähigkeit des Körpers, Eisen aufzunehmen. Trinken Sie daher zum Essen ein Glas Vitamin-C-reichen Saft. Schwarzer Tee dagegen zehrt Eisen auf. Stellen Sie lieber auf Früchte- oder Kräutertees um.

Baby: Ohne Hindernisse

Turnübungen ohne Hindernisse: Mit 18 Wochen beträgt die durchschnittliche Scheitel-Steiß-Länge 14 Zentimeter, das Kind wiegt etwa 170 Gramm. Nun ist Ihr Kind größer als die Plazenta. Ihr Kind hat aber noch viel Platz im Bauch. Es kann sich gut bewegen und Purzelbäume schlagen, ohne zu heftig anzustoßen. Wenn Sie bereits ein Kind haben, können Sie vielleicht diese federleichten Berührungen der Gebärmutterinnenseite schon erspüren. Manchmal wickelt sich die Nabelschnur um das Kind, das gibt aber keine Probleme.

Schützende Schädelknochen: Das Gehirn Ihres Babys wächst unaufhaltsam. Es liegt zwischen den Schädelknochen, die allerdings noch längst nicht miteinander verwachsen, sondern nur locker aneinandergefügt sind. Und das ist auch sehr sinnvoll: Wenn es bei der Geburt darum geht, den sehr engen Geburtskanal zu passieren, werden sie sich so weit wie möglich zusammenschieben, um einerseits das empfindliche Gehirn zu schützen, aber andererseits dem Baby den Weg nach draußen nicht unnötig zu erschweren.

Mutter: Der Bauch wächst

Hindernis Bauch: Nun wird Ihr Bauch allmählich größer und es fällt Ihnen vor allem nachts zunehmend schwer, eine angenehme Liegeposition zu finden. In Bauchlage werden Sie sich bald nicht mehr wohlfühlen. Die Rückenlage sollten Sie auch bald nicht mehr einnehmen, da das Gewicht der wachsenden Gebärmutter auf Ihre großen Venen drückt, die das Blut zum Herzen transportieren. Schwindel und eine Mangeldurchblutung der Gebärmutter können die Folge sein. Gewöhnen Sie sich jetzt daran, auf der Seite zu liegen.

▼ **Nun wird die Hose langsam eng.**

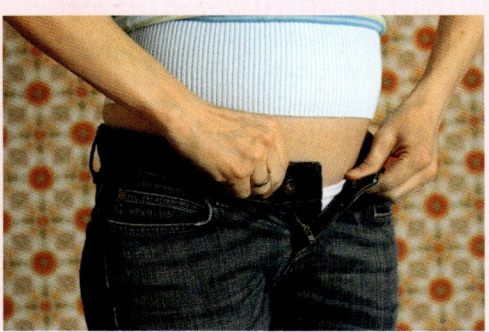

Geschickt kombinieren: Wenn Sie sich jetzt vor den Spiegel stellen, werden Sie Ihren wachsenden Bauch bereits gut sehen. Nun passen bald die alten Hosen nicht mehr. Viele Frauen sind stolz darauf, ihren wachsenden Bauch zu erleben. Vielleicht geht es Ihnen so wie den meisten Schwangeren und Sie möchten keine Unsummen für Schwangerschaftskleidung ausgeben. Man trägt sie schließlich nur kurze Zeit und außerdem stehen jetzt so viele andere Ausgaben für das Kind an. Schauen Sie sich bei den günstigen Modeketten um – die meisten bieten eigene Schwangerschaftsmoden, die preiswert und topmodisch ist! Lohnend sind schlichte Basic-Oberteile wie weiße Blusen oder T-Shirts, die sich mit Tüchern, Schals oder Ketten ganz nach Geschmack modisch tragen lassen.

Mein Tipp

Scheuen Sie sich nicht, bei Baby-Secondhand-Märkten zu stöbern – dort wird oft auch Umstandskleidung angeboten. Diese Teile wurden nur wenige Wochen getragen und sind in bestem Zustand.

Baby: Ihr Kind ist einzigartig

Individueller Fingerabdruck: Schon jetzt hat Ihr Kind sein eigenes Fingerabdruckmuster. Hierbei bildet sich in der Lederhaut der Finger- (und Zehen-) kuppen ein persönliches Muster der Hautrillen mit Windungen und Verzweigungen. Die Endungen und Verzweigungen entstehen durch einen zufälligen Prozess. Keine Kuppe gleicht der anderen, auch bei eineiigen Zwillingen nicht. An den Fingern sind diese Muster früher ausgebildet als an den Händen. Ihr Baby trainiert nun auch schon die Koordination seiner Hände und das gezielte Zupacken. Und es hat auch schon ein wunderbares Übungsobjekt entdeckt: die Nabelschnur!

Weitere Schritte: Ihr Baby misst von Kopf bis Steiß 15 Zentimeter und hat ein Gewicht von etwa 240 Gramm. Es wirkt noch immer sehr hager, denn unter der Haut hat sich kaum Fett abgelagert. Der Kopf wirkt im Vergleich zum Körper zu groß. Bei weiblichen Feten sind die Eierstöcke ausgereift. Sie enthalten etwa fünf Millionen Eier, die zunächst in einem Frühstadium der Entwicklung verharren. Im Laufe des späteren Lebens werden 400 bis 500 zu befruchtungsfähigen Eizellen heranreifen. Die Natur sichert also schon rechtzeitig ihr Fortbestehen! Bei Jungen und Mädchen bilden sich die Brustdrüsen, erste Ansätze der Brustwarzen sind erkennbar.

Mutter: Halbzeit!

Erste Bewegungen: Die meisten Frauen warten sehnsüchtig darauf, ihr Baby zu spüren. So ganz leicht ist es gar nicht, das zarte Klopfen wahrzunehmen. Manche Mütter berichten, sie hätten Schmetterlinge im Bauch, andere sprechen von einem kleinen Goldfisch. Doch mit jedem Tag werden die kleinen Tritte stärker. Legen Sie Ihre Hand auf den Bauch, an die Stelle, wo sie einen Stups verspürt haben. Vielleicht spürt Ihr Baby Ihre Berührung? Sie können jetzt mit Ihrem Kind regelrecht Kontakt aufnehmen.

2. Ultraschall: Ihr Frauenarzt wird Ihnen jetzt die zweite routinemäßige Ultraschalluntersuchung anbieten. Er misst den Kopfdurchmesser, den Brustumfang und die Länge Ihres Babys – an diesen Werten kann er erkennen, ob sich Ihr Baby gesund entwickelt. Außerdem werden die Organe des Babys betrachtet, der Sitz der Plazenta überprüft und die Fruchtwassermenge gemessen. Wenn sich bei dieser Untersuchung Auffälligkeiten ergeben, wird Ihr Arzt Ihnen weitere Untersuchungen empfehlen.

Mein Tipp

Vergessen Sie nicht, während der Schwangerschaft regelmäßig Fotos von Ihrem Bauch zu machen. Sie werden diese später gerne betrachten.

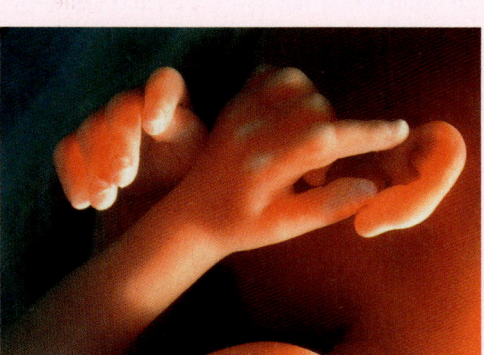

◄ Viele Feinheiten werden jetzt erkennbar.

Baby: Anlagen fürs Leben

Zahnentwicklung: Ganz selten kommt ein Baby bereits mit einem Zahn auf die Welt (1 : 3000), aber die Anlagen der Milchzähne und auch der bleibenden Zähne sind bereits jetzt fertig ausgebildet. Die Zahnanlagen der Milchzähne werden zwischen der 8. und 20. Schwangerschaftswoche durch Einlagerung von Kalzium gehärtet, die der bleibenden Zähne zwischen der 4. und 20. Woche. Im Alter von etwa sechs bis acht Monaten werden bei Ihrem Kind die ersten Milchzähne durchbrechen, mit etwa zweieinhalb Jahren wird das Milchzahngebiss fertig sein.

Gehirnentwicklung: Ihr Kind ist nun schon 17 Zentimeter (von Kopf bis Steiß) bzw. 24 Zentimeter (vom Scheitel zur Ferse) lang und wiegt etwa 280 bis 300 Gramm. (Ab etwa 20 Wochen wird die Gesamtlänge vom Scheitel bis zur Ferse angegeben.) Der Kopf wird immer noch von einer großen Stirn geprägt, denn das schnell wachsende Gehirn braucht viel Platz. Die Entwicklung des Nervensystems schreitet nun rasant voran. Pro Minute bilden sich etwa 200 000 neue Gehirnzellen, bis zur Geburt werden es etwa 100 Milliarden Zellen sein. Das Großhirn, Sitz des Denkens, der Empfindungen und der bewussten Steuerung der Motorik, entwickelt sich und es kommt zu den ersten Verknüpfungen der sensiblen Nervenfasern von der Körperperipherie über die Kerne im Zwischenhirn zur Großhirnrinde.

Mutter: **Veränderung der Statik**

Typische Körperhaltung: Durch den ausladenden Bauch verlagert sich Ihr Körperschwerpunkt nun nach vorne. Das führt zu einer Änderung der Körperhaltung. Durch die Zurücknahme der Schultern und Aufrichten von Kopf und Hals wird der Verbiegung der Lendenwirbelsäule (Lendenlordose) entgegengewirkt. Die Bewegungen einer Schwangeren haben deshalb oft etwas Würdevolles, man spricht auch von einem „königlichen" Gang.

Wohltuende Behandlungen: Leider sind Rückenschmerzen und Seitenstiche oft Begleiterscheinungen der Veränderungen der Körperhaltung. Hier kann eine Massage helfen. Wenden Sie sich an eine Masseurin, die Erfahrung mit der Massage von Schwangeren hat. Auch Ihr Partner kann diese Aufgabe übernehmen – eine schöne Form der Intimität. Empfehlenswert ist die Seitenlage, bei der Sie Ihren Kopf durch ein Kissen abstützen. Fragen Sie vor der Massage Ihre Hebamme, ob etwas gegen eine Massage spricht. Als Alternativen werden heute Akupunktur, Ayurveda, Entspannungs- und Atemtechniken speziell für Schwangere angeboten.

Mein Tipp

Vielleicht möchten Sie jetzt anfangen, in Ihrer Wohnung Veränderungen vorzunehmen. Bitte denken Sie an Ihre veränderte Haltung und überlassen Sie das Erklimmen von Leitern, Abnehmen und Aufhängen von Gardinen oder Wischen von höheren Schrankregionen bitte anderen!

Baby: **Wahrnehmungen**

Schmerzen: Der Fetus hat jetzt eine Scheitel-Fersenlänge von etwa 25 cm und bringt rund 300–350 Gramm auf die Waage. Spätestens zu diesem Entwicklungszeitpunkt sind die Voraussetzungen dafür gegeben, dass das Ungeborene Schmerzen empfinden kann. Hiervon war die Wissenschaft lange nicht überzeugt. Selbst Frühgeborenen sprach man noch vor 20 Jahren jede Schmerzempfindung ab, da man Schmerz für eine bewusste Wahrnehmung mit notwendiger Schmerzerfahrung hielt. Viele Eingriffe oder eine Beatmung über einen Tubus in den Luftwegen erfolgten damals ohne Narkose. Heute weiß man es besser. Bei Eingriffen am Ungeborenen im Mutterleib, etwa bei Bluttransfusionen über die Nabelschnur mit relativ großen Kanülen, hat man beispielsweise starke Anstiege der fetalen Stresshormone gemessen. Und am Ende der Geburt nach vielen Stunden im engen Geburtskanal sind auch bei ganz normalen Geburten die Stresshormonkonzentrationen im kindlichen Blut

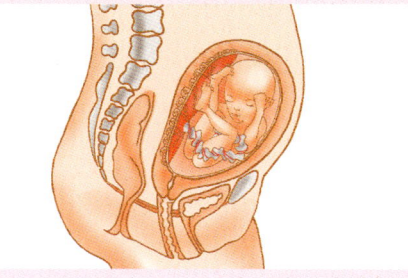

▲ **Im sechsten Monat.**

so hoch wie selten später im Leben. Heute geht man davon aus, dass das ungeborene Kind in der Gebärmutter Schmerz empfinden kann. Eingriffe an Ungeborenen werden daher mit Schmerz- oder Beruhigungsmitteln durchgeführt.

Geschmack: Nun bilden sich auf der Zunge des Fetus erste Geschmacksknospen. Das Baby kann gleich nach der Geburt auf unterschiedliche Geschmäcker (süß, salzig, bitter) der Brustwarze und der Muttermilch reagieren.

Mutter: Last mit den Beinen

Schwere Beine: Wenn Ihr Gewicht nun langsam steigt, bekommen Sie vermutlich das Gefühl von schweren Beinen. Besonders abends passen ihnen Ihre Schuhe vielleicht nicht mehr und Sie haben das Gefühl, die Haut spannt. Gewebewasser und Blut versacken zunehmend in den Beinen. Dann wird es Zeit, dass Sie sich Kompressionsstrümpfe zulegen. Diese verbessern die Durchblutung und den Rückfluss des Blutes zum Herzen. Sie unterstützen die Venenfunkion und beugen Folgeerkrankungen wie Krampfadern vor. Inzwischen gibt es eine breite Modellauswahl von Kniestrümpfen, Oberschenkelstrümpfen oder sogar speziellen Strumpfhosen für Schwangere, die auch den Bauch miteinschließen und den Rücken entlasten.

Krämpfe: Viele Frauen leiden nun zunehmend unter Muskelkrämpfen, meist in der Nacht. Am meisten ist die Wadenmuskulatur betroffen. Als mögliche Ursachen kommen der Druck der Gebärmutter auf bestimmte Nerven im Beckenbereich, falsches Schuhwerk, Wassereinlagerung in den Beinen oder ein Mineralstoffmangel infrage. Wenn Sie den Fuß anwinkeln oder aufstehen und den Muskel belasten, sollte der Krampf verschwinden.

Mein Tipp

Sie können einiges tun, um Muskelkrämpfen vorzubeugen:
- Trinken Sie ausreichende Mengen Mineralwasser.
- Strecken Sie regelmäßig die Beine, kreisen Sie mit der Ferse, wackeln Sie mit den Zehen, um die Durchblutung zu verbessern.
- Treiben Sie leichten Sport wie Walking oder Schwimmen.
- Tagsüber Kompressionsstrümpfe (-strumpfhosen) der Klasse 2 tragen,
- Beine vor dem Schlafengehen abwechselnd mit kaltem und warmem Wasser duschen.
- Beine in der Nacht hochlegen.
- Ein niedrig dosiertes Magnesiumpräparat einnehmen (nach Rücksprache).

Baby: Zunehmend eigenständig

Training: Ihr Kind ist nun bereits 27 cm lang und wiegt etwa 350 bis 400 Gramm. Nun spüren Sie die Bewegungen immer deutlicher und bemerken vielleicht öfter ruckartige Zuckungen. Dies ist der Schluckauf Ihres Kindes. Das Zwerchfell ist noch unreif und wird regelmäßig trainiert. Erst etwa vier Monate nach der Geburt wird der Schluckauf langsam nachlassen. Auch die regelmäßigen Purzelbäume spüren Sie jetzt deutlich. Die kleinen Hände sind oft in Bewegung. Sie greifen nach der Nabelschnur oder tasten das Gesicht ab.

Blutbildung: In der Frühschwangerschaft wurden die ersten Blutkörperchen vom Dottersack gebildet, danach übernahmen zwischenzeitlich die Leber und die Milz diese Aufgabe. Jetzt enthält jeder Knochen des Babys Knochenmark. In diesem befinden sich mittlerweile die Stammzellen, aus denen sich die weißen und roten Blutkörperchen entwickeln. Diese braucht Ihr Baby für die Blutgerinnung und den Sauerstofftransport im Körper. Im Laufe der weiteren Entwicklung verlagert sich das rote Knochenmark, in dem die Blutbildung stattfindet. Es wird an einigen Stellen durch Fettmark ersetzt. Beim Erwachsenen schließlich findet sich das rote Mark nur noch in den flachen Knochen des Kopfes, des Beckens, des Brustbeins, der Rippen und Wirbelkörper.

Mutter: Verwirrende Empfindungen

Nähe spüren: Ihre Gedanken kreisen nun zunehmend um das Baby. Sie haben viele Ihrer Lebensgewohnheiten umgestellt und achten, vor allem für Ihr Baby, auf Ihre Gesundheit. Sie schützen Ihren Bauch und haben manchmal das Gefühl, an nichts anderes mehr denken zu können. Auch bei Ihrem Partner werden die Gefühle für das Kind immer intensiver. Jedes Mal, wenn er die Tritte des Kindes durch Ihren Bauch fühlt oder ein Ultraschallbild betrachtet, kommt er dem Kind etwas näher. Möglicherweise können Sie es schon jetzt manchmal kaum erwarten, bis es so weit ist. Bleiben Sie gelassen und geduldig. Ihr Kind braucht noch einige Wochen für seine Entwicklung.

Geschwister: Geschwister bemerken jetzt die Veränderungen und fragen. Einfach Antworten wie „In Mamas Bauch wächst ein Baby" reichen bei kleinen Kindern zunächst aus. In den kommenden Wochen können Sie Genaueres erklären.

Schwindelattacken: Das Volumen der mütterlichen Blutmenge steigt während der Schwangerschaft kontinuierlich an. Ihr Herz muss kräftig arbeiten, um diese Blutmenge ständig im Körper zu verteilen. Wenn Sie jetzt plötzlich aufstehen, kann es sein, dass Ihnen kurzzeitig schwindlig wird. Das ist lästig, aber nicht gefährlich. Sollten sich die Schwindelattacken häufen und vielleicht noch ständige Müdigkeit oder Kurzatmigkeit hinzukommen, kann auch ein Eisenmangel die Ursache sein.

Mein Tipp

Es hilft, sich gleich flach hinzulegen und die Beine hochzulegen. Wenn Sie sich nur setzen können, dann legen Sie dabei die Beine hoch und bewegen Sie die Füße. Dadurch kurbeln Sie die Venenpumpe an.

Baby: Im Bauch gut aufgehoben

Noch nicht fertig: Im Vordergrund der Entwicklung des Kindes stehen in diesen Wochen Wachstum und Gewichtszunahme. Etwa 28 cm ist das Baby nun groß und es wiegt knapp 500 Gramm.

▼ Sie spüren regelmäßig Knuffe Ihres Kindes.

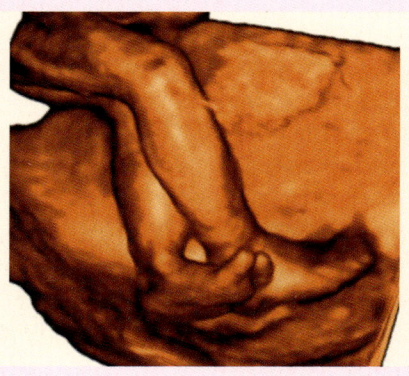

Die Ohrmuschel hat jetzt die Größe einer Erbse, sie ist aber perfekt bis in die kleinste Windung ausgeformt. Immer mehr Hirnzellen kommen hinzu, in der Hirnrinde entstehen die ersten Furchen, um Platz zu schaffen. Die Fettschicht unter der Haut wird allmählich dicker. Aber der äußere Schein trügt. Auch wenn Ihr Baby gut entwickelt wirkt, sollte es noch viele Wochen im Mutterleib bleiben. Der Muttermund ist im Regelfall fest verschlossen und die Plazenta produziert das Hormon Progesteron, um Wehen zu verhindern.

Mein Tipp

Nicht immer bleibt der Muttermund geschlossen. Bei manchen Frauen ist das Bindegewebe zu schwach, sodass sich der Muttermund öffnet und eine Frühgeburt droht. Ihr Frauenarzt wird Sie beraten.

Mutter: Ihre Brust

Veränderungen der Brust: Ihre Brüste fühlen sich nun deutlich schwerer an. Vielleicht spüren Sie kleine Unebenheiten oder Knötchen im Brustgewebe, wenn jetzt die ersten geringen Milchmengen gebildet werden. Möglicherweise werden nun infolge der erhöhten Durchblutung Venen als bläuliche Striche sichtbar.

Drüsen an den Brustwarzen: Die Hormonveränderungen im Körper sorgen bereits dafür, dass sich die Brustwarzen auf natürliche Weise auf ihre künftige Funktion vorbereiten. Rund um den Warzenhof zeigen sich 10 bis 15 kleine Erhebungen. Diese Talgdrüsen, die sogenannten Montgomerydrüsen, geben ein fetthaltiges Sekret ab und pflegen so die Brustwarze und den Warzenhof. Wenn Ihr Baby später an der Brustwarze saugt, unterstützen sie den Luftabschluss zwischen dem Mund Ihres Säuglings und der Brustwarze.

Abhärtung: Eine gute Möglichkeit, die Empfindlichkeit der Brustwarzen zu senken, ist das Weglassen des BHs in den letzten Schwangerschaftswochen, zumindest zu Hause (falls die Brüste nicht zu schwer sind). Durch die Reibung der Brustwarze am Stoff ergibt sich ein gewisser, natürlicher „Abhärtungsprozess". Auf Bürstenmassagen der Brustwarzen sollten Sie verzichten, da diese der Haut Fett entziehen und sie austrocknen. In den letzten Schwangerschaftswochen kann eine zu heftige Stimulation der Brustwarzen bereits Wehen auslösen! Seien Sie behutsam.

Mein Tipp

Wenn Sie die Brust mit einigen Tropfen Öl massieren, sollten Sie unbedingt die Brustwarze aussparen, da das Öl die Haut zu zart und empfindlich macht!

Baby: Frühchen brauchen Liebe

Lebensfähig: Ab der 24. Woche, mit einer Länge von etwa 30 Zentimetern und einem Gewicht von etwa 550 Gramm, gilt Ihr Baby als lebensfähig. Im Falle einer Frühgeburt würde es auf der Intensivstation am Leben erhalten werden. Dazu sind die Ärzte ab der 24. Woche verpflichtet. Je früher ein Baby auf die Welt kommt, umso höher ist leider auch das Risiko für Komplikationen. So ein kleines Kind lebt viele Wochen in einem Brutkasten, wird gewärmt und engmaschig überwacht, künstlich ernährt und beatmet.

Weitere Entwicklung: Die Haut des Babys wirkt immer noch sehr dünn und faltig, so als müsste Ihr Kind erst hineinwachsen. Augenlider und Augenbrauen haben sich inzwischen gebildet, die Augen sind aber immer noch geschlossen. Die Nägel an Fingern und Zehen bedecken schon einen Teil des Nagelbetts. Die Knochen haben

sich nun so weit verfestigt, dass Ihr Kind in Ihrem Bauch sitzen kann. Viele Bewegungen Ihres Kindes bemerken Sie nicht, da es noch genug Platz in der Gebärmutter hat und nicht dauernd an die Gebärmutterwand stößt. Das Fruchtwasser ist nicht mehr so klar wie zu Beginn, denn es enthält jetzt auch abgestorbene Zellen, Haare und Käseschmiere.

Mein Tipp

Wenn Ihr Baby zu früh auf die Welt kommt, verbringen Sie möglichst viel Zeit bei ihm in der Klinik. Übernehmen Sie selber die Pflege Ihres Kindes, z. B. das Wickeln und Füttern. Ihre Stimme und körperliche Nähe werden dem Kleinen helfen, sich gut zu entwickeln. Die Schwestern zeigen Ihnen, wie Sie Ihr Kind auch unter erschwerten Bedingungen im Brutkasten wickeln und streicheln können.

Mutter: Organe müssen zusammenrücken

Das Baby verdrängt die Organe: Ihr Baby wächst nun kräftig und verdrängt Ihre Organe. Die wachsende Gebärmutter drückt das Zwerchfell in den Brustraum. Obwohl die Rippen nach oben und außen etwas ausweichen können, wird die Ausdehnung der Lungen zunehmend beeinträchtigt. Beim Treppensteigen oder anderen körperlichen Belastungen kommen Sie vielleicht rasch außer Atem. Möglicherweise spüren Sie ein Druckgefühl im Magen und leiden zunehmend unter Sodbrennen. Im kleinen Becken wird die Blase in ihrer Ausdehnung behindert. Sie müssen häufiger auf die Toilette gehen.

Schauergeschichten: Nun, da man deutlich sieht, dass Sie schwanger sind, werden Sie häufig darauf angesprochen werden. Möglicherweise werden manche Frauen Ihnen bis ins kleinste Detail ihre Erlebnisse bei der Entbindung schildern. Sie lassen sich nicht davon abbringen, auch wenn Sie deutlich signalisieren, dass Sie das nicht hören möchten. Lassen Sie sich nicht verunsichern. Jede Frau macht ihre eigenen Erfahrungen. Natürlich gibt es manchmal schwere Geburten, aber viele Geburten verlaufen vollkommen komplikationslos. Vielleicht sind diese nur nicht so „spektakulär", um davon zu erzählen?

Baby: Wie groß wird das Kind?

Schwankungen: Mit 25 Wochen misst das Kind etwa 35 Zentimeter und wiegt um die 650 Gramm. Bis zu diesem Zeitpunkt sind die meisten Babys ungefähr gleich groß und gleich schwer. Nun nehmen Umweltfaktoren und genetische Veranlagungen zunehmend Einfluss auf das Wachstum des Kindes. Die angegebenen Werte können jetzt immer nur Durchschnittswerte sein. Jedes Kind entwickelt sein eigenes Wachstumstempo. Es kann Abweichungen nach oben und unten geben. Ist Ihr Kind deutlich zu klein, können Probleme an der Plazenta bestehen. Auch Nikotin und Alkohol können zu Wachstumsverzögerungen führen. Übergewicht und Schwangerschaftsdiabetes hingegen können zu übergewichtigen Kindern führen. Bei auffälligen Befunden wird Ihre Hebamme Sie beraten.

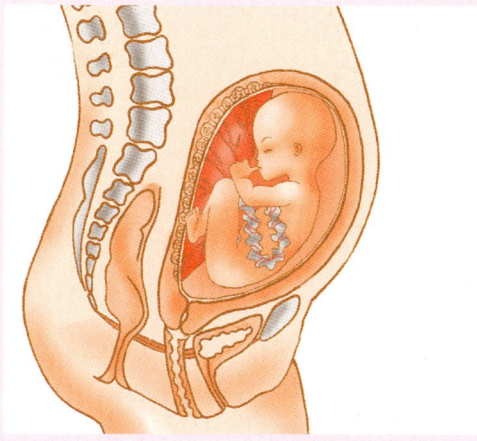

▲ Im siebten Monat.

Erste Einkäufe: Sie denken daran, für Ihr Baby einzukaufen? Heutzutage sind die meisten Babys bei der Geburt schon über 50 cm groß. Kaufen Sie also nur wenige ganz kleine Teile und wählen Sie lieber direkt Größe 56. Achten Sie auf das „Öko-Tex Standard 100"-Siegel, das schadstoffgeprüfte Textilien auszeichnet, die strenge, teilweise über die gesetzlichen Bestimmungen hinausgehende Anforderungen erfüllen. Um Ihren Geldbeutel zu schonen, können Sie sich auch in Baby-secondhand-Geschäften umschauen. Hier finden Sie durchaus Markenware in einwandfreiem Zustand zu sehr günstigen Preisen. Bedenken Sie: Das Erstbesitzer-Baby hat die Kleidung nicht lange getragen!

Mutter: Ihre Gebärmutter übt

Fühlen Sie sich wohl? Wenn Sie sich richtig wohl in Ihrer Haut fühlen und kaum körperliche oder seelische Probleme haben, wird das auch bestimmen, wie gerne Sie jetzt in den Spiegel sehen. Vielleicht war Ihr Busen noch nie so schön geformt? Ihr Partner mag jedes neue Pfund an Ihnen, sodass Sie selbst voller Stolz Ihren Bauch sogar bewusst herausstrecken. Manche Frauen genießen dieses herrlich neue Körpergefühl der Schwangerschaft so sehr, dass die Erinnerung

▼ **Mit einem mobilen Gerät kann Ihre Hebamme jetzt die Herztöne des Kindes kontrollieren.**

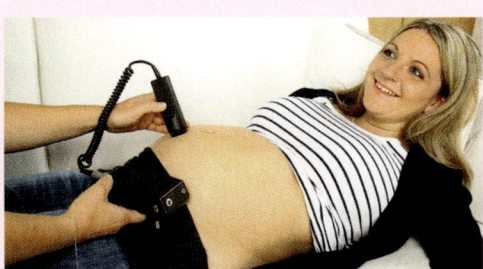

daran nach der Schwangerschaft die Lust auf eine neue verstärkt. Wenn Sie zu den Frauen gehören, die sich selbst nicht so positiv mit ihren äußerlichen Veränderungen anfreunden können, fragen Sie Ihre Hebamme um Rat.

Erste Vorwehen: Mit Vorwehen bereitet sich der Körper allmählich auf die Geburt vor. Ihr Bauch wird ganz hart, wenn sich die Gebärmutter für 30 bis 60 Sekunden anspannt. Diese Vorwehen sind schmerzlos, treten unregelmäßig auf und sind unterschiedlich lang. Sie sind nicht zu verwechseln mit den Eröffnungswehen, also „echten" Geburtswehen, die den Muttermund weiten.

Mein Tipp

Bei häufigen Vorwehen sollten Sie nicht schwer tragen und sich öfter hinlegen. Probieren Sie, mit Atem- und Entspannungsübungen zur Ruhe zu kommen. Nehmen Sie ein warmes Bad und trinken Sie viel, denn auch Flüssigkeitsmangel kann zu solchen Kontraktionen führen.

Baby: Ihr Kind im Rhythmus

Entwicklungsschritte: Das Baby misst jetzt 37 cm und wiegt etwa 750 Gramm. In dieser Woche öffnet Ihr Kind die Augen und Sie können Reaktionen auf Lichtreize, z. B. Bewegungen, feststellen. Nun verbessert sich das Koordinationsvermögen der Hände zunehmend. Die Lippen sind ausgesprochen empfindsam und dies scheint Ihr Kind auszutesten, wenn es immer wieder mit den Fingern die Lippen berührt. Ihr Kind kann jetzt eine Faust ballen und mit seinen eigenen Zehen spielen.

Schlafverhalten: Die Hirnstrukturen und das Nervensystem Ihres Kindes reifen. Immer deutlicher können Sie beobachten und spüren, wie Ihr Kind gewisse biologische Rhythmen entwickelt.

Bereits um die 25. Woche herum lassen sich mit Ultraschall und Herzschlagaufzeichnung Schlafphasen (Tiefschlaf oder REM-Schlaf) erkennen. Im Tiefschlaf sind kaum Körperbewegungen zu sehen. Die Herzfrequenz ist unverändert von Schlag zu Schlag. Das sind die Phasen, in denen Sie keine Kindsbewegungen spüren können, Phasen übrigens, die mit fortschreitender Schwangerschaft immer länger werden und am Schluss bis zu einer Stunde dauern können. Im REM-Schlaf hingegen zeigt die Herzfrequenz die typischen Wechsel und mit dem Ultraschall sind die schnellen Augenbewegungen zu sehen, die ja zum Namen führten (REM-Schlaf, engl. rapid eye movement sleep). Und beim Aufwachen räkelt sich Ihr Kind sogar schon.

Mutter: **Es wird beschwerlicher**

Gewichtszunahme: In den nächsten Wochen werden Sie jeweils etwa 400 bis 500 Gramm zunehmen, bis zur Geburt also noch etwa 8 Kilogramm. Schuhe und Ringe können jetzt eng werden. Vielleicht leiden Sie auch unter unkontrolliertem Urinverlust. Ihr Baby drückt jetzt ganz schön gegen Ihre Blase und schon ein kleiner zusätzlicher Tritt kann dazu führen, dass Sie etwas Urin verlieren. Sie können jetzt gar nichts anderes tun, als dünne Binden als Wäscheschutz zu tragen. Nach der Geburt sollten Sie allerdings regelmäßig Ihren Beckenboden trainieren, damit diese Probleme schnell wieder verschwinden.

Ausfluss: Wahrscheinlich haben Sie schon seit einigen Wochen verstärkten Ausfluss bemerkt. Klar und geruchlos ist er harmlos. Verfärbt sich der Ausfluss gelbgrün und/oder riecht unange-nehm, wenden Sie sich sofort an Ihren Arzt, da es sich um eine Scheideninfektion handeln könnte. Die meisten dieser sogenannten Soor-Infektionen werden durch den Hefepilz Candida albicans verursacht und sind harmlos, wenn auch unangenehm. Da in der Schwangerschaft hormonbedingt das Scheidenmilieu weniger sauer als sonst ist, gedeiht der Pilz dort besonders gut – die meisten Schwangeren machen im Lauf der neun Monate diese Infektion durch. Für das Kind besteht keine Gefahr.

Mein Tipp

Salben und Zäpfchen gegen Pilzinfektionen sind rezeptfrei in der Apotheke erhältlich. Ich möchte Ihnen aber dringend von einer Selbstmedikation abraten. Beraten Sie sich bei Beschwerden mit Ihrem Frauenarzt oder Ihrer Hebamme.

Baby: **Aktiver Fetus**

Wenn Sie zur Ruhe kommen wollen: Die Tritte und Püffe Ihres Babys können schon recht heftig ausfallen. Es ist immerhin schon 37 cm lang und wiegt etwa 900 g. Wenn Sie abends müde sind und sich nach der Arbeit ein wenig ausruhen, haben Sie vielleicht den Eindruck, Ihr Kleines wird erst richtig wach. Dies kann zwei Ursachen haben: Möglicherweise fehlen ihm die gemütlichen Schaukelbewegungen, die es tagsüber zufrieden schlummern lassen, und es wird nun selber aktiv. Es kann aber auch sein, dass Sie im Trubel des Alltags die Kindsbewegungen nicht so heftig wahrnehmen. Rund 200 Gramm pro Woche nimmt Ihr Kind nun zu. Sämtliche Organe reifen aus, allen voran die Lungen.

Lageveränderungen: Noch hat Ihr Kind genügend Platz, sich zu drehen. Es kann gut sein, dass es mal mit dem Kopf oben, mal mit den Füßchen oben liegt. Mal werden Sie oben an den Rippen

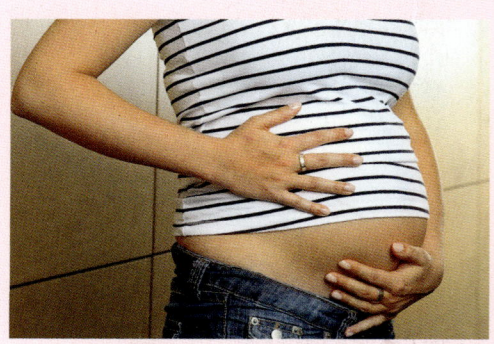

▲ **Fühlen Sie die Bewegungen Ihres Kindes.**

das harte Köpfchen fühlen können, ein anderes Mal die gezielten Tritte der Füße. Ausgesprochen schmerzhaft können jetzt kräftige Tritte unter den Rippenbogen ausfallen, der sehr empfindlich ist. Noch ist es kein Grund zur Sorge, wenn das Kind die gewünschte Geburtsposition mit dem Kopf nach unten noch nicht eingenommen hat. Der Platz reicht noch gut für eine eigenständige Wendung.

Mutter: Risiko Schwangerschaftsvergiftung

Extreme Gewichtszunahme: Wassereinlagerungen können zu übermäßigen Gewichtszunahmen führen. Man erkennt dies an aufgequollenen Händen und Beinen (auf Druck mit dem Daumen bleibt eine Delle im Bein zurück) sowie aufgeschwemmten Gesichtszügen. Durch die Kontrolle von Gewicht, Blutdruck und Urin (auf Eiweißspuren) bei jeder Vorsorgeuntersuchung kann man eine schleichende Schwangerschaftsvergiftung (Präeklampsie) schon im Vorfeld erkennen und entschärfen. Leichte Symptome lassen sich durch eine ausgewogene, eiweißreiche, kalorienreiche, nicht salzarme Ernährung in den Griff bekommen.

▼ **Der Blutdruck wird regelmäßig kontrolliert.**

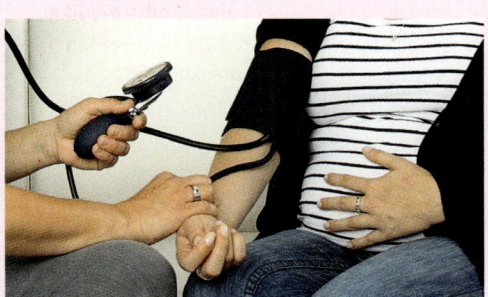

Präeklampsie und HELLP-Syndrom: Eine Präeklampsie tritt fast nur in der zweiten Schwangerschaftshälfte auf. Hierbei handelt es sich wohl um eine Überlastung des mütterlichen Immunsystems. Bricht sie plötzlich aus, äußert sich das durch abrupte Gewichtszunahme, starke Kopfschmerzen, Übelkeit, Erbrechen, Schmerzen im (rechten) Oberbauch, Sehstörungen, Schwindel, Schläfrigkeit und Verwirrtheit. Schon bei einem dieser Symptome müssen Sie sofort Ihren Frauenarzt aufsuchen. Die schwerste Form einer Präeklampsie ist das HELLP-Syndrom, eine Form der Leberstörung.

Mein Tipp

Versuchen Sie nicht, das eingelagerte Wasser durch entwässernde Maßnahmen loszuwerden, trinken Sie auch nicht mit Absicht entwässernde Tees. Wenn Sie folgende HELLP-Symptome bemerken, müssen Sie sofort den Frauenarzt oder die Klinik aufsuchen:

- starker Schmerz im (rechten) Oberbauch
- Übelkeit und/oder Erbrechen
- manchmal auch Durchfall

Baby: Ein rundes Kilogramm

Gewichtszunahme: Ihr Baby legt in den Wochen vor der Geburt noch einmal kräftig an Gewicht zu. Jetzt wiegt es bei einer Größe von etwa 37 Zentimeter etwa 1000 bis 1100 Gramm – das durchschnittliche Geburtsgewicht beträgt um 3500 Gramm. Ihr Kind braucht vor allem viel Kalzium für den Knochenbau. Es holt sich diese aus dem mütterlichen Körper. Nehmen Sie also über Milchprodukte und kalziumreiches Mineralwasser viel Kalzium zu sich.

Gesichtsmimik: Stellen Sie sich vor, wie Ihr Kind in Ihrem Bauch lächelt, Grimassen schneidet,

die Stirn runzelt und die Zunge rausstreckt. Es gähnt mehrmals nacheinander. Die Formen der Ohren, der Lippen und der Nase prägen sich jetzt individuell aus.

Atmung: Ihr Kind „atmet" bereits rhythmisch. Natürlich nimmt es dabei noch keinen Sauerstoff auf. Ihr Kind trainiert aber bereits im Mutterleib seine Atemmuskulatur. Die kleinen Lungenbläschen (Alveolen) nehmen an Zahl zu und verbessern die Chancen bei einer Frühgeburt, dass das Kind spontan atmen oder mit Beatmung überleben kann.

Mutter: Gelassen bleiben

Echte Wehen? Immer wieder spüren Sie die Übungswehen Ihrer Gebärmutter. Diese sind kein Grund zur Sorge. Die Gebärmutter bereitet sich mit diesen Kontraktionen auf die Geburt vor, der Muttermund bleibt geschlossen. Wenn Sie unsicher sind, ob es sich nur um Vorwehen oder nicht doch um echte Wehen handelt, achten Sie darauf, ob diese regelmäßig kommen und ob sie schmerzhaft sind. Wenn Sie Schmerzen im Unterbauch oder im Rücken spüren oder mehr als zehn dieser Kontraktionen am Tag bzw. mehr als drei bis vier in der Stunde auftreten, handelt es sich vielleicht um echte Wehen, die eine beginnende Geburt ankündigen. Wenden Sie sich umgehend an Ihre Hebamme oder Ihren Frauenarzt.

Mit Kräften haushalten: Das Baby in Ihrem Bauch wächst nun schnell. Kein Wunder, dass Sie das spüren. Auch wenn Sie sich bisher großartig gefühlt haben und mit viel Schwung durch die Schwangerschaft gegangen sind, werden Sie nun vielleicht schneller ermüden. Vielleicht beobachten Sie auch, dass die Tränen schneller laufen, wenn Sie sich ärgern und Sie insgesamt viel emotionaler und spontaner als sonst reagieren. Schalten Sie einen Gang zurück, Sie müssen niemandem etwas beweisen. Keiner erwartet, dass Sie bis zum Tag der Geburt Höchstleistungen vollbringen. Sparen sich Sie Ihre Kräfte. Ihre Familie und Kollegen werden dafür Verständnis haben.

Mein Tipp

Dauerstress tut Ihnen und Ihrem Kind nicht gut. Ihre Stresssignale kommen auch in den Nervenzellen des Kindes an. Manche Experten meinen, dass „gestresste Ungeborene" auch später unruhig sind. Aber keine Sorge – kurze Momente der Anspannung sind normal und schaden nicht.

Baby: Gute Versorgung

Weitere Entwicklung: Ihr Baby ist nun etwa 37 Zentimeter groß und wiegt etwa 1300 Gramm. Äußerlich wirkt Ihr Baby schon fast fertig, aber im Inneren vollziehen sich weitere wichtige Reifungsschritte, besonders im Gehirn.

Der kindliche Blutkreislauf: Der Kreislauf ist ein kompliziertes Wunderwerk. Die Nabelschnur transportiert in der Vene sauerstoffangereichertes Blut aus der Plazenta zum kindlichen Herzen. Beide Herzkammern werfen ihr Blut in die große Hauptschlagader (Aorta) aus, die linke in die obere und die rechte in die untere Körperhälfte. Weil die linke Herzkammer durch Kreislaufkurzschlüsse mehr Sauerstoff als die rechte Seite erhält, wachsen im Fetalleben Kopf und Oberkörper mehr als die untere Körperregion. Das verbrauchte Blut wird in zwei Arterien zur neuen Sauerstoffbeladung in die Plazenta zurückgebracht.

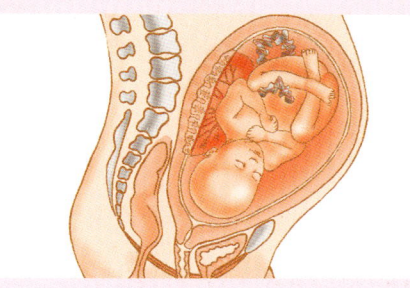

▲ Im achten Monat.

Veränderung bei der Geburt: Mit dem ersten Atemzug bei der Geburt wird die Lunge durchblutet und der Druck in der rechten Herzkammer sinkt. Das fein abgestimmte Versorgungssystem der Plazenta hört auf zu funktionieren. Die kleine Lunge übernimmt die Versorgung des Neugeborenen. Mit der Durchtrennung der Nabelschnur ist dann die Verbindung zur Plazenta endgültig beendet.

Mutter: Beruhigung

Vorsorge: Zwischen der 29. und der 32. Schwangerschaftswoche findet die dritte routinemäßige Ultraschalluntersuchung statt. Ihr Baby ist jetzt schon so groß, dass es nicht mehr im Ganzen auf dem Bildschirm zu sehen ist. Dafür kann man Arme und Beine, Köpfchen und Po in Großansicht betrachten. Ihr Frauenarzt misst den Kopfumfang des Kindes, seine Länge und seine Lage. Er betrachtet alle Organe sowie die Gliedmaßen. Sie werden nun bald gebeten, häufiger zu den Vorsorgeterminen zu erscheinen. Das bedeutet nicht, dass Sie ein medizinisches Problem haben, sondern dient nur Ihrer Gesundheit und der Ihres Kindes.

Erholsamer Schlaf: Auch wenn Sie tagsüber nun oft müde und erschöpft sind, finden Sie vielleicht nachts kaum erholsamen Schlaf. Das kann viele Ursachen haben. Vielleicht haben Sie Probleme, eine entspannende Liegeposition zu finden, sie müssen öfter zur Toilette, leiden unter Wadenkrämpfen, Sodbrennen oder Rückenschmerzen oder die Gedanken an die bevorstehenden Ver-

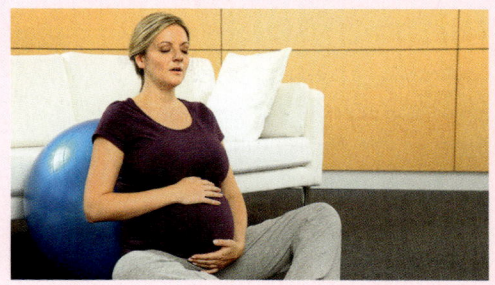

▲ Lernen Sie Entspannungstechniken.

änderungen lassen Sie nicht zur Ruhe kommen. Vielleicht stört auch das wache und aktive Kind in Ihrem Bauch Ihre Ruhe.

Mein Tipp

Erlernen Sie Entspannungstechniken wie autogenes Training oder Muskelentspannungsübungen. Viele Hebammen bieten auch spezielle Yoga-Kurse für Schwangere an. Bäder mit Lavendel, Melisse oder Heublumen haben genauso eine entspannende Wirkung wie Melissen-, Baldrian- oder Hopfentee. Verzichten Sie unbedingt auf Schlafmittel und Rotwein für einen guten Schlaf.

Baby: Vorbereitungen

Weitere Entwicklung: Die 30. Woche wird gerne als ein weiterer Meilenstein angesehen. Mit 38 Zentimetern Länge und rund 1400 Gramm Gewicht ist Ihr Baby nun schon sehr gut entwickelt. Auch wenn es natürlich noch zehn Wochen im schützenden Mutterleib bleiben sollte, sind seine Überlebenschancen im Falle einer früheren Geburt jetzt sehr gut. Die Lanugobehaarung bildet sich nun langsam zurück, die echten Haare beginnen zu wachsen. Die Haut wirkt auch nicht mehr so schrumpelig, denn eine wachsende Fettschicht macht sie glatter.

Der kindliche Kreislauf: Andere wichtige Entwicklungsfortschritte sind äußerlich schwer zu

erkennen. Das Gefäßsystem Ihres Kindes bereitet sich auf die Stunden der eingeschränkten Sauerstoffzufuhr bei der Passage durch den Geburtskanal vor. Etwa um die Woche 30 herum wirft das kleine Herz knapp einen halben Liter Blut pro Minute in seinen Kreislauf und die Plazenta aus. Zum Geburtstermin werden es noch einmal 300 ml mehr sein. Der kindliche Organismus lernt jetzt, das Blut gezielt in die Regionen umzuleiten, die in Situationen von erschwerter Durchblutung und Sauerstoffmangel – z. B. bei Wehentätigkeit und Abklemmen der Nabelschnur während der Geburt – besonders kritisch reagieren. Besonders wichtig ist die Versorgung von Herz, Hirn und Nieren.

Mutter: Im Gleichgewicht

Vorsicht bei Aktivitäten: Die Schwangerschaftshormone machen in den letzten Monaten Bindegewebe, Muskeln und Sehen weicher und nachgiebiger, um den Geburtsweg im Becken vorzubereiten. Der gesamte Beckenbereich lockert sich. Deshalb sind die Gelenke in der zweiten Schwangerschaftshälfte nicht mehr so stabil, wie Sie es gewohnt sind. Hinzu kommt, dass Ihr Körpergewicht zunimmt, die gesamte Körperstatik verändert ist. Vielleicht merken Sie, dass Sie nicht mehr so sicher auf Ihren Füßen stehen, schließlich tragen die Knöchel eine ungewohnte Last. Vermeiden Sie abrupte Bewegungen und schnelle, komplexe Bewegungsabläufe, die Sie jetzt vielleicht überfordern und „aus dem Gleichgewicht" bringen könnten.

Platzmangel: Sie haben jetzt das Gefühl, Ihr Bauch ist gut gefüllt. Eigentlich könnte das Baby bald kommen, denken Sie vielleicht, aber es sind noch neun Wochen bis zur Entbindung! Und tatsächlich füllt die Gebärmutter jetzt fast den gesamten Bauchraum aus. Wenn das Baby jetzt Knüffe verteilt, kann das richtig wehtun, da die Bauchdecke schon straff gespannt ist. Ihr Darm hat kaum noch Platz, sodass er sich nicht mehr vollständig ausdehnen kann. Vor allem Blähungen können jetzt sehr unangenehm werden, vermeiden Sie daher blähende Speisen. Viel Bewegung und sanfte Massagen lindern die Beschwerden.

Mein Tipp

Im Alltag, aber besonders beim Sport sollten Sie auf bequeme, eher flache Schuhe achten, die eventuell auch stützende Funktion haben. Kaufen Sie notfalls ein neues Paar Schuhe – eine oder zwei Nummern größer als gewöhnlich!

Baby: Schutz vor Infektionen

Es wird eng: Ihr Kind ist nun rund 40 Zentimeter lang und wiegt etwa 1600 Gramm. In den nächsten Wochen wird Ihr Kind jeweils ungefähr einen Zentimeter wachsen und bis zum Termin sein Gewicht noch mal ungefähr verdoppeln. Der Platz wird nun allmählich knapper. Ihr Kind zieht die Beine an, verschränkt die Arme und neigt

▼ Ihr Baby kauert sich zusammen.

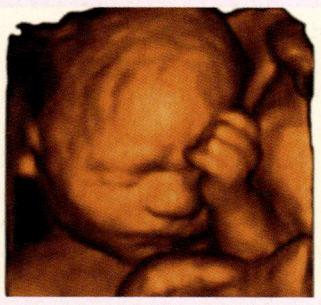

den Kopf zur Brust. Noch hat Ihr Kind aber genug Platz, seine Position zu verändern. Alle Sinne sind nun gut entwickelt. Ihr Kind kann sehen, hören, tasten, schmecken und riechen.

Gut gewappnet: Das Immunsystem Ihres Kindes ist im Aufbau, noch werden keine Antikörper vom Kind gebildet. Während der Schwangerschaft gelangen viele Ihrer Antikörper durch die Plazenta in den kindlichen Körper und sorgen so für seinen Schutz auch nach der Geburt. Wenn Sie also gegen Windpocken, Masern und Mumps immun sind, wird Ihr Kind es zunächst auch sein. Diese Antikörper schützen Ihr Kind etwas bis zu einem Alter von zwei Monaten. Bis dahin ist das Immunsystem so weit ausgereift, dass das Kind selber Antikörper bilden kann. Aus diesem Grund wird Ihr Kinderarzt auch dann anfangen, Ihr Kind zu impfen.

Mutter: Sich wohlfühlen

Passende Kleidung: Ihr Körper hat sich nun sehr verändert. Ihre Brüste sind gewachsen, der Bauch wird nun richtig groß. Genehmigen Sie sich gut sitzende Kleidung, in der Sie sich wohlfühlen. Überprüfen Sie auch noch mal kritisch, ob Ihr BH richtig sitzt. Verzichten Sie auf alles, was Sie jetzt einzwängt. Viele Frauen mögen jetzt auch keine Halstücher, Ketten oder Armbanduhren mehr tragen. Viele Frauen haben das Gefühl, Sie müssten Ihren Bauch zusätzlich abstützen, um das Becken und den Rücken zu entlasten. Vielleicht hilft es Ihnen, einen Schwangerschaftsgürtel zu tragen.

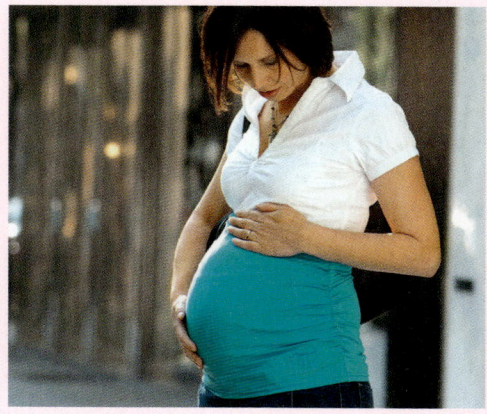

▲ Ein Schwangerschaftsgürtel stützt Ihren Bauch.

Flüssigkeitsbedarf: Auch wenn der Harndrang jetzt mehr als lästig ist: Sie müssen nach wie vor viel trinken, zwei bis drei Liter pro Tag. Denn Ihr Stoffwechsel läuft auf Hochtouren und das kann er nur, wenn die Flüssigkeitsversorgung ausreichend ist. Außerdem erneuert sich das Fruchtwasser alle drei Stunden! Gegen Ende der Schwangerschaft trinkt das Baby täglich bis zu 400 ml Fruchtwasser, die gesamte Fruchtwassermenge beträgt um anderthalb Liter. Andererseits ist die Gebärmutter jetzt so groß, dass sie die Organe – auch die Blase – ziemlich stark zusammendrückt, was den ständigen Harndrang erklärt.

CTG: Ab der 32. Woche werden die Herztontätigkeit des Kindes und die Wehentätigkeit der Gebärmutter etwa alle zwei Wochen aufgezeichnet. Mit dieser harmlosen Untersuchung kann der Zustand Ihres Kindes gut beurteilt werden und gleichzeitig auch die Tätigkeiten Ihrer Gebärmutter, die Sie möglicherweise noch gar nicht wahrnehmen, registriert werden.

Mein Tipp

Heben Sie auf der Toilette den Bauch mit beiden Händen etwas an, dann kann sich die Blase vollständig entleeren.

Baby: Stresssymptome

Kindspech: Mit 32 Wochen beträgt die Länge des Kindes im Schnitt 42 Zentimeter, das Gewicht etwa 1700 Gramm. Im Darm des Babys sammelt sich allmählich das sogenannte Kindspech (Mekonium) an, eine zähe grünlich-schwarze Masse, die sich aus den festen Bestandteilen des Fruchtwassers bildet, das das Baby zu sich nimmt. Es setzt sich zusammen aus abgestorbenen Zellen sowie Ausscheidungen von Darm und Leber. Normalerweise entleert sich der Darm des Babys erst ein bis zwei Tage nach der Geburt.

Fetaler Disstress: Dieser Fachbegriff umfasst Situationen, die das Kind vor, während oder nach der Entbindung gefährden könnten. Symptome können schwächer werdende Herztöne, ausbleibende Kindsbewegungen oder auch Sauerstoffprobleme des Kindes sein. Ein weiteres Anzeichen ist das Auftreten von Mekonium im Fruchtwasser. In Stresssituationen gibt das Baby den ersten Stuhlgang noch im Mutterleib ab. Das sonst helle Fruchtwasser verfärbt sich dann grünlich. Das Baby wird nun kontinuierlich überwacht.

Mutter: Ihr Babybauch

Bauchformen: Im Geburtsvorbereitungskurs werden Sie bemerken, dass die Bäuche der Schwangeren ganz verschieden aussehen können. Mit dem größer werdenden Bauchumfang haben Sie beim Gehen manchmal das Gefühl, Sie müssten den Bauch stützen. Bäuche können sehr groß wirken, spitz hervorstehen oder eher gleichmäßig verteilt erscheinen. Dies hängt vom Kind und von der Gebärmutter, aber auch von der Muskulatur und der Festigkeit des Bindegewebes ab. Auch die Größe der Mutter, die Fruchtwassermenge und die Körperhaltung spielen hier eine Rolle. Sicher werden Sie auch beobachten, dass bei der zweiten und weiteren Schwangerschaften der Bauch sich schneller vorwölbt. Die Bauchmuskulatur ist bereits von den vorherigen Schwangerschaften überdehnt.

Kontaktaufnahme: Beobachten Sie kleine Beulen, die über Ihren Bauch wandern? Ihr Baby boxt kräftig von innen gegen Ihre Bauchdecke. Ihr Partner wird sich daran erfreuen. Legt er seine flache Hand mit sanftem Druck auf den Bauch, kuschelt sich das Baby vielleicht dagegen. Diese Kontaktaufnahme mit dem Ungeborenen nennt man Haptonomie. Manche Hebammen geben Haptonomie-Kurse oder können Ihnen spezielle Übungen nennen. So lässt sich auch schon vor der Geburt die Vater-Kind-Beziehung stärken.

Baby: Laute und leise Töne

Ihr Baby hört Sie: Nun ist Ihr Baby etwa 43 Zentimeter groß und wiegt 2000 Gramm. Sein Gehör ist nun schon gut ausgebildet. Im Mutterleib ist Ihr Kind von sehr unterschiedlichen Geräuschen umgeben. Es hört Ihren Herzschlag, Ihren Atem und das Rumpeln des Magens. Vielleicht spüren Sie auch, dass Ihr Baby bei einem lauten Geräusch, z. B. einem hupenden Auto, erschrickt. Ihr Baby hört Ihre Stimme häufiger als alles andere und prägt sie sich gut ein – eine erste Gedächtnisleistung Ihres Kindes. Dank der höheren Frequenz dringen Frauenstimmen besser durch die Bauchdecke als tiefere Männerstimmen. Aber auch die Stimme Ihres Partners wird dem Baby vertraut.

Differenziertes Hören: Untersuchungen an Neugeborenen haben sogar ergeben, die Säuglinge direkt nach der Geburt Merkmale ihrer Landessprache erkennen. Babys französischsprachiger Mütter reagierten positiver auf ein französisches Tonband als auf ein russisches!

▼ Im neunten Monat.

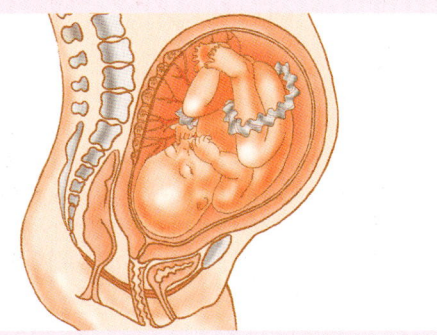

Mein Tipp

Viele Eltern erzählen mir erstaunt, dass Ihr Baby sehr gut schläft, selbst wenn das Radio angeschaltet ist oder der Staubsauger läuft. Das ist nicht verwunderlich, denn Ihr Baby ist aus Ihrem Bauch jede Menge Geräusche gewöhnt. Absolute Ruhe irritiert es eher. Merken Sie sich schon heute: Wenn ihr Baby nicht zur Ruhe kommt, probieren Sie doch mal, eine leise, sanfte Hintergrundmusik laufen zu lassen.

Mutter: Ungeduld

Gefühle im Wandel: Nun beginnt bald Ihr Mutterschutz und Ihre Gedanken kreisen zunehmend um das Thema Geburt. Viele Wochen leben Sie nun schon mit dem Baby im Bauch. Sie fühlen sich eng mit ihm verbunden. Durch die Hormone, die während der Geburt ausgeschüttet werden, wird diese Bindung noch viel intensiver werden. Sie werden von einer Intensität der Gefühle überrascht werden, die Sie bisher vielleicht nicht kannten. Es ist ganz normal, dass Sie sich jetzt viele Gedanken machen, über Ihre Verantwortung für ein neues Leben und über die Veränderung, die das Kind für Ihr Leben bedeutet. Vielleicht werden Sie auch ein wenig ungeduldig. Stellen Sie sich darauf ein, dass Sie das Kind nun bald hergeben werden. Diese erste Trennung fällt nicht allen Müttern leicht und kann sogar ein Grund sein, dass eine Geburt nicht richtig in Gang kommt oder sehr schleppend verläuft.

Geburtsvorbereitung: Nutzen Sie die kommenden Wochen, um sich auf die Geburt und das Leben danach vorzubereiten. Im Geburtsvorbereitungskurs erfahren Sie, wie eine Geburt in der Regel abläuft, welche Möglichkeiten der Schmerzlinderung es gibt und wie Sie sich auf die Geburt vorbereiten können. Sie lernen andere Paare im gleichen Lebensabschnitt kennen. Oft entwickeln sich hieraus Freundschaften fürs Leben.

Mein Tipp

Manche Frauen werden in den letzten Wochen vor der Geburt unruhig und ungeduldig. Sie können es kaum erwarten, dass es losgeht, und wollen endlich ihr Kind in den Armen halten. Versuchen Sie zu entspannen. Suchen Sie sich einen bequemen, ruhigen Platz, hören Sie Ihre Lieblingsmusik, zünden Sie sich eine Kerze an und lassen Sie Ihren Atem gleichmäßig fließen.

Baby: Wie liegt Ihr Baby?

Letzte Drehungen: Ihr Baby ist jetzt schon etwa 44 Zentimeter groß und wiegt 2200 Gramm. In aller Regel wird es sich jetzt in eine günstige Ausgangslage für die Entbindung drehen. Vielleicht haben Sie es ganz abrupt oder gar nicht gespürt: das Drehen Ihres Kindes in die erwünschte Position – Kopf voran –? Ohne Ihr Zutun nimmt Ihr Kind in diesen Wochen in den meisten Fällen die Position ein, die sich bis zur Geburt nicht mehr ändert. Für die natürliche Geburt sollte sich das Kind in einer Längslage befinden, die mütterliche und kindliche Wirbelsäule sollten parallel liegen, der Kopf unten. In seltenen Fällen nimmt ein Kind eine Beckenend-(Steiß-) oder Querlage ein. Das muss aber nicht unbedingt bedeuten, dass ein Kaiserschnitt notwendig ist. In vielen Fällen gelingt es heute, das Baby noch zu einer Drehung zu veranlassen. Ihre Hebamme kann Sie beraten.

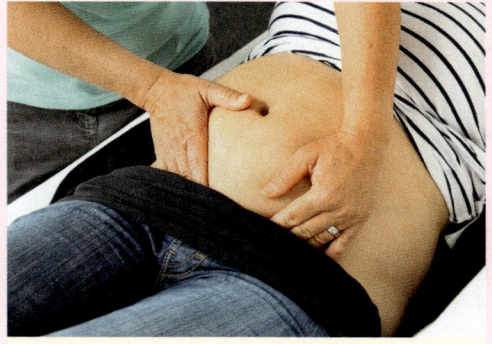

Die Kindslage

Wie liegt Ihr Baby? Das kann Ihre Hebamme ganz allein mit den Leopold'schen Handgriffen feststellen. Sorgsam tastet sie Ihren Bauch ab und kann Ihnen sagen, wo das Köpfchen Ihres Babys liegt, ob die Fruchtwassermenge ausreichend ist und welchen Spannungszustand Ihre Gebärmutter aufweist.

Mutter: **Last mit dem Rücken**

Rückenschmerzen: Bei etwa einem Drittel aller Schwangeren treten Rückenschmerzen auf. Hierfür ist das Hormon Relaxin verantwortlich, das dafür sorgt, dass sich die Bänder rund um die Wirbelsäule und im Bereich des knöchernen Beckens lockern. Es sorgt dafür, dass die Knochen des Beckens bei der Geburt auseinanderweichen und das Durchtreten des Köpfchens ermöglichen. Leider wird dadurch auch Ihre Haltung instabil. Die Bauchmuskulatur wird durch Ihr wachsendes Baby gedehnt und belastet. Sie kann Ihren Rücken nicht entlasten. Das immer größer werdende Gewicht belastet die Wirbelsäule zusätzlich. Durch den wachsenden Bauch hat sich Ihr Schwerpunkt verlagert. Heben und Tragen wird jetzt wirklich beschwerlich.

Ischiasschmerzen: Von den beschriebenen Rückenschmerzen deutlich zu unterscheiden sind Ischiasbeschwerden. Diese entstehen, wenn Ihr Kind gegen den Ischiasnerv drückt. Ein ziehender Schmerz macht sich vom Gesäß bis in den hinteren Oberschenkel bemerkbar.

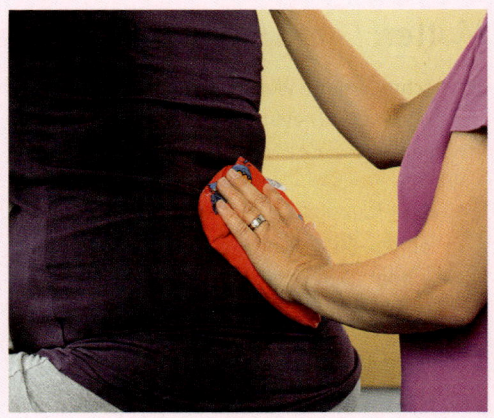

▲ Eine Massage hilft gegen Rückenprobleme.

Mein Tipp

Gegen Rückenschmerzen können Sie etwas tun. Bleiben Sie aktiv und verbessern Sie Ihre Kondition. Alles, was Sie dafür tun, wird Ihnen bei der Geburt helfen. Trainieren Sie die Muskulatur Ihre Beckenbodens und Ihres Unterleibs. Ein warmes Bad oder eine Partnermassage des Lendenwirbelbereichs können ebenfalls helfen.

Baby: **Das Licht der Welt**

Weitere Gewichtszunahme: In den letzten Wochen nimmt Ihr Baby noch rund ein Kilo zu. Täglich trinkt es jetzt bis zu drei Liter Fruchtwasser – Babys Verdauungssystem läuft rund und ist bestens auf die „Außenwelt" und die Muttermilch vorbereitet! Das Baby misst jetzt 46 Zentimeter und wiegt um 2400 Gramm.

Sehkraft: Ihr Baby kann nun blinzeln und lernt, seine Augen scharf zu stellen. Im Augenhintergrund reifen die Nervenzellen für das Schwarz-Weiß- und das Farbsehen. Ein Neugeborenes sieht nach der Geburt noch nicht richtig scharf. Der Sehnerv muss sich erst noch fertig entwickeln.

Augenfarbe: Die Menge des Farbstoffes Melanin bestimmt die Augenfarbe Ihres Kindes. Bei der Geburt haben hellhäutige Kinder nur geringe Melaninmengen und daher meist helle Augen, dunkelhäutige Kinder kommen mit dunkleren Augen auf die Welt. Die endgültige Farbe der Augen Ihres Kindes entwickelt sich erst ab dem vierten Lebensmonat und wird endgültig erst in ein bis zwei Jahren feststehen.

Mein Tipp

Auch wenn Sie das Baby am liebsten schon in Ihren Armen halten würden: Genießen Sie die „Ruhe vor dem Sturm" – wenn das Baby da ist, sind Mußestunden zunächst eher die Ausnahme!

Mutter: Einen wichtigen Schritt weiter

Erste schmerzhafte Wehen: In drei bis vier Wochen wird Ihr Baby geboren werden. Wahrscheinlich beobachten Sie sich jetzt sehr genau, da Sie jederzeit vermuten, es könnte losgehen. Jetzt setzen die Senkwehen ein, die auch schmerzhaft sein können. Sie spüren vielleicht ein Ziehen im Rücken oder auch heftigere Kontraktionen, manche Frauen bemerken diese Wehen aber auch gar nicht. Das Kind wird durch diese Wehen tief ins Becken geschoben, Ihre Hebamme sagt dann „Das Kind ist ins Becken eingetreten".

Geschwollene Füße: Durch das erhöhte Blutvolumen in Ihrem Körper können nun zunehmend geschwollene Füße und Gelenke auftreten. Trinken Sie eher mehr, das regt die Tätigkeit der Nieren an und mehr Wasser wird ausgeschieden. Legen Sie so oft wie möglich die Beine hoch und lassen Sie die Füße kreisen.

Lästiger Juckreiz: Die Haut über der „Babykugel" ist jetzt extrem gespannt. Die Haut dehnt sich, wird dünner und trocknet aus. Am Ende der Schwangerschaft beträgt der Bauchumfang um die 100 Zentimeter. Viele Schwangere klagen jetzt über einen starken Juckreiz. Versuchen Sie, nicht zu kratzen! Die gedehnte Haut ist sehr empfindlich und reißt leicht ein. Halten Sie die Haut stattdessen möglichst geschmeidig.

▼ Cremen Sie regelmäßig Ihren Bauch ein.

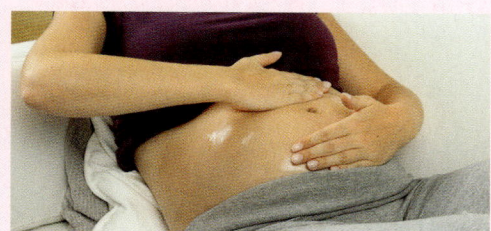

Mein Tipp

Lassen Sie die Haut nicht im Wasser aufweichen, das trocknet aus. Duschen Sie nur kurz und nicht zu heiß. Verwenden Sie ein mildes Öl-Duschbad oder ein Babypflegebad. Und cremen Sie am besten mehrmals täglich Ihren Bauch mit einer Creme oder einem guten Hautöl ein. Lassen Sie sich im Naturkosmetikladen beraten.

Baby: Versorgung gesichert?

Platzmangel: Sie bemerken mit Schrecken, dass sich das Baby weniger bewegt als in den vorigen Wochen? Das kann durchaus sein und diese Entwicklung wird sich in den kommenden Wochen fortsetzen: Das Baby hat mit etwa 47 Zentimeter Länge und rund 2600 Gramm Gewicht schlicht keinen Platz mehr für lebhafte Tobereien. Sollten Ihnen die Kindsbewegungen jedoch sehr reduziert erscheinen, sollten Sie umgehend Ihre Hebamme oder Ihren Frauenarzt aufsuchen.

Alternde Plazenta: Die Plazenta hat nun ihre endgültige Größe erreicht; sie wiegt rund 700 Gramm und erbringt mit der Versorgung des Babys wahre Höchstleistungen. Es ist also ganz normal, dass sie nun zu „altern" beginnt. Ihr Frauenarzt wird jetzt ganz genau beobachten, ob sich größere Verkalkungen bilden, die die Versorgung des Babys beeinträchtigen könnten. Mit dem CTG werden die Herzaktivität des Babys und die Wehentätigkeit der Mutter überwacht. Ergibt sich ein auffälliger CTG-Befund, überprüft der Arzt mit einer speziellen Ultraschalluntersuchung (der sogenannten Dopplersonografie) die Blutströme. Durch farbige Darstellungen lässt sich erkennen, ob die kindlichen Gefäße sowie die Gebärmutter ausreichend durchblutet sind und die Versorgung Ihres Kindes gewährleistet ist.

Mutter: Auf der Zielgeraden

Veränderung des Bauches: Vielleicht sind Sie ganz überrascht, dass Ihr Bauch auf einmal kleiner wird. Wenn Sie Ihr Profil im Spiegel anschauen, bemerken Sie, dass der Bauch sich nach unten gesenkt hat. Sie haben vielleicht ein bisschen das Gefühl, breitbeinig gehen zu müssen und müssen nun noch öfter auf die Toilette, bekommen dafür aber besser Luft. All diese Veränderungen haben Sie Ihrem Kind zu verdanken, das bereits den ersten Schritt nach draußen absolviert hat. Es ist mit seinem Köpfchen ins Becken eingetreten. Ihr Zwerchfell wird etwas von dem Druck nach oben entlastet und Ihre Lunge kann sich wieder mehr entfalten.

Dammmassage: Eine sinnvolle Maßnahme ist in den Wochen vor der Geburt die regelmäßige Dammmassage. Der Damm liegt zwischen Vagina und After und wird bei der Entbindung enorm belastet. Nicht selten kommt es beim Herausgleiten des Köpfchens zu einem Dammriss. Mitunter wird der Damm auch vorsichtshalber eingeschnitten. Durch die Massage mit bestimmten Ölen wird das Gewebe elastischer und die Dehnbarkeit des Damms erhöht. Gleiten Sie zunächst mit einem, später mit zwei oder drei Fingern etwa drei Zentimeter tief in die Scheide, fassen Sie den Damm und massieren Sie mit sanftem Druck in Richtung After. Nehmen Sie sich täglich drei bis fünf Minuten Zeit für diese Massage.

Mein Tipp

Ölen Sie Daumen, Zeige- und Mittelfinger gut ein. Zunächst massieren Sie die kleinen Schamlippen und den Damm. Nehmen Sie dazu die Haut richtig zwischen die Finger. Dann schieben Sie den Daumen ein wenig in die Scheide und streichen den Damm aus. Besonders auch altes Narbengewebe muss massiert werden.

Baby: Gut ausgereift

Lungenreife: Das Baby misst jetzt 48–54 Zentimeter und wiegt knapp 2800–4000 Gramm. Nun sind die Lungen Ihres Kindes voll funktionsfähig und könnten, im Falle einer Geburt, ganz normal arbeiten. In den Lungenbläschen produzieren jetzt Zellen ausreichende Mengen eines ganz besonderen Stoffs, genannt Surfactant, der das Zusammenfallen der Lungenbläschen verhindert. Die Lunge wird momentan noch nicht für den Gasaustausch benötigt und deshalb auch nicht zu gut durchblutet. Die Blutgefäße sind aber vollständig entwickelt. Unmittelbar nach der Entbindung kann die Lunge ihre Funktion aufnehmen.

▼ **Im zehnten Monat.**

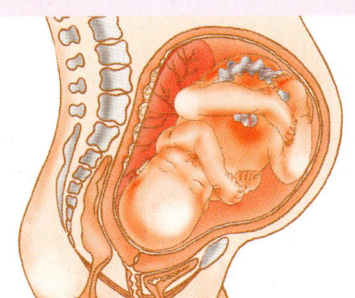

Mütterliche Hormone: Der hohe mütterliche Östrogenspiegel wirkt über die Plazenta auch auf das Kind, wodurch seine Brüste anschwellen können, auch bei Jungen. Nach der Geburt geht die Schwellung wieder zurück. Nicht selten tritt bei Mädchen in den Tagen nach der Geburt eine Vaginalblutung auf – bedingt durch diese Hormone.

Mutter: Offen bleiben

Unschöne Träume: Mit dem Beginn der 38. Woche sind Sie – so der Fachausdruck – „am Termin". Eine Geburt ist jetzt keine Frühgeburt mehr. Ihre Gedanken kreisen jetzt vermutlich immer mehr um die Geburt. Möglicherweise werden Sie jetzt von Albträumen geplagt. Ein Passionsblumentee kann Ihnen helfen. Ihr Baby drückt jetzt heftig nach unten. Legen Sie sich immer wieder hin und entlasten Sie so den Beckenboden.

Vielleicht Kaiserschnitt? Ihr Baby liegt in Querlage? Oder es sprechen andere medizinische Gründe für einen geplanten Kaiserschnitt? Vielleicht sind Sie enttäuscht, weil Sie auf eine spontane vaginale, also natürliche Geburt gehofft hatten? Es fällt den meisten nicht leicht, sich von dieser Wunschvorstellung zu trennen – doch es ist jetzt das Wichtigste, den sichersten Weg für das Baby und sich selbst zu wählen. Dank des medizinischen Fortschritts können sich heute auch Risikosituationen zum Guten wenden. Und wenn Sie Ihr gesundes Baby im Arm halten, tritt die Enttäuschung über die anders als geplant verlaufene Geburt schnell in den Hintergrund.

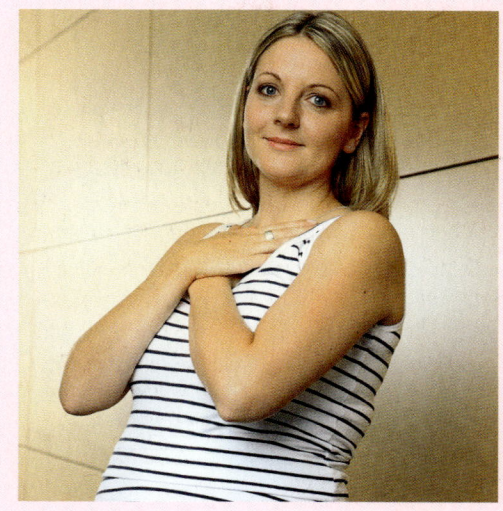

▲ In Gedanken bei der Geburt.

Mein Tipp

Schreiben Sie sich Ihre drängenden Fragen auf, die Sie unbedingt mit Arzt oder Hebamme besprechen möchten. Legen Sie sich nicht auf zu feste Vorstellungen oder gar Pläne für den Ablauf Ihrer Geburt fest, sondern bleiben Sie offen, für alles, was auf Sie zukommt.

Baby: Letzte Schritte

Weitgehend fertig: Mit 49 cm Länge und einem Gewicht von 3000 Gramm könnte Ihr Kind eigentlich jetzt auf die Welt kommen. Es bildet selber das Hormon Kortisol, das für die endgültige Lungenreife benötigt wird. Jeder weitere Tag in Ihrem Bauch dient dem Kind zur Ausreifung und verhilft ihm so dazu, die große Umstellung, die die Geburt bedeutet, besser zu meistern.

Greifreflex: Im Mutterleib entwickelt Ihr Kind einen starken Greifreflex. Dieser Griff ist so stark, dass es das Gewicht des Kindes tragen könnte, sicherlich ein Überbleibsel der Evolution. Sie können direkt nach der Geburt Ihren Finger in die Hand des Kindes legen. Es wird ihn fest umklammern. Der Greifreflex wird erst etwa mit sechs Monaten verschwinden. Erst dann wird Ihr Baby auch lernen können, gezielt zu greifen oder loszulassen.

Knochen härten aus: Manche Knochen härten erst jetzt, kurz vor der Geburt, aus. Das sind beispielsweise die Oberarmknochen, die Oberschenkelknochen sowie die Schienbeinknochen der Unterschenkel. Die Kniescheibe verknöchert sogar erst nach der Geburt. Achten Sie also weiterhin auf eine gesunde, kalziumreiche Ernährung.

Mutter: Quälende Gedanken

Gedanken: Je näher der Geburtstermin rückt, desto mehr beschäftigen Sie sich in Gedanken mit der Geburt. Werden Sie in der „geplanten" Position entbinden? Werden Sie, wie Sie es sich vielleicht gewünscht haben, ohne Schmerzmittel auskommen? Wird der Partner Sie in der abgesprochenen Weise unterstützen (können)? Klammern Sie sich nicht an einen vorher gefassten „Plan" fest, seien Sie flexibel. In einer Welt, in der wir unser Leben perfekt planen, gewinnt plötzlich die Natur die Oberhand. Vielen Frauen wird bei der Geburt schlagartig bewusst, dass sie die Kontrolle abgeben müssen. „Loslassen" heißt das Stichwort, das Sie sicher schon oft in der Geburtsvorbereitung gehört haben – das gilt es jetzt umzusetzen. Vertrauen Sie auf Ihren Körper, der instinktiv weiß, was er zu tun hat und Ihrer Hebamme, die Sie auf diesem Weg begleiten wird.

Dehnungsschmerzen: Sie spüren Schmerzen im unteren Bereich des Bauches? Das können die Beckengelenke sein, die langsam nachgeben, um dem Baby bald „freie Fahrt" zu ermöglichen. Die Hüften werden breiter, erst einige Monate nach der Geburt finden sie in ihre ursprüngliche Form zurück. Auch die Mutterbänder (also jene Muskeln, die die Gebärmutter aufrecht halten) dehnen sich, was zu unangenehmen Schmerzen führen kann.

Mein Tipp

Die Dehnungsschmerzen sind ziehend bis krampfartig, aber normalerweise ohne Begleiterscheinungen. Kommen aber Schwindel, Erbrechen, Durchfall, Fieber, Wehen oder Blutungen hinzu, sollten Sie sofort den Frauenarzt oder die Hebamme aufsuchen.

Baby: Angeborene Fähigkeiten

Bereit: Mit 49 Zentimetern Länge und rund 3250 Gramm bewegt sich Ihr Baby in Ihrem Bauch kaum noch, es ist nun sehr ruhig geworden. Die Lanugohaare sind verschwunden, wichtige Fettpolster sind angelegt.

Wichtige Reflexe: Ihr Baby kommt mit einer Anzahl von Reflexen auf die Welt, die ihm das Überleben sichern. Die wichtigsten Voraussetzungen für die Nahrungsaufnahme muss das Baby nicht mühsam lernen. Einige angeborene Reflexe Ihres Kindes sorgen dafür, dass es schon kurz nach der Geburt Nahrung zu sich nehmen kann: Dies sind der Schluckreflex, der beim Trinken ausgelöst wird, der Saugreflex, der bei Berühren der Lippen zu automatischen Saugbewegungen führt, und der Suchreflex, bei dem Ihr Kind bei einer Wangenberührung den Kopf zum Reiz wendet, den Mund öffnet und die Brust sucht.

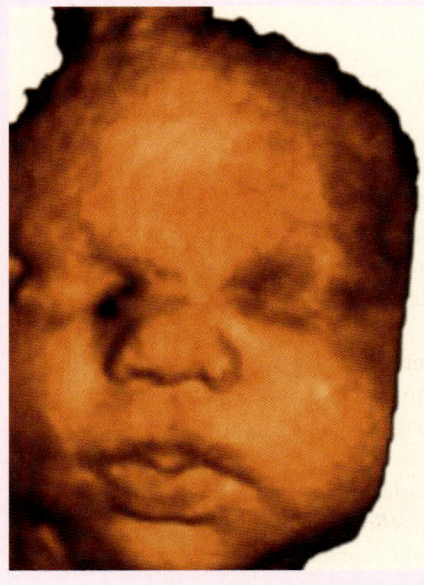

▲ Kurz vor dem Termin.

40

Mutter: Erste Startsignale

Anspannung: Ihre Nerven sind möglicherweise jetzt sehr angespannt. Die Ungewissheit, wann es losgeht und wie die Entbindung verlaufen wird, stellt Ihre Geduld auf eine harte Probe. Vielleicht sind Sie jetzt froh, dass Sie den genauen Termin niemandem gesagt haben. Sonst müssten Sie sich auch noch mit unzähligen Anrufen plagen. Helfen Sie sich, indem Sie den letzten Tagen eine Struktur geben. Planen Sie täglich einen Spaziergang, ein Bad, ein gutes Buch und ein leichtes Essen ein.

Warten: Spätestens jetzt steht das Beobachten der Signale Ihres Körpers im Vordergrund Ihres Handelns. Ein häufiges Anzeichen für die bevorstehende Geburt ist das sogenannte Zeichnen. Damit meint man den Abgang des Schleimpfropfes, der wie eine schützende Barriere vor dem Muttermund sitzt. Mit dem Schleimpfropf kommt meist auch etwas Blut. Bei manchen Frauen geht der Schleimpfropf allerdings auch unbemerkt ab oder erst im Moment der ersten Geburtswe-

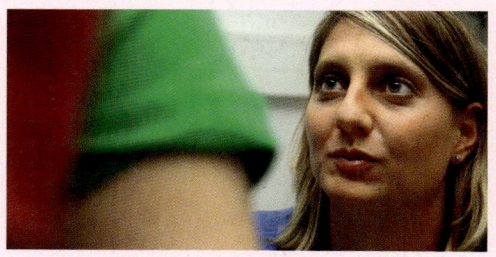

▲ Begrüßung durch Hebamme.

hen. Weitere Hinweise auf die bevorstehende Geburt können innere Unruhe, schlechter Schlaf, verstärkt Druck auf Blase und Darm sowie ein Blasensprung sein. Auch wenn Ihre Brust einige Tröpfchen Vormilch verliert, kann das ein Signal sein.

Mein Tipp

Wenn sich der Schleimpfropf gelöst hat, muss man nicht sofort in die Klinik – sondern erst, wenn es zu „echten Geburtswehen" oder einem Blasensprung kommt. Bis dahin können Stunden oder gar Tage vergehen.

Baby: Der Natur vertrauen

Es kann losgehen: Ihr Baby nimmt nun nicht mehr an Größe zu; die durchschnittliche Länge bei der Geburt beträgt 52 Zentimeter, das durchschnittliche Geburtsgewicht liegt bei 3500 Gramm. Ihr Baby bewegt sich aus Platzmangel jetzt weniger als in den vergangenen Wochen.

Über der Zeit? Der errechnete Geburtstermin ist da – und das Baby lässt auf sich warten? Nun, Rechnung und Realität können voneinander abweichen: Die Geburt des Kindes kann bis zu zwei Wochen vor und zwei Wochen nach dem Termin stattfinden. Ab dem errechneten Termin greift allerdings eine sehr engmaschige Überwachung von Mutter und Kind, um sicherzustellen, dass das Baby nach wie vor gut versorgt ist. Alle

zwei Tage wird beim Frauenarzt, bei der Hebamme oder schon in der Klinik eine gründliche Untersuchung durchgeführt. Diese kann je nach Situation aus einem Ultraschall, einem CTG, einer Untersuchung des Muttermunds und gegebenenfalls einer Dopplersonografie bestehen. Nötigenfalls wird durch eine Fruchtwasserspiegelung untersucht, ob das Baby noch mit allen wichtigen Stoffen versorgt ist.

Mein Tipp

Wenn das Kind auch nach dem errechneten Geburtstermin normal weiterwächst und keine Risikofaktoren bestehen, können Sie bis zu zwölf Tage abwarten, ob sich die Geburt auf natürliche Weise einstellt.

Ihr Leben verändert sich

Die erste Bindung zwischen Ihnen als Eltern und Ihrem Baby beginnt in der Schwangerschaft. Am Anfang der Schwangerschaft scheinen Ihnen neun Monate vielleicht lang zu sein. Aber am Ende werden Sie froh sein, diese Zeit der Vorbereitung zu haben. Zunächst gilt es, sich in den ersten Wochen der Anpassung seelisch und körperlich auf die Schwangerschaft einzustellen.

Sobald Sie wissen, dass Sie schwanger sind, drehen sich Ihre Gedanken und Gefühle beständig um das Ungeborene in Ihnen, vor allem, wenn es Ihr erstes Kind ist. Zunächst spüren Sie Ihr Kind über Veränderungen Ihres Körpers. Gefühlsregungen, Herzschlag, Blutdruck und Hormone in Ihrem Blutkreislauf verbinden Sie mit Ihrem Kind. Später, etwa ab dem 4. Schwangerschaftsmonat, setzt Ihr Kind zunehmend seine neu entwickelten Sinneszellen ein, um mit Ihnen zu kommunizieren. So lebt Ihr Baby ganz Ihren Alltag mit. Wann stehen Sie auf, wann gehen Sie ins Bett? Freuen Sie sich oder haben Sie Stress? Ruhen Sie oder laufen Sie zügig durch die Straßen? Alles hat Auswirkungen auf Ihr Kind. Die Hände des Vaters am Bauch, die Freude, wenn das Baby sich bewegt, das sind Interaktionen zwischen Eltern und Baby, die schon früh den Kontakt vertiefen. Für manche Paare spielt der Ultraschall hierbei eine Rolle, andere verlassen sich lieber auf ihre Hände und das Körpergefühl. Aber auch Ungeborene, die durch besondere Umstände in der Schwangerschaft durch ihre Eltern nicht das Gefühl von Glück, Unbeschwertheit erfahren konnten, sind in der Lage, dies später nachzuholen, wenn ihnen die entsprechenden Erfahrungen in einem gesicherten Umfeld angeboten werden können. Man weiß dies von sehr kleinen Frühgeborenen, deren Zeit im Uterus abrupt beendet wurde und die dann durch besondere Massagen und „Känguruhen", d. h. das Tragen am Körper ihrer Mutter oder einer anderen Bezugsperson, viel von dieser Nähe erfahren haben.

Was erlebt Ihr Kind in Ihrem Körper?

Kein ungeborenes Kind macht während der Entwicklung im Mutterleib die gleichen Erfahrungen wie ein anderes Kind. Der Rhythmus und die Körpermusik der eigenen Mutter sind unverwechselbar und prägen die Entwicklung des Kindes und seines Gehirns von Beginn an. Die Einzigartigkeit seiner Erbanlagen wird durch die Einzigartigkeit der frühesten Umwelterfahrungen ergänzt. Für Ihr Baby sind Sie seine Welt. Alles, was es fühlt und erlebt, steht im Zusammenhang mit Ihnen oder mit seinem eigenen Körper. Kein anderes Kind hat diese einzigartige Kombination der Erbanlagen und kein anderes Kind wächst in derselben Umgebung heran wie dieses eine, Ihr Kind! Ihre Bewegungen, Ihre Körperfunktionen, Ihre Stimme, Ihre Gefühle leiten die Entwicklung seines Gehirns und Nervensystems auf seine ganz einzigartige Weise. Ihr Kind lebt mitten in Ihren Gefühlen und teilt diese mit Ihnen. Und

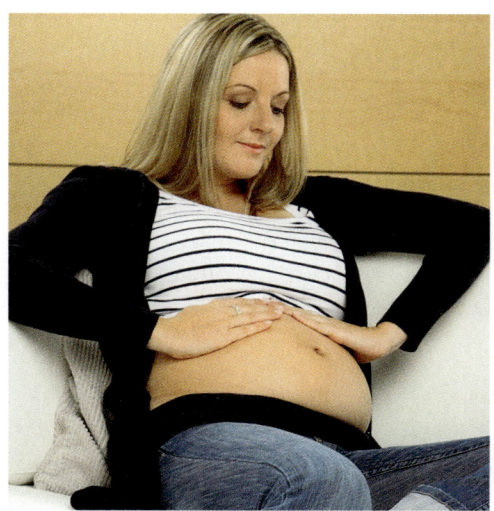

▲ Manchmal schiebt sich ihr Baby kräftig Richtung Rippenbogen. Mit Ihren Händen können Sie dies gut spüren. Sie dürfen auch gerne einen Gegendruck ausüben und kommen dadurch in spielerischen Kontakt mit Ihrem Kind.

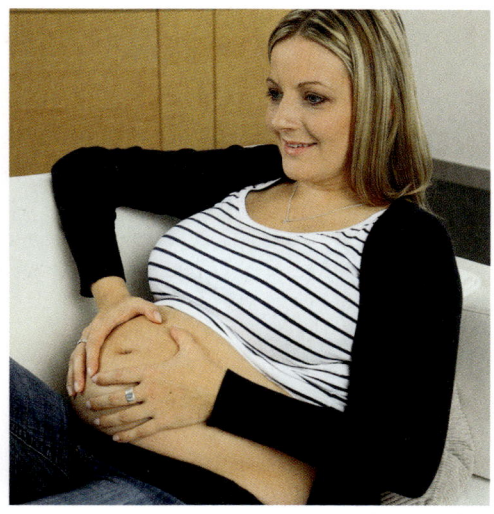

▲ Nehmen Sie Ihr Kind in Ihre Hände. Genießen Sie Kindsbewegungen als Ausdruck seines Wohlbefindens. In den letzten Wochen können diese Turnübungen unangenehm sein. Das erleichtert es Ihnen, Ihr Kind gebären zu wollen.

wenn es auch noch lange dauern wird, bis es eigene Worte sprechen kann, so hört es doch Ihre Worte. Es erlebt die Vielfalt menschlichen Lebens, Anstrengung und Belastung oder Trauer ebenso wie Liebe und Freude, zumindest als diffuse Gefühle von Behagen oder Unbehagen. Alles, was Ihnen jetzt guttut, ist auch für Ihr Baby gut: Bewegung, Entspannung und das Vertrauen, in einem sozialen Netz geborgen zu sein. Natürlich isst und trinkt Ihr Kind auch alles, was Sie zu sich nehmen. Ernähren Sie sich gesund und versuchen Sie, auf den Konsum von Alkohol und Nikotin zu verzichten.

Nicht immer lassen sich Stress, Ärger, Angst, Sorgen oder Trauer im Verlauf einer Schwangerschaft vermeiden. Ihr Kind spürt diese negativen Gefühle natürlich auch. Helfen Sie Ihrem Kind bei der Bewältigung solcher Gefühle: Führen Sie regelmäßige Zwiegespräche mit Ihrem Kind, singen Sie ihm etwas vor oder hören Sie gemeinsam ein Musikstück. Das ver-

mittelt Ihnen beiden Momente der Geborgenheit und hilft, auch schwierige Situationen zu meistern. Auch Ihr Partner kann mit seiner Stimme und auch mit Körperkontakt Nähe und Sicherheit vermitteln.

Ihr Kind lernt schon während der Schwangerschaft

Erfahrungen von Müttern und Hebammen, die zahllosen Ultraschalluntersuchungen, in der Gebärmutter aufgenommene Filmaufnahmen und auch die vielen, zu früh zur Welt gekommenen Kinder lehren uns: Das Leben nach der Geburt ist die Fortführung des Lebens vor der Geburt. Jeder Mensch kommt als einzigartige Persönlichkeit, als Individuum, auf die Welt, welche einerseits durch die im Erbgut festgelegten Programme charakterisiert wird, andererseits aber auch Strukturen aufweist, die sich nur durch die einzigartige Kombina-

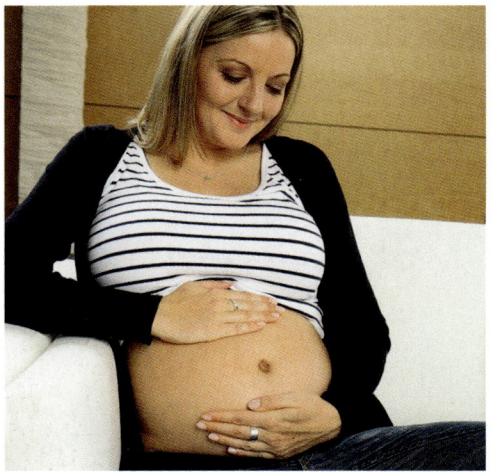

▲ Dieses Kind in Ihrem Bauch macht Ihnen Freude! Bald halten Sie es in Ihren Armen. Ein wunderbarer Gedanke.

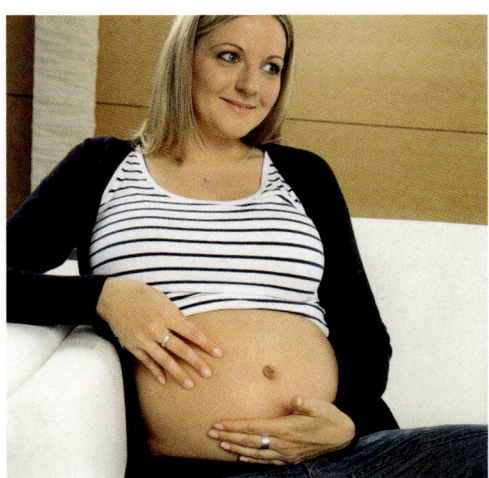

▲ Wandern Sie mit Ihren Händen an den Konturen Ihres Babys entlang. Bald werden Sie den Unterschied zwischen Rücken, Beinchen und Popo unterscheiden können.

tion seiner Erbanlagen und seiner bisher gemachten Sinneserfahrungen bilden konnten. Die Bewegungen der Hände und Füße, die Sie schon während der Schwangerschaft spüren, sowie die Gestik und Mimik direkt nach der Geburt, sind die ersten Äußerungen Ihres Kindes, die zeigen, wie schon noch ungeborene oder gerade geborene Kinder fähig sind, soziale Beziehungen einzugehen, zu lernen und sich zu erinnern.

Heute gelten die Empfindungen eines neugeborenen Kindes als selbstverständlich. Vor einigen Jahrzehnten noch sah man das anders: Bis in die 70er Jahre des letzten Jahrhunderts wurden Neugeborene ohne Narkose operiert, weil ihnen die Fähigkeit, Schmerz zu empfinden, abgesprochen wurde.

Ihr Kind hat schon vor und direkt nach der Geburt eine Reihe von Fähigkeiten:
- Ihr Kind sieht im Mutterleib. Es wendet sich Lichtquellen zu.

- Ihr Kind kann bereits hören. Es lässt sich durch die Stimme von Mutter und Vater und deren Herzschlag beruhigen.
- Die motorischen Fähigkeiten des Kindes spüren Sie über seine Bewegungen.
- Die ersten Lautäußerungen Ihres Kindes zeigen Ihnen seine kommunikativen Fähigkeiten.
- Ihr Kind ist direkt in der Lage, auf die ersten Frustrationen – z. B. durch Hunger und das Ausgeliefertsein an die Schwerkraft – zu reagieren.

Wie Sie schon jetzt mit Ihrem Kind spielen können

Ihre Hebamme kann Ihnen in der Schwangerschaft wertvolle Tipps geben, wie Sie mit Ihrem Kind den Kontakt intensivieren, spielen und erkennen, ob Sie gerade ein Beinchen spüren oder eher die Schulter. Ihr Kind hört zunächst über die Knochenresonanzen Ihres

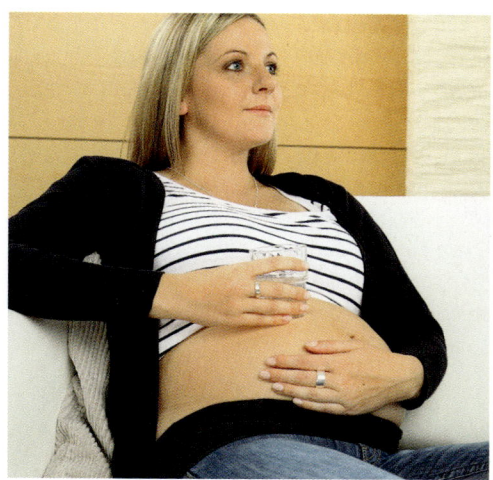

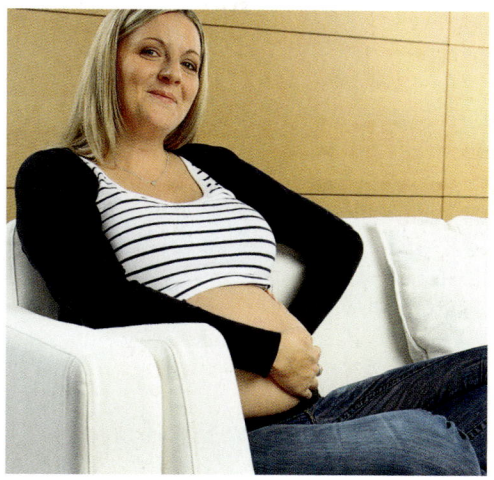

▲ Lassen Sie Ihre Gedanken laufen: Wie wirst Du aussehen, wenn Du geboren bist? Wie werden wir zusammenleben? Ihre Fantasie erlaubt Ihnen, vor Ihrem inneren Auge Szenen aus dem Leben mit Ihrem Kind abzuspielen.

▲ Und wie schön, wenn Sie einfach schmunzeln, wenn Sie an Ihr Kind denken, es spüren und sich zusammen mit Ihrem Partner darüber unterhalten. Eine innere Gelassenheit spiegelt sich dadurch wider.

und seines eigenen Körpers, bevor später das Gehör diese Aufgabe übernimmt. Die Bewegungen der Mutter, die beständig den Bauch stimulieren, Drehungen und Vibrationen werden von Ihrem Kind von Anfang an wahrgenommen. Nehmen Sie sich schon jetzt Zeit für die ausführliche Beschäftigung mit Ihrem Kind und spüren Sie,

- wie es auf Musik oder ein gesungenes Lied reagiert,
- wie es auf Ihre Stimme und die Ihres Partners reagiert,
- wie es auf Ihre Bewegungen hin seine Lage verändert und
- wie es auf Berührungen des Bauches durch Ihren Partner reagiert.

In diesem Erleben ist jedes Kind ganz individuell. Diese Erfahrungen aus dem Mutterleib sind es, die auch nach der Geburt wieder tragfähige Erlebnisse für das Baby sind: die Stimme, die Bewegung, die guten Worte und Gedanken, die den Übergang ins eigenständige Leben erleichtern und das Urvertrauen we-

cken und verankern. Und schlussendlich sind es auch diese ganz natürlichen Abläufe, die das Elternsein begründen.

Ihr Kind empfindet durch seine Haut, durch seine Muskeln sowie durch sein Gleichgewichtssystem, ob es rhythmisch oder arrhythmisch mit Ihnen verbunden ist. Sie kennen sicherlich dieses gute, ganzheitliche Körpergefühl, zu schwingen, zu schweben oder auch gehalten zu werden. Als Mutter spüren Sie möglicherweise die Unterschiede der Kindsbewegungen, je nachdem, ob plötzlicher Lärm oder sanfte Musikstücke in der Umgebung zu hören sind. Sicher weiß niemand, was ein Ungeborenes empfindet, aber ob es sich wohl oder unwohl, im Einklang oder nicht fühlt, ob sein Leben rhythmisch oder arhythmisch ist, das sind wichtige Erlebnisse eines Kindes für weitere Entwicklungsschritte im späteren Leben. Nutzen Sie diese Sensibilität Ihres Kindes und entwickeln Sie kleine Spiele mit Ihrem Ungeborenen. Erleben Sie, wie Ihr Kind auf

Ihre Berührung der Bauchdecke mit Bewegungen antworten kann.

Viele Schwangere berichten mir, dass sie tagsüber eher wenige Kindsbewegungen spüren, wenn sie aber abends im Bett liegen und schlafen wollen, wird das Kind wach und aktiv. Eine Zwillingsschwangere meinte gar, ihre Kinder wollten immer gerade dann in ihrem Bauch Fußball spielen, wenn sie schlafen wolle. Diese Beobachtungen lassen sich einfach erklären. Tagsüber, wenn Sie aktiv sind und sich viel bewegen, wird ihr Kind durch Ihre Bewegungen regelrecht in den Schlaf geschaukelt. Kommen Sie zur Ruhe, so erwacht ihr Kind, und da Sie jetzt nicht mehr für Abwechslung sorgen, beschäftigt sich Ihr Kind selber. Genießen Sie die Bewegungen und lassen Sie Ihren Partner daran teilhaben. Betrachten Sie die Störungen gelassen als Übung für bevorstehende Zeiten, in denen Ihr Kind Ihnen auch so manche Nachtruhe stören wird.

Ursula Jahn-Zöhrens, Hebamme

»Schöne Zwiesprache

Beim Schwangerenschwimmen glitt eine werdende Mutter ruhig durchs Wasser, getragen von mir. Während die Mutter in der 35. Schwangerschaftswoche sich völlig entspannte und die Schwerelosigkeit genoss, strampelt ihr Kind lebhaft, sodass ich dies von außen sehen konnte. Später erzählte sie mir, dass, wenn sie Ihren Mann ruft, um die Kindsbewegungen zu spüren, das Baby sofort wieder ruhig ist. Ich schlug ihr vor, es anders herum zu versuchen: Sie soll sich mit ihrem Mann gemütlich auf ein Sofa kuscheln und er soll einmal seine Hände auf ihren Bauch legen und mit seinem Kind sprechen. Bald wird das Kind im Mutterleib mit seinem Vater Kontakt aufnehmen.
Eine Woche später sahen wir uns wieder. Die Schwangere berichtete mir erfreut, wie schön diese „Zwiesprache" zwischen Vater und Kind für alle drei war.«

Die Umstellung meistern

Bereits zu Beginn der Schwangerschaft verändert sich Ihre Verantwortung für sich und Ihr Kind. Haben Sie vielleicht bisher bei Kopfschmerzen zügig zur Tablette gegriffen, sollten Sie dies in der Schwangerschaft nicht mehr tun. Viele Medikamente, Rauchen und Alkohol sind tabu! Ihr Schlafbedürfnis wird ein anderes und Ihre Gedanken kreisen weniger um Abendunterhaltung oder Urlaubsreisen als mehr um Körperformen, Vitamine und Geburt. Sollten Sie traumatische Erfahrungen mit Gewalt, besonderes sexuellen Missbrauch erlebt haben, kann Ihnen dies jetzt wieder ins Bewusstsein kommen.

Die Seele im Gleichgewicht

Beobachten Sie sich und lernen Sie sich selber kennen: Wann fühlen Sie sich wohl? Welche Umgebung brauchen Sie? Wie erleben Sie Ihren Körper? Als robust und stabil oder eher als angreifbar z. B. durch Übelkeit, Rückenbeschwerden und Krämpfe? Wie werden Sie von Ihrem Partner, Ihrer Familie, Freunden und Kolleginnen und Kollegen behandelt? Früher vertraten die Menschen die Meinung, dass Schwangere sich nur mit schönen Dingen umgeben sollten. Nun, das lässt sich nicht immer durchhalten. Aber wenn Sie die Wahl haben, suchen Sie sich Begegnungen mit Menschen, die Ihnen positiv gegenübertreten, und Beschäftigungen, die Ihnen mehr Freude als Ärger bereiten.

Seelische Gesundheit ist in der Schwangerschaft ebenso wichtig wie die körperliche. Wünschenswert ist, dass Sie in einer Partnerschaft leben, die das Baby willkommen heißt, dass Sie an Ihrem Arbeitsplatz unterstützt und nicht gemobbt werden. Gehören Sie zu den Frauen, die gerne arbeiten, können Sie ihrer Tätigkeit problemlos bis zum Mutterschutz nachgehen. Sie werden erleben, dass Ihre positive Stimmung und Vorfreude auf ihr Kind in ihrem Umfeld ansteckend wirken. Ist dies bei Ihnen nicht der Fall, suchen Sie nach einer Lösung. Diese kann sehr unterschiedlich ausfallen, die Bandbreite reicht von einer Aussprache mit den beteiligten Personen, einer Reduzierung der Arbeitszeit, einer Umsetzung an einen anderen Arbeitsplatz bis hin zu einem Arbeitsverbot, das durch Ihren Frauenarzt ausgesprochen wird.

Dem Körper Gutes tun

Im Allgemeinen erhalten Frauen durch die Schwangerschaft ringsum neue Konturen, die sich nicht alle wieder komplett zurückbilden. Die eine oder andere Frau wird hiermit ihre Schwierigkeiten haben. Es liegt auch in der Familie, ob Sie zu Wassereinlagerungen oder Schwangerschaftsstreifen neigen. Und diese Veränderungen werden zum größten Teil nach der Geburt wieder zurückgebildet, wenn Sie einige Regeln der Lebensführung während der Schwangerschaft und nach der Geburt einhalten. Aber nehmen Sie sich nicht die Prominenten mit ihren „personal trainer" als Beispiel, die schon wenige Wochen nach der Geburt mit Modellmaßen glänzen! Jede Frau hat hier ihren eigenen Körper und ihren eigenen Rhythmus.

Körperliche Gesundheit erreichen Sie durch mäßig körperliche Betätigung. Je nach Ihren Vorlieben eignen sich flottes Gehen, Schwimmen, Radeln oder Langlaufen im Winter ganz hervorragend. Dagegen sollten Sie Sportarten meiden, die ein abruptes Stoppen des Körpers beinhalten oder eine erhöhte Verletzungsgefahr haben, wie z. B. Tennis, Handball oder Fußball (siehe S. 154).

Geburten werden besser bewältigt, wenn Sie eine gewisse Grundkondition haben. Gerne vergleichen Hebammen eine Geburt mit einer anstrengenden alpinen Bergtour. Eine Bergtour würden Sie sicher nicht ohne vorherige körperliche Vorbereitung wagen. Dazu kommen die richtigen Schuhe, Kleidung und Begleiter. Und so ist es auch bei der Geburt: Sie brauchen Kondition, die richtige Unterstützung durch Getränke, Ball, Tuch und Menschen, die Ihnen vertraut sind. Sie können sich natürlich auch mit dem Hubschrauber auf den Gipfel fliegen lassen, als Beispiel für einen Kaiserschnitt auf Wunsch ohne medizinische Gründe. Den Blick haben Sie natürlich auch, aber die Befriedigung, die Anstrengungen geschafft zu haben, fehlt. Stellen Sie sich Ihren Partner, die Hebamme, den Frauenarzt, Tuch, Ball und im Notfall medizinische Unterstützung als Wegweiser, Leitern, Seile und Haken vor. Sie müssen und werden den Weg schaffen und können sich auf die entsprechenden Hilfen verlassen. Hier einige Tipps, wie Sie von Anfang an Ihre Fitness und Ihr Wohlbefinden steigern können:

- Gehen Sie Treppen, anstatt Aufzüge zu benutzen.
- Holen Sie am Samstag die Brötchen zu Fuß anstatt mit dem Auto.
- Verabreden Sie sich mit Freuden zum Abendspaziergang anstatt nur zum Essen im Restaurant.
- Verbringen Sie einen Tag am Baggersee oder im Hallenbad (das ist doch schöner als am Fernseher oder Computer).

Frühe Beschwerden

Lernen Sie Ihren Körper neu kennen. Bewundern Sie die Anpassungsleistung, die er jeden Tag erbringt. Lassen Sie sich von der einen oder anderen Beschwernis nicht entmutigen. Die häufigsten Beschwerden, über die schwangere Frauen schon früh klagen, sind morgendliche Übelkeit, Wadenkrämpfe, Sodbrennen, Schlafstörungen und Rückenbeschwerden.

Morgendliche Übelkeit ist für viele Frauen der erste Hinweis auf eine Schwangerschaft (siehe S. 310). Legen Sie sich abends ein Stück trockenes Brot oder einen Zwieback ans Bett, dazu eine Tasse Tee. Essen und trinken Sie dies, bevor Sie aufstehen. Zusätzlich machen Sie Übungen mit den Füßen und Beinen, die den Kreislauf in Schwung bringen: erst die Zehen einige Male kräftige krallen, dann die Füße strecken und beugen und zuletzt mit den Beinen „Rad fahren". Das Ganze dauert keine 5 Minuten, kann aber gut helfen.

Wadenkrämpfe treten oft nachts ohne Ankündigung auf (siehe S. 312). Hier hilft in erster Linie der Partner, der nämlich den Fuß gegen den Krampf fest drückt. Bei häufigem Auftreten wird Ihr Frauenarzt Ihnen Magnesium verschreiben. Aber auch Kalzium spielt

eine wichtige Rolle. Allerdings darf es nicht zu einer Überdosierung kommen. Also nehmen Sie auch dies nur nach Rücksprache mit Hebamme oder Frauenarzt.

Sodbrennen wird im Volksmund den vielen Haaren der Babys zugesprochen (siehe S. 309). Zu Sodbrennen kommt es durch einen schlechteren Verschlussmechanismus des Magenpförtners, ein Umstand, den Sie Ihren schwangerschaftserhaltenden Hormonen zuschreiben müssen. Helfen können kleine Mengen von Nahrungsmitteln, die Fett, aber keinen Zucker enthalten, wie z. B. ein kleines Stück Käse, eine ¼ Tasse Milch, eine Handvoll Nüsse. Nur wenn alle Hausmittel nicht helfen und Sie sich sogar übergeben, kann auch hier eine Medizin helfen, wie z. B. homöopathische Präparate, Heilerde oder Renny®.

Schlafstörungen werden häufig durch den Drang, nachts mehrmals zur Toilette gehen zu müssen, verursacht (siehe S. 305). Dagegen ist kein Kraut gewachsen. Sehen Sie die unterbrochene Nacht als Vorübung auf die nächtlichen Störungen, die Ihr Kind in den ersten Monaten verursachen wird. Legen Sie sich ein Buch ans Bett, hören Sie leise etwas Musik. Und was tun Sie bitte nicht: sich im Bett von einer Seite auf die andere drehen und immer ärgerlicher wer-

---

FRAGEN AN DIE HEBAMME

Andrea, 34. Woche

„Ich spüre immer wieder ein Ziehen im Bauch, aber nur auf einer Seite. Muss ich mir Sorgen machen?"

„Nein, das ist ganz normal. Unser Körper ist nicht symmetrisch. Ihr Kind liegt nicht mittig in der Gebärmutter. Dies führt dazu, dass Sie einseitiges Ziehen von der Leiste Richtung Rippen spüren. Die Bänder, die die Gebärmutter im kleinen Becken verankern, müssen

mit wachsen und sich entsprechend dehnen. Dies tun sie aber nicht gleichseitig. Daher haben Sie einseitige Beschwerden im Bauch. Versuchen Sie, Ihr Kind durch gutes Zureden und Kontakt mit den Händen dazu zu bewegen, eine andere Position einzunehmen, die Sie entlastet. Manchmal beschließen Babys auch von selbst, sich anders zu positionieren."

den. Versuchen Sie tagsüber jede Gelegenheit zu nutzen, um ihr Schlafdefizit auszugleichen.

Rückenbeschwerden können ganz unterschiedliche Ursachen haben: statische Probleme, Wassereinlagerungen in den Bandscheiben, Nerven, die gedrückt werden, Haltungsbesonderheiten bei Ihnen oder bei Ihrem Kind (siehe S. 302). Hier helfen gezielte Übungen, die Ihnen Ihre Hebamme zeigen kann. Schlafen Sie mit Kissen im Bett, die Ihre Lage verbessern, achten Sie auf eine richtige Körperhaltung, besonders wenn der Bauch einen stattlichen Umfang eingenommen hat. Bequeme Schuhe, bequeme Kleidung, Massagen, Spaziergänge und Schwimmen werden Ihnen dienlich sein.

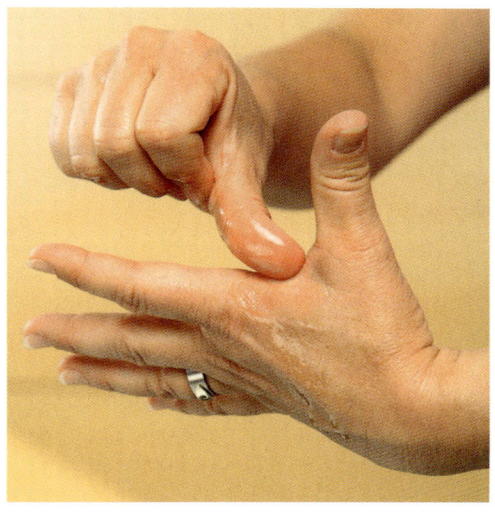

▲ So können Sie die Dammmassage üben.

So kommen Sie gut durch die Schwangerschaft

Um Ihrem Körper zu helfen, mit der neuen Situation zurechtzukommen, sollten Sie von Anfang an einige Dinge beachten und sich verwöhnen:

Wohltuende Massage: Nutzen Sie einen harten Frottee-Waschlappen, einen Sisalhandschuh oder eine Massagebürste, um 1- bis 2-mal am Tag Bauch, Brust, Gesäß und Oberschenkel zu massieren. Dies unterstützt die Durchblutung, bei Juckreiz die Dehnung der Haut und führt zu mehr Wohlbefinden.

Pflegende Öle. Wenn Sie ihren Bauch einölen möchten, achten Sie darauf, ein hochwertiges, kalt gepresstes Öl zu verwenden. Sparen Sie bitte Vorhof und Brustwarze aus. Rund um die Brustwarze hat Ihr Körper eigene Drüsen, die Sekret auf die Hautoberfläche und in die Milchgänge abgeben. In diesem Sekret sind unter anderem Stoffe enthalten, die zur Abwehr von Bakterien dienen und damit Ihre Brust vor Infektionen schützt.

Dammmassage. In den letzten Wochen vor der Geburt empfiehlt es sich, den Damm und die kleinen Schamlippen mit z. B. Dammmassageöl zu massieren. Nehmen Sie ein geeignetes Öl und machen Sie damit Ihren Daumen, Zeige- und Mittelfinger gleitfähig. Führen Sie den Daumen ein wenig in die Scheide ein und reiben Sie das Öl in Richtung Damm in die Schleimhaut. Dann nehmen Sie die Dammhaut und die kleinen Schamlippen zwischen Daumen, Zeige- und Mittelfinger und massieren Sie das Öl gut in die Haut ein. So fördern Sie die Durchblutung und erhöhen die Dehnfähigkeit des Gewebes für den Moment, in dem das Köpfchen Ihres Kindes sich seinen Weg auf die Welt bahnt.

Wasserkraft. Wechselduschen unterstützen sowohl Ihren Kreislauf als auch den venösen Rückfluss in den Beinen. Sollten Sie über schwere Beine klagen oder Wasser einlagern, stellen Sie sich immer wieder bis zum Knie in kaltes Wasser. Entweder erlaubt es die Jahreszeit in Bächen, Seen, Tretbecken oder Sie nehmen einen Eimer.

Bewegung hilft. Eine gute Kondition ist kein Nachteil bei der Geburt. Sie sollen kein Trainingsprogramm absolvieren, aber flotte Spaziergänge, Radfahren, Schwimmen oder eventuell Langlauf machen Ihnen vielleicht Spaß und helfen Ihrem Körper, die Geburtsarbeit gut zu bewerkstelligen.

Vermeiden Sie, zu lange in der gleichen Position zu bleiben. Wenn Sie eine sitzende Tätigkeit haben, stehen Sie zwischendurch auf und gehen einige Schritte. Sie könnten vielleicht den Kollegen im Nachbarbüro persönlich aufsuchen, anstatt ihn anzurufen oder per E-Mail zu kontaktieren. Das Gleiche gilt für stehende Tätigkeiten. Versuchen Sie ab und zu, sich zu setzen und die Beine hochzulegen, auch wenn es nur fünf Minuten sind.

Schadstoffe meiden. Vermeiden Sie Räume, in denen geraucht wird. Um Nikotin und Alkohol sollten Sie in der Schwangerschaft einen großen Bogen machen. Wenn es Ihnen schwerfällt, in der Schwangerschaft mit dem Rauchen aufzuhören, wenden Sie sich an Ihre Krankenkasse, die Bundeszentrale für gesundheitliche Aufklärung oder andere entsprechende Institutionen, die spezielle Raucherentwöhnungsprogramme für Schwangere anbieten. Kinder von rauchenden Müttern kommen häufig mit zu wenig Gewicht zur Welt, sind unruhiger und anfälliger für Infektionskrankheiten. Ersparen es Sie Ihrem Kind und sich selbst!

Keine Medikamente. Medikamente sind in der Schwangerschaft erst mal tabu. Sollten Sie früher bei Kopfschmerzen eher mal zu einer Pille gegriffen haben, legen Sie sich jetzt lieber hin. Sollten Sie doch Tabletten nehmen müssen, sprechen Sie dies unbedingt vorher mit Ihrem Frauenarzt ab. Vielleicht gibt es Naturheilmittel, die Ihnen helfen und Ihrem Kind nicht schaden. Oft kann Ihr Arzt Ihnen ein unbedenkliches Präparat verschreiben.

Passende Kleidung

Gerade, wenn Ihr Körper sich in den nächsten Monaten stark verändert, sollten Sie auf passende und bequeme Kleidung achten, in der Sie sich wohlfühlen. Bequem heißt aber nicht „unchic"! Mittlerweile bieten alle gängigen Bekleidungsgeschäfte pfiffige Umstandsmoden an. Wichtig ist, dass die Kleidung nicht einschürt.

Halt für den Bauch. Besonders für Frauen, die nicht ihr erstes Kind erwarten, ist es angenehm, einen Halt für den Bauch zu haben. Dies erreichen Sie durch eine Miederhose, einen Stützgürtel oder ein „Bauchband". Nutzen Sie diese Formen der Erleichterungen immer nur dann, wenn Sie längere Zeit laufen oder stehen müssen.

Mein Tipp

Bitte tragen Sie nie den ganzen Tag eine dieser Stützhilfen. Sie schicken damit Ihre Bauchmuskeln in „Urlaub" und schnell erschlaffen und faul werden.

Das passende Schuhwerk. Suchen Sie sich Schuhe, die Ihnen einen sicheren Gang erlauben. Kaufen Sie lieber Schuhe, in die Sie hineinschlüpfen können, und vermeiden Sie Schnürsenkel. Nicht selten haben Frauen in den letzten Wochen der Schwangerschaft Probleme, Ihre Schnürsenkel zu binden und müssen dann ihre Partner bitten, dies zu tun. Sind Ihre Schuhe zu eng, können Sie sie in den letzten Wochen nicht mehr tragen, ohne Schmerzen zu haben. Nicht selten erleben es Frauen, dass Sie im Laufe der Schwangerschaft größere Schuhe benötigen. Meist bleibt dies auch nach der Geburt so, da sich die Form der Füße durch die Wassereinlagerungen im Gewebe verändert. Achten Sie auch darauf, keine zu engen Strümpfe zu tragen. Durch Wassereinlagerungen können Füße und Beine anschwellen.

Gute Vorbereitung beantwortet viele Fragen

Im Verlauf der Schwangerschaft, wenn die Geburt zeitlich immer näher rückt, wird Ihnen zunehmend bewusst, dass Sie sich körperlich von ihrem Kind trennen müssen. Viele Fragen gehen Ihnen dann durch den Kopf. Werde ich die Kraft haben, mein Kind zu gebären? Werde ich eine normale Geburt haben? Werden Hebammen und Ärzte im Kreißsaal meinen Bedürfnissen Rechnung tragen? Die Möglichkeit, dass Mutter oder Kind bei der Geburt Schaden nehmen könnte, löst in vielen Frauen Besorgnis aus.

Ich habe im Laufe meiner Berufstätigkeit viele schwangere Frauen kennengelernt und dabei erfahren, dass Sie ganz unterschiedlich auf die Intensität ihrer Gefühle reagieren. Die einen nehmen sie als eine neue Herausforderung, der sie gespannt, aber zuversichtlich entgegensehen, die anderen, ein kleiner Teil, fühlt sich wie das Kaninchen vor der Schlange: wie gelähmt. Da Erstgebärende über keine Erfahrung verfügen, was während der Geburt auf sie zukommt, können sie diese aufgeregt erwarten oder aber sich darüber Sorgen machen. Sie sind häufig neugierig auf die Geburt und wollen sich ihr stellen. Auch Mehrgebärende können verunsichert sein, beispielsweise wenn sie aufgrund eines Kaiserschnitts noch keine Eröffnungs- und/oder Austreibungswehen erlebt haben oder die erste Geburt nicht so verlief, wie sie es sich vorgestellt haben. Manche verlassen sich darauf, dass sie im Geburtsvorbereitungskurs bereits verschiedene Positionen, Atemübungen und Entspannungsmethoden kennengelernt haben, und fühlen sich gut vorbereitet. Andere stellen sich lieber ohne Vorübungen der Aufgabe. Viele Frauen haben auch Bedenken, dass sie sich bei der Geburt nicht angemessen verhalten könnten. Sie fürchten das Ausgeliefertsein und den Kontrollverlust, der bei Geburten in gewissem Sinne sein muss. Kontrollverlust bedeutet: Ich lege meine bisherige Rolle ab, um ein neue annehmen zu können, ich werde von dem anerzogenen Verhaltensmuster „entbunden", um den großen Schritt zu einem neuen Lebensabschnitt machen zu können.

Das Angebot von Kursen rund um Schwangerschaft und Geburt ist heute sehr groß. Kümmern Sie sich rechtzeitig um den Kontakt zu einer Hebamme und informieren Sie sich über das Kursangebot in Ihrer Region. Suchen Sie in

CHECKLISTE

Wichtige Themen für Sie

- Mutterschutzregelungen (siehe S. 68)
- mögliche finanzielle Hilfen (siehe S. 68)
- Geburtsvorbereitungskurs (siehe S. 160)
- Schwangerschaftsgymnastik, Yoga, Wassergymnastik (siehe S. 170)
- Hinweise zu Möglichkeiten wie Dammmassage, Entspannungsübungen u. Ä. (siehe S. 54, 175)
- Wahl des Geburtsortes – Hausgeburt oder (welches) Geburtshaus oder (welches) Krankenhaus (siehe S. 180)
- Entscheidung, stationär oder ambulant zu entbinden (siehe S. 180)
- Suche nach einer geburtsbegleitenden und/oder nachsorgenden Hebamme (siehe S. 79)
- Vorbereitungen aufs Wochenbett (Hilfe bei Versorgung und Haushaltsführung, Erstausstattung, Wochenbettbedarf) (siehe S. 287)
- Informationen zum Stillen (siehe S. 292)

Ruhe das für Sie Passende zusammen. Manche Kurse sind auch schnell ausgebucht. Ihnen steht es natürlich frei, ob Sie im Rahmen von Schwangerschaft, Kursen oder Wochenbett die Unterstützung einer Hebamme in Anspruch nehmen möchten. Vorteilhaft ist in jedem Fall eine kontinuierliche Betreuung von möglichst wenigen Personen, die gut miteinander vernetzt sind. Im vorliegenden Buch werden alle relevanten Themen angesprochen. Weitere Informationen erhalten Sie über Ihren Frauenarzt, Internetsuchmaschinen oder auch Ihre Krankenkasse.

Berufstätigkeit in der Schwangerschaft

Nach meinem Empfinden hat die Berufstätigkeit, besonders in der Mitte der Schwangerschaft, einen positiven Einfluss auf das psychische Wohlbefinden einer schwangeren Frau. Zwischen der 18. und 34. Schwangerschaftswoche fühlen sich besonders die Schwangeren wohler, die mit ihrer Arbeit zufrieden sind. Sie haben auch weniger körperliche Beschwerden. Allerdings sind Frauen, die unter großem Zeitdruck oder in Vollzeit arbeiten, ängstlicher als andere.

Viele Schwangere berichten mir, dass sie durch die Arbeit zwar ermüden, sie aber trotzdem gut bewältigen. Sie gehen lieber zur Arbeit, anstatt zu Hause zu bleiben. Einige geben an, durch die Schwangerschaft ruhiger geworden zu sein und sich auf das zu konzentrieren, was für sie am wichtigsten ist. Andere erleben ihre Schwangerschaft als emotionalen Schutz gegen Stress an der Arbeitsstelle. Um dem Stress zu begegnen, greifen sie auf verschiedene Bewältigungsformen zurück. Sie sehen ihre Situation durch die Schwangerschaft anders und legen größeren Wert darauf, dass es ihrem Kind gut geht. Geben Sie sich Ihren Tagträumen hin und nehmen Sie verstärkt die Unterstützung Ihrer Familie, Freundinnen und Bekannten in Anspruch.

Auch die Unterstützung durch Vorgesetzte und/oder Kolleginnen kann eine enorme Entlastung für Sie darstellen. Bevor die arbeitsfreie Zeit beginnt, sollten Sie, wenn möglich, begonnene Projekte zu einem Abschluss bringen und Ihre Vertretung gut einarbeiten. So haben Sie ein gutes Gefühl, Ihre Arbeitsstelle für einen begrenzten Zeitraum zu verlassen.

Wenn sechs Wochen vor dem errechneten Geburtstermin die arbeitsfreie Zeit beginnt, entwickeln Frauen sehr unterschiedliche Gefühle. Die einen freuen sich, genießen den Tag und tun all das, was sie schon lange wollten. Andere wiederum erledigen schnell die liegen gebliebenen Dinge im Haushalt und langweilen sich dann. Sie haben das Gefühl, ihnen fällt zu Hause die Decke auf den Kopf. Wenn Sie sich gut fühlen, nutzen Sie diese Zeit für Unternehmungen, die in den ersten Lebenswochen Ihres Kindes nicht gut möglich sind, beispielsweise Konzert- oder Ausstellungsbesuche, lange Abende mit Freundinnen, die Liste ließe sich noch verlängern.

Die wichtigsten Regeln des Mutterschutzgesetzes (MuSchG)

Alle Frauen, die in einem Arbeitsverhältnis stehen, genießen während der Schwangerschaft und nach der Geburt einen besonderen Schutz. Das Mutterschutzgesetz und berufsspezifische Verordnungen sorgen dafür, dass Sie trotz Schwangerschaft Ihrer Beschäftigung weiter nachgehen können:

Kündigungsschutz. Das Mutterschutzgesetz (MuSchG) schützt die schwangere Frau und die Mutter grundsätzlich vor Kündigung und in den meisten Fällen auch vor vorübergehender Minderung des Einkommens. Wenn Sie einen unbefristeten Arbeitsvertrag haben, ist vom Beginn der Schwangerschaft bis vier Monate nach der Entbindung eine Kündigung unzulässig. Nehmen Sie anschließend Elternzeit in Anspruch, so dehnt sich der Kündigungsschutz bis zum Ende der Elternzeit aus. Sie haben einen Rechtsanspruch darauf, nach dem Mutterschutz bzw. der Elternzeit wieder an einen gleichwertigen Arbeitsplatz zurückzukehren. Kündigt Ihnen Ihr Arbeitgeber, ohne von der Schwangerschaft zu wissen, so können Sie innerhalb von 14 Tagen der Kündigung mit einem ärztlichen Attest widersprechen. Während der Mutterschutzfristen vor und nach der Geburt und für den Entbindungstag sind die Frauen finanziell abgesichert, indem sie Mutterschaftsgeld von der Krankenkasse und einen Arbeitgeberzuschuss erhalten.

Fristen. Die Mutterschutzfrist beginnt grundsätzlich sechs Wochen vor dem berechneten Geburtstermin und endet regulär acht Wochen, bei medizinischen Frühgeburten und Mehrlingsgeburten zwölf Wochen nach der Entbindung. Sie dürfen in der Regel

- nicht länger als 8,5 Stunden tätig sein,
- keine Überstunden machen,
- nicht mehr am Abend, in der Nacht oder an Sonn- und Feiertagen arbeiten und
- nicht mehr im Schichtdienst arbeiten.

Besondere Risiken am Arbeitsplatz. Das Mutterschutzgesetz schützt darüber hinaus die Gesundheit der (werdenden) Mutter und des Kindes vor Gefahren am Arbeitsplatz durch

- gesundheitsgefährdende Stoffe (Chemikalien, Strahlen, Gase, Dämpfe, infektiöses Material),
- Tragen von Lasten,
- häufiges Bücken und
- Akkordarbeit.

In Berufen, in denen viel gestanden werden muss, können (in Absprache mit dem Arbeitgeber) ein Hocker oder auch mehr Pausen Abhilfe schaffen.

Im Falle eines Beschäftigungsverbotes, das aus ärztlicher Sicht ausgesprochen werden muss, behält die werdende Mutter ihren bisherigen Durchschnittsverdienst (Mutterschutzlohn). Manche Betriebe haben sogar über das Mutterschutzgesetz hinausgehende Regelungen. Informieren Sie Ihren Arbeitgeber über Ihre Schwangerschaft und nutzen Sie Ihre Rechte zu Ihrem Vorteil.

Anne, 34 Jahre

»Ich will so bleiben, wie ich bin

Als ich zum ersten Mal schwanger war, hörte ich gar nicht gerne so Sprüche wie „Fahrt noch mal zu zweit in Urlaub. Wenn das Baby erst da ist, ist es mit der Zweisamkeit vorbei" oder „Geht jetzt noch mal abends aus, später braucht ihr immer einen Babysitter dafür und das wird teuer." Ich fand das irgendwie merkwürdig. Sollte ich quasi auf Vorrat meine Freiheiten genießen? Es klang so, als würden mir schlechte Zeiten bevorstehen. Verunsichert nahm ich mir zunächst vor, mein altes Leben so weit wie möglich weiterzuleben. So schwer konnte das ja wohl nicht sein! Als unser Kind dann da war, krempelte es unser Leben total um. Aber ich habe es noch keine einzige Sekunde bereut und vermisse nichts! «

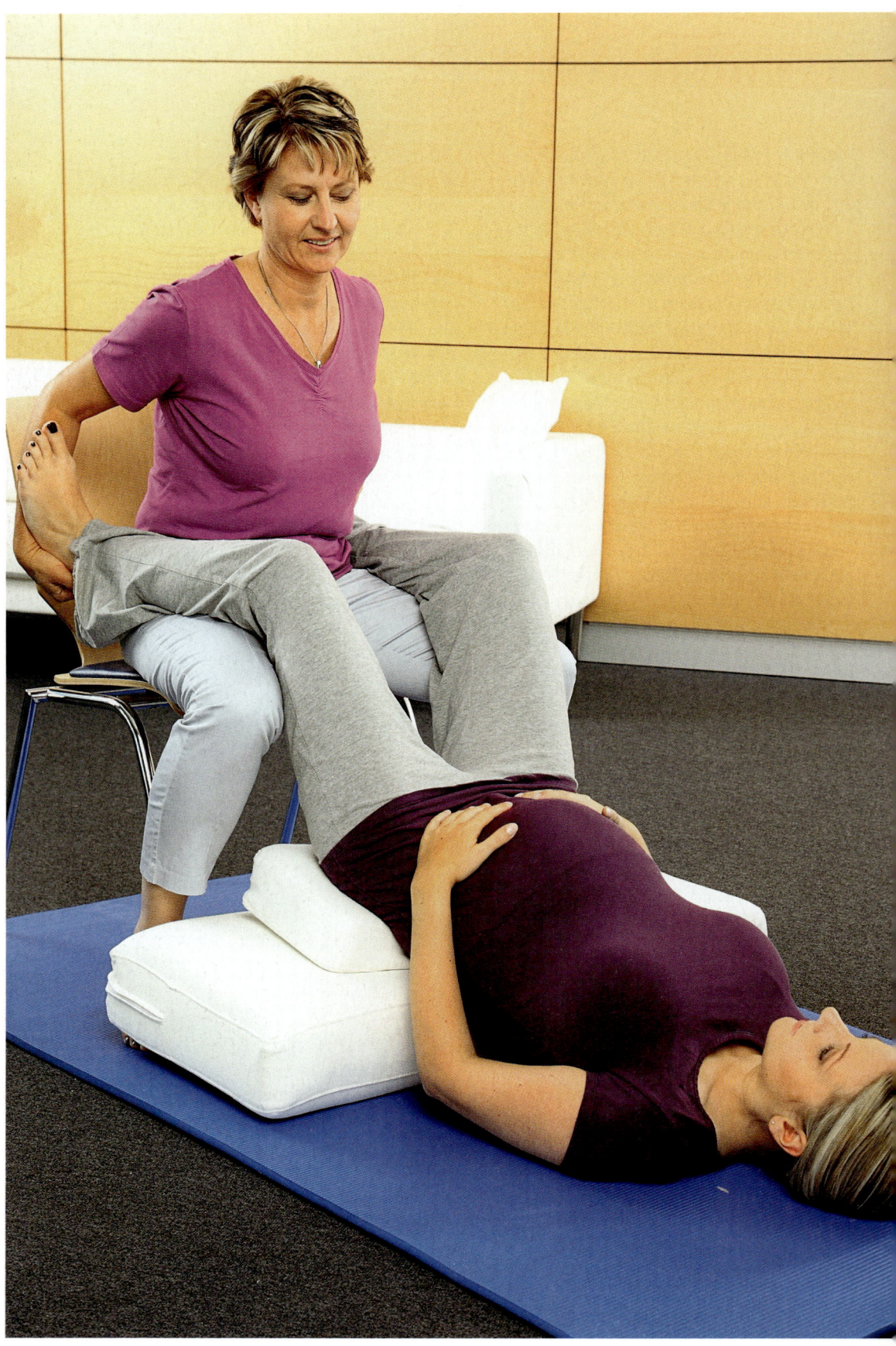

Schwangerenvorsorge

Die Schwangerschaft ist eine Zeit, in der die Schwangeren und ihre Partner sich eine einfühlsame, kompetente Begleitung wünschen. Regelmäßige Vorsorgeuntersuchungen stellen sicher, dass es Ihnen und Ihrem Kind gut geht.

Begleitung in der Schwangerschaft

Schwangerschaft und Geburt sind ganz natürliche Vorgänge. Eine kompetente Begleitung durch eine Hebamme und einen Frauenarzt hilft Ihnen, die Schwangerschaft ohne Gefahren für Sie und Ihr Kind zu erleben und zu genießen.

In aller Regel haben Sie schon den Frauenarzt Ihres Vertrauens gefunden und fühlen sich seit Jahren bei ihm gut aufgehoben. Er kann auch die regelmäßigen Vorsorgeuntersuchungen im Verlauf der Schwangerschaft vornehmen und Ihnen so das Maß an Sicherheit geben, das Sie sich wünschen.

Neben dieser guten ärztlichen Beratung empfehle ich Ihnen, sich frühzeitig eine Hebamme zu suchen. Sie kann Sie in allen Fragen rund um die Schwangerschaft beraten oder auch die Vorsorgeuntersuchungen durchführen. Nutzen Sie die lange Zeit der Schwangerschaft, um eine vertraute Beziehung zu Ihrer Hebamme aufzubauen. Wenn Ihre Hebamme auch als Beleghebamme arbeitet, haben Sie den Vorteil, auch bei der Geburt von einer vertrauten Person begleitet zu werden. Betrachten Sie die Betreuung durch Hebamme und/oder Frauenarzt nicht als „Qual der Wahl", sondern nutzen Sie die verschiedenen Kompetenzen, die Ihnen beide Begleiter während der Schwangerschaft bieten. Es gibt Eltern, die bereits in der Schwangerschaft für ihr ungeborenes Kind Gefahren wittern. Dafür kann es verschiedene Gründe geben, beispielsweise eine bereits erlebte schwere Geburt, das fehlende Vertrauen in die Kraft des eigenen Körpers oder die Angst, das Kind könne nicht ausreichend versorgt werden. In diesen Fällen werden Sie dazu neigen, das volle Programm der vorgeburtlichen Untersuchungen wahrzunehmen. Durch solche Befürchtungen verunsichert, wenden Sie sich vermutlich überwiegend an die medizinisch orientierte Schwangerenvorsorge und Geburtshilfe.

Andere Eltern sehen Risiken gerade bei zu vielen Untersuchungen. Sie fürchten Risiken durch in ihren Augen unnötige medizinische Kontrollen oder Eingriffe. Sie denken beispielsweise an mögliche Gefahren des Ultraschalls oder der medikamentösen Geburtseinleitung am errechneten Geburtstermin. Diese Eltern wollen von der medizinisch orientierten Geburtshilfe unabhängig sein und wenden sich zur Schwangerenvorsorge an Hebammen.

Egal welchen Weg Sie bei der Schwangerschaftsbegleitung gehen, im Vordergrund muss immer Ihr Wohlbefinden stehen, denn nur so können Sie Ihre Schwangerschaft genießen und als kraftbringend empfinden.

Hebamme und Frauenarzt – eine ideale Ergänzung

Was die Vorsorgeuntersuchungen in der Schwangerschaft betrifft, scheinen Schwangere mit der Schwangerenvorsorge durch Frauenarzt bzw. Hebamme verschiedene Aspekte zu verbinden, die sie in ihrer Schwangerschaft als unterstützend empfinden. So werden den Hebammen grundsätzlich eher die psychischen und sozialen Bereiche der Schwangerenvorsorge zugeschrieben, den Ärzten hingegen die rein medizinischen Bereiche. Wählen Sie Ihr Betreuungsmodell so, dass alle ihre Bedürfnisse nach Zeit für Gespräche und medizinischer Kontrolle, nach Information und Sicherheit bei gleichzeitiger Erhaltung der Selbstbestimmung abgedeckt werden.

In Deutschland liegen der gängigen Schwangerenvorsorge die Mutterschaftsrichtlinien zugrunde. International wird sehr viel Wert darauf gelegt, dass alle Untersuchungen ein Angebot darstellen, das Sie wahrnehmen können oder eben auch nicht. Deren Sinn und Möglichkeiten müssen Ihnen dargelegt und evtl. empfohlen werden. Und genauso wichtig ist die anschließende Besprechung der Ergebnisse. Zu jeder Routineuntersuchung gehören demnach also unbedingt Aufklärung und Beratung.

Zeit für Gespräche

Für Sie als Schwangere ist es wichtig, dass es im Verlauf des Schwangerenvorsorgetermins auch die Möglichkeit zum ausführlichen Gespräch und zum Fragenstellen gibt. Eine gute Gesprächsatmosphäre kann nur entstehen, wenn Ihre Hebamme oder Ihr Frauenarzt Ihnen signalisiert, dass genügend Zeit dafür und die Bereitschaft zum Zuhören da ist, sowie dass Sie sich „auf Augenhöhe" mit Ihrem Gegenüber fühlen. Leider bleibt in der gängigen ärztlichen Schwangerenvorsorge dieses Gesprächsbedürfnis aufgrund des Zeitmangels in einer straff organisierten Praxis manchmal unberücksichtigt. Daher erstaunt es nicht, dass Zeit und Gespräche in sehr starkem Maße mit der Hebammenvorsorge verbunden werden. Diese Gesprächsbereitschaft ist der Grundstein für eine vertrauensvolle Beziehung zwischen Hebamme und Schwangerer.

Eine Hebamme hat sehr gute Möglichkeiten, die Lebensumstände der Schwangeren kennenzulernen. Da die Vorsorgetermine häufig in der Wohnung der Schwangeren stattfinden, wird der vertrauensvolle und intime Charakter der Untersuchung verstärkt. Einen vergleichbar positiven Effekt hat es, wenn der Vorsorgetermin in ansprechenden und wohnlichen Räumen einer Praxis stattfindet. Der Schwangeren wiederum erleichtert die eher private Atmosphäre, sich bei Sorgen und Problemen an die Hebamme zu wenden. Des Weiteren ermöglicht die häusliche Schwangerenvorsorge der Hebamme ein Einbeziehen des Partners und der Familie. Bei sich anbahnenden Komplikationen kann diese Kenntnis des familiären Umfeldes von großem Nutzen sein.

Diese kontinuierliche Betreuung durch (im Idealfall) eine Hebamme, oder ein der Schwangeren bekanntes Hebammenteam, das nach einheitlichen Kriterien arbeitet, ist eine Grundvoraussetzung für das Entstehen einer vertrauensvollen Beziehung zwischen Ihnen und Ihrer Hebamme. Dabei stehen ihre eigenen Bedürfnisse im Vordergrund. Ihre eigenen Kompetenzen und das Vertrauen in Ihren eigenen Körper und seine Kräfte können gestärkt werden.

Kompetente medizinische Betreuung

Selbstverständlich erwarten Sie von einer guten Schwangerenvorsorge auch eine kompetente medizinische Begleitung. Hier wünschen Sie sich eine hohe Kompetenz der Betreuungsperson. Die meisten Frauen vertrauen in diesem Bereich eher der ärztlichen Vorsorge. Die medizinischen Kontrollen dienen in erster Linie als Rückversicherung und Bestätigung des eigenen Körpergefühls.

Obwohl Hebammen qualifiziert und berechtigt sind, fast alle notwendigen medizinischen

Untersuchungen der Vorsorge durchzuführen, wird dies bisher von den Schwangeren derzeit noch wenig wahrgenommen. Hebammen können (genauso wie Ärzte) Blutproben und Urinproben in einem Labor untersuchen lassen und die anfallenden Kosten mit der Krankenkasse abrechnen. Sie können Herztöne abhören, CTG schreiben und die Lage des Kindes feststellen. Lediglich die Ultraschalluntersuchungen und invasive Untersuchungen im Rahmen der Pränataldiagnostik (siehe S. 108) dürfen nur von den Ärzten durchgeführt werden. Die meisten Schwangeren wissen von diesen Möglichkeiten der Schwangerenvorsorge durch Hebammen nichts und äußern dies daher auch nur in sehr geringem Umfang als Erwartung an die Betreuung durch die Hebamme.

So wählen die meisten Schwangeren den Weg der ärztlichen Vorsorge. Wichtig ist dabei, dass bei körperlichen Untersuchungen Ihre Würde gewahrt bleibt. Fühlen Sie sich nicht einbezogen und als Persönlichkeit wahrgenommen, so kann sich dies sehr negativ auf Ihr Erleben der Vorsorge auswirken. Die Durchführung einzelner medizinischer Untersuchungen sollte in jedem Falle mit Ihnen ausführlich besprochen werden, sodass Sie selbst entscheiden können, ob und zu welchem Zeitpunkt Sie einzelne Untersuchungen in Anspruch nehmen möchten. Dies gilt in besonderem Maße für alle vorgeburtlichen Untersuchungen an Ihrem Kind wie z. B. Fruchtwasserpunktion oder Fehlbildungsultraschall.

Ärzte und Hebammen in Deutschland halten sich an die Richtlinien zur Schwangerenvorsorge, die im Mutterpass dann entsprechend dokumentiert werden. Aber ein allzu starres Vorsorgekonzept, welches vorschreibt, in welcher Schwangerschaftswoche welche Untersuchung stattfindet, ist manchmal nur schwer mit den unterschiedlichen Bedürfnissen schwangerer Frauen in Einklang zu bringen.

Diese Richtlinien gestatten aber auch zeitliche Flexibilität und erlauben auch Ihnen, Untersuchungen abzulehnen. Sprechen Sie mit Ihrem Frauenarzt.

Ihr Bedürfnis nach Information und Sicherheit

Jede Schwangere hat ein großes Bedürfnis nach guter Informationsvermittlung für sich und das Baby, unabhängig davon, ob sie ihr erstes Kind bekommt oder bereits eine oder mehrere Schwangerschaften erlebt hat.

Information im Fokus.

Ein „Zuviel" an Information scheint es für die meisten Schwangeren kaum zu geben. Im Gegenteil, vielen Schwangeren scheint es auch heute noch – trotz der modernen Medien – an einem Zugang zu guten Informationen zu fehlen. Dieses Informationsdefizit führt unweigerlich dazu, dass Sie nur schwer eigenständig Entscheidungen bezüglich Ihrer Schwangerschaft und der Geburt treffen können. Sie müssen den Entscheidungen Ihrer Hebamme oder Ihres Frauenarztes vertrauen, ohne diese nachvollziehen zu können.

Dieses Informationsdefizit spiegelt nicht einfach einen Mangel an der Menge der Information wider. Im Gegenteil, die Informationsflut durch Zeitschriften, Internet und Bücher scheint die Frauen erst recht zu verunsichern. Vielmehr kommt es auf die hohe Qualität der Information an. Wichtig für Sie sind nicht nur allgemeine Informationen zu Schwangerschaft und Geburt, sondern vielmehr individuelle Informationen, die sich an Ihrem persönlichen Wissensstand, an Ihrer persönlichen Lebenssituation und Ihren Bedürfnissen in dieser Schwangerschaft orientieren. Sie haben als Schwangere ein Recht auf verständliche, individuell auf ihre Lebenssituation zugeschnittene Erklärungen.

Sicherheit im Fokus.

Neben dem Bedürfnis Information kommt dem Bedürfnis nach Sicherheit in der Schwangerschaft eine besondere Rolle zu. Woraus schwangere Frauen ihr Sicherheitsgefühl schöpfen, ist individuell sehr verschieden und führt zu unterschiedlichen Bedürfnissen bezogen auf die Schwangerenvorsorge. Zu Recht erwarten Sie eine hohe fachliche Qualität und eine vertrauensvolle Beziehung zum Betreuungspersonal bei der Vorsorge bzw. erachten diese als selbstverständlich. Damit verbinden Sie ein hohes Maß an Sicherheit.

Ebenso können Ihnen ein gutes Körpergefühl und das Wahrnehmen von Kindsbewegungen Sicherheit vermitteln. Inwieweit Sie in der Lage sind, Ihr eigenes Körpergefühl als Sicherheitsquelle zu nutzen, hängt jedoch sehr stark davon ab, wie ausgeprägt Ihr Vertrauen und Ihre Erfahrungen in die Fähigkeiten Ihres eigenen Körpers sind. Leider ist dieses Vertrauen durch die starke medizinische Ausrichtung der gängigen Vorsorge oft kaum entwickelt oder stark beeinträchtigt.

Nicht automatisch gelingt es Schwangeren heute, ihre Schwangerschaft selbstbestimmt und eigenständig zu gestalten. Dies verwundert auf den ersten Blick, da doch die heutige Generation gebärfähiger Frauen durchaus selbstbewusst und souverän in anderen Lebensfragen ihren Weg zu gehen scheint. Auffallend ist, dass Frauen, die sonst selbstsicher im Leben stehen, bei Fragen bezüglich ihrer Schwangerschaft fast hilflos erscheinen. Viele Frauen erfahren heute vom Thema Schwangerschaft und Geburt erst dann etwas, wenn sie selbst ihr erstes Kind erwarten. Sie können nicht auf Erfahrungswissen aus dem Umfeld zurückgreifen und finden kaum Vorbilder in ihrem direkten Umfeld.

Die so entstandene Angst verstärkte Ihre Abhängigkeit von dem Expertenwissen. Sie werden u. U. zu unmündigen Patientinnen und die Geburt zu einem medizinischen Ereignis, das mit medizinischen Mitteln kontrolliert und gesteuert wird. Der Risikoblick auf die Schwangerschaft hat zur Folge, dass das an sich natürliche Lebensereignis überwacht und kontrolliert wird und einer zunehmenden schulmedizinischen Betreuung unterliegt.

Hierin scheint ein großes Dilemma für die heutige Generation Schwangerer zu liegen.

FRAGEN AN DIE HEBAMME

Caroline, 16. Woche

„Mein Frauenarzt hat gesagt, bei mir läge eine Risikoschwangerschaft vor. Damit hat er mich sehr verunsichert. Muss ich mir Sorgen machen?"

„Es gibt einen festgelegten Kriterienkatalog, nach dem Schwangerschaften als Risikoschwangerschaften eingestuft werden. Frauen über 35 Jahre gehören automatisch in diese Gruppe genauso wie Frauen mit bestimmten chronischen Vorerkrankungen, vorherigen problematischen Schwangerschaften oder auch solche, die Zwillinge oder gar mehr Kinder erwarten. Dieser recht umfangreiche Kriterienkatalog ist nicht ganz unumstritten, es gibt aber durchaus triftige Gründe, manche Schwangerschaften engmaschiger zu überwachen. Für Sie bedeutet es zunächst nur, dass die Vorsorgeuntersuchungen nur von einem Frauenarzt durchgeführt werden dürfen und dass möglicherweise weitergehende Untersuchungen notwendig werden. Sie können zusätzlich immer eine Beratung bei einer Hebamme in Anspruch nehmen."

Einerseits haben sie den Wunsch, die modernen medizintechnischen Möglichkeiten zu nutzen, da sie sich davon ein Maximum an Sicherheit versprechen und damit die Hoffnung auf ein gesundes Kind verbinden, andererseits wollen sie ein bewusstes Geburtserlebnis in privater Atmosphäre. Das Bedürfnis von Ihnen als Gebärender und Ihrem Partner, eine medizinisch abgesicherte reibungslose Geburt auf der einen Seite und eine emotionale Atmosphäre mit einem frühen intensiven Mutter-Kind-Kontakt auf der anderen Seite zu haben, erscheint Ihnen vielleicht als ein Widerspruch. Einerseits möchten Sie alles tun, um ein gesundes Kind zu bekommen, andererseits wissen Sie aber auch, welche emotionalen Aspekte eine Geburt begleiten.

„Babywatching" hat zwei Seiten

Sehr deutlich wird diese Gratwanderung zwischen der Inanspruchnahme von Medizintechnik und dem Entwickeln bzw. Erhalten des Körpergefühls der Schwangeren beim Ultraschall. Die Ultraschalluntersuchungen haben eindeutig einen sehr hohen Stellenwert im Rahmen der Schwangerenvorsorge. Kaum eine Schwangere in Deutschland hat zum Zeitpunkt der Geburt lediglich die drei Ultraschalluntersuchungen, die laut Mutterschaftsrichtlinien vorgesehen sind, erhalten. Die darüber hinaus durchgeführten Untersuchungen dienen in der Regel lediglich dem sogenannten „Babywatching". Die meisten Schwangeren genießen es, ihr Baby auf dem Bildschirm zu sehen und empfinden, besonders in der Frühschwangerschaft, dadurch ihre Schwangerschaft „realer". Und auch für die werdenden Väter ist dies eine beliebte Möglichkeit, sich dem Ungeborenen zu nähern.

Nicht wenige Schwangere nehmen dabei manchmal durchaus wahr, dass dieser übertriebene Ultraschalleinsatz ihr Körpergefühl

untergräbt. So verlieren Sie das Zutrauen in ihren Körper als beständige Sicherheitsquelle und geraten in die Abhängigkeit des Ultraschalls, der lediglich punktuell, zu den Vorsorgeterminen, ihr Sicherheitsbedürfnis befriedigt. Die Technik tritt so an die Stelle Ihres eigenen Körpergefühls. Regelmäßige ärztliche Kontrollen und der Einsatz moderner medizinischer Möglichkeiten werden mehr und mehr erforderlich, um Ihnen Sicherheit zu vermitteln. Das Grundvertrauen in den eigenen Körper und dessen Fähigkeiten gehen dabei zusehens verloren. So kann der Ultraschall für die eine werdende Mutter eine Beruhigung sein, während er für die andere eine Verunsicherung darstellt.

Wie Sie damit umgehen möchten, hängt stark davon ab, wie gut Sie sich als Schwangere informiert fühlen, ob Ihnen verschiedene Wahlmöglichkeiten aufgezeigt werden und ob Sie Vertrauen in die Aussagen und Ratschläge ihrer Betreuungspersonen haben. Meine Erfahrung zeigt mir, dass Schwangere, die das Gefühl haben, die Kontrolle über das, was passiert, zu behalten, deutlicher zufriedener sind, auch wenn die Umstände schwierig sind.

Wählen Sie Ihr persönliches Betreuungsmodell

Die jetzige Generation Schwangerer ist jedoch nicht lediglich das Opfer dieser Entwicklung, sondern hat sie zum Teil selbst hervorgerufen: Schwangere wollen individuelle und überlegte Entscheidungen treffen und aus dem vielfältigen Repertoire angebotener medizinischer Serviceleistungen das für sie Passende auswählen, vergleichbar mit dem in anderen Lebensbereichen heute üblichen Konsumverhalten. Medizintechnologische Maßnahmen in der Schwangerschaft sind für die meisten Frauen zur Normalität geworden. Die Basis dieser Einstellung zur Technik ist das grundle-

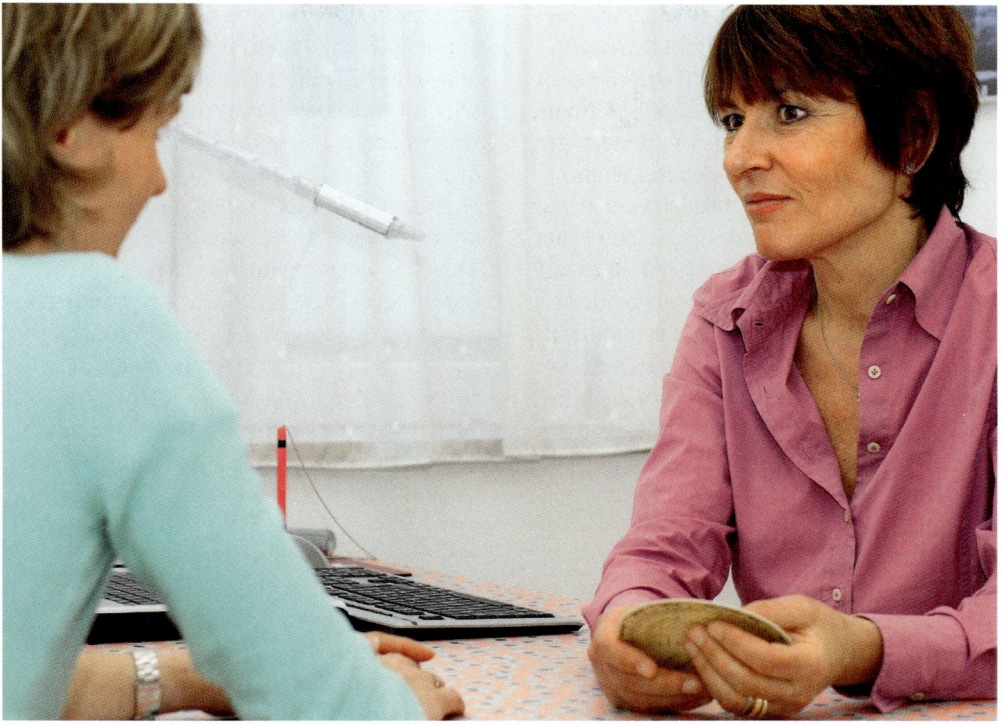

▲ Gehen Sie gut vorbereitet zu Ihrer Frauenärztin.

gende Vertrauen in die technischen Möglichkeiten, das der heutigen Gesellschaft eigen ist.

Gleichzeitig gibt es immer mehr Frauen, in denen ein Bewusstsein für das verlorene Körpergefühl entsteht, sodass sie dem entgegensteuern wollen. Von der Betreuung durch eine Hebamme versprechen sie sich eine Stärkung ihrer Eigenkompetenz und ihres Körpergefühls. Der Wunsch vieler Schwangerer, die Vorsorgeuntersuchungen im Wechsel von Frauenarzt und Hebamme durchführen zu lassen, weist darauf hin, dass sie bestrebt sind, sowohl die moderne Medizintechnik zu nutzen als auch ein bewusstes Verhältnis zu ihrem Körper und dessen Fähigkeiten zu entwickeln, welches die Frauen in stärkerem Maße mit der Vorsorge durch eine Hebamme verbinden. Die Schwangerenvorsorge durch

eine Hebamme greift derzeit die Bedürfnisse der Schwangeren auf, die in der ärztlichen Vorsorge unerfüllt bleiben. So suchen Schwangere bei der Hebammenvorsorge in erster Linie eine psychosoziale Unterstützung. Hebammen sollen Zeit haben für Gespräche, Fragen beantworten und Ratschläge bei Beschwerden geben.

Hebammen haben die Möglichkeit, eine vertrauensvolle Beziehung zu der Schwangeren herzustellen, bei der beide als gleichwertige Partner auf einer Ebene stehen. Da die Hebamme in der Regel die Lebensumstände gut kennt, kann sie die Schwangere individuell beraten und ihr die Informationen liefern, die sie braucht, um eigenständig und verantwortlich Entscheidungen bezüglich der Schwangerschaft und etwaiger Untersuchungen zu treffen.

In der Realität wählen die meisten Frauen einen Frauenarzt für die medizinischen Kontrollen und suchen sich bereits während der Schwangerschaft eine begleitende Hebamme, mit der sie alle Fragen rund um die Schwangerschaft und die Geburt besprechen. Verständlicherweise kann sich kein Frauenarzt darauf einlassen, bei einer Schwangeren „nur" die Ultraschalluntersuchungen durchzuführen. Ein verantwortlicher Frauenarzt wird sich immer ein Bild vom gesamten Verlauf der Schwangerschaft machen wollen und einen Einblick in alle Ergebnisse der Vorsorgeuntersuchungen haben wollen. Manche Hebammen führen die Vorsorgeuntersuchungen im Wechsel mit einem Frauenarzt durch. Aus meiner Erfahrung kann ich Ihnen sagen, dass die Zusammenarbeit in vielen Fällen sehr gut klappt, manchmal aber auch zu wünschen übrig lässt.

Weitere Anlaufstellen

Wird eine Schwangerschaft von psychischen, sozialen oder wirtschaftlichen Schwierigkeiten überschattet, so können diese erheblichen Einfluss auf das Wohlbefinden einer werdenden Mutter haben. Auch im Falle von Lebenskrisen und traumatischen Ereignissen können Schwangerschaftskonflikte, Aggressivität und psychosomatische Beschwerden zum Vorschein kommen. In diesen Fällen zeigen sich zum Teil stark erhöhte Stress- und Depressionswerte und es kann Ihnen beispielsweise schwerfallen, die Termine der Schwangerenvorsorge regelmäßig wahrzunehmen.

Ein erhöhtes Risiko für Mutter und Kind besteht vor allem dann, wenn Sie ohne familiäres oder soziales Netz, ohne Unterstützung seitens ihres Partners, ihrer Familie oder anderen Verwandten und Freunden sind. Auch schwere Krankheiten in der Familie können Sie über alle Maßen belasten. Unterschiedliche Verbände sind Träger von Schwangerschaftsberatung und Schwangerschaftskonfliktberatung. Sie unterscheiden sich in ihrer jeweiligen Ausrichtung und Schwerpunktsetzung. Infrage kommen beispielsweise:

- Caritas
- Diakonie
- donum vitae
- pro familia
- Arbeiterwohlfahrt
- Deutsches Rotes Kreuz
- Der Paritätische Wohlfahrtsverband
- Sozialdienst katholischer Frauen
- Kommunen

Informationen finden Sie bei der Bundeszentrale für gesundheitliche Aufklärung unter der Internetadresse www.familienplanung.de.

Wie arbeiten Hebammen?

Ihre Hebamme begleitet Sie
- in der Schwangerschaft (Beratung, Vorsorgeuntersuchungen, Kursangebote rund um Geburtsvorbereitung, Einstieg ins Elternleben und körperliches Wohlbefinden)
- während der Geburt (u. a. zu Hause, im Geburtshaus, in Kliniken),
- im Wochenbett (in der Klinik oder zu Hause) und
- dem gesamten ersten Lebensjahr mit Ihrem Kind (Still- und Ernährungsberatung).

Zum einen steht die rein physische Betreuung von Ihnen und später Ihrem Kind im Mittelpunkt. Daneben übernimmt die Hebamme eine wichtige Vermittlerrolle zwischen ihrem Bedürfnis, ihr Kind natürlich auf die Welt zu bringen und den manchmal leider notwendigen medizinischen Maßnahmen. Durch einen frühzeitigen Kontakt mit „Ihrer" Hebamme schon während der Schwangerschaft lernen Sie sich gut kennen. So haben Sie die Möglichkeit, Vertrauen zu fassen und können sich in kritischen Situationen voll und ganz auf das Einfühlungsvermögen und die Sachkompetenz Ihrer Hebamme verlassen. Sie kann dank ihrer Erfahrung gut einschätzen, was Sie leisten können und wann medizinische Einflussnahme notwendig wird. Hebammen haben verschiedene Arbeitsweisen:

Die freiberuflich tätige Hebamme. Freiberufliche Hebammen sind Kolleginnen, die im Rahmen der Berufsordnungen der Bundesländer in eigener Verantwortung arbeiten und ihre erbrachten Leistungen auf der Grundlage der Hebammengebührenordnung direkt mit den Krankenkassen abrechnen. Ausgenommen hiervon sind Kursangebote, die nicht im Katalog der Kassen aufgeführt sind, wie z. B. Babymassage.

Diese Hebamme betreut Sie während der Schwangerschaft, macht vielleicht Hausgeburten, betreut das Wochenbett, hilft Ihnen beim Einstieg ins Familienleben, führt Still- und Ernährungsberatungen durch und lädt Sie zu verschiedenen Kursen ein. Manche freiberufliche Hebammen tun sich mit Kolleginnen zu einem Team, einer Hebammenpraxis, zusammen. Diese Hebamme ist an keine Klinik vertraglich gebunden. Sie finden freiberufliche Hebammen in Ihrer Gegend über Listen, die bei Ärzten, Rathäusern, Krankenkassen und Beratungsstellen ausliegen oder auch im Internet. Häufig finden Familien und Hebammen auch über Mund-zu-Mund-Propaganda zusammen.

Die angestellte Hebamme. Dies sind Hebammen, die in einer Klinik angestellt sind und hier in der Schwangerenambulanz, Schwangerenstation, Kreißsaal und Wochenstation im Schichtdienst tätig sind. Da die meisten Kliniken Informationsabende anbieten und auch eine Anmeldung zur Geburt ca. 4–5 Wochen vor dem erwarteten Geburtstermin wünschen, haben Sie hier die Gelegenheit, die Hebammen kennenzulernen. Auch angestellte Hebammen bieten mancherorts Kurse zur Geburtsvorbereitung oder Rückbildung im Rahmen ihrer angestellten Tätigkeit an. Bedingt durch den Klinikalltag können die Kolleginnen im Kreißsaal leider keine 1:1-Betreuung garantieren, auch wenn sie ihr Möglichstes tun. Dieser Schichtwechsel kann von der einen Gebärenden als vorteilhaft empfunden werden, von der anderen dagegen nicht.

Beleghebammen. Dies sind Kolleginnen, die freiberuflich tätig sind, aber Geburten in einer Klinik begleiten. Für Sie als Schwangere macht es den Unterschied, dass Sie bei dieser Hebamme gleichermaßen ambulante und stationäre Betreuung in Anspruch nehmen können. Es gibt Kliniken, in denen alle Hebammen als Beleghebammen arbeiten und auch eine Art Dienstplan eingehalten wird. Oder aber einzelne Hebammen haben einen Belegvertrag an einer Klinik, in der vorwiegend angestellte Hebammen tätig sind. Einer der augenfälligsten Unterschiede zwischen freiberuflichen Hebammen und ihren angestellten Kolleginnen ist die 1:1-Betreuung. Der Schichtwechsel entfällt. Dies bedeutet für Sie als Gebärende eine kontinuierliche Betreuung durch eine Ihnen vertraute Person, allerdings müssen Sie hierfür persönlich meist eine Gebühr, das sogenannte „Wartegeld" entrichten.

Familienhebamme. Hebammen, die sich durch Berufserfahrung und Weiterbildung zu „Familienhebammen" qualifiziert haben, betreuen speziell Schwangere und Elternpaare, die mit besonderen Schwierigkeiten zu kämpfen haben. Dabei kann es sich um eine chronische Krankheit oder besondere soziale oder psychische Probleme handeln. In der Regel arbeiten Familienhebammen in einem Netzwerk mit Sozialarbeitern, Psychologen, Beratungsstellen oder öffentlichen Ämtern. So können Sie, als Schwangere oder junge Mutter/Paar auf Ihre Hebamme zukommen und um Unterstützung bitten. Auch Ämter oder Beratungsstellen stellen den Kontakt her. Die Betreuung durch eine Familienhebamme läuft meist über das ganze erste Lebensjahr des Kindes.

Hebammenpraxis. Es handelt sich hierbei um eine ambulante Einrichtung, die von einer oder mehreren Hebammen geleitet wird. In eigenen Räumen finden Kurse, Schwangerenvorsorge und Beratungsgespräche statt. Hier wird aber keine Geburtshilfe angeboten.

Geburtshaus. Dies ist eine ambulante Einrichtung, die einer Hebammenpraxis ähnelt, darüber hinaus aber auch Geburtsräume hat (siehe S. 187). Wenn Mutter und Kind sich nach der Geburt erholt haben, verlassen sie meist nach wenigen Stunden das Geburtshaus und kehren nach Hause zurück. Das Wochenbett wird in der Regel von einer Hebamme aus dem Team des Geburtshauses zu Hause betreut.

Was Sie von Ihrer Hebamme erwarten dürfen

Wie finden Sie eine gute Hebamme? Bedenken Sie folgende Punkte:

Erreichbarkeit. Müssen Sie die Hebamme oftmals anrufen, bevor Sie diese erreichen? Ist sie per Handy und wenigstens mit einem Anrufbeantworter immer erreichbar? Erhalten Sie keinen Rückruf, auch wenn Sie 2- bis 3-mal Ihren Namen und Ihre Rufnummer auf dem Anrufbeantworter der Kollegin mit Bitte um einen Rückruf hinterlassen haben, ist dies nicht gerade ein Vertrauensbeweis. Kolleginnen, die auch in Teilzeit in einer Klinik arbei-

ten, werden Sie nicht innerhalb von 1–2 Stunden zurückrufen, aber spätestens am nächsten Tag sollte eine Kontaktaufnahme möglich sein. Viele Hebammen bieten auch feste Sprechzeiten an. Dies gilt vor allem für Kursanmeldungen oder erste Vorgespräche zum Kennenlernen. Dagegen sollte eine gute Absprache über schnelle Rückantwort erfolgen, wenn Sie mit der Hebamme die Betreuung bereits abgesprochen haben und sich mit wichtigen Fragen oder unklaren Beschwerden melden. Vielleicht erhalten Sie auch die Nummer des Mobiltelefons der Kollegin.

Verlässlichkeit in Terminvereinbarungen. Wie wichtig ist Ihnen, genau die Uhrzeit zu wissen, wann Ihre Hebamme bei den Hausbesuchen vor Ihrer Tür steht? Ähnlich wie in Arztpraxen gibt es Kolleginnen, die sehr pünktlich alle Hausbesuche erledigen und andere, bei denen Sie eine Zeitspanne einrechnen müssen. Dies sagt nicht unbedingt etwas über die beruflichen Qualitäten der Kollegin aus, wohl aber über ihr Organisationstalent. Notfälle können jede treffen.

Bevor Sie sich mit einer Herbamme zum ersten Kontakt verabreden, sollten Sie für sich einige Dinge klären:
- Ist es Ihnen wichtig, dass die Kollegin in einer Klinik arbeitet und die Chance besteht, dass sie Ihnen auch bei der Geburt zur Seite steht? Oder hat für Sie z. B. die Wohnortnähe eine hohe Relevanz?
- Legen Sie Wert auf alternative Methoden, wie Homöopathie oder Akupunktur?
- Wie viel Berufserfahrung wünschen Sie sich oder neigen Sie eher dazu, eine junge Kollegin mit neuem Wissensstand zu wählen?

Vertretungsregelung. Fragen Sie nach Vertretungsregelung mit anderen Kolleginnen an Wochenenden und Feiertagen. Wie ist die Vernetzung mit Kolleginnen, Ärzten und sozialen Einrichtungen?

Woran erkenne ich eine gute Beratung?

Sowohl für Sie als auch für Ihr Kind bedeutet eine gute Gesundheitsfürsorge bessere Lebensbedingungen. Der Beratung kommt also ein hoher Stellenwert zu. Ihre Hebamme wird Ihre Schwangerschaft als einen natürlichen Lebensprozess ansehen. In vielen Gesprächen wird sie Ihre Lebensumstände kennenlernen und versuchen, Ihnen das Vertrauen in Ihre eigenen Kräfte zu geben. Dabei stehen verschiedene Aspekte im Fokus:

- Ihre Hebamme möchte Sie und Ihr ungeborenes Kind stärken, sowohl körperlich als auch seelisch und geistig.
- Sie erhalten bei Ihrer Hebamme wichtige und fachlich kompetente Informationen, die Sie verstehen.
- Sie können sich auf die Kompetenz Ihrer Hebamme und Ihre eigene Kompetenz verlassen.
- Sie werden von Ihrer Hebamme nicht bevormundet werden.
- Sie werden darin gestärkt, sich nicht unnötig zu sorgen, also nicht verunsichert zu werden, sondern guter Hoffnung zu sein.
- Sie gewinnen Sicherheit.

Eine Beratung ist dann gut, wenn Sie als die Ratsuchende hinterher mehr Handlungsmöglichkeiten haben als vorher.

Die „Chemie" muss stimmen.

Natürlich erwarten Sie von Ihrer Hebamme eine Beratung, die dem wissenschaftlichen Standard entspricht, und eine einwandfreie Ausrüstung. Aber ganz wichtig ist noch ein anderer Punkt: Ihre Hebamme ist Ihre wichtigste Vertrauensperson in der Schwangerschaft und vor allem in den ersten Wochen mit Ihrem Baby. Sie sollten unbedingt Vertrauen zu ihr haben. Die oben angeführten Punkte spielen hierbei sicher eine große Rolle, aber der erste Kontakt zeigt Ihnen, ob Sie die richtige Begleiterin gefunden haben. Und wenn dies nicht der Fall ist, suchen Sie weiter. Informieren Sie die Kollegin über Ihren Entschluss.

Rat bei seelischen und körperlichen Veränderungen

Gerade die normalen, also physiologisch auftretenden Veränderungen in der Schwangerschaft bieten Anlass für den größten Beratungsbedarf. Ihre Hebamme möchte Sie unterstützen, den Blick für diese normalen Vorgänge in der Schwangerschaft zu schärfen und Sie ermuntern, von Ihren Wahrnehmungen und Unsicherheiten zu berichten. Dies bietet in der Hebammenvorsorge – oft leichter als in der ärztlichen mit stärkerem Blick auf eventuell krankhafte Abweichungen – die Chance, Sie in Ihrer Wahrnehmungsgabe und Eigenverantwortlichkeit zu bestärken und so Ihr Sicherheitsgefühl zu erhöhen. Weiterhin können hierdurch sehr früh Unregelmäßigkeiten erkannt und ggf. behandelt werden.

Kern einer guten Beratung ist es, Sie darin zu bestärken, Ihre Bedürfnisse und veränderten Empfindungen und Möglichkeiten wahrzunehmen, sie zu akzeptieren und ggf. Veränderungen an Ihrer gewohnten Lebensweise herbeizuführen. Ihre Bedürfnisse und die Ihres ungeborenen Kindes sollen in Einklang gebracht werden. Hierbei werden z. B. Ihr Beruf, Ihr familiäres, soziales, religiöses und ethnisches Umfeld, Ihre Partnerschaft oder Ihr Alleinstehen, Ihre gesundheitliche Verfassung, Ihre wirtschaftliche Lage usw. berücksichtigt werden. Um Ihre Situation und mögliche Belastungsfelder richtig einzuschätzen und Sie adäquat beraten zu können, ist es sinnvoll, sich in einem ausführlichen Gespräch über diese Begleitumstände zu unterhalten und auch eine sorgfältige Erhebung der Krankengeschichte vorzunehmen.

Erste Abhilfe: Entlastung

In vielen Fällen reichen Informationen über die Herkunft, über mögliche verschlimmernde Faktoren und einfache Maßnahmen aus, damit Sie in einer für Sie zufriedenstellenden Weise selbst mit den Beschwerden umgehen und ihr Auftreten bzw. eine Verschlimmerung verhindern können (siehe S. 298). Darüber hinaus können unter Umständen weitere Maßnahmen erforderlich oder gewünscht werden, um Ihnen Linderung zu verschaffen und der Verschlimmerung einer Beschwerde in eine echte Komplikation vorzubeugen. Diese Maßnahmen kommen in der Regel aus den Bereichen der physikalischen Therapie (Gymnastik, Massagen, thermische Behandlungen u. a.), Ernährungsberatung und Naturheilkunde. Ihre Hebamme wird Ihnen gerne auch mit Tipps aus der Homöopathie, der Phyto- und der Aromatherapie weiterhelfen oder Sie an entsprechende Fachkräfte weiterverweisen.

Stellen Sie sich darauf ein, dass sich Ihre gewohnte Leistungsfähigkeit vermindern wird und Ihr Bedürfnis nach Schonung und Erholung größer werden kann. In Zeiten beson-ders fordernder Wachstums- und Entwicklungsschübe Ihres Kindes können sich zeitlich begrenzte Veränderungen und Beschwerden einstellen, die unter Umständen eine vorübergehende Änderung Ihrer Lebensweise erforderlich machen. Bauen Sie sich ein geeignetes Hilfsnetz für Ihre Entlastung auf. Familienangehörige, Freundinnen, Kolleginnen oder auch Nachbarn können im Bedarfsfall eine wertvolle Unterstützung sein. Dieses Hilfsnetz kann auch zur Vorbereitung/Unterstützung in der Wochenbettzeit günstig sein. Hier finden Sie einige Anregungen für Ihre Entlastung:

- Übernehmen Sie weniger oder keine Haushaltpflichten mehr. Lassen Sie sich vor allem von körperlich anstrengenden oder aufreibenden Aufgaben entlasten.
- Überprüfen Sie Ihre Zeitpläne. Können Sie die Arbeit zu Hause oder am Arbeitsplatz anders strukturieren?
- Engagieren Sie regelmäßig einen Babysitter, der Ihre älteren Kinder beschäftigt.
- Sprechen Sie mit Arbeitgeber/-in, Kollegen/-innen mit dem Ziel, Verständnis zu erhalten und Entlastung/Schonung möglich zu machen.
- Lassen Sie sich krankschreiben (ärztliche Verordnung), wenn Sie zu erschöpft sind.
- Ihr Frauenarzt kann auch ein (partielles) Arbeitsverbot aussprechen.
- Bei Bedarf wird Ihnen eine Haushalts- oder Familienhilfe gestellt.

Schwanger mit Hindernissen

Frauen, deren letzte Schwangerschaft glücklos verlief, vermissen oft die klare Zuversicht, dass es dieses Mal hält, dass alles gut verläuft. Auch wenn Sie durch eine künstliche Befruchtung schwanger wurden oder Mehrlinge erwarten, sind Sie möglicherweise verunsichert. Versuchen Sie alles Gute, alles Normale in Ihre Schwangerschaft im Auge zu behalten.

Wieder schwanger – und jetzt?

Die Gründe, warum eine Schwangerschaft nicht zu einem Baby führt, sind sehr unterschiedlich. Sowohl der Zeitpunkt des Schwangerschaftsendes als auch die Ursache führen zu unterschiedlichen Konsequenzen. Eine Fehlgeburt vor der 12. Schwangerschaftswoche erleben viele Frauen. Es gilt noch das „Alles-oder-nichts"-Prinzip. Der mütterliche Körper spürt bis zu einem gewissen Maß, ob mit dem Embryo alles in Ordnung ist. Ist dessen Entwicklung nicht regelrecht erfolgt, die Einnistung in der Schleimhaut der Gebärmutter nicht geglückt oder eine Schädigung eingetreten, so wird die Schwangerschaft mit einer Blutung beendet. Manche Frauen merken von der frühen Schwangerschaft noch gar nichts und denken einfach an eine verspätete Regelblutung. Verlieren Sie Ihr Kind so früh, kann dies auch im häuslichen Umfeld durch eine Hebamme in Zusammenarbeit mit einem Frauenarzt begleitet werden. Eine Ausschabung ist nicht automatisch erforderlich.

Je später der Verlust eines Kindes auftritt, desto traumatischer empfindet ihn die Mutter und dies führt bei ihr zu vielen Fragen. Warum sind die Wehen zu früh aufgetreten? Kam es zu einer Infektion? Führte eine besondere Erkrankung zum Tode des Kindes? Habe ich etwas falsch gemacht? Hätte ich die Fehlgeburt verhindern können? Nicht selten erfolgt auch ein bewusster Abbruch als Folge des Ergebnisses einer vorgeburtlichen Untersuchung. Wie hoch ist das Wiederholungsrisiko?

Bei der erneuten Schwangerschaft gehen Ihnen alle diese Fragen durch den Kopf. Meist können Sie diese Schwangerschaft erst genießen, wenn der Zeitpunkt, an dem die vorherige Schwangerschaft zu Ende ging, vorüber ist. Oder wenn Ihnen etwa in der 30. Woche klar wird: Wenn mein Baby jetzt zur Welt kommt,

wird es überleben. Manchmal dauert die Gewissheit darüber, dass Sie Mutter werden, auch bis Sie Ihr Kind nach der Geburt im Arm halten. Besonders bei Paaren, die nicht nur einmal das traurige Erlebnis durchleben mussten, dass sie ein Kind zu früh verloren haben, sinkt das Vertrauen in jede neue Schwangerschaft. Hier ist es für die Familie, Freunde und professionellen Begleiter sehr schwer, Zuversicht zu säen. Geben Sie Trauer und Sorge Raum.

Visualisieren Sie Ihre Schwangerschaft

Hilfreich ist es, wenn Sie selbst immer wieder neue Anhaltspunkte bekommen: ja, mein Kind lebt, ja, es geht ihm oder ihr gut, ja, er oder sie entwickelt sich der Zeit entsprechend. Diese Zuversicht können Sie auf verschiedene Arten erlangen:

- In den ersten Wochen sehen Sie Ihr Kind im Ultraschall.
- Später spüren sie deutlich die Kindsbewegungen und können mit Ihrem Kind durch Tasten und Klopfen Kontakt aufnehmen.
- Ihr Bauch wächst, Ihr Körper verändert sich.
- Unwillkürlich werden Sie Zwiegespräche mit Ihrem Kind führen.

Für Ängste und Fragen muss Ihr Umfeld Verständnis haben. In solchen Situationen ist es besonders hilfreich, frühzeitig den Kontakt zu einer Hebamme zu suchen, die Sie zu Hause kontinuierlich begleitet.

Ursula Jahn-Zöhrens, Hebamme

»Gelingt die zweite Schwangerschaft?

Vor einem Jahr erwartete Frau M. ihr erstes Kind. Sie und ihr Mann freuten sich sehr auf das Baby. Zusammen hatten sie begonnen, das Kinderzimmer herzurichten. Die ersten Wochen verliefen problemlos. Dann aber, in der 22. Schwangerschaftswoche, passierte das Traurige: die Fruchtblase sprang. Trotz strenger Bettruhe und wehenhemmender

Medikamente setzten zwei Tage später Wehen ein. Die Schwangerschaft war nicht mehr zu halten. Einige Stunden später wurde das Kind tot geboren. Die Eltern waren sehr bestürzt und machten sich Vorwürfe. Vor allem Frau M. fragte sich „Was habe ich falsch gemacht?" und „Hätte ich mich mehr schonen sollen?" Traurigkeit und offene Fragen begleiteten das Paar viele Wochen.

Die zweite Schwangerschaft

Zehn Monate später war Frau M. wieder schwanger. Wie erlebte Frau M. diese erneute Schwangerschaft? Zunächst behielten ihr Mann und sie die Neuigkeit lange für sich. Und auch als man schon den Bauch etwas sehen konnte und langsam die Familie über die Neuigkeit informiert wurde, spürten alle eine tiefe Befangenheit. Auf die Frage „Wie geht es dir?" kam meist eine Antwort mit dem Wort „aber". Ich hatte schon in der ersten Schwangerschaft Kontakt mit Frau M. und sprach früh mit ihr, welche Gedanken sie umtreiben. Wir trafen uns regelmäßig. Zusammen beobachteten wir das Wachstum ihres Bauches, freuten uns über die ersten Kindsbewegungen und lauschten den Herztönen ihres Babys. Bis zur 22. Woche steigerten sich ihr Ängste und es kamen körperliche Reaktionen hinzu. Mithilfe psychologischer Beratung und homöopathischer Mittel konnte sie ihre Krise überwinden und ab der 25. Woche lebte sie zunehmend auf und schaute der Geburt hoffnungsvoll entgegen.« ◼

Ersehnte Schwangerschaft

Lange schon wünschen Sie sich ein Kind. Auf natürlichem Wege konnte es nicht gelingen. Möglicherweise haben Sie Fehlgeburten oder mehrere fehlgeschlagene Versuche der künstlichen Befruchtung hinter sich. Endlich haben die Hormonbehandlung und/oder die künstliche Befruchtung in einem Kinderwunschzentrum zum ersehnten Ziel geführt. Sie sind schwanger und der Embryo hat sich sicher in Ihrer Gebärmutter eingenistet. In den meisten Fällen werden Sie bis zur 7. oder 8. Woche im Kinderwunschzentrum weiterbetreut. Ist man sich sicher, dass die Schwangerschaft intakt ist, werden Sie dann an Ihren Frauenarzt überwiesen, der die weitere Schwangerschaft betreut.

Verständlicherweise lässt Sie die Angst, dass es zu einer Fehlgeburt kommt, lange nicht los, erst recht, wenn Komplikationen wie vorzeitige Wehentätigkeit oder Blutungen auftreten. Die Leidensfähigkeit der Mütter ist in solchen Fällen entweder extrem hoch („Ich nehme alles auf mich, Hauptsache ich bekomme ein Kind."), oder extrem niedrig, wenn nämlich jede körperliche Veränderung als Warnzei-

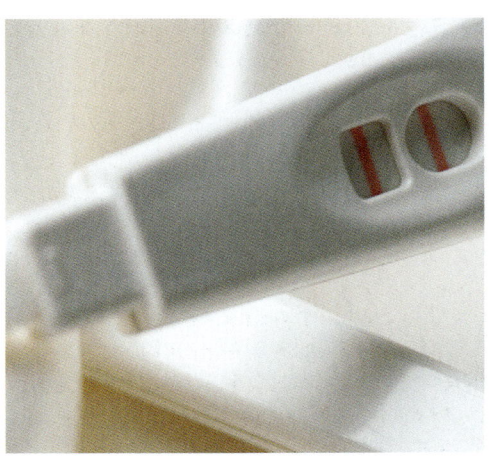

◀ Ein Schwangerschaftstest gibt Ihnen schon früh Gewissheit.

FRAGEN AN DIE HEBAMME

Angelika, 37 Jahre (12. Woche)

„Ich bin erst nach einer künstlichen Befruchtung schwanger geworden. Besteht nun ein größeres Risiko, dass mein Kind mit einer Fehlbildung oder einer Chromosomenstörung auf die Welt kommt?"

„Hierzu gibt es zahlreiche Untersuchungen. Danach kann man sagen, dass bei spontan entstandenen Schwangerschaften ca. jedes 15. Kind irgendeine Fehlbildung aufweist, während bei Schwangerschaften nach IVF oder ICSI-Therapie bei jedem 12. Kind mit einer Fehlbildung oder einer Chromosomenveränderung zu rechnen ist. Aber man kann davon ausgehen, dass dies nicht durch die Methode der künstlichen Befruchtung bedingt ist. Die Gründe hierfür liegen woanders: Frauen, die sich einer künstlichen Befruchtung unterziehen, sind durchschnittlich etwas älter als Frauen, die spontan schwanger werden und schon allein durch das höhere mütterliche Alter kommt es zu einem etwas höheren Risiko für Fehlbildungen und Chromosomenstörungen. Darüber hinaus haben z. B. Männer mit einer hochgradigen Verminderung der Samenqualität von vornherein ein höheres Risiko für Chromosomenveränderung im Vergleich zu Männern mit normaler Fruchtbarkeit. Das etwas höhere Risiko für Fehlbildungen und Chromosomenstörungen in solchen Fällen entsteht also nicht durch die Anwendung der Methode der künstlichen Befruchtung an sich, sondern dadurch, dass Paare mit Fruchtbarkeitsstörungen von vornherein ein etwas höheres Risiko für solche Veränderungen mitbringen. Wenn Sie in großer Sorge sind, ist es möglich, im Labor einige Spezialuntersuchungen vorzunehmen, da die Eizelle außerhalb des Körpers befruchtet wird. Ihr Frauenarzt wird Sie darüber informieren."

chen verstanden wird. Beide Positionen kann man gut verstehen. Häufig beobachte ich auch, dass Frauen, die lange nicht schwanger wurden, sich den Beschwerden gelassener stellen.

Bei Embryonen, die durch künstliche Befruchtung entstanden sind, gilt ein leicht höheres Risiko für Besonderheiten und manchen Eltern wird daher zu vorgeburtlichen Untersuchungen geraten. Nicht zuletzt wird Ihnen die Frage nach der Art der Geburt mehr zu schaffen machen, als wenn Sie auf natürlichem Wege schwanger wurden: „Jetzt haben wir so lange auf dieses Baby gewartet, müssen wir dann nicht unbedingt einen Kaiserschnitt als Geburtsart wählen, zum Wohle des Kindes?" Der Kaiserschnitt ist nicht automatisch die bessere Wahl gegenüber der natürlichen Geburt. Gerade Kinder, die unter besonderen Umständen entstanden sind, können durch den Geburtsprozess an Kraft fürs Leben gewinnen. Hier muss man von Fall zu Fall die richtigen Weichen stellen. Besprechen Sie sich mit der Hebamme oder dem Frauenarzt Ihres Vertrauens und versuchen Sie Kontakt zu Paaren zu finden, die Ähnliches wie Sie erlebt haben. Hierbei können Ihnen Ihre Hebamme und Ihr Frauenarzt behilflich sein.

Aus meiner Erfahrung heraus kann ich Ihnen empfehlen, auch eine auf künstlichem Wege entstandene Schwangerschaft so normal wie möglich zu managen. Bei allen Unwägbarkeiten, die Sie im Vorfeld erleben mussten, dürfen Sie sich jetzt als „Normalschwangere" fühlen. Die Empfehlungen zur Lebensführung, Ernährung, Bewegung und Geburtsvorbereitungen unterscheiden sich in keiner Weise von denen für Frauen, die auf natürlichem Weg schwanger wurden.

Und manchmal sind es zwei oder drei

Schwanger zu sein ist schon aufregend an sich, aber für manche Frauen wirkt die Nachricht „Sie erwarten Zwillinge" zunächst wie ein Schock. Aber keine Sorge, Sie haben genug Zeit, sich darauf vorzubereiten, sowohl was die Einrichtung des Kinderzimmers angeht, als auch im Hinblick auf Ihre Gefühlswelt. Ihre Liebe wird sich nun auf zwei kleine Wesen aufteilen. Freuen Sie sich über dieses außergewöhnliche Geschenk.

Eine besondere Herausforderung

Viele Schwangere malen sich bei der Botschaft „Sie bekommen Zwillinge" aus, dass Sie demnächst ständig übermüdet und im Zuge von Versorgung und Erziehung des Kinderduos völlig überlastet sein werden. Aber aus meiner Erfahrung kann ich Sie beruhigen, auch mit Zwillingen an Ihrer Seite werden Sie bald auch wieder Ihren eigenen Bedürfnissen nachkommen können, auch wenn sich das in den Monaten nach der Geburt vielleicht anders anfühlen mag. Sie werden bald schon wieder spürbar mehr Zeit für sich finden, für Freunde, Hobbys, Berufstätigkeit, wenn Sie dafür einige Voraussetzungen schaffen. Natürlich werden Sie Ihre Kleinen nicht quasi nebenbei groß bekommen, aber Sie werden durch diese Aufgabe auch nicht zwangsweise untergehen. Zwischen diesen Extremen ist noch jede Menge Platz für ein aufregendes, turbulentes, erfrischendes und zu tiefst

berührendes Leben mit Ihren Kindern. Schon bald werden Sie feststellen, dass Sie es in mancher Beziehung auch einfacher haben als andere: Sie müssen nicht so ausführlich den Alleinunterhalter mimen, weil die Kinder immer einen alters- und entwicklungsgerechten Spielpartner im Haus haben, allerdings auch immer jemanden, mit dem man sich mal lautstark streiten kann. Gut organisiert steht einem harmonischem Familienalltag nichts im Weg.

Wie entstehen Zwillinge?

Eine Mehrlingsschwangerschaft, wie der Fachbegriff hierfür ist, kann auf zwei Wegen entstehen:

- in einem Zyklus reifen zwei Eier heran und beide werden befruchtet, sogenannte „Zweieiige Zwillinge" entstehen oder
- ein befruchtetes Ei teilt sich in den ersten 13 Tagen. Das Ergebnis sind „Eineiige Zwillinge".

Die Anzahl von auf natürlichem Wege entstandenen Mehrlingen ist konstant. Natürliche Zwillingsschwangerschaften kommen in einzelnen Familien unterschiedlich häufig vor und sind auch von Land zu Land unterschiedlich häufig. So hat z. B. eine Belgierin eine Chance von 1:56 mit Zwillingen schwanger zu sein, eine Chinesin dagegen nur von 1:300. In den letzten Jahren kommen immer mehr Zwillinge auf die Welt. Ursache hierfür sind die Schwangerschaften, die mit medizinischer Unterstützung entstanden sind.

Generell entstehen im Rahmen der Befruchtung (auch der natürlichen) anfänglich mehr Zwillingsschwangerschaften, als Zwillinge geboren werden. So kommt es vor, dass Frauen kurz nach Ausbleiben der Regelblutung zum Frauenarzt gehen und dort im ersten Ultraschall zwei Kindsanlagen sichtbar sind. Möglicherweise entwickelt sich aber nur einer der beiden Feten und nach neun Monaten wird nur ein gesundes Kind geboren und nicht zwei. Früher wurden diese Zwillingsschwangerschaften gar nicht bemerkt. Erst durch die heute üblichen frühen Ultraschalluntersuchungen mit hoher Auflösung ist es möglich, solche Zwillingsschwangerschaften schon früh zu entdecken. Ihr Frauenarzt wird Ihnen deshalb möglicherweise raten, sich noch nicht zu früh zu freuen, da eine Kindsanlage noch abgehen könnte. Behalten Sie die freudige Nachricht noch für sich. Die Konsequenz ist eine Berg- und Talfahrt der Gefühle und damit einhergehend auch Verlustgefühle der Eltern, wenn sich wirklich nur ein Kind weiterentwickelt.

Zweieiige Zwillinge

Drei von vier Zwillingspaaren sind zweieiig. Hier reifen zwei Geschwisterkinder gleichzeitig heran. Je nachdem wie nah die beiden befruchteten Embryonen sich in der Gebärmutter einnisten, wachsen die Mutterkuchen mehr oder weniger zu einem zusammen, aber die Blutgefäße bilden getrennte Kreisläufe, beide Kinder wachsen in ihrer eigenen Fruchthöhlen heran. Geschlecht, Aussehen und Charakter sind unter den Zwillingsgeschwistern in dem Maße unterschiedlich wie bei Geschwistern, die z. B. im Abstand von zwei bis drei Jahren geboren wurden. Was die

beiden eng miteinander verbindet, sind die Erfahrungen, die sie während der Schwangerschaft gemacht haben. Zwillinge erleben die gleichen körperlichen und psychischen Eindrücke mit ihrer Mutter und deren Umfeld. Und sie sind die gegenseitige Anwesenheit gewohnt. Aus diesem Grund ist es auch sinnvoll, beide Kinder in den ersten Wochen nach der Geburt ins gleiche Bettchen zu legen. Die Kinder kommen so viel schneller zur Ruhe.
Sind Sie mit medizinischer Unterstützung schwanger ge-

▼ **Zwillinge – ein kleines Wunder der Natur.**

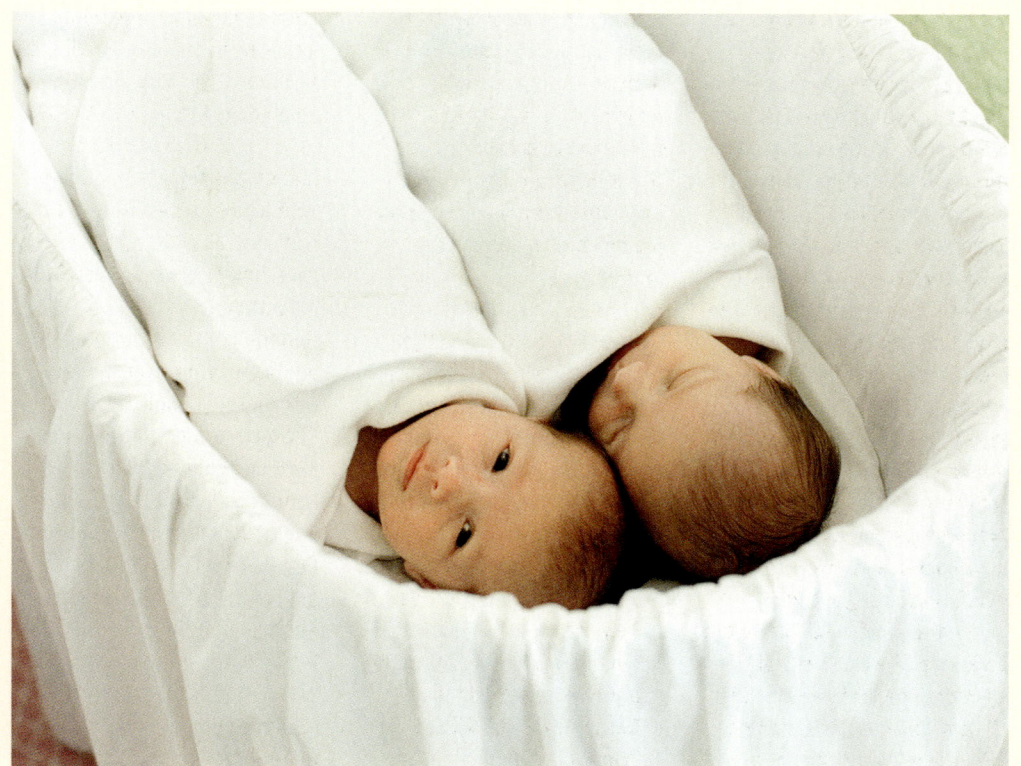

worden, erhöht sich die Wahrscheinlichkeit für Zwillinge. Möglicherweise haben Sie ein Medikament eingenommen, das die Reifung der Eizellen fördert. Dann reifen mehrere Eizellen innerhalb eines Zyklus heran, die entsprechend auch gleichzeitig befruchtet werden können. Oder es ist notwendig, außerhalb Ihres Körpers Ei und Samenzelle miteinander zu verschmelzen (In-vitro-Fertilisation). Hierbei ist es üblich, 2–3 befruchtete Eizellen in die Gebärmutter zurückzugeben, um so die Chance, dass sich wenigstens ein befruchtetes Ei auch fest einnistet, zu erhöhen.

Eineiige Zwillinge

Etwa 25 Prozent aller Zwillingspärchen sind eineiig. Daraus folgt, dass das Geschlecht in jedem Fall das gleiche ist und die Kinder sich zum Verwechseln ähnlich sehen; ihre Erbanlagen sind nahezu identisch. Inwieweit die Kinder sich Mutterkuchen und Eisack teilen, hängt vom Zeitpunkt der Teilung ab. Je früher sich die befruchtete Eizelle geteilt hat, desto mehr getrennte Strukturen können sich entwickeln:

- Findet die Trennung am 3.–4. Tag nach der Befruchtung statt, können sich zwei Eihöhlen und zwei Mutterkuchen ungehindert ausbilden.
- Findet die Trennung am 5.–6. Tag statt, hat dies die Konsequenz, dass sich eine

Plazenta bildet, aber zwei Eihöhlen.

- Kommt es erst nach dem 6. Tag zur Teilung, haben beide Kinder eine Plazenta, in der sich ein dritter Blutkreislauf ausbildet und eine Eihöhle.

Je enger die Versorgung der Kinder aneinandergekoppelt ist, desto größer ist die Gefahr, das sich ein Kind auf Kosten des anderen entwickelt und somit sich ein Baby sehr gut und zeitentsprechend entwickelt, das andere aber zu klein für die Schwangerschaftswoche bleibt. Im extremsten Fall kann dies dazu führen, dass ein Zwilling frühzeitig geboren werden muss, oder im schlimmsten Fall, dass ein Kind nicht lebensfähig ist.

Schwangerschaft mit Mehrlingen

Zwillingsschwangerschaften sind nicht von vornherein anders als Schwangerschaften mit einem Kind. Die körperlichen Veränderungen treten früher in Erscheinung und die Beschwerden alleine durch das Gewicht und den Umfang des Bauches machen sich früher bemerkbar. Dazu kommt, dass auch der mütterliche Organismus mehr gefordert ist. Atmung, Herz-Kreislauf und Stoffwechselleistungen, vor allem die der Nieren, werden stärker belastet.
Überlegen Sie sich rechtzeitig, welche Unterstützung Sie sich

in den ersten Wochen nach der Geburt wünschen. Wie viel Urlaub bekommt der Vater? Welche Großeltern, Verwandte oder Freunde könnten Ihnen zur Seite stehen? Ihre psychische Verfassung spiegelt sich deutlich in ihrem Schwangerschaftsempfinden wider. Wenn Sie die Zeit nach der Geburt abgesichert haben, können Sie ihr auch gelassen entgegengehen. Dies Wissen entspannt Sie hoffentlich. Und wenn Sie schon ein oder mehrere Kinder haben: Wer sorgt für sie? Sie haben das Recht auf eine Haushaltshilfe. Und auch dies müssen Sie frühzeitig einfädeln. Sollten Sie aufgrund von Beschwerden während der Schwangerschaft ihren täglichen Aufgaben nicht mehr nachkommen können, ist auch hier eine Haushaltshilfe eine gute Lösung.

Wie kommen Zwillinge auf die Welt?

Unabhängig davon, ob Sie ein- oder zweieiige Zwillinge erwarten, hängt die Art der Geburt von deren Lage, Entwicklung und Ihrer gesundheitlichen Situation ab. Zwillingsschwangerschaften gelten ab der 36. Schwangerschaftswoche als „fertig", im Gegensatz von Einlingen, wo man von 40 Wochen ausgeht. Liegen beide Kinder in einer Längslage, spricht nichts gegen eine normale Geburt. Schwieriger wird es, wenn eines oder beide quer im Mutterleib platziert sind. Dann wird in aller Regel ein Kaiserschnitt vorgenommen. Die Entscheidung über die Art der Geburt muss nicht vor der 34. oder 35. Schwangerschaftswoche gefällt werden.

Zwillinge kommen häufig einige Wochen zu früh auf die Welt. Das Geburtsgewicht liegt oft unter 2500 g und die Kinder nehmen anschließend recht flott zu, sodass sie mit 12 bis 16 Wochen ihre Einlingskollegen gewichtsmäßig meist eingeholt haben. Abhängig ist dies natürlich von der Woche ihrer Geburt.

Fragen über Fragen an die Hebamme

Doppeltes Glück oder doppelte Last? Eltern, die Zwillinge erwarten, haben mir eine Menge Fragen gestellt.

- „Kann ich meine Zwillinge stillen?" Ja, Sie können Ihre Zwillinge voll stillen. Hierzu ist es notwendig, dass Sie in den ersten Wochen in erster Linie mit nichts als Essen, Trinken und Schlafen beschäftigt sind. Ihre Hebamme hilft Ihnen, dass Sie beide Babys gleichzeitig anlegen können und so Zeit zur Erholung gewinnen.
- „Wie werde ich beiden gerecht?" Tragen Sie abwechselnd das eine und das andere Baby im Tragetuch, während Sie etwas anderes tun. So kommt jedes Baby zu eigenen Stunden der Nähe. Eine große Verantwortung

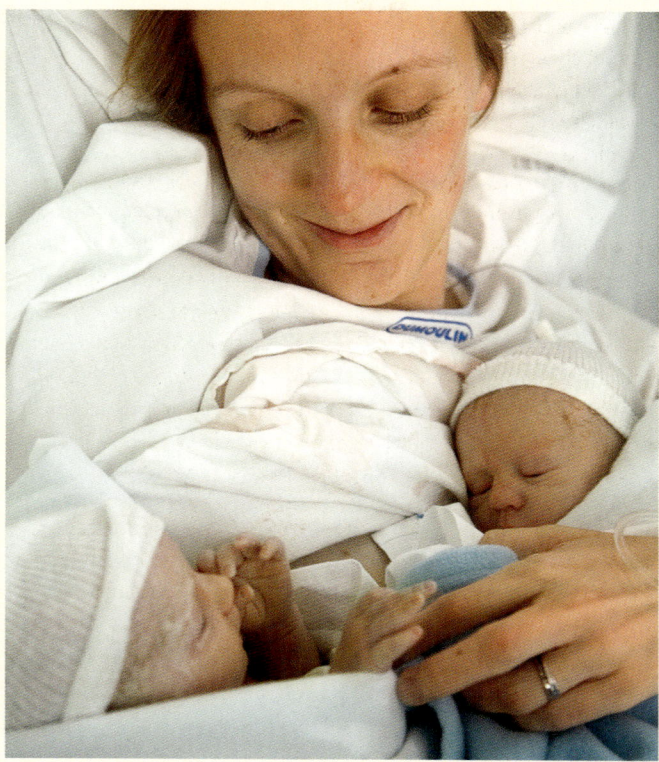

kommt hier auch auf den Vater zu. Arbeitsteilung und Schmusestunden müssen von beiden Eltern erbracht werden.

- „Bekommen wir doppeltes Elterngeld?" Nein, Zwillinge sind für Ihre Familie zwar „zwei Kinder", aber leider erhalten Sie nicht den doppelten Satz an Elterngeld, sondern nur einen Zuschlag von 300 €. Anders beim Kindergeld, dies gibt es zweimal. Der Mutterschutz verlängert sich auf 18 Wochen und die Elternzeit können Sie bis zu 5 Jahre verlängern, sofern Ihr Arbeitgeber einverstanden ist.

▲ Füttern im Doppelpack – auch das gleichzeitige Stillen gelingt.

- „Wo finde ich Unterstützung?" In vielen Regionen treffen sich Eltern mit Zwillingen zum Austausch. Hierbei werden auch gerne Zwillingswagen, Kleider und Autositze getauscht. Erkundigen Sie sich bei Ihrer Hebamme oder Ihrem Kinderarzt nach Ansprechpartnern. Sie finden auch im Internet viele Zwillingsforen, in denen Eltern sich über ihre Erfahrungen mit Zwillingen austauschen.

Die regelmäßigen Vorsorge-untersuchungen

Die meisten Frauen wenden sich zu Beginn ihrer Schwangerschaft zunächst an ihren vertrauten Frauenarzt. Meist suchen sie erst im Verlauf der Schwangerschaft aus vielfältigen Gründen den Kontakt zu einer Hebamme. Es geht aber auch anders.

Feststellung der Schwangerschaft

Viele stellen ihre Schwangerschaft selbst durch einen handelsüblichen Urintest fest. Diese sind in Apotheken und Drogerien erhältlich und relativ zuverlässig. Hierbei wird das Schwangerschaftshormon β-hCG (humanes Choriongonadotropin) im Urin nachgewiesen. Sie können nun Kontakt zu einer Hebamme aufnehmen. Diese wird in einem ausführlichen Gespräch die weiteren Anzeichen für eine Schwangerschaft erfragen:

- Wann war Ihre letzte Periode, wann hatten Sie Geschlechtsverkehr?
- Ist eine erhöhte Morgentemperatur nachweisbar?
- Leiden Sie an morgendlicher Übelkeit?
- Sind Sie besonders geruchsempfindlich geworden?
- Spannen Ihre Brüste, sind diese größer geworden oder hat sich die Pigmentierung von Vorhof und Brustwarze geändert?
- Leiden Sie unter Kreislaufproblemen? Fühlen Sie sich besonders müde?
- Müssen Sie häufig zur Toilette? Oder leiden Sie unter Verstopfung?

Um sich abschließend ein Bild zu machen, wird die Hebamme Sie auch untersuchen. Dabei achtet sie besonders auf farbliche Veränderungen von Schamlippen und Scheideneingang. Hormonell bedingt lockert sich das Gewebe hier auf, wodurch eine bläuliche Verfärbung entstehen kann. Die Scheide selbst fühlt sich nachgiebiger an. Der Gebärmutterhals hat in sich einen festen Ring. Muttermund und Gebärmutter lassen sich gegeneinander verschieben und fühlen sich derb (Gebärmutterhals) beziehungsweise weich (Gebärmutter) an. Die Untersuchung erfolgt mit einer Hand durch die Scheide und mit der anderen oberhalb des Schambeins.

Als sichere Schwangerschaftszeichen gelten neben dem Hormonnachweis in Urin und Blut die erhöhte Morgentemperatur, der Nachweis von der Herzaktion des Embryos und die Darstellung der Eihöhle per Ultraschall. Bei etwas fortgeschrittener Schwangerschaft kommen die Kindsbewegungen und das Ertasten des kindlichen Körpers hinzu. Bis auf die Ultraschalluntersuchung können Hebammen alle Untersuchungen selbst durchführen.

Erste Fragen

Die Spannweite der Fragestellungen beim ersten Kontakt zur Ihrer Hebamme kann sehr groß sein. Das Spektrum reicht von Frauen, die Hebammen als primäre Ansprechpartnerin suchen und bereits kurz nach dem Ausbleiben der Regel zu ihr kommen, bis hin zu Frauen, die erst kurz vor der Geburt im Hinblick auf deren Ablauf den Rat einer Hebamme suchen. Die Schwangerenvorsorge durch eine Hebamme kann auch bei Ihnen zu Hause durchgeführt werden. Dies erlaubt ihr, gezielt bei Problemen vor Ort anzusetzen, wenn Sie dies benötigen.

Im weiteren Verlauf des ersten Termins werden Sie auch erste Informationen erhalten über für Sie so wichtige Themen wie
- Ernährung
- Sport, Reisen, Bewegung
- Sexualität
- Medikamenteneinnahme
- erste Beschwerden

Ihr Mutterpass

Bei Ihrem ersten Vorsorgetermin beim Frauenarzt oder Ihrer Hebamme bekommen Sie Ihren Mutterpass. Dieses Dokument gehört Ihnen, und alle Untersuchungen, die im Laufe der Schwangerschaft durchgeführt werden, werden hier dokumentiert. Die Mutterschaftsrichtlinien sehen zehn Vorsorgeuntersuchungen im Laufe der Schwangerschaft vor. Darüber hinaus übernehmen die Krankenkassen

die Kosten für drei Ultraschalluntersuchungen und alle nötigen Laboruntersuchungen.

In den Mutterschaftsrichtlinien werden Vorsorgeuntersuchungen bis zum errechneten Termin (ET) in den ersten Monaten im Abstand von vier Wochen, in den letzten beiden Schwangerschaftsmonaten im Abstand von zwei Wochen empfohlen. Beim ersten Termin

CHECKLISTE

Erste Themen für ein Gespräch mit Ihrer Hebamme

- Gespräch über Ihre Erwartungen und Wünsche an die Hebammenvorsorge
- Welche Untersuchungen bietet eine Hebamme an (und welche nicht)?
- Welche Vorsorgeuntersuchungen wurden bereits durchgeführt und haben Sie schon einen Mutterpass?
- Wünschen Sie eine Kooperation mit Ihrem Frauenarzt?
- Wo sollen die Untersuchungen stattfinden (Hausbesuch/Praxis)?
- Wie können Sie Ihre Hebamme erreichen (am Wochenende, nachts)?
- Welche Angebote der Hebammenbetreuung nach der Geburt sind vorhanden?

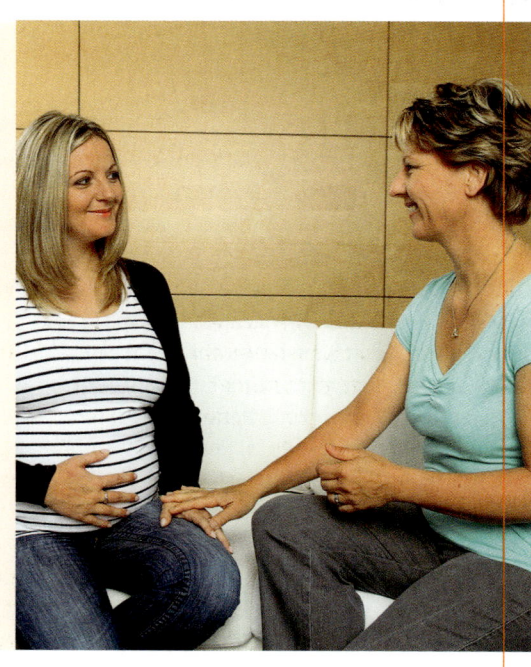

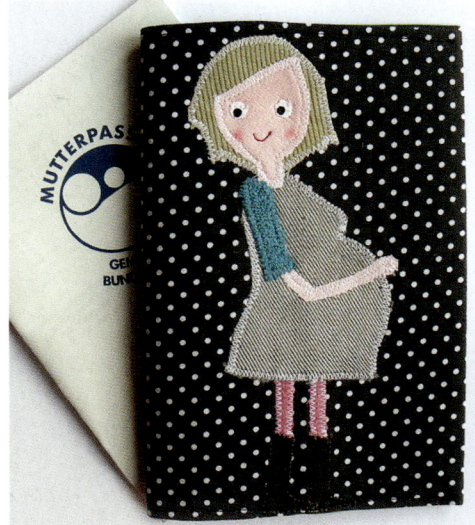

◄ **Der Mutterpass gehört Ihnen und Sie sollten ihn immer bei sich haben.**

(nach einem Heidelberger Gynäkologen, der um 1800 diese Regel entwickelt hat).

Naegele-Regel (orientiert an einem Monatszyklus von 28 Tagen):
**1. Tag der letzten Periode
+ 7 Tage – 3 Monate + 1 Jahr =
errechneter Geburtstermin**

Ist die Periode im Durchschnitt länger oder kürzer als 28 Tage, wird die Zahl der abweichenden Tage (X) hinzugezählt bzw. abgezogen. Der Zeitraum zwischen Eisprung und Periode ist mit 14 Tagen durch hormonelle Regelprozesse weitgehend gleich, es variiert die zweite Hälfte des Zyklus. Bei einem unregelmäßigen Zyklus kann als Termin nur ein ungefährer Zeitraum angegeben werden.

Erweiterte Naegele-Regel (bei Zyklen, die vom 28-Tage-Rhythmus abweichen):
**1. Tag der letzten Periode
+ 7 Tage – 3 Monate +/– X Tage + 1 Jahr =
errechneter Geburtstermin**

Bei bekanntem Eisprung oder Befruchtungszeitpunkt wird der Termin nach der Befruchtung (Konzeption) errechnet und in Anlehnung an die Naegele-Regel wie folgt bestimmt:

Terminbestimmung nach Konzeption:
**Konzeptionstermin (Eisprung)
– 7 Tage – 3 Monate + 1 Jahr =
errechneter Geburtstermin**

Beispiel: Sie haben einen regelmäßigen Menstruationszyklus von 31 Tagen. Der Beginn der letzten Periode war der 12.12.2010.

Bestimmung des errechneten Geburtstermins:
12.12.2010 + 7 Tage – 3 Monate + 1 Jahr
+ 3 Tage = 22.09.2011

wird Ihre Hebamme oder Ihr Frauenarzt sich ausführlich mit Ihnen unterhalten, um alle Dinge, die für Sie und Ihre Schwangerschaft wichtig sind, zu besprechen und entsprechend im Mutterpass zu dokumentieren. Führen Sie ihn ab jetzt immer mit sich.

Bestimmung des voraussichtlichen Geburtstermins

Nachdem Ihre Schwangerschaft festgestellt wurde, bewegt Sie natürlich eine zentrale Frage: Wann kommt mein Kind voraussichtlich auf die Welt? Aber nicht nur für Sie ist dieser Termin sehr wichtig. Er hat eine große Bedeutung bei der Beurteilung der zeitgerechten Entwicklung des Kindes, wird bei der Entscheidung für oder gegen eine Einleitung wegen Terminüberschreitung herangezogen und bildet auch die Grundlage zu den Bestimmungen des gesetzlichen Mutterschutzes.

Eine Schwangerschaft dauert etwa 280 Tage (das sind 40 Wochen bzw. 10 Mondmonate oder neun Kalendermonate). Der Geburtstermin wird nach der Naegele-Regel bestimmt

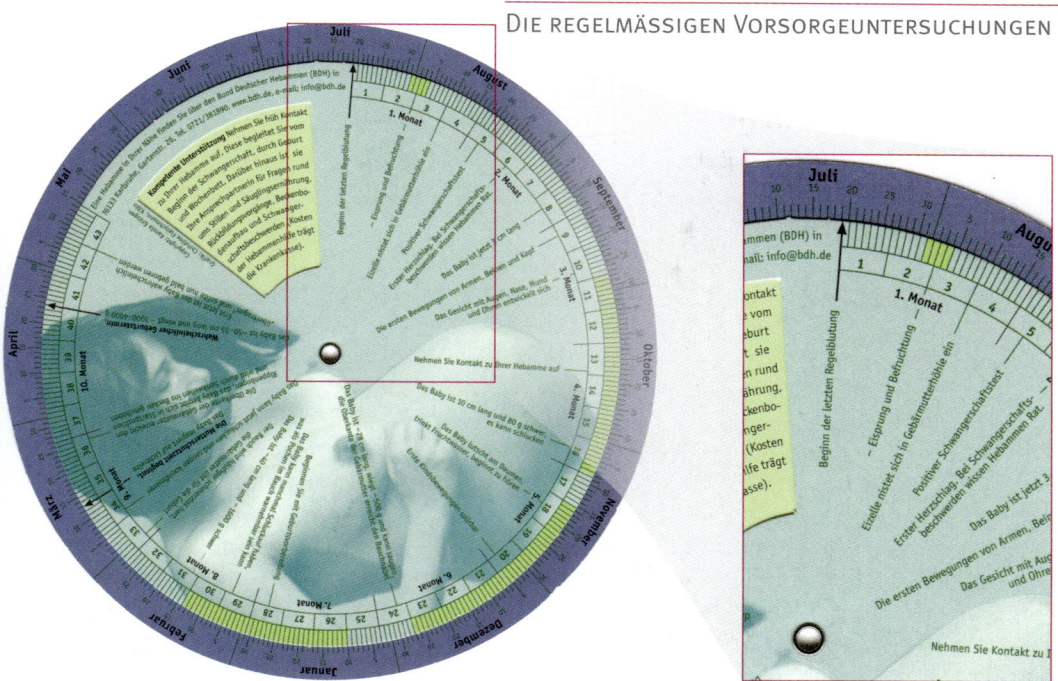

▲ Schwangerschaftsscheibe – alle Informationen auf einen Blick.

Seien Sie sich immer im Klaren darüber, dass der errechnete Geburtstermin nur einen Anhaltspunkt bedeutet. Nur vier Prozent aller Babys werden an diesem Tag geboren. Von zwei Wochen vorher bis zwei Wochen nach diesem Datum sind Sie „am Termin". Besonders die Vorstellung, dass Kinder auch erst einige Tage nach dem errechneten Tag geboren werden können, wird gerne verdrängt.

Ganz wichtig: Es ist empfehlenswert, dem weiteren Umfeld einen Termin 1–2 Wochen nach dem errechneten Termin der zu erwartenden Geburt zu nennen. So vermeiden Sie ungeduldige Anrufe rund um den Geburtstermin: „Ja, ist es noch nicht da? Bist du immer noch zu Hause?"

Bestimmung mit der Schwangerschaftsscheibe. In der Praxis hat sich der Gebrauch einer Schwangerschaftsscheibe (Gravidarium) bewährt. Gravidarien erlauben während der gesamten Schwangerschaft eine schnelle Bestimmung der Schwangerschaftswoche und enthalten häufig zusätzliche Informationen über Uterusgröße, Größe des Kindes etc., sodass eine unkomplizierte Orientierung ermöglicht wird.

Bestimmung mit Ultraschall. Eine Terminbestimmung durch Ultraschall ist am genauesten, wenn er früh in der Schwangerschaft durchgeführt wird. Etwa ab der 16. SSW gelten die Befunde als ungenau, da die Kinder dann entsprechend ihren individuellen Voraussetzungen wachsen. Schließlich kann das Geburtsgewicht von Baby zu Baby um ein Kilo schwanken.

Laut Mutterschaftsrichtlinien gehört eine möglichst exaktere Terminbestimmung zu den wesentlichen Effekten des ersten vorgesehenen Ultraschalls im ersten Drittel der Schwangerschaft (9.–11. Schwangerschaftswoche). Dies soll unter anderem dazu dienen, unnötige Geburtseinleitungen wegen vermeintlicher Überschreitung des Geburtstermins zu vermeiden. Wissen Sie Ihren vermutlichen Geburtstermin, können Sie besser planen, wann Sie wohl aufhören werden zu arbeiten oder Ihren Resturlaub nehmen möchten.

Kleines Mutterpass-Lexikon

Der Mutterpass ist Ihr Begleiter während der Schwangerschaft. In ihm werden alle wichtigen Informationen zusammengefasst. Er gehört Ihnen und Sie sollten ihn immer bei sich führen.

Die Art der Dokumentation kann von Arzt zu Arzt oder Hebamme zu Hebamme unterschiedlich sein. Der eine zeichnet vielleicht die Kindslage ein, die andere misst zu den schon aufgeführten Daten noch den Bauchumfang. Aber für Sie muss immer verständlich sein, was dort geschrieben steht. Fragen Sie, wenn Sie etwas nicht verstehen, nicht lesen können oder ein Befund Sie verunsichert. Die Form des Mutterpasses kann sich von Zeit zu Zeit ändern, denn die Kommission, die die Mutterschaftsrichtlinien festlegt, nimmt manchmal Veränderungen vor. Welche Erkrankungen der Mutter sind für diese Schwangerschaft relevant? Viel Forschung auf diesem Gebiet findet weltweit statt und soll sich in der Risikoeinschätzung widerspiegeln. Bewahren Sie Ihren Mutterpass auch nach der Geburt auf. Er gibt für weitere Schwangerschaften wichtige Hinweise. Und nicht zuletzt interessiert sich vielleicht in einigen Jahren Ihre Tochter oder Ihr Sohn für die Dokumentation Ihrer Schwangerschaft.

Einträge im Mutterpass	
Seiten 2–4	**bedeutet**
Serologische Untersuchungen	Blutuntersuchungen
Röteln-HAH-Test	Test auf vorhandenen Schutz vor Röteln
LSR	Nachweis der Geschlechtserkrankung Syphilis
HBs-Antigen	Suche nach ansteckender Lebererkrankung
Sectio	Kaiserschnitt
Abort	Fehlgeburt
Seite 5	
Gravida	Zahl der Schwangerschaften
Anamnese	Krankengeschichte
Para	Zahl der geborenen Kinder
Hypertonie	Bluthochdruck
genetisch	vererbbar
psychisch	seelisch
Seite 6	
Abusus	Missbrauch von Medikamenten, Nikotin, Alkohol oder Drogen
Placenta praevia	vor dem Ausgang der Gebärmutter liegender Mutterkuchen
Hydramnion	vermehrte Fruchtwassermenge
Oligohydramnie	verminderte Fruchtwassermenge

Einträge im Mutterpass	
Plazenta-Insuffizienz	Mutterkuchenunterfunktion
Eiweißausscheidung	Eiweiße werden im Urin nachgewiesen
Ödeme	Wasseransammlungen im Gewebe
Gestationsdiabetes	Schwangerschaftszucker
Einstellungsanomalien	Abweichungen der Kindslage
Seiten 7, 8	
Anti-D-Prophylaxe	Unterdrückung der Antikörperbildung bei Rhesus-negativen Müttern
SSW ggf. Korr.	Schwangerschaftswoche nach Korrektur
Fundus-Symphysenabstand	Abstand in Zentimeter vom Schambeinbogengelenk bis zum obersten Gebärmutterteil
Systol. RR	oberer Wert des gemessenen Blutdrucks
Diast. RR	unterer Wert des gemessenen Blutdrucks
Sediment	Untersuchung des Bodensatzes des Urins
Nitrit	Ausscheidungsprodukt von Bakterien
HB / Hämoglobin	roter Blutfarbstoff, wichtig zur Sauerstoffversorgung
Seiten 10, 11	
Screening	festgelegte Routineuntersuchung
Herzaktion	Herzschläge des Kindes nachweisbar
V. a.	Verdacht auf
dorsonuchales Ödem	kindliche Nackenfalte
Konsiliaruntersuchung	weiterführende Untersuchung durch einen zweiten Arzt
FS	Fruchtsackdurchmesser
SSL	kindliche Scheitel-Steiß-Länge
BPD	Abstand von Ohr zu Ohr
Plazentalok./-struktur	Lage und Struktur des Mutterkuchens
fetale Strukturen	kindliche Organe
Seite 15	
Epikrise	Abschlussbericht
ante partum	vor der Geburt
Geburtsmodus sp./S/vag.Op.	Art der Entbindung (sp: spontan, S: Kaiserschnitt, vag.Op.: Vakuum oder Zangenentbindung)
Kindslage SL/BEL/QL	Lage des Kindes bei der Geburt (SL: Schädellage, BEL: Beckenendlage,QL: Querlage)
Apgar	Verfahren zur Beurteilung der Zustandes der Neugeborenen nach 5 und 10 min nach der Geburt
ph-Wert	Säuregrad des kindlichen Blutes zur Beurteilung eines unter der Geburt eingetretenen Sauerstoffmangels
Nabelarterie	Ort der Abnahme aus der Nabelschnur
entl. am	entlassen am

Das erste Gespräch und Ihre Geschichte

Der gute Verlauf Ihrer Schwangerschaft hängt von vielen Faktoren ab. Einer davon ist, inwieweit Sie selbst besondere gesundheitliche oder psychosoziale Probleme haben oder ob in Ihrer Familie Krankheiten öfter vorkommen. Diese Informationen helfen Ihren Begleitern, einen Plan für die weitere Betreuung festzulegen. Deshalb kann es für Sie sinnvoll sein, sich auf folgende Themen vorzubereiten und vielleicht in der Familie nachzufragen:

- Ihre eigene medizinische Geschichte: An welchen Erkrankungen leiden Sie bzw. haben Sie gelitten? Nehmen Sie Medikamente? Sind Sie Allergikerin? Haben Sie psychische Erkrankungen? Als Beispiele möchte ich nennen Zuckerkrankheit, Bluthochdruck, Nierenerkrankungen oder auch Depressionen. Wenn Sie schon Kinder geboren haben, ist gut zu wissen, wie die früheren Geburten verlaufen sind, wie Sie diese empfunden haben, ob sie gestillt haben und wie es den Kindern geht. Und natürlich auch, wenn Sie ein Baby verloren haben, eine Schwangerschaft nicht ausgetragen haben, sollte dies hier zur Sprache kommen.

- Ihre Lebensgewohnheiten: Wie ernähren Sie sich? Rauchen Sie? Trinken Sie regelmäßig Alkohol? Reisen Sie viel ins Ausland?
- Ihre familiäre medizinische Geschichte: Gibt es in Ihrer Familie z. B. Gerinnungsstörungen oder Kinder mit (vererbten) Besonderheiten? Wäre der Besuch bei einem Humangenetiker sinnvoll?
- Ihr Umfeld: Wie ist Ihre soziale Situation? Sind Sie berufstätig? Haben Sie am Arbeitsplatz besondere Belastungen?
- Haben Sie in Ihrem Leben außergewöhnliche Unfälle, Gewalteinwirkungen o. Ä. erlebt?

Die Anamnese ist eine gute Gelegenheit für Sie, Ihre Wünsche, Fragen und Sorgen zu äußern oder auch erst zu formulieren. Immer wieder werden Sie im Laufe der Wochen bis zur Geburt darauf zurückkommen. Und auf der anderen Seite ist für Ihre Fachbegleiterinnen und Begleiter nötig, viel von Ihnen zu erfahren, um individuell mit Rat und Tat zur Seite stehen zu können. Und diese Gespräche sind eine hervorragende Möglichkeit, Vertrauen zu gewinnen.

Routineuntersuchungen

Zum Beginn eines jeden Vorsorgetermins in der Schwangerschaft gehört, dass Ihre Hebamme oder Ihr Frauenarzt sich zunächst nach Ihrem Befinden erkundigen. Wie fühlen Sie sich? Welche Beobachtungen haben Sie in der Zeit seit dem letzten Treffen gemacht. Haben Sie Beschwerden oder sind frühere Unannehmlichkeiten abgeflaut? Erst dann werden die Routineuntersuchungen durchgeführt. Dies erlaubt auch gleichzeitig, besonderes Augenmerk auf Ihre eigenen Beobachtungen wie geschwollene Beine am Abend oder Ähnliches

zu werfen. Um zu sehen, wie Ihr Körper auf die Schwangerschaft reagiert, werden regelmäßig drei Dinge kontrolliert: das Körpergewicht, der Blutdruck und der Urin. Aus diesen drei Parametern lassen sich wichtige Rückschlüsse auf den Verlauf der Schwangerschaft ziehen.

Das Körpergewicht

Die Gewichtszunahme einer Schwangeren ist sehr unterschiedlich. Auch ihrer Bedeutung wird von Frauenarzt zu Frauenarzt oder von Hebamme zu Hebamme unterschiedlich Bedeutung beigemessen. In meinen Augen sollte Ihr Gewicht in Ihrem Schwangerschaftsempfinden nur eine untergeordnete Rolle spielen. Sie können sich am sogenannten Body-Mass-Index (BMI) orientieren, den Sie auch ganz leicht selber ausrechnen können:

$$BMI = \frac{\text{Körpergewicht in kg}}{(\text{Körpergröße in m})^2}$$

Wünschenswert ist eine langsame, stetige Gewichtszunahme während der gesamten Schwangerschaft. Manchmal kommt es zu Beginn der Schwangerschaft sogar zu einer Gewichtsabnahme, besonders wenn Sie unter Übelkeit leiden und gar nichts bei sich behalten. Dies wird sich im Verlauf der Schwangerschaft geben. Aber gefährlich ist es, wenn Sie von einer Woche zur anderen überdurchschnittlich viel zunehmen und zwar durch Wassereinlagerung in den Beinen, Füßen, Armen, Händen und dem Gesicht. Dies gilt als Hinweis, dass Ihre Nieren mit der Mehrarbeit durch die Schwangerschaft Probleme bekommen und dass Ihr Herz-Kreislauf-System überfordert ist. Hier muss nach Ursachen gesucht werden.

Wie hoch darf die Gewichtszunahme sein?

Anhand der Werte in der Tabelle können Sie erkennen, ob Sie als über-, unter- oder normalgewichtig gelten und wie viel Gewicht Sie dementsprechend zunehmen dürfen.

Je mehr Sie vor der Schwangerschaft gewogen haben, desto weniger sollten Sie zunehmen. Frauen, die vor der Schwangerschaft sehr bewusst gelebt haben und ihr Idealgewicht oder sogar weniger hatten, können gerne mehr zunehmen. Sie müssen quasi erst mal ihr Normalgewicht erreichen und nehmen dann die Schwangerschaftspfunde zu. Dies kann am

Empfohlene Gewichtszunahme in Abhängigkeit des BMI

Body-Mass-Index (kg/m²)	empfohlene Gewichtszunahme (kg)
unter 16 (untergewichtig)	12,5–18
16–26 (normalgewichtig)	11,5–16
27–30 (übergewichtig)	7–11,5
über 30 (fettleibig)	unter 7

Ende eine Gewichtszunahme von ca. 20 kg bedeuten. Frauen dagegen, die schon vor der Schwangerschaft eher am oberen Limit ihres Normalgewichts lagen oder vielleicht sogar darüber, werden meist weniger zunehmen, ca. 7–9 kg. Ein zügelloses „In-sich-Hineinstopfen" von Schokolade, Chips und stark gesüßten Getränken ist in keinem Fall ratsam.

Problem Übergewicht?

Mit einem Body-Maß-Index über 27 steigt die Häufigkeit von Schwangerschaftsdiabetes. Das Herz-Kreislauf-System muss ganze Arbeit leisten, sodass Ihnen vielleicht die Puste schon etwas früher ausgeht. Und auch die Rate von Geburtskomplikationen steigt bei deutlich übergewichtigen Frauen an. Wenn Sie übergewichtig sind, rate ich Ihnen:

- Lassen Sie sich von einer Ernährungsberaterin helfen, damit Sie Ihre Gewichtszunahme im Rahmen halten.
- Bewegen Sie sich. Besonders geeignet ist Schwimmen, denn es ermöglicht Ihnen eine gute körperliche Betätigung, die gelenkschonend ist und gleichzeitig Ihren Stoffwechsel anregt.
- Lassen Sie sich von Ihrer Hebamme Tipps geben, wie Sie Ihren Körper gut unterstützen können und sich wohlfühlen, auch wenn Ihr Gewicht Ihnen das Leben schwer zu machen droht.
- Ein Zuckertest ist laut Mutterschaftsrichtlinien in jedem Fall dringend empfohlen.

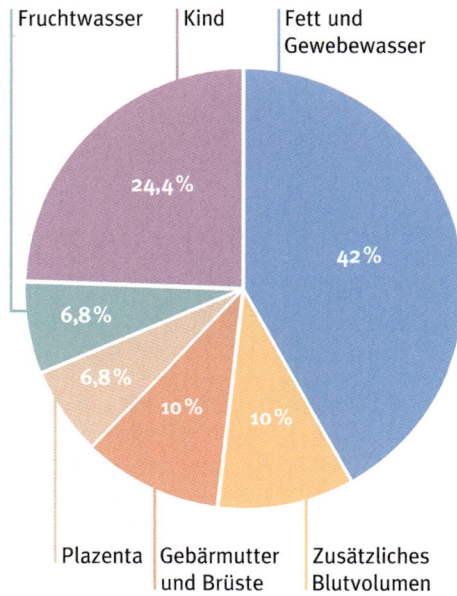

Fruchtwasser | Kind | Fett und Gewebewasser

24,4%

42%

6,8%

6,8%

10%

10%

Plazenta | Gebärmutter und Brüste | Zusätzliches Blutvolumen

◄ **Die Gewichtszunahme am Ende der Schwangerschaft setzt sich aus dem Gewicht des Babys, der Plazenta, dem Fruchtwasser und der eigenen Gewichtszunahme zusammen.**

- Bitte nehmen Sie sich nicht ausgerechnet jetzt eine Diät vor. Das würde Ihnen und Ihrem Baby schaden.

Der Blutdruck

Das Messen des Blutdrucks gehört ebenso wie das Wiegen zu jeder Vorsorgeuntersuchung. Er gibt einen wichtigen Hinweis, wie Ihr Körper mit der Schwangerschaft zurechtkommt. Der Blutdruck soll immer an demselben Arm gemessen werden und nicht sofort, wenn Sie, vielleicht in Hektik, in der Praxis ankommen.

Der Blutdruck eines gesunden Erwachsenen ist normalen Schwankungen unterlegen, abhängig von z. B. Alter, Konstitution, Psyche, Tätigkeitszustand des Organismus und von der Umwelt. Weitere beeinflussende Faktoren sind die Zahl der vorausgegangenen Schwangerschaften, die Tageszeit (morgens eher niedriger als am Abend), das Ausmaß der Bewegung (z. B. Treppensteigen), Ihr Gefühlszustand (be-

sondere Aufregung z. B. beim 1. Termin!) und ihre Körperhaltung während der Messung. Die ermittelten Blutdruckwerte fallen in der Praxis oder wenn eine fremde Person misst, mitunter höher aus, als wenn Sie diese zu Hause allein messen. Deshalb kann in einem solchen Fall auch erwogen werden, dass Sie die Blutdruckkontrollen zu Hause selbst vornehmen.

Physiologische Veränderungen des Blutdrucks in der Schwangerschaft werden in der Schwangerschaft durch die hormonellen Umstellungen im Körper beeinflusst.

Achten Sie selber darauf, dass
- die Messung erst nach einer Ruhepause von mind. 10 Min. durchgeführt wird,
- die Messung in sitzender oder halbsitzender Position durchgeführt wird,
- der zu messende Arm sich auf Herzhöhe befindet (Seitenlage und Messung am obenliegenden Arm führt zu falsch niedrigen Werten),
- falls zwei Messungen erforderlich sind, der Durchschnittswert beider Messungen genommen wird und nicht nur der niedrigere (um zu vermeiden, dass der Grenzwert gemieden wird) und dass
- bei emotioneller Blutdrucksteigerung (z. B. Frauenarztbesuch, allgemein aufregender Besuch, Treppe steigen) eine Nachkontrolle erst nach ca. 15–30 Min. vorgenommen wird.

Was bedeuten die Werte?
Normalwerte in der Schwangerschaft:
- systolischer (erster) Wert von 100 bis 140 mmHg
- diastolischer (zweiter) Wert von 60 bis 90 mmHg

Hypertonie. Hierunter versteht man einen Blutdruckwert von über 145 im oberen Wert und 95 beim unteren Wert. Tritt dieser nach weiteren Kontrollen in engen Zeitabständen immer wieder auf, so ergibt sich daraus ein Hinweis auf eine schwangerschaftbedingte Erkrankung, der sogenannten Gestose oder Präeklampsie (siehe S. 100). Diese Erkrankung ist für Mutter und Kind gleichermaßen gefährlich. Frauen, die schon vor der Schwangerschaft an Bluthochdruck leiden, müssen medikamentös eingestellt werden. Dies kann nun auch bedeuten, dass Sie Ihre gewohnten Medikamente wechseln müssen, denn nicht alle Blutdruckpräparate können unbedenklich in der Schwangerschaft genommen werden. Bitte sprechen Sie Ihren Facharzt darauf an.

Hypotonie. Eine Hypotonie liegt vor, wenn der 1. Wert dauernd unter 100 mm Hg und der 2. Wert unter 60 mm Hg liegt. In der Schwangerschaft tritt eine hypotonische Regulationsstörung oft im ersten Drittel (Trimenon), der sog. Anpassungsphase, auf. Da der Blutdruck zu Beginn der Schwangerschaft häufig aufgrund des abnehmenden Gefäßwiderstandes sinkt, um sich dann später zu stabilisieren, ist eine in der Frühschwangerschaft auftretende Hypotonie häufig nur zeitlich begrenzt. Haben Sie einen niedrigen Blutdruck, müssen Sie darauf achten, nach längerem Sitzen oder Liegen nicht zu schnell aufzustehen und langes Stehen vermeiden. Sonst könnte es passieren, dass Sie sich plötzlich auf der Erde wiederfinden. Eine unangenehme Sache, aber nicht lebensbedrohlich.

Urinuntersuchungen

Die Untersuchung des Urins ist die dritte wichtige Untersuchung, die Aufschluss über Ihre Gesundheit gibt. Routinemäßig wird bei jeder Schwangerenvorsorge der Urin auf Eiweiß, Zucker, Nitrit und Leukozyten (weiße Blutkörperchen) untersucht. Diese Werte geben Hinweise auf eine Präeklampsie (Eiweiß), auf einen Schwangerschaftsdiabetes (Zucker) oder eine Entzündung der Harnwege (Leukozyten und Nitrit).

Fallen einer oder mehrere Werte aus dem Rahmen, so müssen weitere Untersuchungen, wie z. B. eine genaue Messung der Eiweißausscheidung, ein Zuckertest oder das Anlegen einer Urinkultur, Klarheit über eventuelle Erkrankungen bringen.

Ihre Hebamme oder Ihr Frauenarzt wird Sie bitten, etwas Urin abzugeben. Dabei sollten Sie darauf achten, dass Sie Mittelstrahlurin abgeben. Geben Sie zuerst eine kleine Urinmenge in die Toilette ab, erst dann fangen Sie den Urin im Becher auf. Optimal ist eine Menge von 20–30 ml, was einem halb vollen Becher entspricht. Der Nachweis der Substanzen erfolgt einfach durch das Hineintauchen von Teststreifen. Ergeben sich hier Besonderheiten, wird entweder zu einem späteren Zeitpunkt

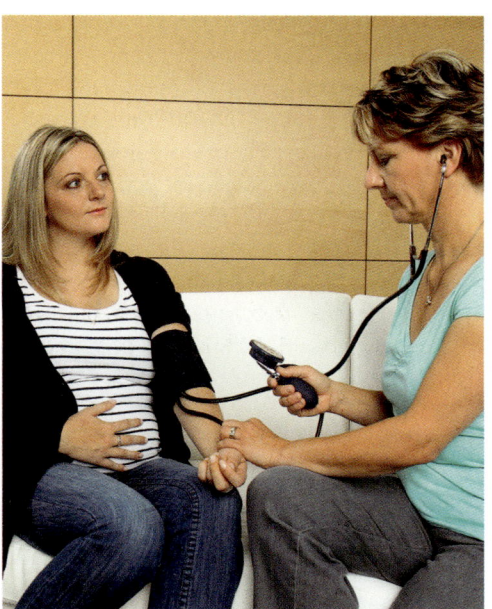

◀ **Die Kontrolle Ihres Blutdrucks ist sehr wichtig.**

Urin mithilfe eines Katheters entnommen oder Sie werden gebeten, Urin über 24 Stunden zu sammeln.

Rückschlüsse auf Schwangerschaftserkrankungen

Präeklampsie. Ergibt sich aus diesen drei Untersuchungen, dass Sie sowohl starke Wassereinlagerungen als auch einen erhöhten Blutdruck haben und nicht zuletzt Eiweiß im Urin ausscheiden, ist dies Zeichen einer beginnenden Präeklampsie, einer schwangerschaftsbedingten Erkrankung. Man geht davon aus, dass es sich hierbei um eine Autoimmunreaktion des mütterlichen Organismus auf das kindliche Fremdeiweiß handelt. Es müssen auch nicht immer alle drei Parameter verändert sein.

HELLP-Syndrom. Sind auch die Leber und die Blutgerinnung an dieser Erkrankung beteiligt, dem sogenannten HELLP-Syndrom, zieht dies in der Regel immer einen sofortigen ärztlichen Eingriff nach sich. HELLP steht für H = Anämie, EL = erhöhte Leberenzyme, LP = verringerte Blutblättchen, damit eine sehr eingeschränkte Blutgerinnung. Die Reihenfolge, in der diese Erkrankungsanzeichen auftreten, kann sehr unterschiedlich sein. Der Volksmund bezeichnete diese Schwangerschaftserkrankung früher als „Schwangerschaftsvergiftung".

Die Harnwegsinfektion gehört zu den häufigsten Komplikationen in der Schwangerschaft. Das Vorliegen einer Infektion erhöht weiterhin das Risiko einer Frühgeburt und eines niedrigeren Geburtsgewichts, wobei nicht geklärt ist, wieso das so ist. Aus allen diesen Gründen wird eine Untersuchung auf Infektionen der Harnwege mittels Urinkultur möglichst beim ersten Vorsorgetermin empfohlen. Ein Harnweginfekt muss nicht immer schmerzhaft sein.

Schwangerschaftsdiabetes. Wird im Urin Zucker nachgewiesen und kommen auch noch mehr Hinweise hinzu, wie ein BMI > 27 (siehe S. 97), Diabetes in der Familie oder in vorausgegangenen Schwangerschaften, müssen Sie einen Test auf Schwangerschaftsdiabetes (oGTT 50 mg) machen lassen. Dies heißt, Sie gehen morgens nüchtern zum Frauenarzt. Dort nimmt man Ihnen Blut ab und bestimmt den Nüchternzucker (der Wert sollte etwa bei 90 mg/dl liegen). Dann müssen Sie einen Zuckersaft trinken und die Blutabnahmen werden nach einer (< 160 mg/dl) und nach zwei Stunden (< 145 mg/dl) wiederholt. Ein nicht bekannter Diabetes in der Schwangerschaft kann für Mutter und Kind gesundheitliche Folgen haben. Inwiefern Sie nur Diät einhalten müssen oder vorübergehend mit Insulin behandelt werden müssen, hängt von der Ausprägung des Diabetes ab. Meist bildet er sich im Wochenbett wieder vollständig zurück.

Vaginale Untersuchung

Die körperliche Untersuchung beginnt mit Abtasten des Bauches und Hören der Herztöne. In Deutschland gehört zur ärztlichen Schwangerenvorsorge eine vaginale Untersuchung, um die Beschaffenheit des Gebärmutterhalses und des Muttermundes zu beurteilen. Inwieweit dies aber auch einen Vorteil für den Schwangerschaftsverlauf hat, ist nicht eindeutig geklärt. Hebammen führen aus diesem Grund keine routinemäßige vaginale Untersuchung durch. Es gibt aber durchaus Gründe, eine Untersuchung durch die Scheide vorzunehmen:

- Sie haben Schmerzen.
- Sie spüren leichte Wehen.
- Die Hebamme möchte sehen, ob die Geburt schon im Gange ist.
- Die Hebamme möchte den Höhenstand des vorangehenden Teils untersuchen, um zu klären, was Sie bei einem eventuellen Blasensprung unternehmen müssen.

FRAGEN AN DIE HEBAMME

Ursula, 26. Woche

„Bei mir wurde ein Schwangerschaftsdiabetes festgestellt. Was bedeutet das für mich und mein Baby? Bleibe ich jetzt mein Leben lang zuckerkrank?"

„Frauen, die in der Schwangerschaft einen Diabetes entwickeln, haben ein erhöhtes Risiko, an Diabetes Typ II, dem sogenannten „Altersdiabetes" zu erkranken. Auch wenn sich im Wochenbett Ihre Zuckerwerte wieder völlig normalisiert haben, sollten Sie unbedingt ca. alle 5 Jahre einen Zuckertest bei Ihrem Hausarzt machen lassen. Für Ihr Baby bedeutet die Zuckererkrankung, dass die kindliche Bauchspeicheldrüse der Mutter helfen muss, den Insulinspiegel stabil zu halten. Folge ist eine Überforderung des kindlichen Organismus. Ihr Kind nimmt stark an Gewicht zu, aber die Entwicklung der inneren Organe ist verlangsamt. Ihr Kind kommt unreif zur Welt und leidet unter Anpassungsstörungen und Unterzuckerung, da seine Bauchspeicheldrüse an einen falschen Zuckerstoffwechsel gewöhnt ist. Sind aber die mütterlichen Zuckerwerte gut eingestellt, kann sich auch Ihr Kind normal entwickeln und wird kaum Probleme nach der Geburt haben. In jedem Fall werden Babys von Müttern mit Schwangerschaftsdiabetes in den ersten 48 Stunden nach der Geburt gesondert auf ihren Blutzuckerspiegel überwacht. Ist eine Diabeteserkrankung schon vor der Schwangerschaft bekannt, müssen Sie von Ihrem Facharzt gut betreut werden und können, dank der modernen Medizin, Ihre Schwangerschaft genießen."

Cardiotokograph (CTG)

Das im Volksmund als Wehenschreiber bekannte Gerät leitet per Ultraschall die Herztöne des Kindes ab und zeichnet die Aktivität der Gebärmuttermuskulatur auf. Es dient in erster Linie dazu, die Versorgung des Kindes dank des Mutterkuchens und der Nabelschnur zu beobachten und das Wohlbefinden des Kindes während der Wehen zu beurteilen. In der Schwangerenvorsorge kommt der CTG erst spät zum Einsatz. Interessant wird die Herztonkurve Ihres Kindes dann, wenn bei einer eventuell vorzeitig nötigen Geburt Ihr Kind auch sicher lebensfähig ist, also nicht weit vor der 28. Schwangerschaftswoche. Wann Ihr Frauenarzt das erste Mal diese Möglichkeit der Herztonüberwachung wählt, ist unterschiedlich. Klagen Sie über Kontraktionen, kann eine Ableitung der Gebärmutteraktivität schon früh sinnvoll sein. Fühlen Sie sich dagegen wohl und ergibt der Tastbefund keine Besonderheit, kann es auch bis zur 32. oder 33. Woche dauern, bis das erste Mal ein CTG abgeleitet wird.

Es gibt in der Wissenschaft keine einheitliche Meinung über die Dauer oder Häufigkeit von CTG-Untersuchungen bei gesunden Schwangeren. Ein routinemäßiger Einsatz des Wehenschreibers bei gesunden Schwangeren ist vor der 36. Schwangerschaftswoche nicht zwingend notwendig. Es handelt sich immer nur um eine Momentaufnahme. Mütterliche oder kindliche Bewegungen, kindliche Schlafphasen, die Einnahme von Medikamenten, Rauchen sowie das Schwangerschaftsalter beeinflussen das kindliche Herztonmuster. Eine fälschlicherweise als Gefährdung interpretierte Herztonkurve führt zu Stress und weiteren

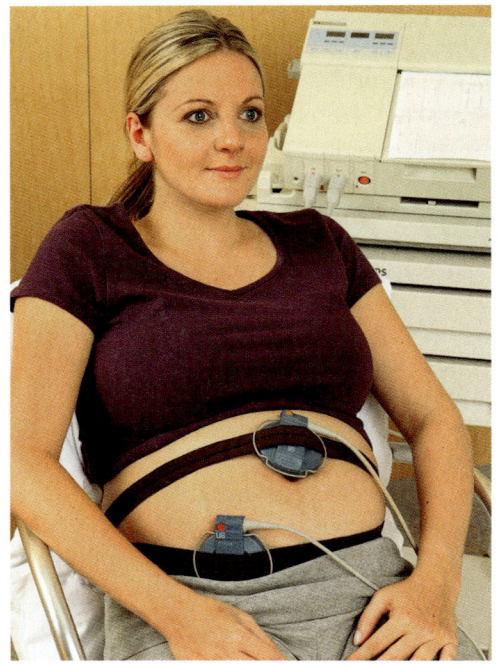

Untersuchungen, die für Sie belastend sein können. Eine übersehene Gefährdung birgt große Gefahren für Ihr Kind. Folgende Faktoren müssen bei der Beurteilung des CTG berücksichtigt werden:

Schwangerschaftsalter. Kindliche Herzfrequenz (FHF) und Kindsbewegungen sind von der kindlichen Reife abhängig. Die Häufigkeit der Ausschläge nimmt nach der 34. SSW zu. Die Schwankungen der Schläge/Minute (Oszillationsamplitude) sind vor der 28. SSW zu niedrig, sodass sie erst danach berücksichtigt werden können.

Lage der Mutter während der Kontrolle. Befindet sie sich in Rückenlage, können aufgrund einer Vena-cava-Kompression schwerwiegende Kreislaufprobleme auftreten. Vena-cava-Kompression bedeutet, dass die Last von Kind, Fruchtwasser und Gebärmutter auf die große Hohlvene (Vena cava) drücken, die das verbrauchte Blut aus Beinen und Becken in

◀ Planen Sie genügend Zeit für das CTG ein.

Richtung Herz transportiert. Blut sammelt sich in den Beinen und fehlt im Restkörper. Es entsteht eine eingeschränkte Sauerstoffversorgung beim Kind, die sich durch ein Absinken der Herztöne bemerkbar macht.

Verabreichte Medikamente. Medikamente, die auf den ganzen Körper wirken, dämpfen das Herz-Kreislauf-System und verringern die Ausschläge des CTG nach oben und unten.

Aktivitätsphasen des Kindes. In der Ruhephase des Kindes (Schlaf) ist im CTG eine konstante Grundlinie mit geringer Bandbreite der Herztonfrequenz zu erkennen. Sporadisch auftretende Herztonbeschleunigungen sind mit den Kindsbewegungen verbunden.

Korrektes Anlegen der Schallköpfe. Damit nicht die Pulsation der mütterlichen Uterus- oder Beckenarterie aufgezeichnet wird, ist eine Pulskontrolle als Vergleich nötig.

Gründe zur erstmaligen CTG ab 28. SSW

Es kann durchaus Gründe geben, schon zu einem früheren Zeitpunkt eine CTG-Kontrolle durchzuführen. Diese können sein:
- in der 26. und 27. SSW: drohende Frühgeburt
- ab der 28. SSW: Unregelmäßigkeiten beim Abhören der Herztöne
- Verdacht auf vorzeitige Wehentätigkeit

Gründe zur CTG-Wiederholung können sein:
- anhaltende hohe Herzfrequenz (über 160 Schläge/Min.)
- zu langsamer Herzschlag (unter 100/Min.)
- plötzliches Abfallen der Herztöne, die sich aber wieder erholen
- wenige Ausschlagsänderungen (fast ein Strich)

- unklarer CTG-Befund bei Verdacht auf vor-
  zeitige Wehentätigkeit
- Mehrlinge
- nach einem toten Kind bei einer vorausge-
  gangenen Schwangerschaft
- Verdacht auf eine Mangelversorgung des
  Kindes durch den Mutterkuchen
- Verdacht auf Übertragung
- Blutungen
- medikamentöse Wehenhemmung

Sollten Sie mit vorzeitigen Wehen Bettruhe
einhalten müssen, aber zu Hause bleiben können, um einen Krankenhausaufenthalt zu vermeiden, kann es von Fall zu Fall sinnvoll sein,
die Wehentätigkeit zu kontrollieren. Um Ihnen
den Weg in die Praxis zu ersparen, kann die
Hebamme in Absprache die Kontrolle bei Ihnen zu Hause durchführen. In dieser Situation
liegt eine Risikoschwangerschaft vor und die
Hebamme begleitet neben dem behandelnden
Frauenarzt Ihre Schwangerschaft.

Eine CTG-Kontrolle zeigt das Befinden des
Kindes nur über den abgeleiteten Zeitraum
auf. Dies muss Ihnen klar sein. Daher ist es
wichtig, dass Sie die Kindsbewegungen weiter
beobachten und sich ggf. bei Auffälligkeiten
beim Frauenarzt oder in der Klinik ihrer Wahl
vorstellen. Nach erfolgter CTG-Kontrolle sollte
das Ergebnis mit Ihnen besprochen und Besonderheiten erklärt werden.

Ultraschalluntersuchungen

Der Ultraschall ist heutzutage das Mittel, sich
dem Kind visuell zu nähern, bevor es das Licht
dieser Welt erblickt. Kaum eine Schwangere
wird darauf verzichten wollen. Für viele ist es
ein wichtiger Moment, wenn sie ihr Kind zum
ersten Mal sehen und manche Schwangere
hat erst jetzt die Gewissheit „Ich bin wirklich
schwanger". Ihr Partner und die Geschwister
nehmen gerne die Gelegenheit wahr, sich mit
dem neuen Familienmitglied vertraut zu machen. Dies geht bis zum „Babywatching", einer
Ultraschalldarstellung in 3-D-Format und Vi-
deoaufnahme des sich bewegenden Fetus.

Aber Ultraschall ist nicht nur „Babyfernse-
hen". Es geht dabei auch um die Suche nach
Auffälligkeiten, deren Feststellung unter Umständen weitreichende Konsequenzen haben
kann. Deshalb ist es sinnvoll, wenn Sie zur
Ultraschalluntersuchung Ihren Partner oder
eine Freundin mitnehmen. Freude, aber auch
Sorgen, lassen sich so teilen. Bestimmte Auffälligkeiten können Hinweise auf Fehlbildungen geben. In diesem Fall wird Ihnen weitere
Diagnostik empfohlen, die allerdings immer
auch mit dem Risiko einer Fehlgeburt verbunden ist.

Beim Ultraschall werden von einem Schallkopf Schallwellen ausgesendet. Diese werden
in Gewebeschichten unterschiedlich stark
reflektiert und gestreut. Aus den reflektier-
ten Signalen kann die untersuchte Struktur
rekonstruiert und auf dem Monitor in ein Bild
umgesetzt werden. Die Untersuchungen können über die Bauchdecke oder in den ersten
drei Monaten durch die Scheide durchgeführt
werden. Dazu wird ein länglicher Schallkopf
mit einer Plastikhülle überzogen und mit
(angewärmtem) Kontaktgel bestrichen. Diese
Untersuchung wird ausschließlich von Ärzten
durchgeführt.

Ziel der Untersuchungen

Innerhalb der Pränataldiagnostik nimmt der
Ultraschall eine Zwischenstellung ein, da die

Untersuchungen sowohl der Überwachung der Gesundheit der Schwangerschaft dienen als auch für Screeninguntersuchungen des Ungeborenen eingesetzt werden. In der ärztlichen Praxis werden die beiden Zielrichtungen meist nicht voneinander abgegrenzt. Diese Untersuchungen dienen:

- zur Feststellung der Schwangerschaft und zur Bestimmung des Schwangerschaftsstadiums/Geburtstermins
- zum Ausschluss einer Eileiter- oder Bauchhöhlenschwangerschaft
- zum Erkennen von Mehrlingen zur Wachstumskontrolle des Ungeborenen
- zur Kontrolle der kindlichen Herztätigkeit
- zur Kontrolle der Entwicklung von Kind und Mutterkuchen
- zur Bestimmung der Lage des Kindes und des Mutterkuchens
- zur Messung der Blutversorgung von Mutterkuchen und Ungeborenem (Dopplersonografie), z.B. zur Abklärung einer frühzeitigen Geburtseinleitung bei einer Mangelversorgung

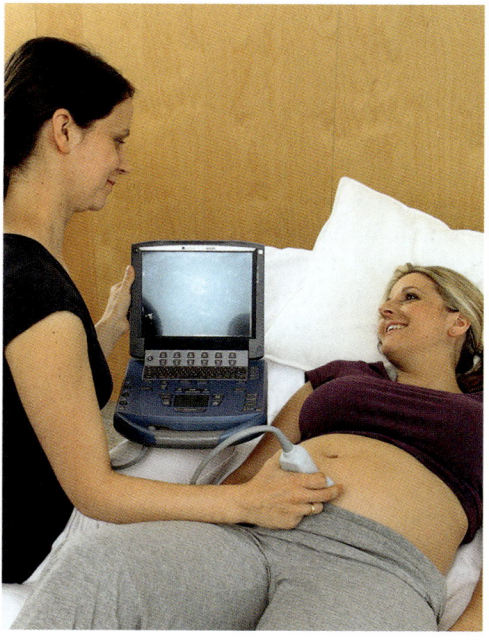

Als Basis pränataler Diagnostik wird Ultraschall bei der Suche nach Fehlbildungen eingesetzt (siehe S. 122):

- zur Messung der Nackentransparenz (als Hinweis auf genetisch bedingte Fehlbildungen)
- zur Vorbereitung und Überwachung invasiver Diagnostik
- zur Aussage über die Entwicklung und Funktion von Organen, über die Körperform des Ungeborenen (Wirbelsäule, Kopf, Gliedmaßen, Rumpf) als Hinweis auf genetische Erkrankungen oder Neuralrohrdefekte

Die Untersuchungen im Einzelnen

Über die Häufigkeit und Dauer von sinnvollerweise durchzuführenden Untersuchungen an gesunden Schwangeren gibt es keine Einigkeit in wissenschaftlichen Kreisen. Die zurzeit in Deutschland geltenden Mutterschaftsrichtlinien sehen drei routinemäßige Ultraschalluntersuchungen in der 9.–12., 19.–22. und 29.–32. Schwangerschaftswoche bei allen Schwangeren vor. Jede der drei Untersuchungen betrifft bestimmte Parameter, die dem Alter der Schwangerschaft entsprechend beurteilt werden bzw. nur zu diesem Zeitpunkt aussagekräftig sind.

Der erste Ultraschall: 9.–12. SSW

Bei dieser Untersuchung stehen die Bestimmung des Geburtstermins und die Messung der Frucht im Vordergrund. Sind es Mehrlinge? Und hat sich Ihr Kind gut in der Gebärmutter eingenistet? Die Herzaktion ist schon sichtbar.

Ihr Frauenarzt wird sich sehr genau alle Strukturen Ihres Kindes betrachten, die jetzt schon sichtbar sind, und Ihnen bei Auffälligkeiten

◀ Ein Blick aufs Baby.

weitere Untersuchungen empfehlen. Sowohl die Eihöhle als auch der Embryo werden ausgemessen. Falls es bei Ihnen ein Risiko für chromosomale Veränderungen bei Ihrem Kind geben sollte, erfolgt jetzt der Ersttrimester-Test, bei dem schon zu diesem Zeitpunkt die Dicke der Nackenfalte ausgemessen wird (siehe S. 127).

Der zweite und wichtigste Ultraschall: 19.–22. SSW

Diese Untersuchung wird auch als Fehlbildungsultraschall oder auch als Herz- und Organschall bezeichnet. Im Mittelpunkt der Diagnostik in der 19.–22. Woche stehen Wachstumsstörungen des Babys, das Größenverhältnis von Kopf, Rumpf und Armen und Beinen (Extremitäten) zueinander, die Körperoberfläche (z. B. Bauchwand- oder Neuralrohrdefekte) und alle inneren Organe (u. a.: Herzkammern und -klappen, Nabelschnurgefäße, Nierenbecken). Dabei wird insbesondere auf sichtbare Hinweiszeichen auf Chromosomenanomalien geachtet, die mit Auffälligkeiten der Körperform und der Organe einhergehen. Auch eine von der Norm abweichende Fruchtwassermenge kann ein Hinweis auf Fehlbildungen sein. Der Sitz des Mutterkuchens wird beurteilt. Er darf den Muttermund nicht verlegen, da damit die Geburt erschwert würde. Ergeben sich bei diesem Screening Auffälligkeiten, erfolgt eine Überweisung an ein Zentrum für Pränataldiagnostik, wo weitere Untersuchungen vorgenommen werden.

Der dritte routinemäßige Ultraschall: 29.–32. Woche

Jetzt geht es hauptsächlich um die kindliche Wachstumskontrolle, Bestimmung der Haftfläche des Mutterkuchens und Durchblutung, Lagebestimmung des Kindes sowie eine erneute Beurteilung von Fruchtwassermenge, Organen und Extremitäten. Sollen Sie das Geschlecht Ihres Kindes wissen wollen, fragen Sie jetzt nach.

Ultraschall in der Diskussion

Über den Sinn und Zweck der Ultraschalluntersuchung wird immer wieder kontrovers diskutiert. Dabei ist dieses Thema hochemotional besetzt. In der Regel gehört er zu der Erstuntersuchung, wenn die Schwangerschaft festgestellt wird. Sie sehen die Fruchthöhle, vielleicht auch schon die ersten Herzschläge Ihres Babys. Viele Ärztinnen und Ärzte betonen die positive, beziehungsstiftende Wirkung des Ultraschalls, besonders für die werdenden Väter. Dabei ist Ihnen als werdenden Eltern oft nicht bewusst, dass Ultraschall pränatale Diagnostik darstellt und der Einstieg für alle weiteren Verfahren sein kann. Umfassende Aufklärung auch vor jeder Ultraschalluntersuchung ist daher Grundlage einer informierten Zustimmung. Natürlich kann der Ultraschall für Eltern, die bereits ein krankes oder behindertes Kind haben, eine außerordentliche Hilfe bedeuten, um aufzuzeigen, dass ihr Kind in der bestehenden Schwangerschaft nicht den gleichen Defekt hat. Oder wenn Sie schon eine glücklose Schwangerschaft erlebt haben, bestätigt Ihnen der Ultraschall, dass dieses Mal alles gut ist. Was im Einzelfall genau richtig ist, kann im Gießkannenprinzip negative Auswirkungen haben.

Inwieweit der Ultraschall für das Kind eine Beeinträchtigung bedeutet, ist bis heute wissenschaftlich nicht eindeutig geklärt. Und auch über die Qualität der benutzten Geräte und die Ausbildung und Erfahrung des untersuchenden Frauenarztes gibt es keine standardisierten Vorschriften. So werden mitunter belastende Auffälligkeiten festgestellt, die allein durch die mangelnde Qualität der Untersuchung entstanden sind. Empfehlenswert ist auf daher auf jeden Fall, die Anzahl und die Dauer der Untersuchungen auf ein Minimum zu reduzieren. Besonders beim Nutzen des Ultraschalls in der 30. Schwangerschaftswoche ist die Forschung über Vor-und Nachteile un-

FRAGEN AN DIE HEBAMME

Julia, 24. Woche

„Ich habe gehört, mein Kind bekommt eine Ultraschalluntersuchung mit. Kann es dadurch Schaden erleiden?"

„Bisher sind keine Gefährdungen für das Kind im Mutterleib nachgewiesen worden. Wenn Sie aber unsicher sind, fragen Sie Ihren Frauenarzt oder Ihre Hebamme. Bedenken Sie auch, dass eine Ultraschalluntersuchung eine pränatale Diagnostik darstellt und der Einstieg für weitere Untersuchungen sein kann. Eine ausführliche Beratung sollte vor jeder Untersuchung stattfinden. Sie müssen diese Untersuchungen nicht durchführen lassen. Sie haben ein Recht auf „Nichtwissen". Es ist Ihre eigene Entscheidung! Nehmen Sie auf jeden Fall die Angebote der Betreuung durch einen Frauenarzt oder eine Hebamme wahr und wählen Sie die Entscheidungen, die Sie für sich und für Ihr Kind verantworten können."

eins. Daher ist es gut, wenn Sie und Ihr Partner sich vor der Untersuchung ausführlich über die Notwendigkeit der Untersuchung beraten lassen.

In anderen europäischen Ländern (z. B. Schweden und Holland) werden weniger oder keine routinemäßigen Ultraschalluntersuchungen durchgeführt. Die Zahl der problematischen Schwangerschaften oder kranken Neugeborenen ist in diesen Ländern aber keinesfalls höher. Die Zahl der Komplikationen bleibt gleich, unabhängig davon, ob der Ultraschall routinemäßig oder aufgrund einer speziellen Indikation durchgeführt wurde.

Wenn Sie die Schwangerenvorsorge bei einer Hebamme in Anspruch nehmen, wird sie Sie an eine Gynäkologin oder Gynäkologen, der die Ultraschalluntersuchung durchführt, in ihrer Nähe übergeben. Der Frauenarzt ist zur Durchführung der Ultraschalluntersuchung verpflichtet, auch wenn Sie ansonsten einer Hebamme den Vorzug geben. Allerdings muss man hinzufügen, dass kein verantwortungsvoller Frauenarzt sich auf die Ultraschalluntersuchung beschränken wird, da er zur Beurteilung der Ultraschallbilder einen Gesamteindruck vom Verlauf der Schwangerschaft benötigt. Eine enge Zusammenarbeit von Hebamme und Frauenarzt ist hier geboten.

Blutuntersuchungen

Im Rahmen der Schwangerenvorsorgeuntersuchung wird Ihnen (meist bei der ersten Vorsorgeuntersuchung) Blut abgenommen, um verschiedene Dinge zu bestimmen:

- Eisen und Hämoglobin
- Blutgruppe und Rhesus-Faktor
- Antikörper gegen Röteln

Besonders die Bestimmung der Blutgruppe ist eine eventuell lebensrettende Maßnahme.

Diese Blutabnahme kann durch Ihren Frauenarzt oder auch Ihre Hebamme erfolgen. Beide schicken die Blutproben an ein Labor, wo die eigentlichen Bestimmungen der Werte erfolgen. Die Abrechnung der Kosten erfolgt in beiden Fällen (Arzt bzw. Hebamme) über die Krankenkasse. Die Ergebnisse werden im Mutterpass festgehalten. Die Blutuntersuchungen werden im Laufe der Schwangerschaft in der Regel einmal wiederholt.

Eisenwert im Blut – Hämoglobin-Bestimmung

Die Zusammensetzung der Bestandteile im Blut ändert sich schwangerschaftsbedingt. Dies spiegelt auch der Anteil des roten Blutfarbstoffes (Hämoglobin) wider. Dieses Hämoglobin ist im Körper für den Sauerstofftransport notwendig. Da auch die Entwicklung ihres Kindes von der Sauerstoffversorgung über die Plazenta abhängt, wird der Hämoglobingehalt Ihres Blutes regelmäßig überprüft. Orientieren Sie sich an folgenden Werten:

- Sind Sie nicht schwanger, liegt der Hämoglobingehalte (Hb-Wert) bei ca. 14 g/dl.
- Während der Schwangerschaft sinkt dieser Wert bis 11,0 g/dl oder niedriger.

Dieses Absinken des Hb-Wertes ist vollkommen normal. Da Ihr Blutvolumen während der Schwangerschaft steigt, die Gesamtzahl der roten Blutkörperchen aber nicht in demselben Ausmaß zunimmt, sinkt die Hb-Konzentration ab. Sie merken dies möglicherweise deutlich durch Müdigkeit und eine verstärkte Neigung zu Infektionen. Hinzu kommt, dass durch den natürlichen Blutverlust unter der Geburt sich die Erholungszeit im Wochenbett verlängert.

Mein Tipp

Ich empfehle Ihnen, durch eine entsprechende Ernährung (siehe S. 298), Kräuterblutsaft oder bei einer ausgeprägten Anämie mit Eisentabletten einem Eisenmangel vorzubeugen.

Blutgruppe

Bei Schwangeren geht es hierbei zunächst um die sog. Hauptgruppe, bezeichnet mit A, B, AB oder 0. Die Bestimmung der Blutgruppe kann wichtig werden, wenn Sie während oder nach der Geburt eine Bluttransfusion erhalten müssen.

Rhesusfaktor

Im Rahmen der Schwangerschaftsvorsorge werden aber auch Untergruppen bestimmt. Hierbei spielt besonders der Rhesusfaktor eine entscheidende Rolle. Beim Rhesusfaktor handelt es sich um ein Protein auf der Oberfläche der roten Blutkörperchen, dass Sie entweder haben (dann sind Sie Rhesus-positiv) oder nicht haben (dementsprechend Rhesus-negativ).

- Sind Sie selber Rhesus-positiv, so gibt es keine Probleme.
- Sind Sie Rhesus-negativ, besitzen also selber das Protein nicht, und Ihr ungeborenes Kind ist Rhesus-positiv (es kann diese Erbanlage vom Vater geerbt haben), so können Sie im Falle eines Blutkontaktes auf Ihr Kind mit einer Abwehrreaktion, der Bildung von sogenannten Antikörpern reagieren. Diese können über die Plazenta zum ungeborenen Kind gelangen und dort Blutzellen zerstören. Ihr Kind könnte einen Schaden erleiden.

Im Normalfall kommt es während einer Schwangerschaft nicht zur Durchmischung von mütterlichem und kindlichem Blut, sodass eine erste solche Schwangerschaft für das erste Kind problemlos verläuft. Während der Geburt kommt es aber mit Sicherheit zu einem Kontakt von mütterlichem und kindlichem Blut und zu einer Antikörperbildung bei der Mutter, sodass bei einer weiteren Schwangerschaft das nächste Rhesus-positive Kind gefährdet wäre.

Aus diesen Gründen wird zum einen die Blutgruppe der Mutter bestimmt und darüber hinaus auch untersucht, ob sich im mütterlichen Blut bereits Antikörper finden lassen. (Dies kann beispielsweise durch vorangegangene Fehlgeburten oder Schwangerschaftsabbrüche verursacht sein). Dieser Antikörpersuchtest wird in der Mitte der Schwangerschaft noch einmal wiederholt.

FRAGEN AN DIE HEBAMME

Maria, 32. Woche

„Mein Mann und ich sind beide Rhesus-negativ. Muss ich eine Anti-D-Prophylaxe durchführen lassen?"

„Sind beide Eltern Rhesus-negativ, so kann Ihr Kind auch nur Rhesus-negativ sein. Sie können auf eine Rhesus-Prophylaxe verzichten. Dieses Vorgehen ist allerdings nur dann ratsam, wenn die Vaterschaft eindeutig ist und seine Blutgruppe durch ein Attest sicher bekannt ist. Im Zweifel sollte die Anti-D-Immunisierung immer durchgeführt werden."

Heute wird allen Rhesus-negativen Schwangeren in der 28. bis 30. Schwangerschaftswoche eine Dosis Anti-D-Immunglobulin gespritzt. Nach der Geburt wird dann die Blutgruppe des Kindes untersucht. Wenn das Kind Rhesus-positiv ist, erfolgt eine weitere Immunglobulingabe.

Röteln-Titer

Die Bestimmung des Röteln-Titers gehört zu den in den Mutterschaftsrichtlinien empfohlenen Blutuntersuchungen im ersten Schwangerschaftsdrittel, denn Röteln gehören zu der am meisten gefürchteten Infektion während der Schwangerschaft, weil sie mit einer hohen Wahrscheinlichkeit zu Fehlbildungen des Kindes führen.

Was sind Röteln?

Rötelnviren werden beim Niesen, Husten oder Sprechen übertragen. Sie verbreiten sich also durch Tröpfchen in der Atemluft (Tröpfcheninfektion). Die Viren gelangen in Mund, Nase und Hals, wo sie über die Schleimhaut aufgenommen werden. Von dort breiten sie sich im ganzen Körper aus. Zwischen Infektion und Ausbruch der Krankheit (Inkubationszeit) liegen zwei bis drei Wochen. Röteln sind fünf Tage vor Erscheinen des Ausschlags bis sieben Tage danach ansteckend. Sie lassen sich besonders leicht während der Blüte der Krankheit übertragen. Zu Beginn der Erkrankung zeigen sich die Symptome einer Erkältung: Husten, Schnupfen, manchmal auch eine Bindehautentzündung mit geröteten Augen. Oft bleiben dies auch die einzigen Symptome. Die Diagnose „Röteln" wird dann meistens nicht gestellt.

In den typischen Fällen schwellen die Lymphknoten im Nacken und hinter den Ohren an und schmerzen. Ein bis zwei Tage später beginnt der Ausschlag (zuerst im Gesicht, dann am Rumpf) in Form etwa linsengroßer, wenig erhabener und nicht zusammenfließender rosaroter Flecken, unter Umständen mit einem hellen anämischen Hof. Der Ausschlag ist besonders am Rücken und den Streckseiten der Arme sichtbar. Er breitet sich auf Gesicht, Hals, Armen, Beinen und dann innerhalb kurzer Zeit auf den gesamten Körper aus. Leichtes Fieber und Juckreiz treten nur selten oder überhaupt nicht auf. Der Ausschlag verschwindet nach zwei bis drei Tagen.

Welche Folgen hat eine Rötelnerkrankung für das ungeborene Kind?

Eine Rötelnerkrankung der Mutter kann vor allem in den ersten drei Monaten zu Schäden des ungeborenen Kindes führen. Beispielsweise können Herzfehler, Schäden am Innenohr, am Gehirn oder am Auge die Folge sein. Das Ausmaß der Schädigung hängt dabei von der Schwangerschaftswoche ab. Bis zur vierten Schwangerschaftswoche muss man von Schäden in 50 Prozent der Fälle ausgehen, bis zur 16. Woche immerhin noch von 10 Prozent, später unter 5 Prozent.

Titerbestimmung. Orientieren Sie sich an folgenden Werten:

- Liegt Ihr Titer nur bei 1 : 8 oder 1 : 16, sollten Sie weitere, empfindlichere Tests durchführen lassen. Besteht wirklich kein ausreichender Schutz, sollten Sie versuchen, den Kontakt mit Kindern zu meiden. Ist dies nicht möglich, beispielsweise, weil Sie bereits kleine Kinder haben oder als Erzieherin arbeiten, sollte eine passive Immunisierung mit Röteln-Immunglobulin erfolgen. Dieses Vorgehen bietet immerhin einen gewissen Schutz. Ihr Frauenarzt kann auch ein Beschäftigungsverbot aussprechen.
- Liegt Ihr Titer bei 1 : 32 oder darüber, besteht ein ausreichender Immunschutz.
- Liegt der Titer bei 1 : 256 und höher, muss geklärt werden, ob Sie im Zeitraum der Blutabnahme eine akute Infektion durchmachen.

Haben Sie den Verdacht, dass Sie mit Rötelnviren in Kontakt gekommen sind, suchen Sie bitte Ihren Frauenarzt auf, damit dieser durch gezielte Untersuchungen eine Infektion ausschließen oder entsprechend behandeln kann.

Mein Tipp

Sollten Sie in dieser Schwangerschaft feststellen, dass Ihr Rötelnschutz zu gering ist (Antikörper-Titer 1 : 16 oder weniger), sollten Sie sich vorsorglich im Wochenbett nachimpfen lassen, um bei weiteren Schwangerschaften keine Probleme mehr zu bekommen.

Weitere Untersuchungen

Neben den oben ausführlich beschriebenen Blutuntersuchungen wird Ihnen möglicherweise dazu geraten, im Laufe der Schwangerschaft Suchtests nach Hinweisen auf Infektionserkrankungen bzw. Antikörperbildung auf folgende Krankheiten durchführen zu lassen:

- HIV
- Gonokokken (Syphilis)

Auf Wunsch bzw. bei begründetem Verdacht können auch Untersuchungen durchgeführt werden auf:
- Windpocken
- Ringelröteln
- Chlamydien
- Hepatitis-Infektion

Keine der Untersuchungen wird ohne Ihr Einverständnis durchgeführt. Im Mutterpass wird nur dokumentiert, dass die Untersuchung durchgeführt wurde (nicht das Ergebnis). Möglicherweise wissen Sie zum Zeitpunkt der Schwangerschaft nichts von einer Infektion. Dennoch können die Krankheiten für Sie und Ihr ungeborenes Kind große gesundheitliche Nachteile bedeuten.

Windpocken

werden wie Röteln durch Tröpfcheninfektion übertragen. Von Vorteil ist es, wenn Sie z. B. wissen, dass Sie als Kind Windpocken hatten. Dies bedeutet, dass Sie und Ihr ungeborenes Kind vor einer Windpockenerkrankung in der Schwangerschaft geschützt sind. Wissen Sie dies nicht und ergibt der Bluttest, dass Sie keinen Schutz gegen Windpocken haben, sollten Sie alles vermeiden, was eine Ansteckung mit Windpocken heraufbeschwören könnte. Windpocken können ähnliche Fehlbildungen beim Embryo hervorrufen wie Röteln. Besonders gefürchtet ist die Ansteckung kurz vor der Geburt (weniger als 4 Tage), weil diese wenigen Tage nicht mehr ausreichen, dem Kind über die Plazenta mütterliche Antikörper zum Schutz vor einer schweren Verlaufsform zu übermitteln. Eine Schädigung des Embryos oder Fetus ist möglich, aber sehr selten.

Ringelröteln

sind eine durch das humane Parvovirus B 19 ausgelöste relativ harmlose Kinderkrankheit, die bei einer mütterlichen Infektion in der Schwangerschaft in einem hohen Prozentsatz (etwa 50 Prozent) das Kind mitinfiziert. Früh in der Schwangerschaft kann es zu Fehl- oder Totgeburt kommen oder bei späterer Infektion durch die Zerstörung der roten Blutkörperchen zur ausgeprägten Blutarmut (Anämie) beim Ungeborenen. Meiden Sie daher Kontakte mit erkrankten Kindern. Schicken Sie Ihr älteres Kind nicht in den Kindergarten, wenn dort gerade die Ringelröteln umgehen. Sollten Sie mit an Ringelröteln erkrankten Kindern Kontakt gehabt haben, rate ich Ihnen, ihren Frauenarzt zu informieren, der weitere Abklärungen vornehmen wird.

Syphilis

Syphilis oder Lues, wie die Erkrankung auch genannt wird, ist nach wie vor eine weitverbreitete Geschlechtskrankheit. Sie ist im frühen Stadium nicht leicht von anderen sexuell übertragbaren Erkrankungen zu unterscheiden. Syphilis läßt sich gut antibiotisch behandeln. Für Ihr Kind ist eine nicht bekannte Lueserkrankung lebensbedrohlich. Es wird sich mit hoher Wahrscheinlichkeit im Mutterleib anstecken.

Hepatitis

Hepatitis A ist eine Form der Leberentzündung, die über Lebensmittel übertragen wird und in der Regel vollständig ausheilt. Sie hat somit für eine Schwangerschaft keine Konsequenzen. Gegen Hepatitis A kann man sich impfen lassen, allerdings nicht in der Schwangerschaft.

Hepatitis B ist eine Virusinfektion der Leber, die in erster Linie durch ungeschützten Geschlechtsverkehr und Bluttransfusionen erworben wird. Unter den ca. 650 000 Menschen, die in Deutschland chronisch an Hepatitis B erkrankt sind, sind knapp ein Drittel Kinder. Durch die seit einigen Jahren eingeführte Hepatitis-Schutzimpfung im Kindesalter hofft man, diese Zahl bald zu senken. Für Ihre Schwangerschaft hat eine chronische Hepatitis B zunächst keine Konsequenzen. Allerdings besteht ein Ansteckungsrisiko für Ihr Baby während der Geburt. Daher muss im Einzelfall entschieden werden, auf welchem Wege Ihr Baby zur Welt kommen sollte. Da Hepatitisviren auch in der Muttermilch nachgewiesen werden können, dürfen Sie nach dem derzeitigen Stand der Wissenschaft nicht stillen. Ihr Baby wird unmittelbar nach der Geburt geimpft.

Hepatitis C ist eine Leberentzündung, deren Erreger in erster Linie auf dem Blutweg übertragen werden, so z. B. auch durch unhygienischen Bedingungen bei Tätowierungen, Ohrstechen oder Piercings. Es gibt keine Impfung und die Gefahr, Ihr Kind anzustecken, hängt sehr von Ihrer Behandlung ab. Während der akuten Erkrankung und bis zu 7 Monate nach einer erfolgreichen Behandlung mit Interferon dürfen Sie nicht schwanger werden. Danach kann Ihrem Kind nichts passieren. Auch eine normale Geburt und Stillen bei intakter Haut der Brustwarze sind kein Problem. Eine Impfung gegen Hepatitis C gibt es bis heute nicht.

HIV

Das Humane Immundefizienz-Virus, ist verantwortlich für die Krankheit Aids. HIV-positive Frauen können das Virus auch auf das Kind übertragen, selten in der Schwangerschaft durch die Plazenta, in der Regel durch mütterlichen Blut- und Schleimhautkontakt bei der Geburt auf dem natürlichen Weg durch die Scheide. Ein geplanter Kaiserschnitt kann in einem hohen Prozentsatz die Infektion des Kindes verhindern.

Toxoplasmose

ist eine Infektion mit dem Einzeller Toxoplasma gondii. Ein Risiko für das Kind besteht nur bei Erstinfektion in der Schwangerschaft. In etwa 50 Prozent kommt es zur kindlichen Mitinfektion, je später in der Schwangerschaft, umso häufiger, aber auch umso milder die Ausprägung. Im Vordergrund der Schädigungen stehen Frühgeburt, Mangelentwicklung, neurologische, Lungen- und Leberstörungen. Die sehr seltene Schädigung der Augen wird oft erst im Kleinkindalter entdeckt.

Mein Tipp

Toxoplasmoseerreger werden durch Katzenkot übertragen. Sollten Sie zu wenig Antikörper haben, halten Sie sich von Katzen fern. Bei Ihrer eigenen Katze lassen Sie deren Klo von jemand anderem reinigen oder verwenden Sie Handschuhe.

Untersuchung der Scheidenschleimhaut

Zur Erstuntersuchung in der Schwangerschaft gehört immer ein Scheidenabstrich, der Aufschluss darüber gibt, ob die Zusammensetzung des Scheidensekrets normal ist. Auch Juckreiz ist nicht selten. Meist liegt dies an einer zu trockenen Scheidenschleimhaut. Mit etwas Gel oder Öl lässt sich hier schnell Abhilfe schaffen. Sollte die letzte Krebsvorsorgeuntersuchung länger als sechs Monate zurückliegen, wird auch diese durchgeführt.

Schwangerschaftshormone können die Zusammensetzung des Scheidensekrets dahingehend verändern, dass Pilzerkrankungen oder Infektionen in der Scheide auftreten. Wird bei einem Scheidenabstrich eine Infektion oder ein Pilz festgestellt, muss dies entsprechend behandelt werden, da hierdurch die Gefahr eines vorzeitigen Blasensprungs gegeben ist. Diese Untersuchung wird routinemäßig in regelmäßigen Abständen wiederholt oder auch, wenn Sie über Beschwerden klagen. Folgende Erreger können auftreten:

Chlamydien

sind Bakterien, die in den Zellen von Schleimhäuten im Genitalbereich (= Geschlechtskrankheit) siedeln. Wenn die Bakterien den Gebärmutterhals besiedeln, kann dies zur Infektion der Fruchtblase führen und eine Frühgeburt auslösen. Ein Scheidenabstrich bei den Schwangerschaftskontrollen kann die Besiedlung feststellen und zu einer wirksamen

Behandlung mit einem Antibiotikum führen. Auch der Partner sollte mitbehandelt werden. Das Kind kann sich bei unbehandeltem mütterlichen Infekt anstecken und eine Bindehaut- oder Lungenentzündung bekommen.

Streptokokken

der Gruppe B sind Bakterien, die meist ohne Beschwerden den Scheidenbereich der Frau besiedeln. Da nur ein kleiner Prozentsatz der Kinder sich bei der Passage durch den Geburtskanal ansteckt, gehen die ärztlichen Ansichten, ob man alle Frauen, bei denen man Streptokokken B feststellen kann, mit Antibiotika behandeln soll, auseinander. Wenn das Kind, insbesondere das zu früh geborene Kind sich ansteckt, verläuft die Infektion oft schwer mit Sepsis und Meningitis.

Herpes-simplex-Viren

Weit über 90 Prozent aller Erwachsenen sind Träger von Herpes-simplex-Viren Typ I. Meist tauchen Herpesbläschen an den Lippen im Zug einer Erkältung oder übermäßiger Sonnenbestrahlung auf. Dies kann natürlich auch in der Schwangerschaft passieren. Behandelt wird der Herpes Typ I immer gleich: entweder mit Aceclovir oder auch mit unverdünntem Teebaumöl oder Melissenextrakt. Gefährlich wird diese Form der Herpesinfektion für Ihr Baby erst nach der Geburt, nämlich wenn Sie oder eine Person Ihres nahen Umfeldes im Wochenbett Herpesbläschen haben. Die Tröpfchenübertragung kann bei Ihrem Kind eine Herpeserstinfektion auslösen. Diese ist für Ihr Kind sehr gefährlich. Vermeiden Sie die Übertragung durch Küssen oder Niesen. Auch wenn es Ihnen schwerfällt: Sie müssen mit Ihrem Babys „mundfern" kuscheln. Bitte benutzen Sie einen Mundschutz!

Herpes-simplex-Viren Typ II werden sexuell übertragen und können zu einer Fehlgeburt oder Beeinträchtigung des Kindes in der Schwangerschaft führen. Die Herpesbläschen sind schmerzhaft und an der Innenseite der kleinen und großen Schamlippen spür- und sichtbar. Bei einer akuten Herpesinfektion bei Geburtsbeginn darf Ihr Baby nicht auf normalem Wege geboren werden, denn es könnte sich anstecken. Herpesinfektionen bei Neugeborenen sind lebensbedrohlich.

CHECKLISTE

Routine der Labor-Untersuchungen

- Erstuntersuchung: Bestimmung der Blutgruppe, des Rhesus-Faktors und des Hb-Wertes, verschiedene Antikörpersuchtests (Röteln, Syphilis, HIV, Chlamydien)
- 16.–17. Woche: eventuell zweiter Antikörpersuchtest auf Röteln (wenn 1. Test negativ)
- 24.–27. Woche: zweiter Antikörpersuchtest, kleines Blutbild
- ab 24. Woche: bei jedem Vorsorgetermin Hb-Wert
- 32.–40. Woche: Hepatitis B
- 34.–40. Woche: kleines Blutbild
- 36. Woche: Scheidenabstrich auf Streptokokken

Kontrolle des kindlichen Wohlbefindens

Im Rahmen der ärztlichen Schwangerenvorsorge wird zur Beurteilung des Wachstums und der Lage des Kindes in der Regel eine Ultraschalluntersuchung durchgeführt. Wir Hebammen bevorzugen die äußere Untersuchung der Schwangeren durch Abtasten des Bauches, eine eher traditionelle Methode, die aber auch von Ärzten angewandt wird. Durch das regelmäßige Abtasten lassen sich das kindliche Wachstum und die augenblickliche Lage des Kindes erkennen. In Ausnahmefällen können weitergehende Untersuchungen durchgeführt werden.

Wie wird Wachstum des Kindes beurteilt?

Die Beurteilung des kindlichen Wachstums ist einer der wichtigsten Aspekte in der Schwangerenvorsorge. Die ermittelte bzw. geschätzte Größe des Kindes wird in der Regel mit den der Schwangerschaftswoche entsprechenden Normwerten verglichen. Um das Wachstum eines Fetus beurteilen zu können, muss seine Größe zu mehreren Zeitpunkten ermittelt werden, um seine individuelle Wachstumskurve erkennen und Abweichungen bemerken zu können. Tastet die Hebamme Ihr Kind ab, gewinnt sie einen Eindruck von dessen Größe. Direkt gemessen wird allerdings das Wachstum der Gebärmutter. Beide Parameter stehen in direkter Abhängigkeit zueinander: Wächst Ihr Kind nicht, wächst auch die Gebärmutter nicht.

Solche Abweichungen können Hinweise auf Störungen im Schwangerschaftsverlauf sein. Abweichungen vom Kurvenverlauf können verschiedene Ursachen haben und sollten ggf. durch weitere Untersuchungen in kürzeren Abständen und/oder weitere Untersuchungsverfahren, z.B. Ultraschall und Cardiotokograph (CTG), auch bekannt als „Wehenschreiber", abgeklärt werden. Abweichungen können verschiedene Ursachen haben:

Uterus größer als erwartet:
- Fehler bei der Terminbestimmung!
- Mehrlingsschwangerschaft
- großes Kind (z.B. durch Schwangerschaftsdiabetes)
- erhöhte Fruchtwassermenge
- kindliche Fehlbildungen

Uterus kleiner als erwartet:
- Fehler bei der Terminbestimmung!
- kindliche Mangelentwicklung
- kindliche Fehlbildung
- zu geringe Fruchtwassermenge

Messung des Symphysen-Fundus-Abstandes

Sicher ist die Ultraschalluntersuchung das am häufigste benutzte Hilfsmittel, um das Wachstum des Kindes zu bestimmen. Aber es geht auch anders, z.B. durch Bestimmung der Gebärmuttergröße. Hierzu wird der Symphysen-Fundus-Abstand (SFA) ermittelt. Dies geschieht, indem man den Abstand zwischen der Oberkante des Schambeins (Symphyse) und der Oberkante der Gebärmutter (Fundus) misst. Gemessen wird mit einem Maßband entlang der kindlichen Längsachse, die nicht

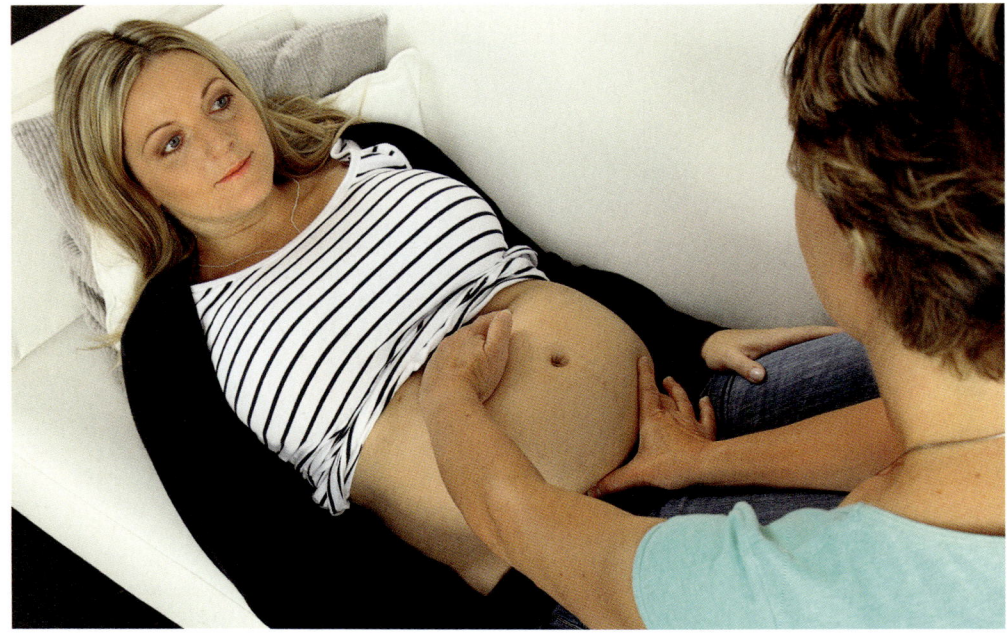

▲ Bestimmung des Symphysen-Fundus-
Abstandes.

mit Ihrer Mittelachse übereinstimmt. Zur Beurteilung des kindlichen Wachstums ist das
bloße Abtasten allein nicht ausreichend genau. Die Messung des SFA ist weitaus genauer
und aussagekräftiger.

Ermittlung des Höhenstandes der Gebärmutteroberkante (Fundus)

Unter dem Fundus versteht man die obere
Kante der Gebärmutter, die je nach Schwangerschaftswoche im Verhältnis zum Schambein, Nabel oder Rippenbogen (als Orientie-
rungspunkte) festgelegt wird. Man rechnet
in Querfingern, d. h., wie viele Querfinger
haben zwischen Fundus und dem gewähl-
ten Orientierungspunkt Platz. Entspricht der
Höhenstand der Gebärmutter dem erwarteten Höhenstand der berechneten jeweiligen
Schwangerschaftswoche, spricht dies für ein

zeitgerechtes Wachstum des Kindes, für eine
normale Fruchtwassermenge und es liegt eine
Schwangerschaft mit nur einem Kind vor. Am
Übergang in die 37. SSW senkt sich die Gebärmutter (bzw. der Uterusfundus) etwas ab. Von
der Senkung des Leibes an gerechnet, dauert
es bis zur Geburt in der Regel noch etwa vier
Wochen. Diese Vorgänge werden durch hormonelle Einflüsse verursacht, die das Gewebe
zur Vorbereitung auf die Geburt noch weicher
werden lassen.

Um vergleichbare Werte bei den Messungen
zu erhalten, sollten einige Voraussetzungen
gelten:
- Vor der Messung sollten Sie die Blase entleeren.
- Die Messung wird im Liegen in Rückenlage
  vorgenommen.
- Ihre Gebärmutter darf nicht angespannt
  sein.

Die jeweiligen Messergebnisse werden mit
den durchschnittlichen Normwerten für die

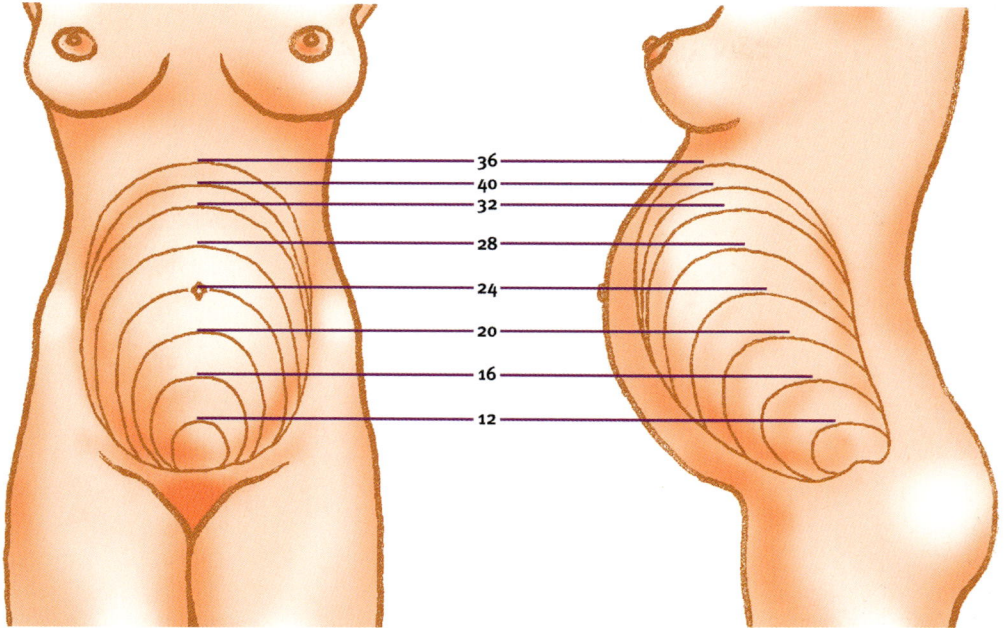

36
40
32
28
24
20
16
12

betroffene Schwangerschaftswoche verglichen. Ihre Hebamme wird die Messwerte außerdem in ein Diagramm eintragen. Dies ist
zur Beurteilung des kindlichen Wachstums im
Verlauf der Schwangerschaft ausgesprochen
hilfreich, um so eine Abweichung von der individuellen Entwicklung erkennen zu können.

Optimalerweise sind in so einem Diagramm
die durchschnittlichen Normwerte bereits
dargestellt, sodass ein unmittelbarer Vergleich
möglich ist.

Eintrag im Mutterpass?

Möglicherweise kommen Sie von einer Untersuchung nach Hause und blättern abends
noch mal in Ihrem Mutterpass. Dann stolpern
Sie vielleicht über merkwürdige Abkürzungen.
Dahinter verbirgt sich nichts anderes als die
Lage Ihrer Gebärmutter. Die Orientierungs-
punkte für die Angabe des Höhenstandes sind:
- der Schambeinoberrand (S)
- der Nabel (N)
- der Rippenbogen (Rb)

▲ **Höhenstand der Gebärmutter in verschiedenen Schwangerschaftswochen.**

Der Befund wird in Anzahl der Querfinger
(QF) ober- bzw. unterhalb oder am jeweiligen
Orientierungspunkt angegeben, z.B. „am N"
(oder „N"), „2 QF über N" (oder „2QF/N" oder
„N + 2QF"), „1QF unter Rb" (oder „Rb/1QF"
oder „Rb-1QF"). Oft wird bei der Angabe im
Mutterpass auch das Kürzel „QF" weggelassen,
also: „3/S" oder „Rb/2-3".

Messung des Leibesumfanges

Neben der Messung des Symphysen-Fundus-
Abstandes (SFA) kann Ihre Hebamme auch den
Leibesumfang (LU) messen, um einen zusätz-
lichen Parameter zur Beurteilung der Größen-
zunahme der Gebärmutter zu erhalten. Hierzu
sind immer Vergleichsmessungen erforderlich,
da der Leibesumfang von Frau zu Frau konsti-
tutionell bedingt wesentlich unterschiedlicher
ist als der SFA.

So groß ist Ihre Gebärmutter

Schwanger-schaftswoche	Höhenstand des Fundus	Symphysen-Fundus-Abstand
16. Woche	3 Querfinger (QF) über der Symphyse (3QF/S)	keine
20. Woche	2–3 QF unter dem Nabel (N/2–3QF)	18–19 cm
24. Woche	am Nabel (N)	22–23 cm
28. Woche	2–3 QF über dem Nabel (2–3QF/N)	26–27 cm
32. Woche	in der Mitte zwischen Nabel und Rippenbogen (N/Rb)	29,5–30,5 cm
36. Woche	am Rippenbogen (Rb)	33–33,5 cm
40. Woche	2QF unter dem Rippenbogen (Rb/1–2QF)	35,5 cm

Praktische Durchführung:
Die Messung des LU erfolgt immer im Liegen und in Rückenlage. Gemessen wird mit einem Zentimeter-Maßband. Der Leibesumfang wird in Nabelhöhe bestimmt. Die erste Messung sollte ab der 20.–24. SSW. erfolgen, da dann der Fundus ungefähr Nabelhöhe erreicht. Erst danach sind die LU-Werte von Interesse für die Beobachtung der Größenentwicklung des Uterus. Der Leibesumfang am Termin bei einem normal großen Kind und normaler Fruchtwassermenge kann bei ca. 100–105 cm liegen. Dabei ist die Konstitution der Frau zu berücksichtigen, da deutliche Abweichungen bei extrem schlanken oder übergewichtigen Frauen möglich sind.

Wie liegt das Kind?

Etwa bis zur 32. Woche nutzt Ihr Kind den Bewegungsspielraum in Ihrem Bauch voll aus. Es dreht und wendet sich, macht Purzelbäume und bewegt sich munter. Etwas ab der 32. SSW entscheiden sich die meisten Kinder, den Kopf nach unten zu nehmen und so die für die Geburt günstigste Position einzunehmen. Immerhin fast 95 Prozent aller Babys liegen kurz vor der Geburt mit dem Kopf nach unten.

Die Lagebestimmung wird erst ab der 36. SSW für die Geburt relevant, da erst dann endgültig davon ausgegangen werden kann, dass dies auch die voraussichtliche Geburtslage des Kindes sein wird. Sollte sich Ihr Kind zu diesem Zeitpunkt in einer Beckenendlage (BEL) oder Steißlage befinden, kann allein die äußere Wendung nachweislich Erfolg bringen. Soll sich eine Drehung eines Kindes in Beckenendlage in eine Schädellage verwandeln, sollte diese sinnvollerweise erst etwa in der 37. SSW durchgeführt werden. Andere Methoden zur sog. „sanften Wendung", wie Moxibustion und indische Brücke, die schon vor der 36. SSW angewendet werden können, sind nicht ausreichend hinsichtlich ihrer Wirksamkeit untersucht (siehe S. 178). Dies bedeutet nicht, dass sie unwirksam sind. Um diese Methoden anzuwenden, ist die Lagebestimmung bereits zu einem früheren Zeitpunkt (32.–34. SSW) sinnvoll.

Die Bestimmung der kindlichen Lage kann Ihr Körpergefühl und Selbstbewusstsein stärken,

FRAGEN AN DIE HEBAMME

Manuela, 27. Woche

„Ich habe häufig Schmerzen am Rippen-bogen. Woher kommen diese?"

„Hierfür gibt es zwei Erklärungen. Zum einen stoßen irgendwann die Gebärmutter und Ihr Kind an den Rippen an. Aber schon viel früher klagen Frauen über Schmerzen aus einem anderen Grund: Ab der 12. Schwan-gerschaftswoche wandert die Gebärmutter entlang der Wirbelsäule hoch Richtung Nabel, an dem sie gegen die 22. bis 24. Schwanger-schaftswoche ankommt. Hierbei drückt die Gebärmutter das Hohlkreuz am 4./3. Lenden-wirbel nach außen. Diesen Druck wiederum verteilt die Wirbelsäule nach oben und unten weiter. Nach der Lendenwirbelsäule kommt die Brustwirbelsäule. An ihr sind die Rippen verankert, die sich vorne am Rippenbogen treffen und mit Knorpel verbunden sind. Der Druck wird an dieser Stelle von der Wirbel-säule an den Rippenbogen abgegeben, was zu Schmerzen ähnlich wie ein blauer Fleck, führt. Wenn Sie gerade am Steuer ihres Autos oder auf einem Stuhl sitzen, so legen Sie einen Arm hinter den Kopf. Dies dehnt die Rippen und macht den Schmerz etwas erträglicher."

wenn Sie zum einen Ihre eigenen Beobach-tungen der kindlichen Lage bestätigt sehen, und Sie sich zum anderen durch „gemeinsa-mes" Tasten mit der Hebamme eine weitere Erfahrungsmöglichkeit für sich selbst erschlie-ßen. Dies ist besonders dann für Sie eine Hil-fe, wenn Sie Zweifel an der Gesundheit Ihres Kindes haben.

Kontrolle der kindlichen Herztöne

Zur Kontrolle der Herztöne während der Schwangerschaft gibt es verschiedene Me-thoden. Traditionell verbinden viele bei der Schwangerenvorsorge durch Hebammen die Vorstellung des Holzhörrohrs. Heute wird aber meist eine Form der Herztonableitung ge-wählt, die es Ihnen und Ihrer Familie ebenfalls ermöglicht, die Herztöne des Kindes mit zu hören. Dies geht mithilfe eines Ultraschallver-stärkers, bekannt als Doptone oder Sonicaid®, oder des Cardiotokografen (CTG), landläufig auch als Wehenschreiber bekannt. In beiden Fällen werden die Herztöne per Ultraschall abgehört und laut hörbar gemacht. Wird ein Doptone verwendet, wird die Anzahl der Herzschläge pro Minute auf einem Display an-gezeigt. Beim CTG werden die Herztöne konti-nuierlich auf Millimeterpapier aufgezeichnet.

Zusätzlich zeichnet das CTG auch die Aktivität der Gebärmuttermuskulatur mit auf. Die Rou-tine der Schwangerenvorsorge sieht vor, dass frühestens ab der 32. Schwangerschaftswoche ein CTG eingesetzt wird.

Der Herzschlag Ihres Babys ist einfach von Ihrem eigenen zu unterscheiden, da er etwa doppelt so schnell ist. In der zweiten Schwan-gerschaftshälfte schlägt das Herz 120- bis 160-mal in der Minute und verändert sich, wenn Ihr Baby aktiv ist.

Wichtig ist in jedem Fall, dass Sie wissen, dass das Abhören der Herztöne lediglich eine Momentbestimmung ist und Ihre eigenen Be-obachtungen der Kindsbewegungen eine grö-ßere Aussagekraft hinsichtlich des Wohlbefin-

117

Leopold'sche Handgriffe

Unter den Leopold'schen Handgriffen versteht man die Art, wie Hebammen den Bauch der werdenden Mutter abtasteten, um die Lage und Größe des Kindes zu erkennen. Wenn man von „Hebammenkunst" spricht, denkt man besonders an sie. Sie sind neben dem Hören der Herztöne der wichtigste Hinweis, um die Schwangerschaft zu beurteilen. Und sie erlauben der Hebamme, ein Gefühl für die Aktivität der Gebärmutter zu bekommen.

Die Leopold'schen Handgriffe ermöglichen
- das Ertasten des oberen Randes der Gebärmutter (des Fundus) und damit die Bestimmung der Fundushöhe bzw. des Symphysen-Fundus-Abstands,
- eine Lagebestimmung des Kindes,
- die Beurteilung der Fruchtwassermenge,
- das Auffinden von Mehrlingen sowie
- eine Beurteilung des Höhenstandes des vorangehenden Teils.

Der Höhenstand des vorangehenden Teils (meist des Kopfes, selten des Steißes) kann in Terminnähe wichtig sein, wenn man Ihnen Empfehlungen für Ihr Verhalten bei einem vorzeitigen Blasensprung geben möchte. In Deutschland ist bei einem nicht festsitzenden Kopf bzw. bei Steißlage die Empfehlung zum Liegendtransport gängig, auch wenn nicht geklärt ist, ob dieses Vorgehen tatsächlich Vorteile bringt.
Schwierigkeiten bei der Durchführung der Leopold'schen Handgriffe können entstehen
- bei Frauen mit einer größeren Körperfülle,
- bei einer Schwangerschaft mit einer erhöhten Fruchtwassermenge und
- bei einer Mehrlingsschwangerschaft.

Bei der Durchführung der Leopold'schen Handgriffe und dem Hören der kindlichen Herztöne können die Art der Kindsbewegungen und die Reaktionen des Kindes direkt beobachtet werden.

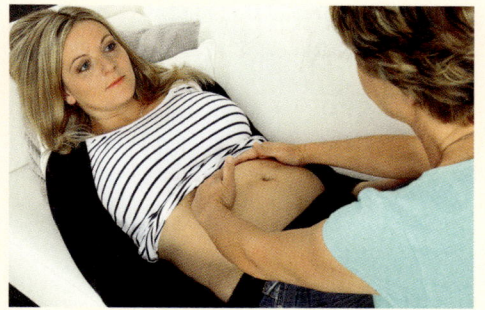

1. Leopold-Handgriff

Mit beiden Händen wird ertastet, wie weit die Gebärmutter nach oben zum Rippenbogen reicht. Dabei wird Ihre Hebamme auch den Kontraktionszustand der Gebärmutter ertasten und Informationen über die Kindslage erhalten.

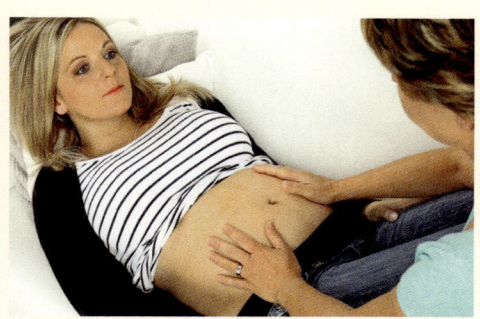

2. Leopold-Handgriff

Führt Ihre Hebamme nun beide Hände am Bauch entlang, so kann Sie den Rücken des Kindes erkennen und so weitere Aussagen zur Kindslage erhalten.

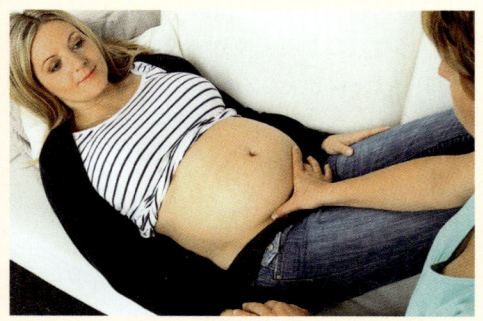

3. Leopold-Handgriff

Mit diesem Handgriff kann Ihre Hebamme ertasten, ob das Kind mit dem Kopf oder dem Steiß über dem Becken liegt. Sie versucht den unten liegenden Teil mit Daumen und Zeigefinger zu umfassen und den vermuteten Kopf des Kindes hin- und herzubewegen, sofern er noch nicht tief ins Becken eingetreten ist. Falls es sich wirklich um den Kopf handelt, wird er die Bewegung leicht mitmachen. Liegt der Steiß über dem Becken, so reagiert dieser sehr träge auch die Bewegungsversuche. Sollte Ihre Hebamme keinen Teil konkret erfassen können, so liegt vermutlich eine Querlage vor, die nicht spontan entbunden werden kann.

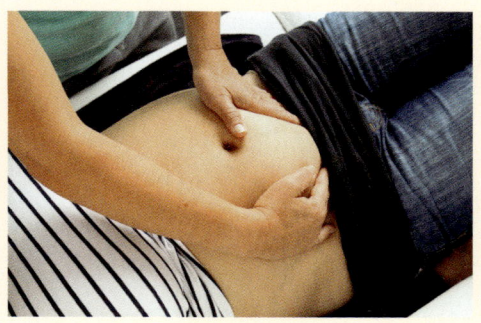

4. Leopold-Handgriff

Ihre Hebamme steht nun seitlich neben Ihnen und tastet mit beiden Händen, wie weit der Kopf noch vom Beckeneingang entfernt ist. So lässt sich das Tiefertreten des Kopfes verfolgen und beurteilen, ob das Köpfchen fest im Beckeneingang sitzt.

dens Ihres Kindes haben. Nicht selten schlafen Kinder z. B. gerade dann, wenn Sie am Wehenschreiber angeschlossen sind.

Ab wann kann man die Herztöne hören?

Erstmalig hörbar sind die Herztöne zwischen der ca. 12. und 20. SSW, abhängig
- von der Erfahrung der Hebamme,
- dem Gerät, das verwendet wird, und
- den Umständen, die zum Zeitpunkt der Untersuchung vorliegen (z. B. Stellung des kindlichen Rückens zur Bauchdecke, Abstand des kindlichen Herzens von der Bauchdecke, Bauchdeckendicke, Fruchtwassermenge).

▼ **Die Hebamme kontrolliert die Herztöne mit einem Doptone.**

Mit dem Holzhörrohr sind die Herztöne mit einiger Übung etwa ab der 20. SSW eindeutig zu hören. Verwendet die Hebamme ein Sonicaid® oder Doptone, so kann sie die Herztöne manchmal bereits ca. in der 12. SSW hören. Per Ultraschall lässt sich die Herzaktivität des Kindes schon wesentlich früher darstellen.

Wo kann man die Herztöne am besten abhören?

Ab der 12.–13. SSW sind die kindlichen Herztöne am besten bis ca. 2 Querfinger oberhalb des Schambeins im Verlauf der Mittellinie zu hören. Bis zur ca. 24. SSW sind sie am deutlichsten in der Mittellinie zwischen Schambein und Nabel bzw. über der stärksten Vorwölbung der Bauchdecke aufzufinden.

Danach bis zum Ende der Schwangerschaft wird die beste Stelle zum Hören der Herztöne

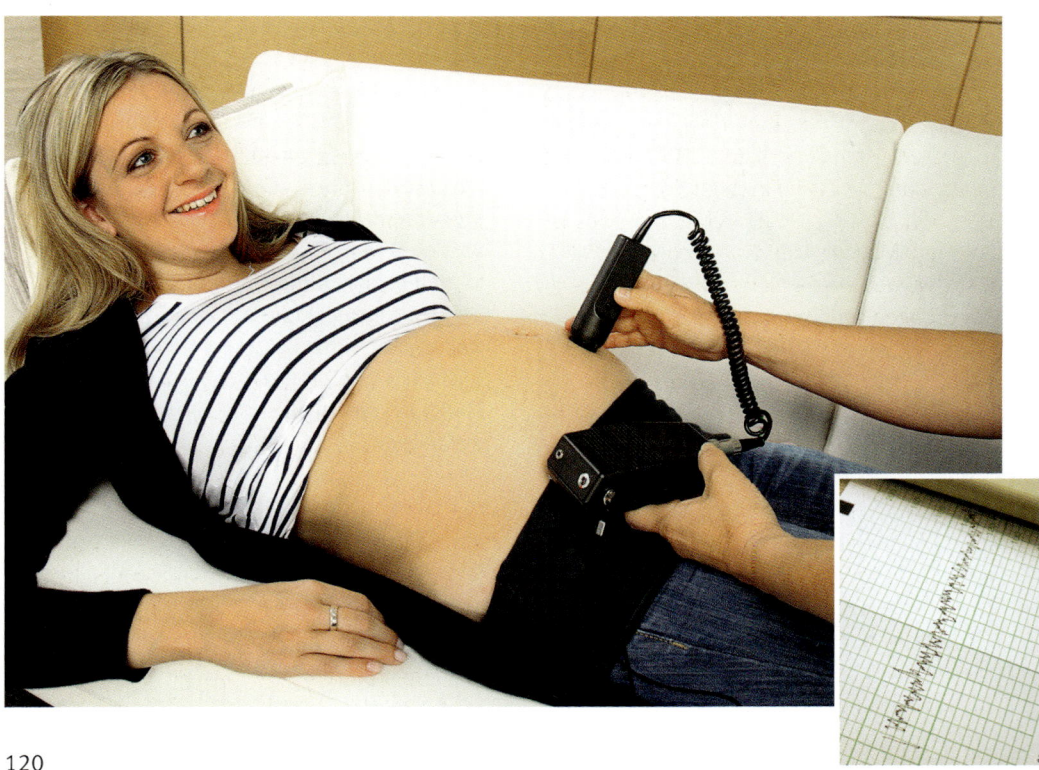

mit dem 2. Leopold'schen Handgriff gesucht, nämlich über der Position des kindlichen Rückens. Man hört die Herztöne stets an der Stelle am besten, an der der Rücken des Kindes der Gebärmutterwand am nächsten anliegt. Umgekehrt geben die deutlichsten kindlichen Herztöne einen Hinweis auf die Stellung des Rückens. Bei einer Schädellage hört man in der ca. 36. SSW in der Regel die Herztöne an der Rückenseite unterhalb, bei einer Steißlage etwas oberhalb der Nabelhöhe.

Beobachtung der Kindsbewegungen

Die meisten Schwangeren warten sehnsüchtig auf den Moment, an dem sie die Bewegungen des Kindes spüren. Erwarten Sie Ihr erstes Kind, wird es ca. bis zur 20.–22. Woche dauern, bis Sie eindeutig Ihr Kind spüren. Erwarten Sie Ihr 2. oder 3. Kind, wird dies früher sein, z.B. 17.–18. Schwangerschaftswoche. Die Position des Mutterkuchens (Plazenta) spielt dabei auch eine Rolle: Sitzt dieser an der Vorderwand der Gebärmutter (Uterus), werden die Kindsbewegungen oft erst später gespürt, ebenso bei einer erhöhten Fruchtwassermenge.

Was werden Sie spüren? Schwangere berichten mir von ganz unterschiedlichen Empfindungen. Manche beschreiben die ersten Bewegungen wie das Flattern eines Schmetterlings, andere sprechen von einem kleinen Goldfisch oder Luftblasen, die sich in ihrem Bauch bewegen. Manche Frau war auch zunächst unsicher, weil sie die Bewegungen für Darmbewegungen gehalten hat. Doch die Tritte und Knuffe werden von Tag zu Tag heftiger und bald sind Sie sich vollkommen sicher, dass es Ihr Kind ist, das Sie tritt. Vielleicht können Sie es sich in der 20. Woche noch gar nicht vorstellen, aber in späteren Schwangerschaftswochen würden Sie sich manchmal wünschen, Ihr Kind gäbe endlich Ruhe, vor allem, wenn es sich Ihre nächtlichen Ruhestunden für seine Turnübungen ausgesucht hat. Eine Zwillingsschwangere berichtete mir davon, dass sie den Eindruck hatte, Ihre beiden Kinder würden Fußball spielen, so unruhig war es in ihrem Bauch. Ist die Gebärmutter deutlich über den Nabel gewandert, werden diese Kindesbewegungen auch für die Väter und Geschwisterkinder gut sichtbar. Wellen laufen über Ihre Bauchdecke, wenn Ihr Baby mit Händchen und Füßchen darunter „entlang" läuft. Eine Vergnügen für jeden, der dies beobachten darf.

Mein Tipp

Sie können diese Bewegungen Ihres Kindes gut für eine Kontaktaufnahme nutzen. Drücken Sie mit Ihrer Hand sanft gegen den Bauch, genau an der Stelle, wo Sie den Tritt spüren. Stupst Ihr Kind jetzt dagegen?

In der Schwangerenvorsorge werden Ihr Frauenarzt oder Ihre Hebamme Sie über die Häufigkeit und Art der Kindsbewegungen befragen, um einen Eindruck von der Vitalität Ihres Kindes im Verlauf der Schwangerschaft zu erhalten. Beschreibungsmerkmale sind dabei z.B.:

- Intensität: Wie heftig spüren Sie die Bewegungen? Ist diese Intensität immer gleich?
- Lokalisation: Wo spüren Sie die Bewegungen?
- Reaktionen: Reagiert Ihr Kind auf Geräusche, Berührungen oder Gefühlsmomente wie Schreck, Fröhlichkeit mit unterschiedlichen Bewegungen?
- Tageszeitabhängigkeit: Sind die Bewegungen morgens und abends gleich in Ihrer Intensität?

121

Besondere vorgeburtliche Untersuchungen

Unter Pränataldiagnostik versteht man alle Untersuchungen, die sich auf die Gesundheit des Ungeborenen beziehen. Dazu gehören alle bereits erwähnten Untersuchungen, die im Rahmen der normalen Vorsorgetermine routinemäßig durchgeführt werden sowie einige weitere Untersuchungen, die jedoch ein Angebot darstellen und nur in Ausnahmefällen vorgenommen werden. Diese vorgeburtlichen Untersuchungen, die eine erweiterte Pränataldiagnostik darstellen, umfassen eine Reihe von Methoden, die nach Störungen und Fehlbildungen beim Ungeborenen suchen. Dieses Angebot kann für werdende Eltern viele Fragen, Entscheidungen und auch Konflikte beinhalten. Es ist wichtig, dass Sie sich frühzeitig über die Untersuchungen informieren – zumal Sie heute sehr früh mit diesen Methoden konfrontiert werden können.

- Ultraschalluntersuchungen (die üblichen drei Ultraschalluntersuchungen um die 10., 20. und 30. Schwangerschaftswoche dienen unter anderem der vorgeburtlichen Diagnostik und sind ein fester Bestandteil in der ärztlichen Schwangerenvorsorge)
- Untersuchungen des mütterlichen Blutes
- CTG-Kontrollen
- genetische Diagnostik von kindlichen Zellen durch Fruchtwasserpunktion (Amniozentese) oder Entnahme von Zellen des Mutterkuchens (Chorionzottenbiopsie)

Das Ziel dieser Untersuchungen ist die Feststellung genetischer Defekte und anderer Abweichungen, die zu einer Erkrankung oder Behinderung des Kindes führen können.

Eigentlich sollten diese Untersuchungen Sie als Eltern beruhigen. Leider gelingt das nicht immer, denn die wenigsten der festgestellten Erkrankungen und Behinderungen sind therapierbar. Daher sollten Sie sich von vornherein klarmachen, welche Konsequenzen Sie aus der Information „Ihr Kind hat eine Behinderung!" ziehen möchten. Werden Sie dieses Kind in jedem Fall auf die Welt bringen oder möchten Sie dann lieber diese Schwangerschaft vorzeitig beenden? Die mögliche Konsequenz, die Beendigung der Schwangerschaft aufgrund des Ergebnisses einer pränatalen Untersuchung ist heute nicht mehr zeitlich befristet. Unter medizinischer Indikation kann sie theoretisch bis zum Ende – das heißt bis zum natürlichen Einsetzen der Wehen – durchgeführt werden (was man natürlich vermeiden möchte!)

Pränataldiagnostik umfasst Untersuchungen, die sehr in die Schwangerschaft eingreifen, wie z.B. eine Fruchtwasserpunktion und solche, die keinen großen körperlichen Eingriff bedeuten, wie z.B. eine Ultraschalluntersuchung. Beide Untersuchungsmethoden können bei Ihnen gleichermaßen Beruhigung oder Ängste auslösen. Schon ein Nebensatz der Ärztin oder des Frauenarztes wie: „Der Kopf Ihres Kindes kommt mir etwas groß vor", kann bei Ihnen viele Gedanken auslösen. Versuchen Sie vor jeder Art von Untersuchung in einem Gespräch mit Ihrer Ärztin/Ihrem Frauenarzt Ihre Gedanken über mögliche Konsequenzen zu besprechen. Bitten Sie Ihren Frauenarzt, alles zu erklären und lassen Sie keine Zweifel im Raum stehen. Sie werden zu Hause keine Ruhe finden, wenn Fragen unbeantwortet blieben. Wenden Sie sich gegebenenfalls an eine Beratungsstelle.

Bedenken Sie, wenn Sie über diese Untersuchungen nachdenken, dass etwa 97 Prozent der Neugeborenen gesund auf die Welt kommen und, dass von den Krankheiten und Fehlbildungen nur wenige in der Frühschwangerschaft festgestellt werden können.

Ihr persönlicher Vorsorgeplan

Im Laufe Ihrer Schwangerschaft stehen Ihnen etwa 10–12 (kostenlose) Vorsorgeuntersuchungen zu. Sie können diese durch Ihre Hebamme durchführen lassen. Lediglich für Ultraschalluntersuchungen und manche Blutuntersuchungen (z. B. Blutzuckertest) ist ein Frauenarztbesuch notwendig. Werden weitere Untersuchungen notwendig, werden auch diese in der Regel von Ihrer Krankenkasse übernommen.

5.–7. SSW
- Feststellung der Schwangerschaft, Aushändigung des Mutterpasses, Zeit für erste Fragen

Bis 12. SSW
- Beratung über Lebensgewohnheiten (Alkohol, Drogen), Ernährung, Infektionsschutz und finanzielle Hilfen für Schwangere
- Einschätzung des Bedarfs von Vorsorgeuntersuchungen (für Schwangere mit vorausgegangenen unkomplizierten Schwangerschaften und Geburten können die Untersuchungen in der 25., 31. und 40. SSW möglicherweise entfallen)
- Informationen über die Einnahme von Folsäure
- Informationen und Durchführung von Laboruntersuchungen (Infektionen, z. B. Röteln, Syphilis, Aids; Blutgruppe, Rhesusfaktor, Antikörper, Blutarmut)
- Information über 1. Ultraschalluntersuchung (Durchführung durch einen Frauenarzt)
- Messung von Gewicht, Größe und Blutdruck
- Urinuntersuchung
- Unterstützung bei Rauchentwöhnung
- Zeit für Fragen und Beratung

16. SSW
- Erörterung der Testergebnisse der vorangehenden Untersuchung
- Information über 2. Ultraschalluntersuchung (in der 19.–22. SSW, Durchführung durch einen Frauenarzt)
- Blutdruck- und Urinkontrolle
- Zeit für Fragen und Beratung

25. SSW
- Äußere Untersuchung der Gebärmutter
- Blutdruck- und Urinkontrolle
- Zeit für Fragen und Beratung

28. SSW
- Äußere Untersuchung der Gebärmutter
- Blutdruck- und Urinkontrolle
- Laboruntersuchung auf Anämie und Antikörper
- Bei Rhesus-negativen Frauen: 1. Anti-D-Behandlung
- Information über 3. Ultraschalluntersuchung (in der 29.–32. SSW, Durchführung durch einen Frauenarzt)
- Zeit für Fragen und Beratung

31. SSW und 34. SSW
- Äußere Untersuchung der Gebärmutter
- Blutdruck- und Urinkontrolle
- Zeit für Fragen und Beratung

36. SSW
- Äußere Untersuchung der Gebärmutter
- Tastuntersuchung nach der Lage des Kindes, bei Steißlage Informationen über Möglichkeiten der Entbindung
- Blutdruck- und Urinkontrolle
- Zeit für Fragen und Beratung

38. SSW und 40. SSW
- Äußere Untersuchung der Gebärmutter
- Blutdruck- und Urinkontrolle
- Zeit für Fragen und Beratung

Nach der 40. SSW
Im Falle einer Terminüberschreitung besprechen Sie mit Ihrem Frauenarzt oder Ihrer Hebamme das weitere Vorgehen.

Konsequenzen für das Schwangerschaftserleben

Das Erleben der Schwangerschaft hat sich durch die Pränataldiagnostik tief greifend verändert. Es kann das Gefühl von „schwanger auf Probe" entstehen, bis die Untersuchungen das gesunde Kind bestätigen. Bis dahin können etliche Wochen vergehen, in denen ein Bindungsaufbau zum Kind nicht zugelassen wird.

In früheren Zeiten bedeutete „schwanger sein" sich auf etwas einzulassen, etwas zulassen und wachsen lassen. Heute wird es als planbares und selbstbestimmtes Geschehen betrachtet, bei dem den werdenden Eltern bestimmte Aufgaben zugewiesen werden. Wesentliche Elemente sind heute die Prozesse
- des Sichtbarmachens (Ultraschall),
- des Vorabwissens (Geschlecht, Krankheiten) und
- der Entscheidung (Abbruch?).

Dieser Wandel findet seinen Ausdruck in den Erwartungen und dem Verhalten von schwangeren Frauen und werdenden Eltern in Bezug auf vorgeburtliche Untersuchungen. Nach meiner Erfahrung kann das Erleben der Schwangerschaft als ein Zustand der Unsicherheit und der Kontrollbedürftigkeit Auswirkungen bis hin auf das Geburtsverhalten und den Umgang mit dem Kind nach der Geburt haben. Die vorgeburtliche Diagnostik weckt eine hohe Erwartungshaltung, getragen von
- dem Glauben an die Machbarkeit eines gesunden Kindes,
- der Einstellung, sich durch die Inanspruchnahme der Untersuchungen ein Recht auf ein gesundes Kind zu erwerben und
- dem steigenden gesellschaftlichen Druck, Pränataldiagnostik in Anspruch nehmen zu müssen, gleichzeitig die vermeintliche Selbstbestimmung, den Untersuchungen zuzustimmen.

Die Verantwortung für die Geburt eines behinderten Kindes wird heute zunehmend den Eltern zugewiesen. Die Spannung zwischen diesen so gegensätzlichen Standpunkten, zwischen „Geschehenlassen" und „planbar", macht die Auseinandersetzung mit der Problematik und den Konsequenzen dieser Technologien für schwangere Frauen besonders schwer. Im schlechtesten Fall – wenn schwere Erkrankungen oder Behinderungen des Ungeborenen festgestellt wurden – stehen werdende Eltern vor der existenziellen und „unmöglichen" Entscheidung über Leben und Tod ihres Kindes.

Andererseits kann es sinnvoll sein, mit manchen Problemen nicht erst bei der Geburt konfrontiert zu werden. Beispielsweise kann bei einem Herzfehler eine lebensrettende Operation direkt nach der Entbindung geplant werden und manche Infektionen lassen sich auch im Mutterleib behandeln. Und auch wenn ein Schwangerschaftsabbruch nach einer entsprechenden Information für Sie nicht infrage kommt, können Sie vielleicht Kontakt mit Eltern aufnehmen, die Ähnliches erlebt haben. Sie erfahren vielleicht, dass ein Leben mit einem behinderten Kind auch erfüllt sein kann. Pränataldiagnostik und ein unerwarteter Befund müssen nicht unbedingt als Konsequenz einen Schwangerschaftsabbruch zur Folge haben.

Wer sollte die erweiterten Methoden der Pränataldiagnostik in Anspruch nehmen?

Der überwiegende Teil aller Kinder wird gesund geboren. Die meisten Behinderungen sind nicht angeboren, sondern werden im Laufe des Lebens erworben. Nur ein kleiner Teil der Behinderungen, die von Anfang an da sind, ist vor der Geburt zu erkennen, ein sehr geringer Teil ist vorgeburtlich therapierbar.

Über die schwersten Fehlbildungen entscheidet die Natur selbst durch Fehlgeburt, meist in einem sehr frühen Stadium.

Definitive Aussagen über chromosomale Veränderungen und andere schwere Fehlbildungen (z. B. Neuralrohrdefekte) können nur mithilfe von Untersuchungen gemacht werden, die stark in das körperliche Befinden von Mutter und Kind eingreifen, sogenannte invasive Verfahren. Sie erfordern einen minimalen Eingriff. Alle invasiven Verfahren sind mit einem Fehlgeburtsrisiko von 0,1 bis 1 Prozent verbunden. Invasive Verfahren werden in der Regel nur durchgeführt,

- wenn bereits ein Kind mit einem Geburtsfehler, einer Chromosomenanomalie oder einer Erbkrankheit geboren wurde,
- wenn bei den Screeningtests auffällige Befunde erhoben wurden,
- wenn der Verdacht einer Schädigung durch Medikamente oder Strahlen vorliegt,
- bei Erkrankungen der Mutter, die eine Schädigung des Kindes befürchten lassen,
- wenn wiederholte Fehlgeburten oder Schwangerschaftsabbrüche vorangingen,
- wenn familiäre Vorerkrankungen bekannt sind oder
- wenn die Eltern die Untersuchung unbedingt wünschen.

Nur der Vollständigkeit halber sei erwähnt, dass im Rahmen der Reproduktionsmedizin heute auch in Deutschland gesetzliche Möglichkeit diskutiert werden, bei einer außerhalb des Körpers befruchteten Eizelle frühzeitig Untersuchungen auf genetische Defekte durchführen zu lassen. Diese sogenannte Präimplantationsdiagnostik (PID) erlaubt, zu einem bestimmten Zeitpunkt einzelne Zellen des entstehenden Lebens zu entnehmen und auf bestimmte Defekte zu untersuchen. Der Embryo wird dabei nicht in seiner Entwicklung gestört. Diese Untersuchungen unterliegen strengen Genehmigungsverfahren und werden nur in Einzelfällen erlaubt. Sollte diese spezielle Situation für Sie zutreffen, werden Sie entsprechend beraten.

Welche Störungen können heute diagnostiziert werden?

Der größte Teil der Kinder, etwa 96–98 Prozent, kommt gesund auf die Welt. Entsprechend 2–4 Prozent haben kleinere oder größere Auffälligkeiten oder Krankheiten, die sofort oder später erkennbar werden. Kleinere Auffälligkeiten sind z. B. ein größeres Muttermal, ein Hautanhängsel an der Ohrmuschel oder zwei zusammengewachsene Zehen; schwerwiegendere z. B. einen Herzfehler, Chromosomenstörungen, Kleinwuchs oder eine auffallende Bewegungsarmut des Kindes. Etwa 10 Prozent der Störungen sind Schädigungen während der Schwangerschaft durch Infektionen, Chemikalien oder Stoffwechselstörungen. Die Pränataldiagnostik ermöglicht es heute, verschiedene Störungen zu erkennen:

Chromosomenstörungen

Downsyndrom: Das dreifach vorhandene Chromosom 21 (Trisomie 21) ist die häufigste Auffälligkeit der Chromosomenveränderung. Kinder mit dem Downsyndrom stellen an ihre Eltern besondere Herausforderungen. Zu den Entwicklungsverzögerungen und dem veränderten Aussehen kommen Fehlbildungen der inneren Organe, vor allem des Herzens, hinzu. Meist sind es sehr fröhliche Kinder, die mit entsprechender Förderung erstaunliche Fähigkeiten entwickeln können. Das Risiko für eine Chromosomenstörung des Kindes steigt mit dem Alter der Mutter kontinuierlich an. Schwangere mit 25 Jahren haben ein Risiko von 1 : 1350, ein Kind mit einem Downsyndrom zu bekommen, eine 35-jährige dagegen von 1 : 360. Ab dem 35. Lebensjahr wird daher eine genauere Untersuchung durch eine Amniozentese empfohlen, da ab diesem Alter das Risiko für eine Chromosomenstörung etwa gleich groß ist, wie das Risiko für eine Fehlgeburt durch diese Untersuchung.

Heute steht die Erkennung des Downsyndroms, die am häufigsten vorkommende, jedoch lange nicht schwerste genetische Fehlbildung, im Mittelpunkt der Aufmerksamkeit – eine Tatsache, die auf die zunehmend geringe gesellschaftliche Akzeptanz von Behinderung/Anderssein und eine Verengung des Leidbegriffs verweist.

Patausyndrom (Trisomie 13) und Edwardsyndrom (Trisomie 18): Das Patausyndrom ist ausgesprochen selten (1 : 10 000) und führt meist zu einer Fehlgeburt in der Frühschwangerschaft. Lebendgeborene Kinder sterben meist in den ersten Tagen nach der Geburt, überlebende Babys sind schwer geistig behindert und weisen eine ganze Reihe anderer schwerer Störungen auf. Auch die Kinder mit dem Edwardsyndrom haben schwere Missbildungen und versterben meist im ersten Lebensjahr.

Erbkrankheiten

Es gibt eine Reihe von Erbkrankheiten, bei denen die Eltern defekte Gene an ihre Kinder weitergeben. Hierzu gehören die erblich bedingte Hypercholesterinämie, die Muskeldystrophie, die Mukoviszidose sowie die Sichelzellenanämie und die Hämophilie.

Neuralrohrdefekte

Eine weitere Gruppe der Fehlbildungen, die mit den Methoden der Pränataldiagnostik gefunden werden können, sind Entwicklungsstörungen der Organentwicklung oder Skelettbildung, beispielsweise eine Lippen-Kiefer-Gaumenspalte, ein offener Rücken (Neuralrohrdefekt) oder Fehlbildungen im Bereich der Nieren/Harnwege und des Herzens.

Methoden der erweiterten Pränataldiagnostik

Die moderne Medizin bietet heute eine Reihe von weitergehenden Untersuchungen, um festzustellen, ob Ihr Kind gesund auf die Welt kommt. Diese sind nicht Teil der Routine-Schwangerschaftsuntersuchungen. Sie selbst können entscheiden, ob Sie eine derartige Untersuchung wünschen. Ihre Hebamme, Schwangerschaftsberatungsstellen oder auch „pro familia" geben Ihnen gerne Auskunft. Man unterscheidet die Screening-Tests, Ultraschalluntersuchungen sowie die invasiven Verfahren. Über die Konsequenzen aus diesen Tests (bis hin zu einem Abbruch) müssen Sie sich von vornherein klar sein.

Screening-Tests

Reihenuntersuchungen, sogenannte Screening-Verfahren, zur Einschätzung des individuellen Risikos nehmen heute einen immer größeren Stellenwert ein. Die Tendenz der Entwicklung geht dahin, immer frühere und immer genauere Screening-Verfahren zu entwickeln, mit dem Ziel, einerseits Abbrüche gesunder Kinder zu verhindern und andererseits einen begründeten Schwangerschaftsabbruch im ersten Schwangerschaftsdrittel zu ermöglichen. Im Rahmen von verschiedenen Screening-Tests werden in der Frühschwangerschaft zwei oder mehr Substanzen im mütterlichen Blut bestimmt. Anhand der Werte lässt sich eine Aussage darüber treffen, ob beim Kind beispielsweise ein erhöhtes Risiko für ein Downsyndrom, andere Chromosomenanomalien oder ein Neuralrohrdefekt besteht.

Ersttrimester-Screening. Das Ersttrimester-Screening ist eine Screening-Untersuchung im Rahmen der nicht invasiven Pränataldiagnostik in der Schwangerschaft. Dabei werden zwischen der 12. und 14. Woche zwei biochemische Laborwerte aus dem mütterlichen Serum (PAPP-A, Pregnancy-associated plasma protein A, und freies β-hCG, das Schwangerschaftshormon humanes Choriongonadotropin) analysiert sowie im Ultraschall die fetale Nackentransparenz (siehe unten) ausgemessen. Dieser Test bringt als Ergebnis keine sichere Diagnose, sondern eine Entscheidungshilfe. Ältere Frauen können sich bei einem niedrigen Ergebnis leichter dazu entscheiden, von weiteren Untersuchungen Abstand zu nehmen, jüngere Frauen können bei entsprechendem Verdacht weitere Untersuchungen durchführen lassen, zu denen man ihnen sonst, nur nach dem Alter, vielleicht nicht geraten hätte.

Triple- und Quadruple-Test. Bei dem bekanntesten Test, dem Triple-Test (dem ersten Verfahren, das erstmals in den 1980er Jahren allen Schwangeren angeboten wurde) werden zwischen der 16. und 18. Woche das Alpha-Fetoprotein (AFP), das ß-hCG und das Östriol bestimmt, beim Quadruple-Test kommen zwei weitere Substanzen (Inhibine A, PAPP-A) hinzu. Aus diesen Werten, der genauen Schwangerschaftsdauer und dem Alter und Gewicht der Mutter erfolgt eine statistische Risikoeinschätzung über ein mögliches Downsyndrom, einige andere Erbgutveränderungen und einem offenen Rücken (Neuralrohrdefekt). Die Ergebnisse liegen innerhalb einer Woche vor. Bei den Ergebnissen dieser Tests handelt es sich nicht um eine Diagnose, sondern lediglich

um eine Risikoabschätzung, das heißt, das nur dem Alter der Frau entsprechende Risiko für ein Downsyndrom oder einen Neuralrohrdefekt wird erhöht oder verringert.

Aufgrund der hohen Rate an falsch positiven ebenso wie falsch negativen Diagnosen – 40 Prozent aller Downsyndrom-Fälle werden mit dem Triple-Test nicht entdeckt – ist dieses Verfahren auch unter Pränataldiagnostikern höchst umstritten. Auch die große Zahl der aufgrund des Testergebnisses durchgeführten Fruchtwasserpunktionen (Amniozentesen) mit dem Risiko einer Fehlgeburt hat dazu beigetragen, dass der Triple-Test heute von den Krankenkassen nicht mehr finanziert wird. Davor wurde er oft ohne ausreichende Aufklärung über mögliche Konsequenzen durchgeführt. Heute wird der Triple-Test weiterhin von einigen Ärzten als IGeL-Leistung (individuelle Gesundheitsleistung) angeboten.

Die erweiterte Ultraschalldiagnostik

Bestimmung der Nackentransparenz: Stellt sich bei der Anamnese heraus, dass Sie ein erhöhtes Risiko für ein Kind mit Downsyndrom haben, gehört das Ausmessen der Nackenfalte beim ersten Ultraschalltermin zu einer der ersten Maßnahmen. Die Nackentransparenz, auch Nackenödem oder Nackenfalte genannt, ist eine Flüssigkeitsansammlung unter der Nackenhaut des Kindes, die bei allen Feten im Ultraschall sichtbar und messbar ist. Dabei wird die Nackenverdickung an ihrer breitesten Stelle in Zehntelmillimetern gemessen. Wird ein bestimmter Wert erreicht, erfolgt eine Überweisung an Spezialisten. Diese errechnen nach nochmaliger Messung mithilfe eines Computerprogramms eine statistische Risikoeinschätzung für bestimmte Chromosomenveränderungen. Dabei werden das Alter der Mutter, die genaue Schwangerschaftsdauer und die Größe des Ungeborenen hinzugenommen.

Zusätzlich können auch zwei Blutwerte bestimmt und in die Risikoeinschätzung miteinbezogen werden (Ersttrimester-Screening). Mit der Messung der Nackentransparenz kann man also nicht feststellen, ob eine bestimmte Chromosomenveränderung oder eine andere Fehlbildung vorliegt oder ob das Kind gesund ist. Größere Gewissheit geben hier die weiterführende Diagnostik oder eine spezielle Ultraschalluntersuchung zu einem späteren Zeitpunkt (18.–20. Woche).

Dopplersonografie: Ergeben sich bei der routinemäßigen Ultraschalluntersuchung zwischen der 19. und 22. Woche Auffälligkeiten, so erfolgt eine Überweisung an ein Zentrum für Pränataldiagnostik. Dort können zwischen der 20. und 23. Woche weitere Ultraschalluntersuchungen durchgeführt werden. Beim Verdacht auf Herz- oder Kreislaufprobleme des Fetus oder eine unzureichende Versorgung durch den Mutterkuchen wird eine Dopplersonografie durchgeführt, um den Blutkreislauf des Kindes und die Blutversorgung der Plazenta durch die großen mütterlichen Gefäße zu beurteilen. Hierbei wird die Strömungsgeschwindigkeit des Blutes in den Gefäßen gemessen. Auf diese Weise kann man z. B. Gefäßwiderstände und Minderdurchblutungen in den kindlichen Gefäßen oder dem Mutterkuchen erkennen. Aus den Ergebnissen können Rückschlüsse für die Konsequenzen vor, während und nach der Geburt gezogen werden.

Invasive Methoden

Invasive vorgeburtliche Untersuchungen bedeuten immer ein Risiko für das ungeborene Kind und sollten daher wirklich nur bei einem begründeten Verdacht durchgeführt werden. Nach einer Chorionzottenbiopsie erleiden etwa ein Prozent der Schwangeren eine Fehlgeburt, nach einer Amniozentese sind es etwas weniger.

Chorionzottenbiopsie. Chorionzotten nennt man die kindlichen Zellen, die an der Gebärmutterwand die Haftfläche des Mutterkuchens bilden. Bei der Chorionzottenbiopsie wird – in der Regel zwischen der 10. und 12. SSW – unter Ultraschallsicht entweder durch die Scheide (transvaginal) oder durch die Bauchdecke (transabdominal) eine Probe des Chorionzottengewebes (kindlicher Teil der späteren Plazenta, man spricht auch von extraembryonalem Gewebe) entnommen. Wie bei der Fruchtwasserpunktion (Amniozentese) wird heute meist die Methode durch die Bauchdecke bevorzugt, da sie eine um die Hälfte verringerte Fehlgeburtenrate hat. Untersucht werden kindliche Zellen mit einer hohen spontanen Zellteilungsaktivität, die eine Erbgutuntersuchung innerhalb von 24 Stunden ermöglichen. Technisch ist die Chorionzottenbiopsie bereits ab der 7. Schwangerschaftswoche möglich. Sie darf jedoch nicht

▼ **Chorionzottenbiopsie.**

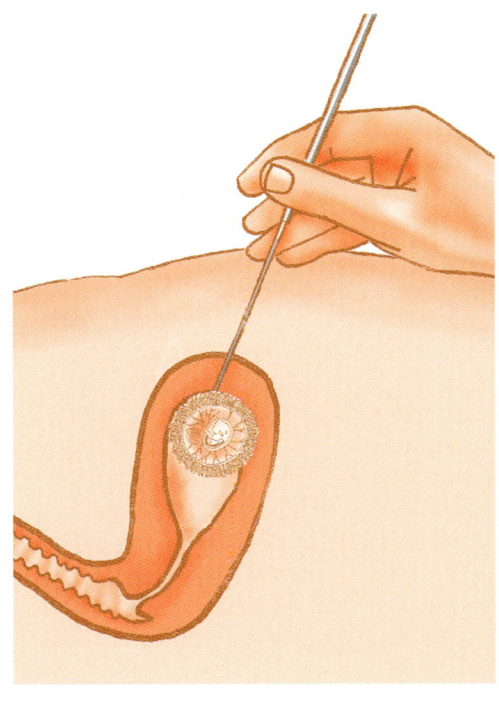

vor der 10. Woche durchgeführt werden, da bei einer frühen Biopsie eine erhöhte Rate von Fehlbildungen an Fingern, Zehen, Zunge oder Unterkiefer des Ungeborenen festgestellt wurde.

Bei der Routineuntersuchung werden Erbgutveränderungen erfasst, nicht aber Neuralrohrdefekte. Bei besonderen familiären Bedingungen werden gezielte DNA-Analyse und biochemische Tests durchgeführt. Dabei können vererbbare Krankheiten und Behinderungen, z.B. Muskel- und Stoffwechselerkrankungen, festgestellt werden.

Die Chorionzottenbiopsie ist zurzeit die einzige Untersuchung, die eine Analyse des Erbguts innerhalb des ersten Schwangerschaftsdrittels erlaubt und damit auch einen Schwangerschaftsabbruch in diesem Zeitraum ermöglicht. Dennoch ist diese Methode aufgrund ihrer höheren eingriffsbedingten Fehlgeburtsrate weniger verbreitet als die Fruchtwasserpunktion (Amniozentese).

Mithilfe der Chorionzottenbiopsie ist es also möglich, ein Ergebnis etwa fünf Wochen früher zu haben, allerdings ist das Fehlgeburtsrisiko doppelt so hoch und außerdem die Möglichkeit der Fehldiagnostik höher als bei der Amniozentese. Vor Augen halten sollte man sich in diesem Zusammenhang auch noch einmal, dass die Möglichkeit einer Behinderung/Erkrankung des Kindes demgegenüber bei weniger als einem Prozent liegt.

Fruchtwasserpunktion (Amniozentese). Bei
der üblicherweise in der 15.–17. SSW durchgeführten Fruchtwasserpunktion (Amniozentese) wird unter Ultraschallkontrolle eine Hohlnadel durch die Bauchdecke in den Uterus eingeführt und es werden etwa 10–20 ml Fruchtwasser entnommen. Die darin enthaltenen kindlichen Zellen (abgelöste Haut- und Schleimhautzellen) werden kultiviert. Nach

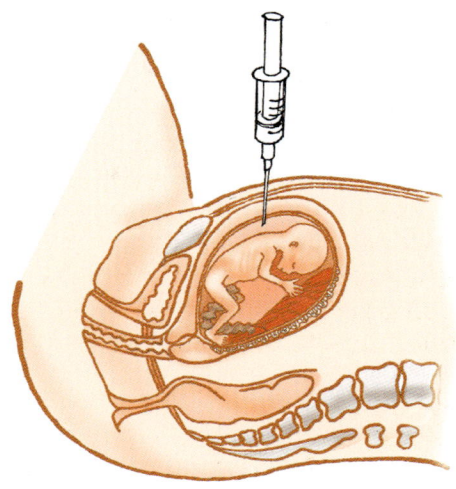

▲ Amniozentese.

etwa zwei bis drei Wochen ist eine Analyse des Erbgutes möglich.

Zusätzlich wird im Fruchtwasser ein Stoff bestimmt, der auf Neuralrohrdefekte verweisen kann. Bei einer speziellen familiären oder persönlichen Vorbelastung sind weitere biochemische Analysen oder eine gezielte DNA-Analyse möglich, die Aufschluss über verschiedene Erbkrankheiten wie genetisch mitbedingte Muskel- und Stoffwechselerkrankungen, z.B. Mukoviszidose geben.

Die Amniozentese ist eine weitverbreitete vorgeburtliche Untersuchungsmethode, sie hat eine hohe Erfolgsquote und diagnostische Zuverlässigkeit. Das eingriffsbedingte Fehlgeburtsrisiko liegt zwischen 0,5–1 Prozent – abhängig auch von der Erfahrung des Punkteurs. Hinzu kommt ein Risiko von etwa 0,5 Prozent für Kinder mit sehr niedrigem Geburtsgewicht und atemtechnischen Problemen in der Neugeborenenperiode. Nach dem Eingriff sollten die Frauen sich einige Tage schonen. In seltenen Fällen kommt es zu Komplikationen wie Fruchtwasserabgang, vorzeitigen Wehen oder leichten Blutungen. Es empfiehlt sich, die

Temperatur zu kontrollieren, um eine mögliche Infektion früh zu erkennen.

Spezielle Problematik. Die Problematik der Amniozentese liegt in der späten Terminierung einer möglichen Beendigung der Schwangerschaft und in der langen Wartezeit auf die Ergebnisse. Diese Zeit wird von vielen Frauen als äußerst belastend empfunden. In diesen Wochen werden oft die ersten Kindsbewegungen wahrgenommen – gleichzeitig beginnen manche Paare erst jetzt, sich Gedanken über mögliche Konsequenzen zu machen. Für viele Frauen ist es schwer, sich in dieser Situation, in der ihre Schwangerschaft noch zur Disposition steht („Schwangerschaft auf Probe"), emotional richtig einzulassen.

Oft wird die Schwangerschaft in zwei Phasen erlebt: die Zeit vor und die Zeit nach der Amniozentese. Bei auffälligen Befunden gibt es in den meisten Fällen keine Therapie, sondern es steht die Entscheidung über einen späten Abbruch an, der zu diesem Zeitpunkt eine eingeleitete Geburt ist.

Zukunftsperspektiven. Die Entwicklung der vorgeburtlichen Diagnostik geht dahin, immer frühere, detailgenauere und nicht belastende Verfahren zu entwickeln, mit dem Ziel, jede Schwangere einer Reihenuntersuchung zuzuführen, den Zeitpunkt eines möglichen Schwangerschaftsabbruchs ins erste Schwangerschaftsdrittel zu legen und „unnötige" Fehlgeburten (gesunder Kinder) zu vermeiden.

Gute Beratung bei Pränataldiagnostik

Die moderne vorgeburtliche Diagnostik kann nur bestimmte Fehlbildungen und Erkrankungen ausschließen oder auch diagnostizieren. Sie kann jedoch nicht oder nur sehr begrenzt etwas über den Ausprägungsgrad der jeweiligen Erkrankungen aussagen und sie hat kaum Möglichkeiten, heilend einzugreifen. Dieses Auseinanderklaffen der Schere zwischen Diagnostik und Therapie bestimmt wesentlich die Problematik der „unmöglichen Entscheidung". Von den zurzeit bekannten etwa 4000 genetischen Krankheiten können bisher nur 5–10 Prozent pränatal erkannt und nur ein Bruchteil davon therapiert werden. In der überwiegenden Zahl der Fälle wird der Abbruch bzw. die Beendigung der Schwangerschaft als einzige Therapie angeboten. Auffälligkeiten im Ultraschall können zu Verunsicherungen führen, auch wenn sich die Verdachtsmomente nicht bestätigen. In diesem Fall werden immer weitere Untersuchungen und Kontrollen empfohlen und es können Entscheidungen anstehen über Untersuchungen, die mit größeren Risiken verbunden sind. Wenn eine schwerwiegende Fehlbildung oder Behinderung diagnostiziert wurde, gibt es in den meisten Fällen keine Möglichkeit der Therapie, sondern nur die Frage: „Bekomme ich mein Kind oder nicht?" Da zu diesem Zeitpunkt werdende Eltern bereits eine Beziehung zu ihrem Kind aufgebaut haben, löst der Entscheidungsdruck eine große Krise aus. Ab dem zweiten Schwangerschaftsdrittel ist ein Abbruch eine eingeleitete Geburt, die körperlich und psychisch sehr belastend sein kann.

Was wollen Sie wissen?

Da die Ergebnisse der Pränataldiagnostik nicht nur bestätigen, sondern auch verunsichern und Krisen auslösen können, ist es wichtig, dass Sie sich vor einer vorgeburtlichen Untersuchung fragen, welche Gründe dafür oder dagegen sprechen. Eine bewusste Auseinandersetzung mit den Möglichkeiten, Grenzen und

CHECKLISTE

Stellen Sie sich Fragen

In der Auseinandersetzung mit vorgeburtlichen Untersuchungen sind Sie vor
eine Reihe von Fragen gestellt wie:

- Möchte ich eine vorgeburtliche Unter-
  suchung und wenn ja, welche?
- Welche Erwartungen habe ich dabei?
- Bin ich bereit, das Risiko einer Fehlge-
  burt einzugehen?
- Wie gehe ich damit um, wenn bei mei-
  nem Kind eine Normabweichung oder
  Fehlbildung festgestellt wird?
- Kann ich mir vorstellen, die Schwan-
  gerschaft abzubrechen?
- Welche Einstellung habe ich zu Behin-
  derung?
- Will ich alles, was zu erfahren ist,
  wissen?

Risiken der Pränatalen Diagnostik hilft Ihnen,
Klarheit zu gewinnen. So treffen Sie Vorsorge
für sich selbst. Sie haben ein Recht auf Wissen
und genauso ein Recht auf Nichtwissen. Manche Frauen fühlen sich sicherer und ruhiger,
wenn sie ein unauffälliges Ergebnis bekommen haben. Besonders Frauen, die vielleicht
schon ein Kind verloren haben oder in deren
Familie eine genetische Erkrankung vorliegt,
können durch vorgeburtliche Untersuchungen
beruhigt werden. Andere Frauen fühlen sich
durch mögliche Entscheidungen, die auf sie
zukommen können, belastet. Dazu kann die
Angst vor einer Fehlgeburt kommen. Wenn
für Sie klar ist, dass Sie Ihr Kind bedingungs-
los annehmen wollen oder wenn Sie wissen,
dass ein später Schwangerschaftsabbruch für
Sie nicht infrage kommt, sollten Sie Ihr Recht
auf Nichtwissen in Anspruch nehmen. Lassen
Sie sich Zeit, sich ausführlich zu informieren, holen Sie sich Unterstützung und Beratung, bevor Sie bestimmte Untersuchungen
in Anspruch nehmen. Nach dem Gesetzgeber

müssen zwischen der Diagnose und weiterer
Maßnahmen drei Tage liegen. Es ist sinnvoll,
dass Sie zusammen mit Ihrem Partner überlegen und entscheiden, denn eine gemeinsam getragene Entscheidung stärkt Sie und
unterstützt das Wohlbefinden in der Schwangerschaft. Weil die Partner manchmal unterschiedliche Gefühle und Einstellungen haben,
kann ein gemeinsam in Anspruch genomme-
nes Beratungsgespräch hilfreich sein. Hier die
wichtigsten Argumente für bzw. gegen weiterführende Untersuchungen:

Für die Pränataldiagnostik spricht:

- Sie entspricht dem medizinischen Standard.
- Sie als werdende Eltern werden von Sorgen
  um die Gesundheit des Kindes teilweise
  entlastet.
- Im Falle eines positiven Befundes können
  Sie sich frühzeitig über Behandlungs- und
  Betreuungsmöglichkeiten informieren.
- Wenn eine genetische Belastung in Ihrer Fa-
  milie vorliegt, ist eine „Schwangerschaft auf
  Probe" möglich.
- Bei positivem Befund können Sie sich auf
  ein behindertes Kind vorbereiten oder im
  gesetzlichen Rahmen einen Schwanger-
  schaftsabbruch vornehmen lassen.

Gegen die Pränataldiagnostik spricht:

- Trotz aller Routine besteht immer noch die
  Gefahr einer Fehlgeburt, ausgelöst durch
  den invasiven Eingriff.
- Auch mit den Methoden der Pränataldiagnostik gibt es keine 100-prozentige Garantie
  für ein gesundes Kind.
- Durch den Eingriff und die Wartezeit auf
  den Befund müssen Sie große Ängste durch-
  stehen.
- Ihr Erleben der Schwangerschaft vor der
  Untersuchung und dem Befund ist beeinträchtigt.
- Nach einem positiven Befund müssen Sie
  eine Entscheidung für oder gegen Ihr Kind
  treffen.

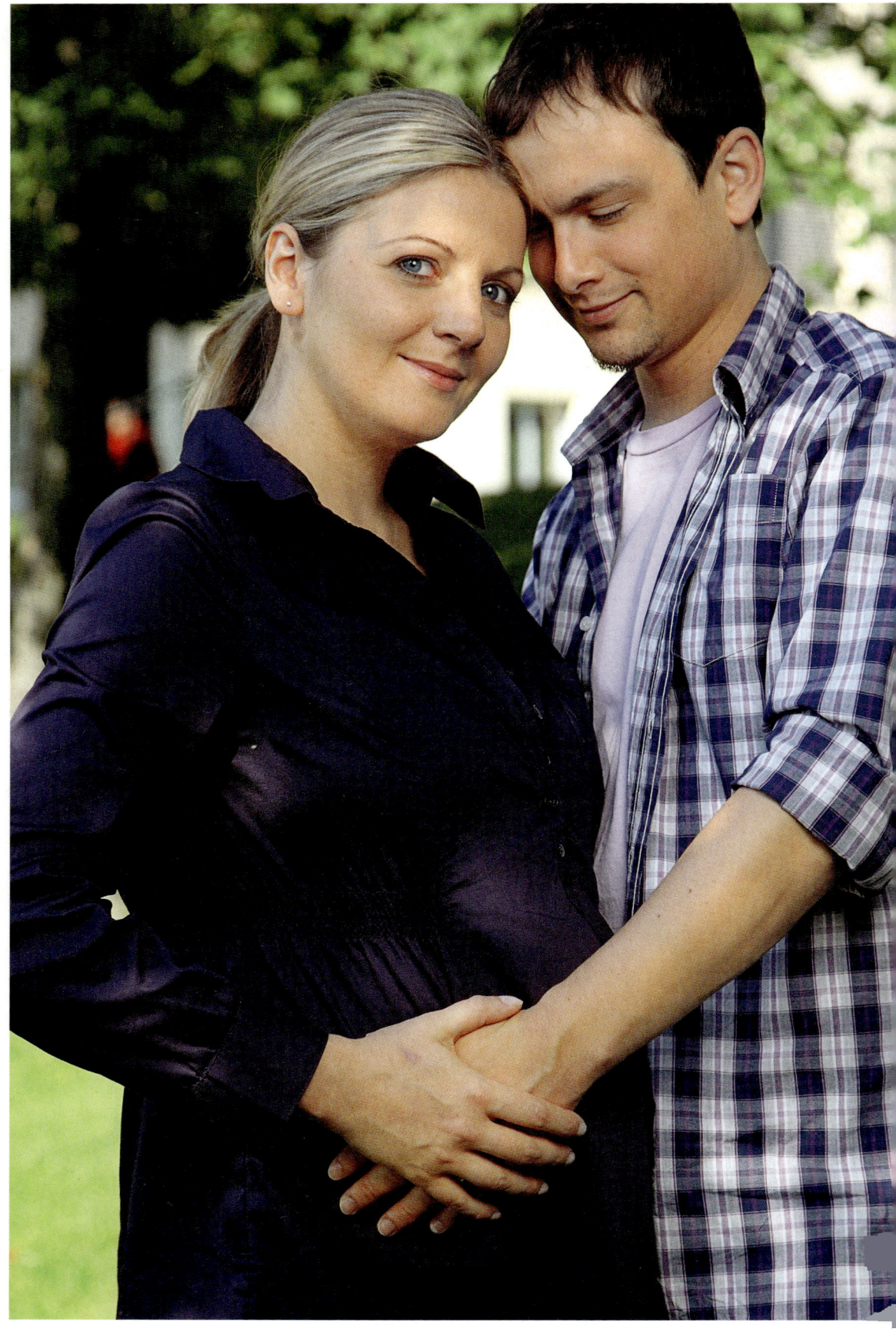

Den Alltag gestalten

In den nächsten Monaten wird die Schwangerschaft Ihr Leben bestimmen. Mit einer gesunden Ernährung, Ihrem persönlichen Wohlfühlprogramm, sportlichen Aktivitäten, Reisen und der Zweisamkeit mit Ihrem Partner können Sie diese Zeit unbeschwert genießen und die Bedürfnisse Ihres Kindes befriedigen.

Ernährung und Genuss in der Schwangerschaft

Eine gesunde Ernährung für Mutter und Kind beugt vielen Beschwerden und Erkrankungen vor. Tun Sie sich und Ihrem Kind mit einem ausgewogenen Speiseplan etwas Gutes. Beachten Sie einige einfache Regeln und hören Sie auf Ihren Körper. Er signalisiert Ihnen, was er braucht.

Ihr Speiseplan Tag für Tag

Während der Schwangerschaft stellen sich Ihr Hormonhaushalt und der Stoffwechsel Ihres Körpers um. Mit einer ausgewogenen, abwechslungsreichen Ernährung geben Sie Ihrem Körper und damit auch Ihrem Kind alles, was benötigt wird. Dabei müssen Sie nicht „für zwei" essen. Der zusätzliche Kalorienbedarf ist deutlich geringer als meist geschätzt.

Ihr Kalorienbedarf ist leicht erhöht (um ca. 300 kcal auf ca. 2300 kcal/Tag), was Sie in der Regel durch größeren Appetit selbst bemerken und entsprechend mehr essen. Die Regelmechanismen für Ihren Blutzuckerspiegel sind belastet, was zu einer rascheren leichten Unterzuckerung führen kann. Nehmen Sie deshalb regelmäßige Mahlzeiten mit kleine-

FRAGEN AN DIE HEBAMME

Christiane, 24. Woche

„Ich bin seit Jahren Vegetarierin. Bekomme ich alle Nährstoffe, die mein Kind und ich benötigen oder muss ich etwas Besonderes beachten?"

„Als Vegetarierin müssen Sie vor allem sicherstellen, dass Sie genügend Eisen, Kalzium und Vitamin B_{12} zu sich nehmen. Beachten Sie einige Regeln, dann sind Sie und Ihr Kind gut versorgt:

- Würzen Sie Ihre Speisen mit frischen Kräutern wie Schnittlauch und Kresse. Sie sind besonders eisenhaltig. Auch getrocknete Aprikosen, Nüsse und Haferflocken enthalten viel von diesem Mineral.
- Trinken Sie zum Essen keinen Schwarztee oder Kaffee. Diese Getränke behindern die

Eisenaufnahme. Greifen Sie zu verschiedenen Tees oder Mineralwasser.

- Kombinieren Sie eisenhaltige Speisen mit Vitamin-C-Lieferanten wie Orangensaft, Paprika oder Tomaten. Vitamin C unterstützt die Aufnahme und die Verwertung von Eisen.
- Essen Sie drei bis vier Eier in der Woche, Hülsenfrüchte wie Linsen und Erbsen, Vollkornprodukte und viele Milchprodukte. So nehmen Sie ausreichend Proteine zu sich, deren Bausteine Ihr Kind für den Aufbau seiner körpereigenen Proteine braucht.
- In den Milchprodukten steckt außerdem eine gehörige Portion Vitamin B_{12} sowie Kalzium für den Knochenaufbau Ihres Kindes."

ren Zwischenmahlzeiten ein und schlagen Sie damit zwei Fliegen mit einer Klappe: einen stabileren Blutzuckerspiegel und eine vorbeugende Maßnahme gegen Sodbrennen und Übelkeit.

Wenn Sie sich während der Schwangerschaft vorwiegend von Schokolade und kalorienreichen Fertiggerichten ernähren, werden Sie größere Probleme bekommen, zu Ihrer alten Figur zurückzukehren. Sie müssen aber keine spezielle Diät einhalten oder viele Regeln beachten. Erinnern Sie sich einfach an die guten Ernährungsgepflogenheiten aus traditioneller Zeit:

Mit einem guten Frühstück in den Tag starten.
Genießen Sie ein Müsli oder Vollkornbrot. Dazu trinken Sie in Maßen Kaffee oder Tee. Ihrer Verdauung hilft es, wenn Sie vor dem Frühstück ein Glas Wasser trinken und etwas Obst essen.

Das Mittagessen sollte vorwiegend aus Eiweiß, Kohlenhydraten und wenig Fett bestehen. Essen Sie z.B. Kartoffeln, Gemüse, Salat und wenig Fleisch oder Fisch. Frisch zubereitet hilft es Ihrem Körper, den Bedürfnissen Ihres Kindes und Ihnen selber Rechnung zu tragen.

Das Abendessen sollte nicht zu schwer sein, also z. B. eine Scheibe Vollkornbrot mit etwas Aufschnitt und einer Portion Rohkost (z. B. Tomate, Radieschen, Gurke).

Gerne gebe ich Ihnen noch einige weitere Empfehlungen:
- Vermeiden Sie Lebensmittel, die mit Schadstoffen belastet sein könnten. Wählen Sie regionale Produkte und Lebensmittel aus kontrolliert biologischem Anbau. Die Auswahl wird auch im Supermarkt ständig erweitert.
- Verzichten Sie so weit wie möglich auf chemische Zusatzstoffe wie Farb- und Konservierungsstoffe sowie raffinierten Zucker (in Süßigkeiten, Cola, Limo, Kuchen etc.) und künstliche Süßungsmittel (auch in „light"-Produkten).
- Achten Sie auf eine ausreichende Flüssigkeitszufuhr, wobei der Flüssigkeitsbedarf in der Schwangerschaft nicht erhöht ist (1,5–2 Liter/Tag). Trinken Sie zuckerfreie Getränke wie Wasser, Kräuter- oder Früchtetees, verdünnen Sie Säfte mit Wasser. Trinken Sie nicht zu viel schwarzen Tee und Kaffee, denn Koffein und Teein, in zu großen Mengen genossen, dienen nicht Ihrem Wohlbefinden.
- Wegen der Gefahr einer Überdosierung von Vitamin A (> 700 µg) sollten Sie keine Leber verzehren. Ein weiterer Grund, auf Innereien zu verzichten, ist deren erhöhte Schadstoffkonzentration.

Bei Ihrer Ernährung gilt: Qualität geht vor Quantität

Wählen Sie während der Schwangerschaft eher hochwertige und gesunde Lebensmittel. Auch wenn der Kalorienbedarf nicht stark erhöht ist, brauchen Sie eine Menge an Nährstoffen, Vitaminen und Mineralstoffen.

Achten Sie bei der Auswahl der Proteine, Fette und Kohlenhydrate auf Folgendes:

Proteine: Proteine (auch vereinfacht Eiweiß genannt) bestehen aus einzelnen Bausteinen, den Aminosäuren, die der menschliche Körper nur zum Teil selber aufbauen kann. Etliche Aminosäuren sind sogenannte essenzielle Aminosäuren, was bedeutet, dass der Mensch diese nicht selber synthetisieren kann, sondern mit der Nahrung aufnehmen muss. Diese Aminosäuren braucht auch Ihr Kind, um seine körpereigenen Proteine aufzubauen. Viele pflanzliche Nahrungsmittel enthalten diese lebenswichtigen Bausteine.

135

Empfehlenswerte Nährstofflieferanten

Proteine	Kohlehydrate (Ballaststoffe)	Fett	Mineralstoffe	Vitamine
Hülsenfrüchte	Vollkornprodukte	Milch	Vollkornprodukte	Gemüse
Kartoffeln	Kartoffeln	kalt gepresste, unraffinierte Pflanzenöle	frische Kräuter	Obst
Mais	Reis	Butter	Obst	Milchprodukte
Milch	Teigwaren		Margarine (kalt gepresst, unraffiniert)	Wurzelgemüse
Milchprodukte			Mais	Wurzelgemüse
mageres Fleisch			Wurzelgemüse	Vollkornprodukte
Fisch			Seefisch	Hülsenfrüchte

Kohlenhydrate: Wählen Sie Ihre Kohlenhydrate sorgfältig aus. Sie dienen als Energielieferanten und stellen wichtige Elemente, die für den Aufbau körpereigener Substanzen benötigt werden. Bevorzugen Sie Vollkornprodukte mit vielen Ballaststoffen, bei deren Verdauung die Energie über einen längeren Zeitraum freigesetzt wird. Meiden Sie minderwertige, raffinierte Kohlenhydrate wie Weißmehlprodukte und polierten Reis.

Fett: Seien Sie sparsam beim Verzehr von Fetten. Sie werden für den Aufbau des kindlichen Körpers benötigt, enthalten aber auch viel Energie. Wählen Sie vor allem kalt gepresste pflanzliche Öle wie Oliven- oder Sonnenblumenöl. Darin sind die wertvollen ungesättigten Fettsäuren enthalten. Meiden Sie dagegen Butter, fettes Fleisch, Schokolade und Chips, in denen eher die gesättigten Fettsäuren zu finden sind.

Mineralstoffe und Vitamine: Wählen Sie vor allem pflanzliche Lebensmittel, die einen hohen Gehalt an Vitaminen und Mineralstoffen wie Kalium und Natrium aufweisen.

Mein Tipp

Wenn Sie sich in der Frühschwangerschaft häufig übergeben müssen, verlieren Sie auch wichtige Elektrolyte wie Kalium und Natrium. Gleichen Sie diesen Verlust durch entsprechende Getränke oder Salzzugaben im Essen wieder aus.

Sind Nahrungsergänzungsmittel notwendig?

Nahrungsergänzungsmittel können für den Stoffwechsel eine Belastung bedeuten. Sie sollten diese Präparate also nicht ungefragt einnehmen. Möglicherweise rät Ihre Hebamme oder Ihr Frauenarzt Ihnen aber, ein Medikament bzw. ein Nahrungsergänzungsmittel einzunehmen. Dies kann insbesondere Jod, Magnesium, Eisen oder Folsäure betreffen:

Jod. Die Einnahme von Jod ist in einem Jodmangelgebiet (wie Deutschland) generell sinnvoll. Jod spielt im Organismus hauptsächlich eine Rolle für die Produktion der Schilddrüsenhormone Thyroxin (T4) und Trijodthyrodin

(T3). In der Schwangerschaft steigt der Bedarf zusätzlich an. Manchmal reicht es schon, jodiertes Speisesalz zu verwenden und ein- bis zweimal in der Woche Seefisch zu essen, manchmal wird Ihre Hebamme oder Ihr Frauenarzt Ihnen Jodtabletten verschreiben.

Mein Tipp

Wählen Sie besonders jodhaltige Lebensmittel wie Schellfisch, Kabeljau und Pilze.

Magnesium. Magnesium wird zum Knochenaufbau und als Cofaktor für viele Enzyme benötigt. Magnesiummangel kann zu Wadenkrämpfen und vorzeitigen Wehen führen. Daher wird Magnesium gerne bei einer Neigung zu vorzeitigen Wehen oder Muskelkrämpfen gegeben (obwohl der Nutzen hierbei nicht erwiesen ist!). Die Einnahme sollte aber nach der 36. SSW möglichst abgesetzt werden, um die Vorwehen der Gebärmutter nicht zu beeinträchtigen. Eine weitere Indikation ist die Präeklampsie (siehe S. 100). Auch hier wird Magnesium eingesetzt, da es krampflösend wirkt (auch hier gibt es bislang allerdings keine Nachweise hinsichtlich der Wirksamkeit!).

Mein Tipp

Natürliche Vorkommen sind Löwenzahn, Brennnessel, Petersilie, Kartoffeln, Bananen, Mandeln, Schwarzwurzeln und Hülsenfrüchte.

Eisen. Eisen wird im Körper vor allem für die Bildung des roten Blutfarbstoffs Hämoglobin benötigt, der für den Transport des Sauerstoffs notwendig ist. Der Eisenbedarf ist während der Schwangerschaft deutlich erhöht. Von einer routinemäßigen Einnahme möchte ich dennoch abraten. Zusätzliches Eisen sollte nur eingenommen werden, wenn der Hb-Wert (siehe S. 107) vor der Schwangerschaft unter 11,0 g/dl liegt oder in der Schwangerschaft (ca. 28. SSW) unter 10,0 g/dl sinkt. Bislang liegen allerdings keine Erkenntnisse darüber vor, ob und wem eine Erhöhung des Eisenspiegels nützlich ist bzw. ob und ab wann die Einnahme tatsächlich das kindliche und mütterliche Befinden verbessert. Es gibt sogar Hinweise darauf, dass die niedrigere Eisenkonzentration in der Schwangerschaft sinnvoll ist und vielleicht vor Frühgeburtlichkeit schützt. Vitamin C hilft dem Körper, das mit der Nahrung aufgenommene Eisen auch weiter zu verwerten. Trinken Sie zum Vollkornbrot ein Glas Orangensaft oder essen Sie zu Vollkornnudeln Vitamin-C-haltige Gemüse wie Paprika oder Tomaten.

Mein Tipp

Natürliche Vorkommen sind Brennnessel, Löwenzahn, Petersilie, Fenchel, Fleisch, dunkelgrünes und rotes Gemüse (Grün- und Rosenkohl, Spinat, Rote Bete), Schwarzwurzeln, Hülsenfrüchte, Vollkorn, Hirse, rote Früchte (Trauben, Johannisbeeren).

Folsäure. Ihr Kind braucht Folsäure in größeren Mengen, um sein Skelett und seine inneren Organe auszubilden. Besonders wichtig ist die Einnahme von Folsäure, um Defekten des kindlichen Rückenmarkkanals (Neuralrohrdefekte, Spina bifida) vorzubeugen. Die Einnahme wird schon vor einer geplanten Schwangerschaft empfohlen. Sie sollte aber auf jeden Fall von dem Moment der Feststellung der Schwangerschaft bis zum Ende des dritten Schwangerschaftsmonats fortgesetzt werden. Die Empfehlung liegt bei 400 µg/d. Aber auch wenn Sie folsäurereiche Lebensmittel in den ersten Wochen bevorzugt zu sich nehmen, kann dies nicht die Einnahme eines Folsäurepräparates ersetzen.

Mein Tipp

Folsäure ist in Rosenkohl, Grünkohl, Roter Bete, Fenchel, Tomaten, Spargel, Gurken, Zitrusfrüchten (alles bevorzugt als Rohkost, da Folsäure hitzeempfindlich ist) und Milch.

FRAGEN AN DIE HEBAMME

Elisabeth, 26. Woche

„Ich werde immer wieder von Heißhungerattacken auf Süßes geplagt. Dann könnte ich eine ganze Tafel Schokolade auf einmal essen. Was kann ich dagegen tun?"

„Schokolade enthält Stoffe, die der Seele guttun. Aber sie enthält auch große Mengen Fett und Zucker, beides nicht besonders gesund. Versuchen Sie es doch mal so: Kochen Sie sich einen Kakao aus echtem Kakaopulver für die Luststoffe und essen Sie einen großen Löffel Honig für die Süße. Oder rühren Sie beides zusammen. So können Sie die fette, zuckrige Schokolade umgehen."

Was sagt die Wissenschaft?

Obwohl schon viel über die veränderten Ernährungsbedürfnisse während der Schwangerschaft geschrieben wurde, gibt es kaum wissenschaftliche Erkenntnisse darüber, ob eine Nahrungsumstellung und die routinemäßige Zufuhr von Vitaminen und Spurenelementen tatsächlich vorteilhafte Wirkung auf Entwicklung und Gesundheit des ungeborenen Kindes und der werdenden Mutter haben. Eine Ausnahme bildet die Zufuhr von Folsäure vor der Schwangerschaft bis einschließlich des dritten Schwangerschaftsmonats. So scheint die oft empfohlene Verschiebung der Nahrungszusammenstellung zugunsten von Eiweiß und/oder Kohlenhydraten nach bisherigen wissenschaftlichen Erkenntnissen zu keiner Verbesserung der Situation von Mutter und Kind zu führen.

Gesichert ist, dass einschneidende Nahrungseinschränkungen (Hungern, Fastenkuren) zu einer Verringerung des kindlichen Gewichts führen, wobei die Auswirkungen auf das kindliche und mütterliche Wohlbefinden nicht geklärt sind. Drastische Einschränkungen in der Ernährung sind also nicht empfehlenswert. Es macht eher Sinn, grundsätzlich auf eine regelmäßige, ausgewogene, abwechslungsreiche und möglichst naturbelassene Ernährung zu achten.

Wenige Tabus bei Nahrungsmitteln

Es gibt nur wenige Nahrungsmittel, die Sie in der Schwangerschaft unbedingt meiden sollten. Hierzu gehören Lebensmittel, die möglicherweise mit Bakterien oder anderen Krankheitserregern belastet sind. Verzichten Sie insbesondere auf:

- rohe, unpasteurisierte Milch und entsprechende Produkte (Rohmilchkäse, Weichkäse, Brie, Camembert, Blauschimmelkäse), denn sie könnten Listerien enthalten,
- rohes oder nicht durchgegartes Fleisch und rohe Eier, denn hier könnten Salmonellen oder Toxoplasmoseerreger enthalten sein,
- rohen Fisch, denn hier besteht grundsätzlich die Gefahr einer Übertragung von Würmern, die sich in den Verdauungsorganen des Fisches befinden. Sie stellen zwar keine unmittelbare Gefahr für das Kind dar, beeinträchtigen aber Ihre Gesundheit.

Listerien gehören zu den ganz wenigen Bakterien, die in der Lage sind, bei einer Schwangeren die Schranke zwischen Mutter und Kind zu überwinden und das Ungeborene direkt bedrohlich zu infizieren. Die Listeriose ist eine seltene Infektionskrankheit, die für gesunde Erwachsene unbedenklich ist, aber für Kleinkinder, Schwangere, ältere und immungeschwächte Menschen lebensgefährlich sein kann. Wird eine Erkrankung festgestellt, so wird sie mit Antibiotika behandelt.

Der eigentliche Standort der Listerien dürfte der Boden sein; von dort kommen pflanzliche Lebensmittel mit den Bakterien in Kontakt. Über die Nahrungskette gelangen die Listerien auch in die Tiere, sodass auch Fleisch und Fleischprodukte, ebenso Milch und Milchprodukte von Listerien befallen sein können.

Kochen und Braten der Nahrung beseitigen die Listerien zuverlässig. Allerdings dürfen sie nicht die Chance erhalten, in Kälteinseln zu überleben, wie dies bei unsachgemäßem Aufwärmen im Mikrowellenherd geschieht. Da sie jedoch empfindlich gegen Hitze sind, sind alle frisch erhitzten Lebensmittel frei von Listerien, also z. B. frisch gekochte Speisen, frisch geöffnete Konserven oder frisch geöffnete pasteurisierte Milch. Obst und Gemüse sind relativ selten mit Listerien behaftet. Falls ja, so lassen sich die Listerien insbesondere bei glatten Oberflächen aber gut abwaschen. Die einzige Ausnahme sind (Blatt-)Salate, weil sie eine große Oberfläche haben und auch roh verzehrt werden. Darum sollten Sie während der Schwangerschaft keinen Krautsalat und keine abgepackten Schnittsalate essen und Blattsalate vor dem Verzehr gründlich waschen.

Toxoplasmen. Der Erreger der Toxoplasmose, der Einzeller Toxoplasma gondii, lebt vor allem im Darm der Katze und wird über ihren Kot ausgeschieden. Leben Sie schon lange mit Katzen zusammen, werden Sie schon Antikörper gegen den Erreger gebildet haben. Diese können in Ihrem Blut nachgewiesen werden und dann brauchen Sie hier gar nicht mehr weiter zu lesen, denn es besteht keinerlei Gefahr für Sie selbst oder Ihr Baby. Anders, wenn Sie mit Katzen in Berührung kommen, aber keine

Antikörper haben. Sie können diese Erreger auch über nicht ausreichend erhitzte Wurstwaren, Lebensmittel aus dem Erdreich oder Katzenkot (beim Reinigen des Katzenklos) aufnehmen. Toxoplasmoseerreger können die Plazentaschranke durchwandern. Kommt es während der Schwangerschaft zu einer Erstinfektion mit Toxoplasmen, kann sich Ihr Kind anstecken. Eine Infektion kann bei Ihrem Kind zu neurologischen Störungen führen.

Wenn Sie eine Katze besitzen, können Sie eine Infektion verhindern, indem Sie das Katzenklo nicht selber reinigen oder, wenn es gar nicht anders geht, Handschuhe anziehen. Geben Sie Ihrer Katze Trocken- oder Dosenfutter. Ist Ihre Katze kein Freigänger, so sinkt das Infektionsrisiko sehr stark.

Sollte eine Infektion nachgewiesen werden, muss sie mit speziellen Antibiotika behandelt werden, die plazentagängig sind und so auch bei Ihrem Kind wirken. Leider treten häufig Nebenwirkungen auf.

Salmonellen. Salmonelleninfektionen sind für gesunde Menschen kein Problem, wohl aber für immungeschwächte und alte Menschen. Sie treten beim Genuss von unsachgemäß verarbeiteten Lebensmitteln, vor allem rohem Fleisch (Tatar), Softeis, Huhn und Muscheln, auf. Symptome einer Infektion sind starker Durchfall und manchmal auch Erbrechen. Die Entwässerung des Körpers und der hohe Verlust an Elektrolyten können bedrohlich werden. Eine schwere Salmonellose kann bei einer Schwangeren zu einer Frühgeburt führen, da die hyperaktive Darmperistaltik Wehen auslöst. Das Kind ist von der eigentlichen Infektion selbst nicht betroffen. Vorbeugend sollten Sie nichts essen, was unangenehm riecht oder vergammelt aussieht. Lagern Sie Fleisch und Eiprodukte gut gekühlt und achten Sie bei der Zubereitung auf ausreichende Erhitzung und Hygiene.

Sonderfälle bei der Ernährung

Die Zeit der Schwangerschaft bedeutet für Ihren Körper eine große Anstrengung. Kreislauf und Stoffwechsel sind besonders gefordert. Sind Sie in dieser Hinsicht vorbelastet, so ergeben sich besondere Herausforderungen. Lassen Sie sich von Ihrer Hebamme oder Ihrem Hausarzt bzw. Frauenarzt beraten.

Diabetikerinnen werden während der Schwangerschaft besonders aufmerksam begleitet. Hier sind eine diätetische Ernährung und regelmäßige Blutzucker-Kontrollen notwendig, die mit erfahrenen Fachärzten (Diabetologen, Internisten) besprochen werden müssen.

Stark über- bzw. untergewichtigen Frauen sollten ihre gewohnte Ernährung auf Einseitigkeit (übergroßer Anteil an Fett, Kohlehydraten, Fast Food, raffiniertem Zucker usw.) und kalorischen Gehalt hin überprüfen und ggf. ausgewogener einstellen. Im Verlauf der Schwangerschaft sollten v. a. bei untergewichtigen Frauen das Gewicht, bei beiden Gruppen jedoch das Wohlbefinden und die Stoffwechselsituation (z. B. Anzeichen für Hypertonie, Ges-

tose, Diabetes, Anämie) sorgfältig beobachtet werden. Bei untergewichtigen Frauen bietet sich ggf. die Zufuhr von Vitamin-/Mineralstoffpräparaten an. Hierbei müssen Sie darauf achten, dass in dem entsprechenden Präparat die empfohlenen Tagesmengen der einzelnen Substanzen nicht überschritten werden (was bei vielen „Billigprodukten" der Fall ist!). Übergewichtige Schwangere (immerhin etwa 10 Prozent aller Schwangeren) sollten sich in Ernährungsfragen beraten lassen.

Frauen mit Essstörungen (Anorexie, Bulimie, Fresssucht) geraten durch die in der Schwangerschaft unvermeidlichen Gewichtszunahmen und zunehmenden Rundungen oft in Bedrängnis. Lassen Sie sich nicht zu sehr durch Gewichtskontrollen unter Druck setzen. Falls Sie sich wegen Ihrer Essstörungen nicht bereits in Behandlung befinden, empfiehlt sich dringend die Zusammenarbeit mit auf Essstörungen spezialisierten Ärzten, Beratungsstellen oder Psychologen. Auch hier kann die Zufuhr von Vitaminen und Mineralien Sinn machen.

Schadstoffe meiden

Sie können viel dazu beitragen, Ihrem Kind einen guten Start ins Leben zu ermöglichen. Verzichten Sie während der nächsten Monate unbedingt auf Nikotin und Alkohol, genießen Sie Kaffee und Tee nur in Maßen und fragen Sie bei Medikamenten unbedingt Ihre Hebamme oder Ihren Frauenarzt.

Nikotin

Rauchen hat definitiv schädliche Auswirkungen auf Sie und auf das Ungeborene. Die

schädlichen Einflüsse sind dabei sehr umfassend. Rauchen führt zu Problemen der Mutter während der Schwangerschaft:

- Es führt möglicherweise zu einer geringeren mütterlichen Gewichtszunahme, zu einem niedrigeren Folsäurespiegel im Blut, einem vorzeitigen Blasensprung und vorzeitigen Wehen.

Ihr Kind raucht im Mutterleib mit:

- Das Nikotin verengt unter anderem die Blutgefäße des Mutterkuchens, was zu einer

Minderversorgung des Kindes in der Gebärmutter führt.

- Kinder rauchender Mütter kommen häufiger mit einem geringeren Geburtsgewicht
(durchschnittlich 175–200 g weniger) auf
die Welt. Das Risiko, ein untergewichtiges
Neugeborenes zu gebären, scheint abhängig
von der Anzahl der Zigaretten zu sein. Bei
mehr als 20 Zigaretten am Tag ist das Risiko
etwa 2,5-mal so groß.
- Früh- und Totgeburten und eine erhöhte
Säuglingssterblichkeit kommen häufiger vor.
- Es gibt Hinweise darauf, dass auch krebser-
zeugende Stoffe des Zigarettenrauchs den
Mutterkuchen passieren und das Kind erreichen können.

Auch nach der Geburt hat das Nikotin noch
jede Menge schädliche Auswirkungen:

- Nikotin passiert die Schranke zwischen
Mutterkuchen und Gebärmutterwand (Plazentaschranke) und kann so beim Kind
Entzugserscheinungen nach der Geburt verursachen. Auch die Nebensubstanzen Koh-
lenmonoxid und Teer haben gesundheits-
schädigende Wirkung.
- Bei Kindern rauchender Schwangerer besteht ein höheres Risiko, am plötzlichen
Kindstod (SID) zu sterben.
- Spätere Folgen sind neurologische und soziale Auffälligkeiten des Kindes.
- Kinder rauchender Schwangerer leiden
viermal häufiger unter dem Zappelphilipp-
Syndrom (mit Unaufmerksamkeit, Impul-
sivität und Hyperaktivität) als Kinder nicht
rauchender Frauen.

Alle problematischen Substanzen werden
auch durch Passivrauchen aufgenommen,
sodass sich auch Ihr Umfeld (Partner, Verwandte, Freundinnen und Freunde) einschränken sollte. Dies erleichtert auch Ihnen selbst,
gegebenenfalls auf das Rauchen zu verzichten
oder zumindest Ihren eigenen Konsum einzuschränken.

Mein Tipp

**In Anbetracht der großen Nachteile des
Rauchens für Sie und Ihr Kind sollten Sie
mit allen Mitteln versuchen, spätestens
mit Eintreten der Schwangerschaft das
Rauchen aufzugeben. Sie können verschiedene Programme zur Raucherentwöh-
nung, z. B. der Krankenkassen oder der
Bundeszentrale für gesundheitliche Aufklärung (BzgA) in Anspruch nehmen.**

Alkohol

Das Risiko des Alkoholkonsums in der
Schwangerschaft ist unbestritten. Es ist davon
auszugehen, dass der Alkoholgehalt des kindlichen Blutes dem der Mutter entspricht, aber
das Kind aufgrund seiner Unreife doppelt so
lange braucht, um den Alkohol abzubauen.
Kinder, deren Mütter während der Schwangerschaft größere Mengen Alkohol zu sich
nahmen, kommen mit schweren körperlichen
und geistigen Schäden zur Welt.

Alkohol führt besonders bei dauerhaft erhöhtem Gebrauch (mehr als ca. 0,5 l Bier oder
0,25 l Wein)

- zu einem erhöhten Risiko für Früh- und
Fehlgeburten und
- zu direkt schädigenden Auswirkungen auf
das Ungeborene, wozu verringertes Wachstum, Fehlbildungen, geistige Unterentwick-
lung und Verhaltensänderungen zählen.

Besonders gefährdet ist das Ungeborene hierbei in den ersten drei Schwangerschaftsmonaten. Es ist nicht bekannt, ob Alkohol erst
ab einer bestimmten Schwelle (Grenzwert)
schädigende Wirkung haben kann oder ob das
Risiko parallel mit zunehmendem Alkoholkon-
sum ansteigt. Man weiß auch nicht, ab welchem einmaligen Konsum ein erhöhter Anteil
Schädigungen zu erwarten ist. Daher sollten
Sie lieber ganz auf Alkohol verzichten.

FRAGEN AN DIE HEBAMME

Ute, 8. Woche

„Ich habe auf einer Geburtstagsparty Alkohol getrunken. Zu diesem Zeitpunkt wusste ich noch gar nicht, dass ich bereis schwanger war. Jetzt mache ich mir große Vorwürfe."

„Sie brauchen sich keine allzu großen Sor-gen zu machen. Es gilt als sicher, dass die schädigende Wirkung von Alkohol vor dem 7. bis 10. Tag nach der Befruchtung nach dem „Alles-oder-nichts"-Prinzip entweder zum Fruchtabgang oder zur unbeschadeten Weiterentwicklung führt."

Genussmittel

Kaffee, schwarzer Tee und Cola enthalten als problematische Substanz Koffein bzw. Tein. Beides kann in Maßen genossen werden (abhängig von der Stärke des Getränks 1–3 Tassen täglich bzw. 300 mg/Tag). Wenn Sie regelmäßig übermäßige Mengen von starkem Kaffee oder Tee zu sich nehmen, gehen Sie das Risiko ein, dass Ihr Baby untergewichtig geboren wird. Koffein/Tein begünstigt durch die Anregung des Stoffwechsels und die Freisetzung von Stresshormonen Bluthochdruck, Unruhe, Magenreizungen und Schlaflosigkeit – alles Erscheinungen, die durch die Schwangerschaftsveränderungen ohnehin vermehrt auftreten. Bei entsprechenden Beschwerden sollten Sie also auch an eine weitere Einschränkung oder den Verzicht auf diese Getränke denken.

Mein Tipp

Bedenken Sie, dass Koffein/Tein die Aufnahme von Eisen, Vitamin C und Kalzium erschwert. Verzichten Sie daher auf koffeinhaltige Getränke nach den Mahlzeiten.

Kein Drogenkonsum

Während der Schwangerschaft sollten Sie auf den Konsum illegaler Drogen verzichten, denn Drogen wirken sich negativ auf Ihre Schwangerschaft und auf die Entwicklung des ungeborenen Kindes aus. Bitte wenden Sie sich vertrauensvoll an Ihren Hebamme oder Ihren Frauenarzt. Gemeinsam mit Ihnen wird man nach Hilfsmöglichkeiten suchen, um das ungeborene Kind nicht zu gefährden.

Medikamente in der Schwangerschaft

Kopfschmerzen, Rückenschmerzen, Fieber – harmlose Beschwerden oder Erkrankungen ließen Sie bisher schnell mal zu einer Tablette greifen. Damit sollten Sie nun äußerst vorsichtig sein! Auch scheinbar „harmlose" Medikamente, die Ihnen vielleicht Ihre gute Freundin empfiehlt, können für Ihr Kind eine Gefahr bedeuten. Freiverkäufliche Medikamente, Impfungen sowie komplementäre Behandlungsmethoden wie Homöopathie, Akupunktur, Phytotherapie usw. sind nun für Sie bzw. für Ihr Kind nicht unbedenklich. Jedes während der Schwangerschaft konsumierte Medikament sollte kritisch unter die Lupe genommen werden. Im Einzelfall müssen Nutzen und Risiko sorgfältig abgewogen werden. Für viele harmlose Beschwerden gibt es erprobte Hausmittel.

Mein Tipp

Sprechen Sie dieses Thema bei einer der Vorsorgeuntersuchungen an, damit Sie nicht unvorbereitet zu einem Mittel greifen. Weitere Auskunft gibt das Pharmakovigilanz- und Beratungszentrum für Embryonaltoxikologie in Berlin (Adresse siehe Anhang).

Die Bedürfnisse des ungeborenen Kindes

Gerne fordern Außenstehende von der werdenden Mutter ein „gesundes Verhalten" im Interesse ihres ungeborenen Kindes ein. Dabei sollten gleichzeitig aber auch Forderungen an die Umgebung der Mutter mit einbezogen werden. Nur eine Mutter, die in eine entsprechende Umgebung eingebettet ist, kann ihr Kind gut versorgen.

Sie als Mutter können beispielsweise entscheiden, ob Sie rauchen oder nicht, für die Autoabgase in der Straße, in der Sie wohnen, können Sie aber nichts. Sie können sich entscheiden, sich gut zu ernähren; ob die Nahrung, die für Sie erreichbar ist, mit Schadstoffen belastet ist oder nicht, ist für Sie nur bedingt erkennbar. Ihr Kind hat schon jetzt eine Reihe von Bedürfnissen, die Sie in der Zeit der Schwangerschaft befriedigen können:

- Ernähren Sie sich ausgewogen. Damit stellen Sie die körperliche Entwicklung des Kindes sicher.
- Ihr Kind braucht die Möglichkeit, ohne Einwirkung von Giftstoffen (z. B. Nikotin und Alkohol) sein Gehirn, seine Sinne und seine inneren Organe entwickeln zu können.
- Ihr Kind braucht das richtige Maß an Ruhe und Bewegung, damit es sein Gleichgewichtssystem ausreichend ausbilden kann und in Ihrem Rhythmus seinen eigenen Rhythmus finden kann.

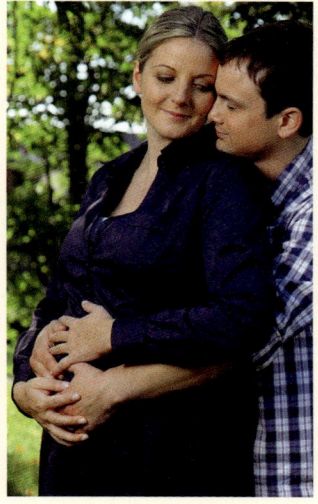

- Ihr Kind braucht das richtige Maß an Geräuschen. Ihre Stimme wirkt wie beruhigende Musik auf das Kind. Ein Discobesuch wird das Ungeborene sicher stören. Sie als Mutter spüren, wann Ihr Kind sich gestört fühlt.
- Ihr Kind braucht vor allem genügend Raum und Zeit, um sich zu entwickeln. Versuchen Sie immer wieder zu entspannen und nicht allzu viel Hektik in Ihren Alltag zu lassen.

◀ Legen Sie Pausen ein und schicken Sie Ihre Gedanken zu Ihrem Kind.

- Ihr Kind braucht eine Mutter, die ihm erlaubt, einfach da zu sein. Sie müssen sich nicht ständig in bewusstem Kontakt zu Ihrem Kind befinden. Es reicht, wenn Sie ihm Raum und Zeit in Ihrem Körper zur Verfügung stellen.
- Ihr Kind braucht auch Vertrauen, ein Zutrauen zu seinen Fähigkeiten.
- Ihr Kind braucht vor und nach der Geburt Aufrichtigkeit. Das heißt, alles was Sie an dem Kind und mit dem Kind tun, muss in dem Moment aus Überzeugung und Liebe geschehen.
- Ihr Ungeborenes braucht eine gelassene Mutter, die selbst ausreichend gut bemuttert wird.
- Ihr Kind braucht eine Mutter, die Zutrauen zu ihrer eigenen Beobachtung gewinnt. Sie spüren am besten, wie es Ihrem Kind geht. Hören Sie auf diese innere Stimme.

Ihr körperliches Wohlfühlprogramm

Die Schwangerschaft verändert Ihren Körper und Ihren Alltag. Vielleicht sind Sie empfindlicher gegen Stress, holen sich leicht eine Erkältung oder fühlen sich im wahrsten Sinn des Wortes nicht „wohl in Ihrer Haut"? Stellen Sie sich Ihr persönliches Wohlfühlprogramm zusammen.

Vermeiden Sie Dauerstress

Unser Körper reagiert auf Belastungen mit Stress. Dieser Stress kann einerseits als positiv wirkende Energie betrachtet werden, durch die vorhandene Kräfte mobilisiert werden oder aber auch als negativer Stress, der die Funktionstüchtigkeit des Körpers und der Seele beeinträchtigt. Diesen negativen Stress sollten Sie in den nächsten Monaten vermeiden, denn er schadet Ihnen und Ihrem Kind:

- Negativer Stress kann zur Folge haben, dass die Blutzufuhr zur Gebärmutter gedrosselt wird, was eine Mangelversorgung des Kindes bedeutet.
- Belastender Dauerstress stellt eine psychische Beeinträchtigung der Schwangerschaft dar. Die Aufmerksamkeit wird weg vom Kind hin zu anderen Lebensereignissen gelenkt. Das könnte dazu führen, dass Gesundheitsrisiken oder -probleme entweder nicht erkannt werden oder erst verspätet darauf reagiert wird. Somit können Beeinträchtigungen, die anfangs nur ein geringes Ausmaß haben, später zu ernsthaften Folgen für Mutter und Kind führen.
- Häufig halten gestresste Mütter an risikoreichen und gesundheitsschädigenden Verhaltensweisen, wie Rauchen, Alkohol- und Drogengebrauch, fest.
- Übermäße Arbeit hat zur Folge, dass die benötigten Ruhepausen ausfallen und damit Beschwerden zunehmen.

- Auch das Selbstwertgefühl der Schwangeren kann durch negativen Stress erheblich in Mitleidenschaft gezogen werden. Sie bekommt eventuell zunehmend Angst und ihr Immunsystem wird möglicherweise durch einen Anstieg der Stresshormone (Katecholamine) gedämpft.
- Zusätzlich kann negativer Stress die sozialen Beziehungen der schwangeren Frau in Mitleidenschaft ziehen.
- Als Folge von psychischem Stress kommt es unter Umständen zu Schwangerschaftskomplikationen, einer verkürzten Schwangerschaftsdauer oder einem verringerten Geburtsgewicht.

Mein Tipp

Ich empfehle Ihnen, dauerhaftem Stress mithilfe von Entspannungsmethoden oder Spaziergängen in der Natur zu begegnen. Beschäftigen Sie sich mit Yoga, Autogenem Training, Singen oder suchen Sie sich einen schönen Weg im Wald. Dies dauert vielleicht einige Zeit, aber wenn Sie für sich etwas gefunden haben, das Ihnen zu Gelassenheit und Ruhe verhilft, werden viele stressbedingte Beschwerden wie Kopfschmerzen, Stimmungsschwankungen und Schlafstörungen von selbst weniger oder ganz verschwinden. Gönnen Sie sich regelmäßige Entspannungsphasen.

FRAGEN AN DIE HEBAMME

Carolyn, 34. Woche

„Ich arbeite noch und bin beruflich ganz schön eingespannt. Kann dieser Stress schädliche Auswirkungen auf mein Kind haben?"

„An und für sich ist Stress allein kein Problem für Ihr Kind. Gefährlich kann es werden, wenn aufgrund von Unruhe und wenig Schlaf die mangelnde Durchblutung des Mutterkuchens dazu führt, dass sich Ihr Kind nicht zeitgerecht entwickeln kann. Auch muss zwischen körperlicher Überanstrengung und psychischem Stress unterschieden werden. Körperlicher Anstrengung kann durch entsprechende Ruhepausen entgegengewirkt werden. Psychischem Stress hingegen lässt sich nur schwer begegnen. Außergewöhnlichen Belastungen wie Verlust eines wichtigen Menschen, Paarprobleme oder wirtschaftliche Belastungen können Sie sich nicht ohne Weiteres entziehen. Hier müssen andere Hilfen gesucht werden. Sprechen Sie Ihre Hebamme oder Ihren Arzt darauf an."

Beschwerden in der Schwangerschaft

Die meisten Frauen spüren während der Schwangerschaft Veränderungen an Ihrem Körper, Belastungen und häufig Beschwerden (siehe „Beschwerden von A – Z", S. 296). Sie werden beispielsweise verursacht durch
- Hormonveränderungen,
- Nähr- und Sauerstoffbedarf des Kindes,
- Gewicht von Gebärmutter und Baby,
- psychische Prozesse sowie
- Ihre Umwelt (Partnerschaft, Arbeitsplatz)

Diese Schwangerschaftsbeschwerden gehören zu Ihrer Schwangerschaft dazu, nahezu jede Schwangere erlebt sie. Je nach Ihrer persönlichen Situation und Ihrem Wissensstand sowie der Art und Ausprägung Ihrer Beschwerden beeinträchtigen und beunruhigen diese Sie mal mehr und mal weniger. Fast alle Beschwerden verschlimmern sich bei körperlicher oder seelischer Belastung. Je mehr Sie über die Ursachen und Behandlungsmöglichkeiten dieser Beschwerden wissen, umso einfacher wird es für Sie, die Schwangerschaft trotz dieser Beschwerden zu genießen. In einem Beratungsgespräch mit Ihrer Hebamme oder Ihrem Frauenarzt sollten auch alle Vorerkrankungen besprochen werden, um die hinzukommenden Beschwerden richtig einschätzen zu können. In so einem Gespräch kann zur Sprache kommen,
- wann die Beschwerden erstmalig aufgetreten sind,
- ob ein Auslöser erkennbar war,
- was die Symptomatik verschlimmert, was sie verbessert sowie
- welcher Art die Beschwerden sind (Zeitpunkt, Lokalisation, Ausdehnung usw.).

Achten Sie auf die auftretenden Veränderungen und berichten Sie in der Vorsorge davon. Sicherlich treten die körperlichen Veränderungen stärker hervor als Ihre psychische Befindlichkeit. Beides gehört aber unabdingbar zusammen. Die Brüste werden größer, der Vorhof verfärbt sich von rosa zu bräunlich. Manchmal beginnen die Brüste schon gegen Ende der Schwangerschaft, Milch zu produzieren. Dies ist eine natürliche Anpassung des

Mögliche schwangerschaftsbedingte Veränderungen und Beschwerden

Körperliche/hormonelle Veränderungen	
Gewebeauflocke-rung und -aufbau	■ Gewichtszunahme ■ Polster und Rundungen ■ Gefäßerweiterung (Krampfadern, Hämorrhoiden) ■ Rückenbeschwerden ■ Gleichgewichtsprobleme ■ erhöhte Verletzungsgefahr durch aufgelockerte Bänder (Stolpern, Um-knicken etc.) ■ Beschwerden am Schambein (Symphysenschmerzen) ■ Neigung zu Minimalblutung (Zahnfleisch, Nase, Gebärmutterhals etc.) ■ Wassereinlagerungen (Ödeme) ■ Karpaltunnelsyndrom ■ Sodbrennen ■ geschwollene Schleimhäute (Nase, Vagina etc.) ■ verstärkter Scheidenausfluss (Fluor)
Haut-veränderungen	■ Pigmentierung ■ Trockenheit/Fettigkeit (auch der Haare) ■ Hautunreinheiten ■ Schwangerschaftsstreifen (Striae) ■ Juckreiz
Atmung/Kreis-laufsystem	■ erhöhte Atem- und Pulsfrequenz ■ Neigung zu Dysregulation ■ Müdigkeit ■ Hitzewallungen
Stoffwechsel	■ Übelkeit und Appetitlosigkeit ■ raschere Unterzuckerung ■ großer Appetit („Heißhunger") ■ Darmträgheit/Verstopfung ■ vermehrter Harndrang ■ vermehrtes Schwitzen ■ erhöhte Kariesanfälligkeit
Wachstum von Uterus und Kind	■ zunehmender Druck auf Becken, Rücken, Beckenboden, Harnblase ■ Beschwerden im Kreuzbein ausstrahlend Richtung Gesäß und Oberschenkel ■ Sodbrennen ■ Vena-cava-Syndrom ■ Verschiebung/Kompression innerer Organe ■ Kurzatmigkeit ■ Schlafstörungen ■ Belastung des venösen Rückflusses ■ Schwangerschaftswehen

Brüste	▪ Größenzunahme
	▪ Spannungsgefühl
	▪ Austritt von Vormilch (Kolostrum)
	▪ empfindliche Brustwarzen
	▪ Pigmentierung des Vorhofs
Sinne	▪ Geruchsverfeinerung/-empfindlichkeit
	▪ Verändertes Sehen (schärfer oder unschärfer)

Psychische/emotionale Veränderungen

Erhöhte Sensibilität	▪ „Dünnhäutigkeit"
	▪ geringere Belastbarkeit durch Stress
	▪ feinere Empfindungen für andere
	▪ Stimmungsschwankungen
	▪ Gefühl der Stärke oder auch erhöhtes Sicherheitsbedürfnis
	▪ Ängste
	▪ Ambivalenzen
	▪ Euphorie oder auch Melancholie
	▪ Ängstlichkeit oder auch Unerschütterlichkeit
	▪ eindringliche Träume
	▪ Bedürfnis nach Ordnung
	▪ vermindertes kognitives Leistungsvermögen: „schlechteres" Gedächtnis, „langsameres" Denken

Körpers an die bald beginnende neue Aufgabe. Der Bauch wächst. Auch hier entdecken Sie vielleicht eine braune Linie vom Schambein zum Nabel oder noch weiter hoch Richtung Brustbein. Für die Pigmentierung am Körper gilt, dass sie in den Wochen nach der Geburt wieder verschwinden und durch Sonnenbaden stärker werden.

FRAGEN AN DIE HEBAMME

Eva, 27. Woche

„Ich spüre immer wieder, dass mein Bauch hart wird. Hat das etwas zu bedeuten?"
„Immer wenn Ihr Bauch wächst, spüren Sie dies als „hart werden". Dies darf für Sie nicht schmerzhaft sein. Und wenn Sie sich hinlegen, sollte der Bauch bald wieder weich werden. Maximal werden Sie dies bis zu 10-mal an einem Tag wahrnehmen. Die höchste Aktivität hat Ihre Gebärmutter rund um die 32. Schwangerschaftswoche. Hier kann sich schon mal alle halbe Stunde Ihr Bauch anspannen. Wenn Sie Zweifel haben, ob alles seine Richtigkeit hat, fragen Sie Ihre Hebamme oder Ihren Frauenarzt. Ein weiterer Grund für einen harten Bauch können kräftige Kindsbewegungen sein. Auch dies ist kein Grund zur Beunruhigung."

Aku-Taping – sanft gegen Beschwerden

Gerade im Rahmen der Schwangerschaft, wo häufig Beschwerden im Bereich der Lendenwirbelsäule oder des Bauchraums auftreten, kann das Aku-Taping sehr hilfreich eingesetzt werden.

Beim Aku-Taping werden die Erkenntnisse des Kinesiotapings mit den diagnostischen und therapeutischen Prinzipien der Akupunktur verbunden. Während beim klassischen Taping die Tapes nach rein anatomischen Gesichtspunkten, d. h. unmittelbar im Bereich der schmerzenden Muskeln, Bänder und Gelenke geklebt werden, werden beim Aku-Taping die Regeln der Akupunktur mitberücksichtigt. Getapt werden hier auch Körperareale, die eventuell als beschwerdefrei empfunden werden, dennoch aber in ihrer Funktion beeinträchtigt sind und so Störungen in anderen Körperregionen verursachen können. Diese Bereiche erfahren so eine dauernde Stimulation. Die dehnbaren Tapes schränken die Bewegungsfreiheit in keiner Weise ein und können, ohne Verletzung der Haut, bis zu einer Woche belassen werden. Heute bieten viele Hebammenpraxen Aku-Taping an, einfache Basis-Tapes sind jedoch auch für den Laien leicht anwendbar.

Aku-Taping in der Schwangerschaft

Bei Risikoschwangerschaften, Infektionen, ausgedehnten Ödemen im Rahmen einer Schwangerschaftsgestose und bei vorzeitigen Wehen sollten Sie Aku-Taping nicht anwenden. Wichtig ist hier, gerade bei Selbstanwendung, die enge Zusammenarbeit mit Ihrer Hebamme oder dem Frauenarzt. Bei regulär verlaufenden Schwangerschaften gibt es zahlreiche sinnvolle Anwendungsmöglichkeiten.

- Bei Beschwerden im Bereich des Bauchraums kommen Lendenwirbelsäulen-Tapes und Bauchmuskel-Tapes (schräger und gerader Anteil) zur Anwendung.
- Bei Rückenbeschwerden helfen ein Lendenwirbelsäulen-Tape oder, reichen die Beschwerden in den Bereich der Brustwirbelsäule, zusätzlich auch ein Brustwirbelsäulen-Tape.
- Bei Schwangerschaftserbrechen hat sich das Finger- und Handbeuger-Tape (siehe Foto S. 23) bewährt. Auch das Brustwirbelsäulen-Tape oder das Lendenwirbelsäulen-Tape können helfen. Sollte dies allein keine Besserung mit sich bringen, kann Akupunktur in Kombination mit Aku-Taping angewendet werden.

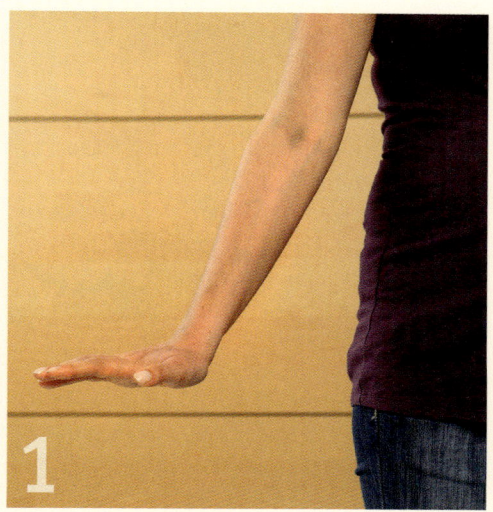

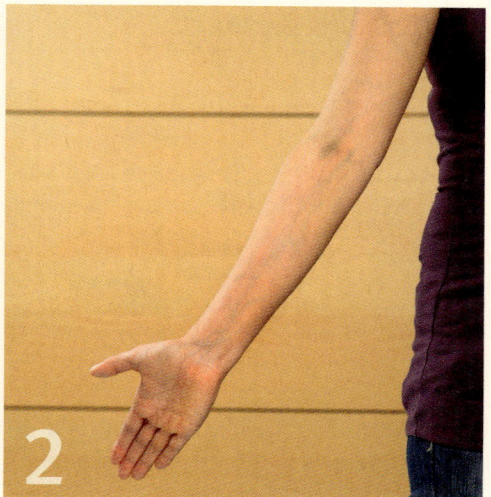

▲ Strecken Sie den Arm im Ellenbogen und winkeln Sie die Hand im Handgelenk nach außen ab.

▲ Drehen Sie nun den Unterarm im Ellenbogengelenk nach außen in Richtung Kleinfinger.

▼ Der erste Tape-Streifen wird ausgehend von der Mitte der Handinnenfläche über die dem Körper zugewandte Seite des Unterarms geklebt und weiter über die dem Körper zugewandte Seite des Ellenbogens.

▼ Der zweite Tape-Streifen wird etwas unterhalb des Ellenbogengelenks an der dem Körper abgewandten Seite des Unterarms angesetzt und dann schräg nach oben über das innere Ellenbogengelenk geklebt. Der dritte Tape-Streifen wird quer über die Innenseite des Handgelenks geklebt.

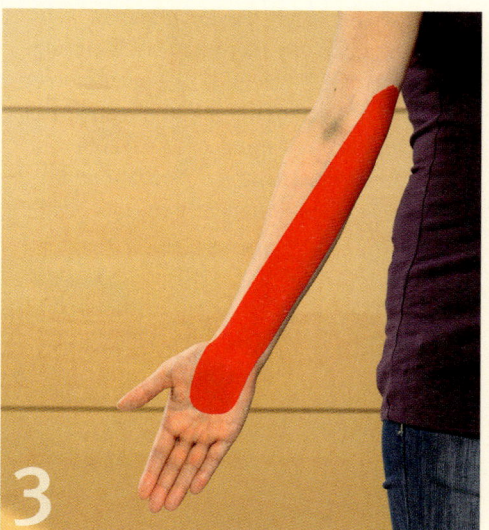

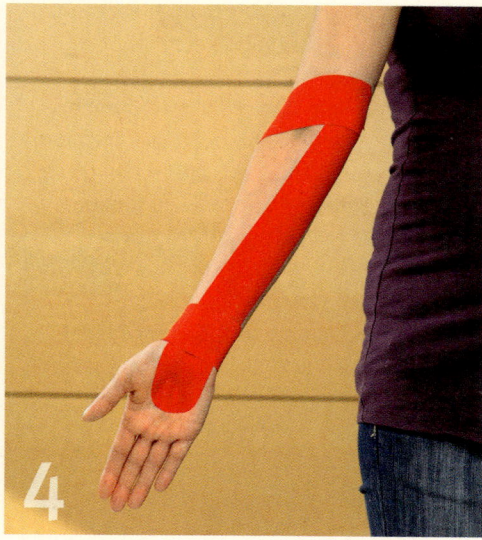

Krank in der Schwangerschaft

Natürlich ist es wünschenswert, dass Sie Ihre Schwangerschaft ohne lästigen Schnupfen oder Durchfall erleben. Ein banaler, aber lästiger Infekt ist jedoch nicht auszuschließen und er schadet auch sicher nicht Ihrem Baby. Was können Sie tun, um nicht gleich zu Tabletten greifen zu müssen? Sie wissen sicher: „Ein Schnupfen dauert mit Medikamenten eine Woche, ohne acht Tage!"

Die hier von mir aufgeführten Therapievorschläge sind nicht sicherlich vollständig und jede von Ihnen kennt noch andere wohltuende Hausmittel. Grundsätzlich sind Tees, warme Wickel und Dampfbäder unschädlich. Allerdings sollten Sie keine stark riechenden Öle, wie Campfer oder Menthol, benutzen, sie können zu Überreaktion im Körper führen.

Erkältungen:
- Trinken Sie viel warmen Kräutertee, z. B. Lindenblüten- oder Salbeitee.
- Inhalieren Sie über einer Schüssel mit milden ätherischen Ölen oder einfach mit warmem Wasser, dem Sie etwas Salz zugeben.
- Befeuchten Sie die Luft in Ihrer Wohnung.

Stirn- oder Nasennebenhöhlenentzündung:
- Machen Sie ein Dampfbad mit Kamille, einer schwachen Verdünnung von Teebaumöl oder einem anderen ätherischen Öl, das hilft, die Schleimhäute abzuschwellen.
- Nutzen Sie salzhaltige Nasensprays.

Halsschmerzen:
- Gurgeln Sie mit Kochsalzlösung, Pfefferminztee oder einer Salbeilösung. Lutschen Sie Salbeibonbons.
- Bei allen Erkrankungen der Atemwege ohne Fieber gilt: Machen Sie einen Spaziergang an der frischen Luft mit entsprechender Kleidung wie Stirnband und Schal.

Bronchitis:
- Atmen Sie bewusst tief ein, um alle Lungenbläschen gut zu belüften.
- Warme Zwiebel- oder Kartoffelwickel lösen hartnäckigen Husten. Nehmen Sie ergänzend die oben schon angeführten Tees und Dampfbäder.

Magen-Darm-Erkrankung:
- Hier ist es wichtig, dass Sie viel trinken. Die Klassiker sind leichter Schwarztee ohne Milch, ohne oder ganz wenig Zucker oder Kamillentee.
- Essen Sie vorübergehend nichts und beginnen Sie dann mit Zwieback oder Salzstangen.
- Bei starkem Durchfall können Sie Kohletabletten nehmen.
- Wenn Sie ein wenig Appetit bekommen, gilt das Prinzip „Wunschkost". Nehmen Sie nur das zu sich, auf das Sie Appetit haben. Das wird Ihr Körper auch vertragen.

Grundsätzlich gilt: Versuchen Sie leichte Erkrankungen durch Ruhe, frische Luft und vitaminreiche Ernährung zu umgehen oder zu kurieren. Sollten allerdings die Symptome stärker werden, Kopf- und Gliederschmerzen oder Fieber hinzukommen und die Beschwerden nicht innerhalb einiger Tage abebben, so sollten Sie Ihren Hausarzt aufsuchen und nicht selber zu Medikamenten greifen.

Mein Tipp

Nehmen Sie keine der häufig angepriesenen Kombinationspräparate. Sie enthalten meist Alkohol oder Schmerzmittel, auf die Sie lieber verzichten sollten. Bei hohem Fieber können Sie sich nachts, am Wochenende oder, wenn Sie unsicher sind, jederzeit an eine Geburtsklinik in der Nähe wenden.

Massage gegen Schwangerschaftsstreifen

Die Schwangerschaftsveränderungen werden Sie an Ihrem ganzen Körper bemerken. Nicht nur der wachsende Bauch, auch Ihre Haut reagiert auf die Hormonveränderungen und die notwendige Dehnung im letzten Schwangerschaftsdrittel. In meinem Alltag sehe ich

▼ 1. Nehmen Sie ein bisschen Öl, um die Haut Ihres Bauches geschmeidig zu machen, aber nicht zu viel, dass es schmiert.

2. Fassen Sie mit Daumen, Zeigefinger und, wenn Sie möchten, auch Mittelfinger die Haut und heben Sie etwas vom Unterhautgewebe ab.

3. Wandern Sie spiralförmig wie ein Schneckenhaus von außen im Kreis Richtung Nabel. Am Ende streicheln Sie Ihren Bauch.

täglich Schwangere, die wie das „blühende Leben" aussehen. Viele Schwangere erleben beispielsweise eine Verbesserung von vormals problematischer Haut. Möglicherweise fällt Ihnen aber auch auf, dass Sie
- verstärkt schwitzen,
- ein Hautjucken und einen Hautausschlag (Pruritus) haben,
- verstärkten Scheidenausfluss haben,
- eher einen Scheidenpilz bekommen,
- mit Hautunreinheiten, fettiger oder trockener Haut zu kämpfen haben,
- eine verstärkte Pigmentierung entwickeln.

In diesen Fällen verlangt die Pflege Ihrer Haut nun erhöhte Aufmerksamkeit. In der Apotheke oder in der Drogerie finden Sie eine Fülle von Pflegeprodukten. Achten Sie bei ihrem Einkauf auf Folgendes:

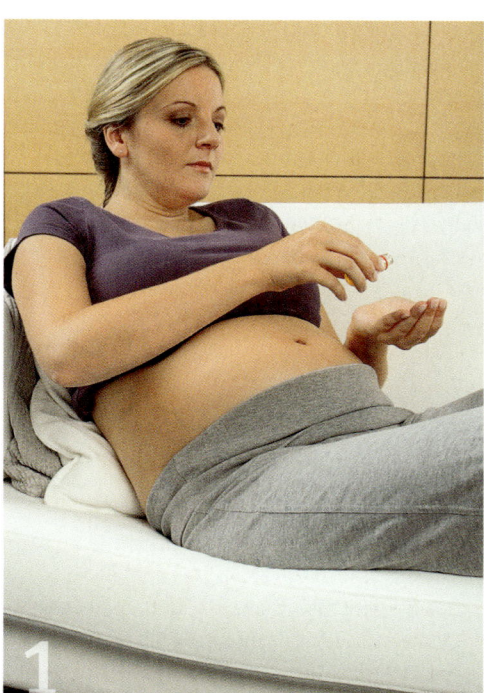

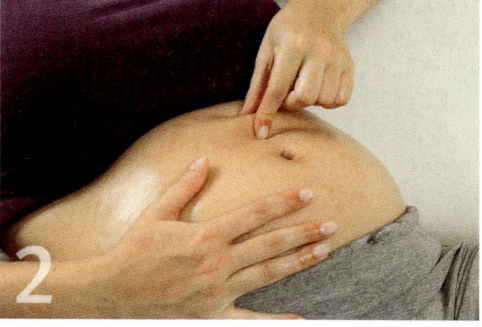

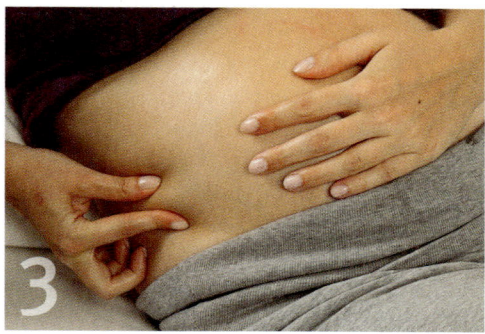

- Wählen Sie ein Produkt mit einem pH-Wert, der dem der betroffenen Hautregion entspricht (Genitalbereich 3,5–4,5, restliche Haut 5,5–6,5).
- Das Produkt sollte möglichst parfümfrei sein und auf allergische Reaktionen hin getestet sein.
- Um Pigmentflecken zu vermeiden, sollten Sie in der Sonne eine Creme mit einem hohen Lichtschutzfaktor verwenden.
- Halten Sie sich außerdem nicht zu lange in der prallen Sonne auf.

- Verzichten Sie bei der Wäsche Ihrer Kleidung auf Weichspüler und wählen Sie milde (biologische) Waschmittel.
- Vermeiden Sie Produkte, die Vitamin A enthalten.

Massagen verwöhnen die Haut

In den kommenden Wochen wird sich die Haut an Ihrem Bauch sehr dehnen müssen. Verwöhnen Sie diese Partien regelmäßig mit einer Massage mit Mandelöl (siehe S. 151).

Schöne Haare

Die meisten Frauen erleben in der Schwangerschaft eine deutliche Veränderung ihrer Haare: Sie wachsen schneller und fallen nicht so schnell aus. Leider holt der Körper dies nach der Geburt schnell nach, sodass viele Frauen kurz nach der Geburt unter vermeintlich starkem Haarausfall leiden. Aber keine Sorge, das normalisiert sich wieder.

Sollten Sie zu den Frauen gehören, deren Haare während der Schwangerschaft schlechter werden, so pflegen Sie sie mit einem milden, hochwertigen Shampoo und gönnen Sie sich ein paar Friseurbesuche mehr. Aber auch hier

gilt: Nach der Geburt wird wieder alles, wie es vorher war.

Vorsicht ist geboten bei chemischen Haarfärbemitteln. Haarfärbeprodukte wurden im Hinblick auf das Mutterschutzgesetz (schwangere Friseurinnen) sowie nach der Kosmetikverordnung getestet und als unbedenklich eingestuft. Einzelne Untersuchungen haben aber auch schon krebserregende Substanzen in den Präparaten nachgewiesen. Wenn Sie unbesorgt sein wollen, so verzichten Sie auf jeden Fall in den ersten zwölf Wochen der Schwangerschaft auf das Färben und Tönen der Haare.

Kleidung zum Wohlfühlen

Vielleicht können Sie es kaum erwarten, Ihre erste Schwangerschaftshose zu kaufen? Tragen Sie möglichst lange Ihre gewohnte Kleidung. Wenn Sie es sich zu Beginn der Schwangerschaft noch nicht vorstellen können, die meisten Frauen können die weiten Kleidungsstücke am Ende nicht mehr sehen und sehnen sich nach Ihrer gewohnten Kleidung. Wenn Sie Ihr erstes Kind erwarten, können Sie bis etwa

zur 20. Woche Ihre normale Kleidung tragen. Heute gibt es eine große Auswahl an Schwangerschaftskleidung, die sich in vielfältiger Weise kombinieren lässt. Ich empfehle Ihnen:

- Bevorzugen Sie möglichst Naturmaterialien, also Baumwolle, Leinen und Seide (v. a. bei der Unterwäsche). Ihre Haut kann besser atmen und Sie schwitzen nicht so stark.

- Kaufen Sie schon frühzeitig Still-BHs, Bustiers, Tops und Nachtwäsche, die Sie vorne öffnen können. Dann können Sie diese auch noch während der Stillzeit weiter tragen.
- Achten Sie darauf, dass die Kleidungsstücke v. a. im Bauch- und Beckenbereich nicht zu eng sitzen, wobei das Tragen spezieller Schwangerschaftsmieder bei Bedarf unbedenklich ist.
- Strümpfe und Söckchen sollten keine zu engen Bündchen haben, die den Blutfluss behindern könnten.
- Kaufen Sie flache Schuhe, in die Sie hineinschlüpfen können. Sie werden am Ende der Schwangerschaft kaum noch Ihre eigenen Füße erreichen. Übrigens berichten mir viele Frauen, dass Sie während der Schwangerschaft größere Füße bekommen haben. Dies kann ein ganze Größe ausmachen und bleibt auch nach der Schwangerschaft bestehen.
- Die Kleidung sollte ausreichend Schutz vor Sonnenstrahlung bieten (v. a. bei Neigung zu Pigmentflecken).
- Orientierungshilfe bei der Auswahl geeigneter Produkte können Zeitschriften wie Ökotest und „Stiftung Warentest" bieten.

Mein Tipp

Ein Bauchband, das den Spalt zwischen wachsendem Bauch und der Hose überdeckt, verlängert die Zeit, bis Sie wirklich Schwangerschaftskleidung tragen müssen, noch etwas.

Sauna und Baden, Sonne und Solarium

In den ersten drei Monaten sollten Sie auf Saunagänge lieber verzichten. Untersuchungen haben gezeigt, dass bei einer Körpertemperatur von über 38,9 °C, die über längere Zeit besteht, das Risiko für frühzeitige Wehen sowie die Fehlgeburts- und Fehlbildungsrate steigt.

Ab dem vierten Monat brauchen Sie aufs warme Baden und Saunieren nur bei Krampfadern und bestehenden Frühgeburtsbestrebungen zu verzichten. Da Ihr Kreislauf eher mal instabil ist, sollte die Saunatemperatur nicht zu hoch sein und ein Saunagang nicht zu lange dauern (Richtzeit 10 Minuten). Verlassen Sie die Sauna auf jeden Fall, wenn Sie sich unwohl fühlen oder Schwindel verspüren.

Dieselben Regeln gelten auch für das Baden. In den ersten Wochen sollten Sie nicht zu heiß baden und nicht zu lange im zu heißen Wasser verweilen. Gehen Sie nie in Ihre Badewanne, wenn Sie ganz alleine in Ihrer Wohnung sind. Es kann vorkommen, dass Ihnen beim Aufstehen und Aussteigen aus der Wanne schwarz vor Augen wird, da das Blut in den weit gestellten Gefäßen der Beine „versackt".

Vermeiden Sie während der Schwangerschaft Dampfbäder und Whirlpools. Zum einen belastet die feuchte Hitze eines Dampfbades Ihren Kreislauf stark. Zum anderen fühlen sich in dem warmen Wasser eines Whirlpools auch viele Bakterien pudelwohl. Schwangerschaftsbedingt neigen Sie eher zu einer Scheideninfektion.

Unter Berücksichtigung der Gefahr einer stärkeren Pigmentierung (Bestrahlungszeit verkürzen) können Sie sich auch im Solarium bräunen. Pralle Sonne sollten Sie in den kommenden Monaten eher meiden. Zum einen vertragen Sie die Hitze nicht mehr so gut und Ihr Kreislauf wird übermäßig belastet. Zum anderen reagiert Ihre Haut möglicherweise mit unschönen Pigmentflecken auf zu intensive Sonneneinstrahlung.

Bleiben Sie aktiv!

Sport tut Ihnen in der Regel gut und kann unter Berücksichtigung der durch die Schwangerschaft herabgesetzten Leistungsfähigkeit weiter betrieben werden. Ausreichende Bewegung bietet Ihnen eine gute Möglichkeit, Ihren Kreislauf zu trainieren, Ihre Muskeln zu stärken, Verdauungsbeschwerden vorzubeugen und Verspannungen zu lösen.

Aufgrund der erhöhten Verletzungsgefahr wegen der aufgelockerten Bänder und instabilen Gelenke sollten Sie auf Leistungssport während der Schwangerschaft verzichten und unter Umständen Sportarten, die mit Springen oder hartem Abstoppen verbunden sind (z. B. Squash, Tennis, Leichtathletik, Reiten), aussetzen oder nur noch gemäßigt fortsetzen. Auch sportliche Betätigungen in großer Höhe oder Tauchen in mehreren Metern Tiefe sollten Sie während der Schwangerschaft lieber nicht ausüben, da die Sauerstoffversorgung Ihres Kindes gefährdet sein könnte. Empfohlen werden hingegen

- Schwimmen
- Wandern
- leichte Gymnastik
- Fahrradfahren
- Aquajogging

Möglicherweise kann für Sie gezielte sportliche Aktivitäten zur Vermeidung bzw. Linderung von Schwangerschaftsbeschwerden

besonders empfehlenswert sein. Gymnastik, Schwimmen und Walking helfen bei Rückenschmerzen, Ödemen und Krampfadern. Suchen Sie sich spezielle Angebote für Schwangere wie z. B. Geburtsvorbereitung/ Schwangerengymnastik (an Land und im Wasser), Yoga, Qigong.

Mein Tipp

Beachten Sie folgende Grundregel: Wählen Sie Ihre Belastungsintensität so, dass Sie sich noch gut unterhalten können. Dann hat Ihr Körper genügend Sauerstoff zur Verfügung, um auch Ihr Kind immer ausreichend zu versorgen.

Sport als Risiko

In seltenen Fällen kann es sein, dass Ihre Hebamme Ihnen von sportlicher Betätigung abrät. Mögliche Gründe dafür können sein:
- Mehrlingsschwangerschaft
- Blutungen
- frühere Fehlgeburten
- Herz-Kreislauf-Erkrankungen
- frühere Frühgeburten

Versuchen Sie mit leichten Yoga-Übungen oder speziellen Atemtechniken Verspannungen abzubauen. Informationen hierüber gibt Ihnen gerne Ihre Hebamme.

Reisen in der Schwangerschaft

Reisen können Sie abhängig von Ihrem Befinden grundsätzlich unternehmen. In der Regel bietet sich das mittlere Schwangerschaftsdrittel dafür besonders an, da Sie sich meist in diesem Zeitraum am wohlsten fühlen. Schlie-

ßen Sie auf jeden Fall eine Reiserücktrittsversicherung ab, falls Sie Ihre Pläne kurzfristig ändern müssen. Eine kleine Reiseapotheke, die Sie mit Ihrer Hebamme abgesprochen haben, gehört auf jeden Fall ins Gepäck. Abzu-

FRAGEN AN DIE HEBAMME

Dorothea, 22. Woche

„Ich möchte jetzt noch nach Afrika reisen. Was muss ich bei Impfungen beachten?"

„Grundsätzlich gilt, dass in der Schwangerschaft nur mit Todimpfstoff geimpft werden darf. Je nach Gefahr für Mutter und Kind muss immer von Ihrem Frauenarzt individuell entschieden werden, welche Impfung notwendig ist. Bei Auslandsreisen müssen Sie eine persönliche Risikoabwägung vornehmen.

Wohin reisen Sie? Welche Impfungen sind empfohlen, welche Prophylaxen, z. B. für Malaria, sind zwingend notwendig und welche Medikamente sind möglich? Dies hängt vor allem auch von der Schwangerschaftswoche ab, in der Sie sich zum Zeitpunkt der Reise befinden. In keinem Fall sind hier Pauschalantworten möglich. Bitte wenden Sie sich auch an ein Tropeninstitut, die in der Regel an Universitätskliniken angeschlossen sind."

raten ist von Fernreisen in Länder mit erhöhter Gefahr für Magen-Darm-Erkrankungen und bedrohlicheren Infektionskrankheiten. Beugen Sie Magen-Darm-Infekten vor, indem Sie nur durchgegarte Speisen zu sich nehmen und kein Leitungswasser trinken (auch nicht zum Zähneputzen!). Besonders problematisch sind Länder, in denen Infektionskrankheiten vorkommen, gegen die üblicherweise vor der Reise geimpft wird, da Impfungen während der Schwangerschaft vermieden werden sollten oder gar nicht durchgeführt werden dürfen. Weiterhin sind Fernreisen in der Regel mit Langzeitflügen verbunden, die grundsätzlich die Thrombosegefahr erhöhen. Bedenken Sie bei Ihren Reiseplänen, dass manche Fluggesellschaften Schwangere grundsätzlich oder ab der 36. SSW nicht mehr mit sich fliegen lassen oder eine ärztliche Unbedenklich-

keitsbescheinigung verlangen. Falls doch ein Langzeitflug ansteht, sollten Sie diesem Risiko durch das Tragen von Kompressionsstrümpfen entgegenwirken. Lassen Sie sich einen Gangplatz geben, gehen Sie immer wieder einige Schritte und trinken Sie regelmäßig.

Bei längeren Autofahrten ist darauf zu achten, dass der Dreipunktgurt nicht über dem Bauch, sondern darüber oder darunter verläuft. Legen Sie regelmäßig Pausen ein und gehen Sie etwas spazieren. Das wird Ihren Beinen guttun.

Mein Tipp

Egal wohin die Reise geht: Sie sollten möglichst kurz vor Antritt der Reise noch eine Vorsorgeuntersuchung vornehmen lassen und auf jeden Fall Ihren Mutterpass mitnehmen.

Sexualität in der Schwangerschaft

Wie Frauen in der Schwangerschaft ihre Sexualität erleben, ist recht unterschiedlich. Die sexuellen Bedürfnisse schwangerer Frauen und auch die ihres Partners können sich ändern (sowohl erhöhtes als auch geringeres Lustempfinden, Wunsch nach mehr Vorsicht und Zärtlichkeit). Bei manchen Frauen verändert

sich während der Schwangerschaft in Bezug auf die Sexualität gar nichts. Häufiger ist jedoch die Variante, dass das sexuelle Interesse im Verlauf der Schwangerschaft abnimmt. Dies trifft besonders auf das erste und dritte Drittel zu, im zweiten Drittel steigt die Libido dagegen manchmal leicht an. Die erhöhte se-

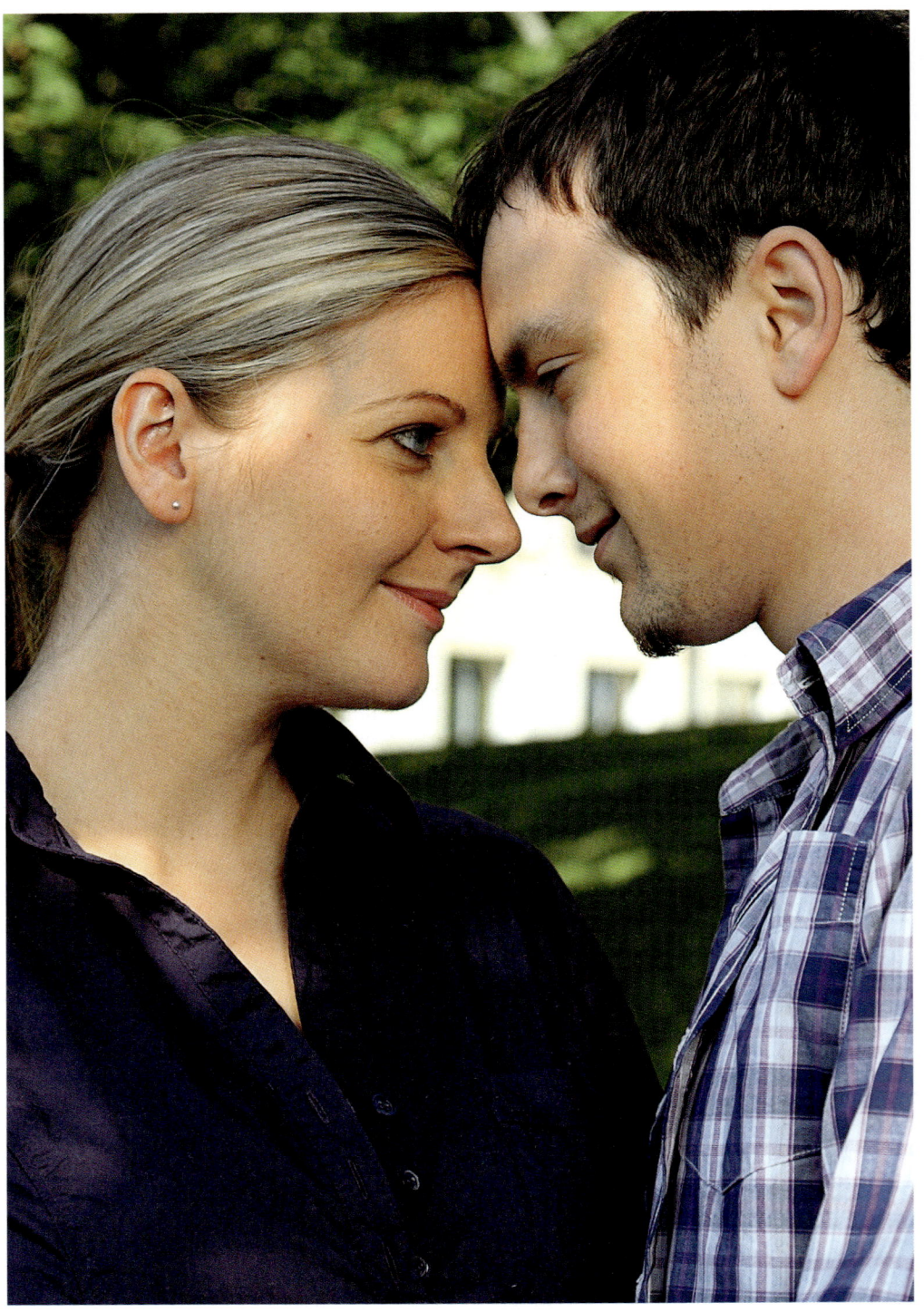

xuelle Bereitschaft lässt sich durch die stärkere Durchblutung des kleinen Beckens und der Geschlechtsorgane gut erklären.

Wenn es Ihnen gefällt, sollten Sie die Ihnen vertrauten Praktiken Ihrer Liebe erleben. Für die einen gehört die gegenseitige orale Stimulation ihrer Geschlechtsteile zu ihrer Erotik und Liebe, andere beziehen auch einen Vibrator mit ein. Etwa die Hälfte aller schwangeren Frauen erleben vergleichbare Orgasmen wie vor der Schwangerschaft; je ein Viertel erlebte sie entweder intensiver oder aber schwächer. Überraschenderweise haben etwa ein Viertel aller männlichen Partner nicht immer einen Orgasmus während der Schwangerschaft ihrer Frau. Möglicherweise spielt die Sorge um das Kind hierbei eine Rolle. Bei Schwangeren kann das eigene abnehmende sexuelle Interesse die Besorgnis auslösen, dass sie für ihren Partner nicht mehr attraktiv sein könnten. Jedoch gibt es auch Hinweise darauf, dass viele Paare gemeinsam darauf bedacht sind, dass es zu möglichst geringen Beeinträchtigungen für die schwangere Frau und ihr Kind kommt. Dies führt zwangsläufig auch dazu, dass mit Fantasie Stellungen gefunden werden, die dem größeren Bauchumfang und der eingeschränkten Beweglichkeit der werdenden Mutter Rechnung tragen. Vielleicht liegen Sie selber nun lieber oben. Auf das Hocken oder Knien über dem Partner oder seitliche Positionen sind günstig.

Wie geht es dem Kind dabei?

Schwangere Frauen haben mir berichtet, dass das sexuelle Interesse ihres Partners während der Schwangerschaft keineswegs abgenommen hat, sie aber dennoch immer weniger Geschlechtsverkehr mit ihm haben. Eine be-

◀ **Körperliche Nähe steigert das Wohlbefinden von Mutter und Kind.**

trächtliche Anzahl der Frauen macht sich von Beginn der Schwangerschaft an Sorgen, dass Geschlechtsverkehr zu einer Blutung, Wehen, Verletzung der Fruchtblase oder einer Infektion führen könnte. Sie vermuten, dass der Geschlechtsverkehr eine Beeinträchtigung ihrer Schwangerschaft darstellen könnte und auch ihr Partner ist vor allem im zweiten und dritten Drittel besorgt, das Kind zu stören.

Auf diese vielen Fragen gibt es eine eindeutige Antwort: Alles, was Ihnen und Ihrem Partner angenehm ist, ist auch erlaubt. Alles, was Ihnen zu Ihrem Wohlbefinden und Ihrer Entspannung verhilft und die Durchblutung im Genital- und Beckenbereich fördert, hat vermutlich sogar einen positiven Effekt. Sollten während der Schwangerschaft besondere Vorsichtsmaßnahmen vonnöten sein, wird Ihnen dies Ihre Ärztin/Ihr Frauenarzt oder Ihre Hebamme sagen. Weibliche Orgasmen gehen mit Kontraktionen der Gebärmutter einher, womit bei Frühgeburtsbestrebungen Vorsicht geboten ist. Dies betrifft auch die Reizung des Gebärmutterhalses, sodass Sie bei vorzeitigen Wehen und vorzeitiger Muttermundseröffnung vorsichtshalber auf vaginalen Sex und auf Orgasmen verzichten sollten. Bei der Neigung zu Scheideninfektionen ist sehr auf Hygiene zu achten. Benutzen Sie eventuell ein Kondom.

Beim Überschreiten des errechneten Termins könnte vaginaler Sex sogar positive Wirkung auf die Geburtsbereitschaft von Muttermund und Gebärmutter haben. Bewiesen ist dies allerdings nicht.

Mein Tipp

Sollten Sie feststellen, dass Ihre Scheide nicht feucht genug wird, stellen Sie sich ein Gleitmittel oder ein Öl ans Bett, auf das Sie angenehm reagieren, und schaffen Sie damit Abhilfe. Dies gilt auch in den ersten Wochen und Monaten nach der Geburt.

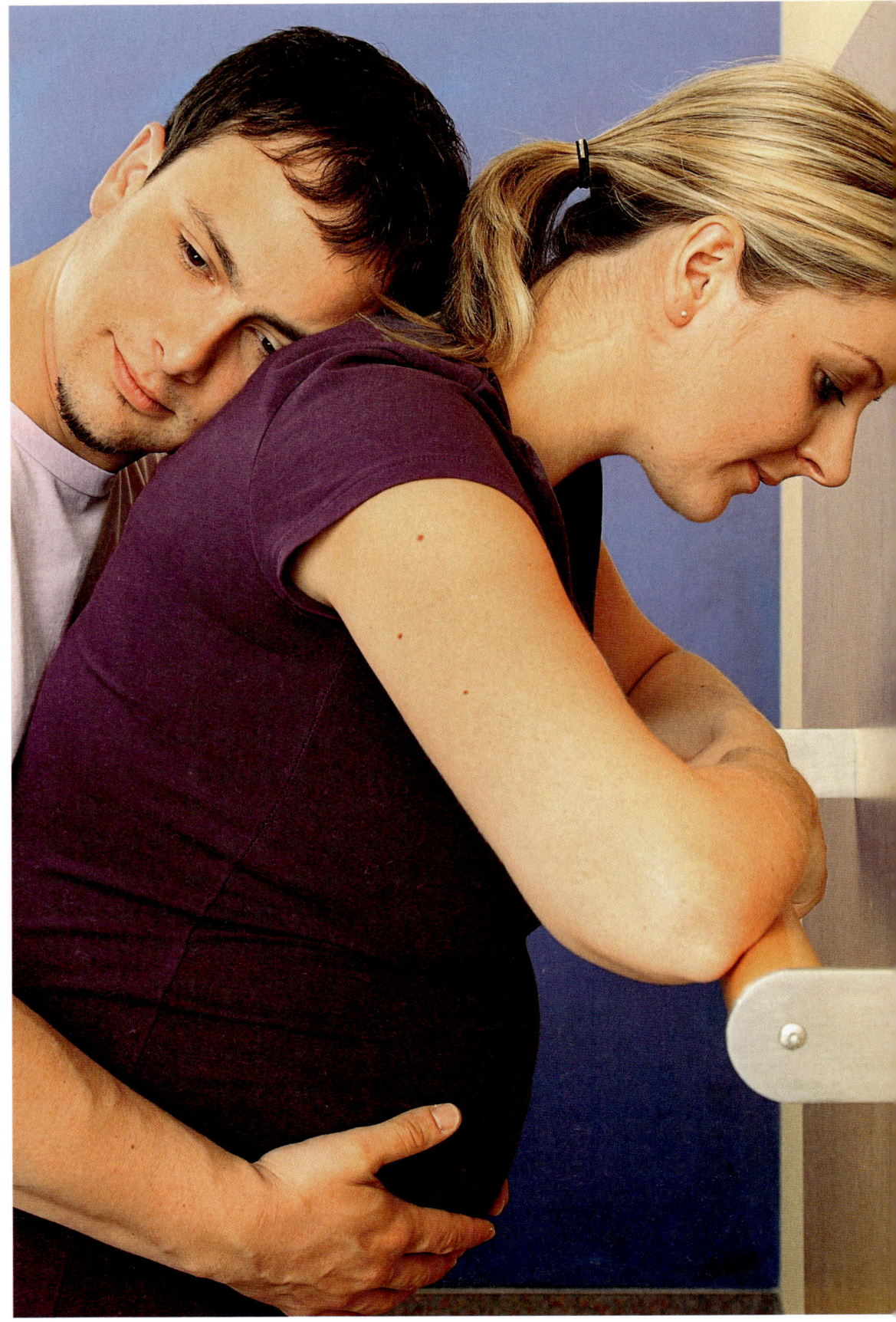

Gut vorbereitet auf die Geburt ...

... ist mehr als nur ein Geburtsvorbereitungskurs. Je deutlicher der Bauch wächst, desto mehr werden Sie mit den Vorbereitungen für das Kind beschäftigt sein. Auch die Geburt rückt in Gedanken immer näher. Besuchen Sie einen Geburtsvorbereitungskurs und entscheiden Sie mit Ihrem Partner, wo Sie entbinden möchten. Schonen Sie Ihren Beckenboden und bereiten Sie sich mit Atemübungen auf die Entbindung vor.

Zu Hause und im Kurs

Die Geburt stellt das Tor dar, durch das Sie gehen, um Ihr Leben als Mutter und Vater zu beginnen. Mit dem Moment, in dem Sie erfahren, dass Sie Eltern werden, beginnt Ihre Vorbereitung auf die Geburt. Schwangerschaft und Geburt sind ganz natürliche Vorgänge. Dennoch sollten Sie sich, gerade in unserer oft hektischen Zeit, die Muße nehmen, sich in einem Kurs konkret auf die Geburt vorzubereiten.

Eine spannende Zeit! Ich kann förmlich Ihre Gedanken, Ihre Fragen, die Sie beschäftigen, schon hören:

- Wie werde ich als Mutter und Vater sein?
- Wie stelle ich mir meine Partnerin oder meinen Partner als Mutter/Vater vor?
- Reicht der Platz in meiner Wohnung?
- Wie werden sich mein Alltag und mein Arbeitsleben ändern?

Welche Erinnerungen haben Sie an Ihre Kindheit? In der Zeit, in der Sie mit Ihrem ersten Kind schwanger sind, werden Sie sich auch noch einmal anders mit Ihren Eltern auseinandersetzen, Ihre eigene Kindheit und Erziehung Revue passieren lassen:

- Was möchten Sie in jedem Fall anders machen, welche Erfahrungen sind tragfähig für Ihr eigenes Elternleben?
- Und wie stellen Sie sich Ihren Alltag mit dem Baby vor?
- Wird es sich spielend in den jetzt von Ihnen gewohnten Tagesablauf einfügen oder alles über den Haufen schmeißen?

- Welche der von Ihnen und Ihrem Partner geliebten Dinge gehen auch mit Kind, welche neuen Hobbys kommen dazu?
- Worauf müssen Sie, vielleicht nur vorübergehend, verzichten?

Das alles gehört zur Geburtsvorbereitung! Lassen Sie sich überraschen. Ein Vater beschrieb diese Umstellungszeit in den ersten Lebensmonaten mit seinem Kind mit den Worten: „Es bleibt kein Stein auf dem anderen."
Bei der ersten Schwangerschaft stellen Sie sich Grundsatzfragen zum Elternsein, bei den folgenden eher: Wie kann ich allen Kindern gerecht werden? Wie werden die Geschwister miteinander auskommen? Habe ich genug Liebe für alle? Ja, Sie haben genug Liebe für alle, Ihre Kinder und Ihren Partner, wenn Sie mit sich sorgsam umgehen. Und denken Sie an das alte afrikanische Sprichwort: Um ein Kind großzuziehen, bedarf es eines ganzen Dorfes. Sie brauchen nicht alles selber zu machen und Sie brauchen auch nicht das Rad neu zu erfinden.

Alles vorbereitet für Ihr Baby

Oft berichten mir Frauen, dass sie derzeit renovieren, das Kinderzimmer einrichten oder sogar umziehen. Ich bin dann einerseits beruhigt, denn ich spüre, dass die Familie sich auf das neue Mitglied einstellt. Auf der anderen Seite aber auch traurig, denn so viele

Äußerlichkeiten rauben Ihnen die Zeit, in der Sie eigentlich die Schwangerschaft genießen könnten.

Das Einkaufen fürs Baby macht vielen Paaren besonders viel Spaß. Sie werden mit Informationen überhäuft, was Sie alles für Ihr Kind brauchen. Das Angebot an Babyfachmärkten ist überwältigend. Aber: Nicht alles, was es zu kaufen gibt, braucht Ihr Kind! Schauen Sie genau hin und lassen Sie sich gut beraten! Es reichen
- ein Bett, dicht beim Elternbett (also nicht unbedingt ein eigenes Zimmer),
- ein ebener Spielplatz, ca. 2 m² und
- ein warmer, heller Wickelplatz.

Was braucht Ihr Kind im ersten Lebensjahr nicht? Designerklamotten, eine Kinderschaukel, die alleine wippt und Musik macht, das eigene Zimmer, einen Fernseher. Manches dieser Dinge ist geradezu schädlich und gefährlich. Viel wichtiger als viele dieser Anschaffungen sind viel Zuwendung durch die Eltern, Ansprache und intensiver Körperkontakt. Das alles können Sie sowieso nicht kaufen. Singen Sie mit Ihrem Kind Lieder, gönnen Sie ihm eine wohltuende Massage und geben Sie ihm Muttermilch. Damit haben Sie seine wichtigsten Bedürfnisse erfüllt.

Mein Tipp

Im ersten Lebensjahr schläft Ihr Kind am besten in Ihrem Schlafzimmer. Diese Nähe beugt auch dem plötzlichen Kindstod vor. Bauen Sie Ihrem Kind ein Bett an Ihr eigenes an. Das geht relativ einfach, indem Sie ein Seitenteil am Kinderbett weglassen und diese offene Seite an Ihr Bett anstellen. Beide Matratzenauflagen müssen auf gleicher Höhe sein und Sie müssen die beiden Betten sicher verbinden, z. B. mit Schraubzwingen oder fest zusammenschrauben. Natürlich können Sie ein fertiges Anbaubett (Babybalkon) auch kaufen.

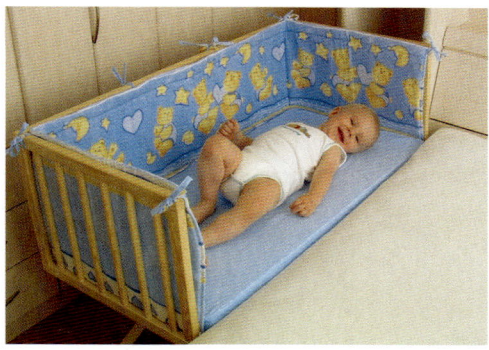

▲ Babybalkon.

Einige wichtige Anschaffungen

Einige wenige Dinge sollten Sie besorgt haben, wenn Ihr Baby nach Hause kommt:

Wickelplatz. Richten Sie für Ihr Kind einen hellen, warmen Wickelplatz ein. Dieser soll Ihrer eigenen Körpergröße entsprechen. Sie wickeln ca. sechs- bis achtmal am Tag, und wenn Sie sich zu tief herunterbeugen müssen, weil der Wickelplatz zu niedrig ist, spüren Sie dies bald als Rückenbeschwerden. Gut wäre es, wenn Sie Wasser in Ihrer Nähe hätten. Sonst können Sie dies auch mit einer Schüssel bereitstellen. Als Wickelauflage eignet sich am besten eine feste, abwaschbare Unterlage, auf die Sie ein Handtuch oder Moltontuch legen. Als Wärmequelle dient entweder eine Wärmelampe, die ca. 1 m über der Auflage angebracht ist, oder ein Heizlüfter, der so steht, dass eventuelle Freiluftpinkler ihn nicht treffen können. Föhn oder Rotlicht dürfen Sie nicht als Wärmequelle verwenden. Sie können den Wickelplatz entweder in Ihrem Bad oder im Kinderzimmer einrichten. Schön wäre es, wenn Sie über den Wickelplatz ein Mobile aufhängen könnten.

Badewanne oder Badeeimer? Baden sollte für Ihr Kind das Wohlfühlprogramm sein. Sie haben die Wahl, eine klassische Babywanne oder einen Babyeimer zu besorgen. Oder Sie entscheiden sich, Ihr Kind von Anfang an in der großen Badewanne mit Vater oder Mutter zusammen zu baden. Wirkliche Vor- oder Nachteile gibt es nicht. Die Babywanne braucht einen sicheren Stand. Der Eimer ebenfalls, aber er ist platzsparender. Für beides gilt (wie oben bei der Wickelkommode): Achten Sie auf die Höhe.

Traghilfe. Eine sehr gute Hilfe im Alltag mit Ihrem Kind ist eine sinnvolle Tragehilfe. Sinnvoll bedeutet,
- die Tragehilfe lässt sich optimal an die körperlichen Gegebenheiten des Trägers und des Babys anpassen,
- die Sitzposition für das Kind ist immer dem Tragenden zugewandt und
- die Spreizung der Oberschenkel beträgt mindestens 180°.

Diese Bedingungen erfüllen Tragetücher aus extra fest gewebtem Stoff oder Tragehilfen, die ebenfalls die oben aufgeführten Bedingungen erfüllen. Tragehilfen minderer Qualität zeichnen sich dadurch aus, dass sie im Schritt des Babys zu schmal sind, nur bedingt an die Körpermaße der Eltern angepasst werden können und den Rücken des „Traglings" nicht ausreichend stützen. Nie sollten Sie Ihr Kind mit dem Gesicht nach vorne vor Ihrem Bauch tragen. Wenn Sie dies tun, hat Ihr Kind mit den Beinen keinen Halt und muss sich allen Einflüssen von außen stellen. Schläft es ein, kann es sich nicht an Ihrer Brust anlehnen bzw. kommt in eine unvorteilhafte Strecklage.

Der richtige Autositz. Schon während der Schwangerschaft sollten Sie einen Autositz kaufen, damit Ihr Kind auf dem Heimweg von der Klinik im Auto gut aufgehoben ist. Um das kleine Köpfchen zu stabilisieren, können Sie eine aus einem Handtuch geformte Rolle darüberlegen. Der erste Sitz kann bis zu einem Gewicht von 9 kg verwendet werden und wird entgegen der Fahrtrichtung montiert. Möch-

ten Sie das Kind auf dem Beifahrersitz transportieren, so lassen Sie in einer Autowerkstatt unbedingt den Airbag ausschalten. Diese Schalensitze sind für die Sicherheit Ihres Kindes im Auto notwendig. Da Ihr Kind also immer wieder längere Zeit darin sitzen wird, achten Sie beim Kauf auf Prüfsiegel und informieren Sie sich ausführlich. Die Beurteilungen der Stiftung Warentest und der Verbraucherzentrale sind hier sehr hilfreich.

Ein Autokindersitz ist aber kein Möbel, in dem Sie Ihr Kind ständig aufbewahren sollten! Im Haus sollte Ihr Kind entweder im Bettchen liegen, auf der Krabbeldecke am Boden oder im Laufstall spielen oder getragen werden. In den Schalensitzen haben die Säuglinge keine Möglichkeit, ihre Rückenmuskeln zum Aufrichten zu trainieren. Die ungefederte Sitzhaltung kann zu Wirbelsäulenstauchungen führen. Durch die Wölbung des Sitzes kommt es zu einer festgelegten Haltung der Unterschenkel und der Füße. Des Weiteren hat Ihr Kind in dieser halb aufrechten Sitzposition das Gesichtsfeld eines sechs bis neun Monate alten Kindes, welches sich von allein hingesetzt hat. Aber Ihr Kind muss durch seine eigene Entwicklung auch die Gehirnkapazität haben, um die von außen kommenden Eindrücke zu verarbeiten! Eine hervorgehobene Haltung in einem Autokindersitz, z. B. im Einkaufswagen im Supermarkt oder in ähnlichen Situationen, führt nicht selten zur körperlichen und psychischen Überlastung Ihres Säuglings. Die Rolluntersätze, auf die man die Sitze montieren kann und dann wie einen Kinderwagen benutzen kann, sind auf keinen Fall zu empfehlen.

Kinderwagen. Beim Kinderwagen spielen in erster Linie der persönliche Geldbeutel sowie besondere Anforderungen eine Rolle:
- Wohnen Sie im Erdgeschoss? Haben Sie einen Aufzug im Haus?
- Haben Sie bereits ein Kleinkind?

- Sind Sie viel mit öffentlichen Verkehrsmitteln unterwegs?
- Wo werden Sie meist unterwegs sein? Auf Feldwegen oder ebenen Straßen? Wollen Sie beispielsweise mit Ihrem Kind joggen gehen?
- Haben Sie ein großes Auto, wo ein Kinderwagen leicht zu verstauen ist oder ist dies eher problematisch?

Achten Sie beim Kauf besonders auf Folgendes:
- Ihr Kind muss Sie anschauen können.
- Die Liegefläche muss verstellbar sein. Ein junges Baby muss flach liegen können.
- Griffe oder Lenkstange müssen in der Höhe verstellbar sein.
- Ganz wichtig sind sehr gute Bremsen, die sie beim Bergabfahren mit einem Fuß bedienen können.
- Einkäufe sollten im unteren Teil des Wagens Platz finden und nicht am Lenker hängen.

Nicht empfehlen kann ich die Wagenunterteile für Babysitzschalen der Autos. Das kann hilfreich sein, wenn Sie vom Auto zu Ihrer Wohnung einen längeren Weg haben, aber nicht für den täglichen Spaziergang von 1–2 Stunden. Das abgeknickte Sitzen behindert die regelrechte Entwicklung aller geraden Muskeln im Bauch und Brustraum bis hin zu den Stimmbändern. Wählen Sie auf jeden Fall ein Modell, in dem das Kind flach liegen kann und dessen Griffe für Sie höhenverstellbar sind. Oft lohnt sich auch der Blick in die Zeitung, denn Kinderwagen werden oft günstig gebraucht angeboten.

Kinderzimmermöbel. Bei der Anschaffung von Kinderzimmermöbeln sollten Sie möglichst nur Naturholzmöbel kaufen, denn alle Leime sind mit Formaldehyd und anderen Atemgiften belastet. Renovieren Sie nicht kurz vor oder nach der Geburt Ihres Kindes das Kinderzimmer. Wenn Sie einen neuen Teppichboden verlegen wollen, sollte dieser aus Naturfasern bestehen und keinen Latexrücken haben (Allergen). Auch alle Teppichkleber sind mit chemischen Lösungsmitteln versehen. Jedes Lösungsmittel (außer Wasser) kann als Nervengift schädigende Einflüsse auf Ihr Kind haben. Der beste Fußboden für Ihr Kind ist ein alter Dielen- oder Parkettboden. Auch Korkböden sind geeignet, sofern sie nicht gerade frisch verklebt wurden.

Spezielle Anschaffungen für Ihr Kind.
Bei der Auswahl von speziellen Anschaffungen für Ihr Kind sollte „Ihre Nase vorn sein". Produkte, die stark riechen, z. B. Möbel, Teppichböden, Gardinen, Wandfarben, Kinderwagen, Matratzen, sollten Sie vermeiden und auf ein anderes Produkt zurückgreifen. Notfalls können Sie derartige Produkte auch über lange Zeit auslüften. Häufig empfiehlt sich auch ein Secondhandkauf auf einem Kleiderbasar. Zum einen kann so viel Geld gespart werden, zum anderen ist diese Kleidung garantiert weniger schadstoffbelastet. Waschen Sie neue Babykleidung stets zweimal, damit Chemikalienrückstände sicher entfernt sind.

Schlafplatz und Spielplatz. Achten Sie darauf, dass sowohl am Schlafplatz oder „Spielplatz" Ihres Kindes als auf der Krabbeldecke am Boden wenige „Attraktionen" in Sichtweite Ihres Kindes gelegt werden. Dies können Kuscheltiere, Bildchen, ein Stoffbilderbuch oder Ähnliches sein. Ab der 12. bis 14. Woche eignet sich ein Laufstall als Spielplatz, der im Boden höhenverstellbar ist. Die Attraktionen sollten immer beidseitig liegen, damit das Kind nicht eine bestimmte Blickrichtung oder Schlafseite bevorzugt. Über dem Laufstall können Sie bequem auch Spielsachen, wie z. B. ein kleines Seidentuch, eine Rassel oder ein Mobile von oben herab aufhängen. Da Kinder stets zum Licht schauen, sollte der Lichteinfallswinkel wechseln. Stellen Sie den Spielplatz und auch das Bett entweder häufiger um oder wechseln Sie Kopf- und Fußende.

Checkliste Baby-Grundausstattung

Kleidung (ab Größe 56–62)

- [ ] 4–6 Strampler
- [ ] 5 Baumwollbodies (wenn mit Wegwerfwindeln gewickelt wird) oder
- [ ] 5 Hemdchen und 5 Frotteehöschen. Alternativ: 3 Hemdchen aus Wolle oder Wolle/Seide und 3 Wollhöschen aus Naturwolle zum Wickeln mit Stoffwindeln. (Ein Wollhöschen hält das Windelpaket zusammen und reguliert den Wärme- und Feuchtigkeitshaushalt besser als eine Gummihose. Es wärmt auch, wenn die Windel nass ist.)
- [ ] 5 Baumwolljäckchen oder alternativ 3 Wolle- oder Wolle-/Seide-Jäckchen
- [ ] 1 Wolljacke
- [ ] 1 Pullover oder Jacke
- [ ] 2 Paar Wollsöckchen zum Tragen im Strampler
- [ ] 1 Paar Handschuhe (bei Kindern, die im Winter geboren werden)
- [ ] 1 Paar Pulswärmer
- [ ] 1 dünnes Baumwoll- oder Seidenmützchen zum Tragen im Haus
- [ ] 1 Wollmützchen für draußen

Tücher, Decken, Windeln

- [ ] 2 Badehandtücher
- [ ] 1 Babydecke aus Wolle oder Fleece
- [ ] evtl. 1 Liegelind als Matratzenschutz
- [ ] 2 Bettlaken
- [ ] 1 Babyschlafsack ohne Kapuze
- [ ] 10 Stoffwindeln als Spucktuch oder als Einlage für das Bett oder den Kinderwagen. Wenn mit Stoffwindeln gewickelt wird, ca. 25 italienische Windeln und 25 Einlagen. Dies können Stoffwindeln oder kleine Molton-Tücher sein.

Möbel, Kinderwagen u. a.

- [ ] 1 gut gefederter Kinderwagen (Der Schlafkorb sollte groß genug sein, damit das Kind im Wagen bleiben kann, bis es aus eigener Kraft sitzt.)
- [ ] 1 Kinderbett mit Antiallergiker-Matratze (evtl. eine Babyhängematte)
- [ ] 1 Auto-Sicherheitssitz
- [ ] 1 Tragetuch 4,60–5,20 m je nach Körpergröße der Eltern
- [ ] 1 Plastikwanne zum Baden des Babys (Statt einer speziellen Babybadewanne eignet sich auch eine ganz normale Plastikwanne mit zwei Griffen.)
- [ ] 1 Badethermometer
- [ ] 1 Wickelkommode mit Wickelaufsatz (Auf eine hohe Umrandung achten, die benötigt wird, sobald das Kind sich alleine drehen kann.)
- [ ] 1 Wärmelampe zur Montage über dem Wickelplatz
- [ ] 1 Windeleimer
- [ ] 1 Babyphon, wenn der Schlafplatz des Babys außerhalb Ihrer Hörweite liegt

Pflegemittel

- [ ] Babyöl (Es eignen sich nicht parfümierte milde Pflanzenöle ohne ätherische Beisätze, z. B. süßes Mandelöl, Jojobaöl, Sonnenblumenöl.)
- [ ] 1 Babycreme für den Windelbereich (nicht zur dauernden Anwendung, sondern nur, wenn der Po gerötet ist oder wund zu werden scheint)
- [ ] Zusatzfreie Babypflegetücher (dies sind etwas dickere Kosmetiktücher, z. B. Happies®)
- [ ] evtl. eine Fettcreme, nur bei Bedarf (z. B. Linola-Fett® oder Retterspitz Sensitiv®)

Wickelausstattung für unterwegs

- [ ] 1 Packung Papiertaschentücher
- [ ] in eine kleine Plastikflasche abgefülltes Mandelöl
- [ ] 1–2 Wegwerfwindeln
- [ ] zu Anfang der Stillphase, wenn die Kinder noch sehr oft Stuhlgang haben, evtl. ein frischer Body und ein frischer Strampler

Besuchen Sie einen Geburtsvorbereitungskurs

Die körperlichen Veränderungen verlangen mit zunehmender Schwangerschaftsdauer von Ihnen eine neue Rücksichtnahme auf Ihre eigenen Bedürfnisse. Sie sind langsamer, behäbiger. Neudeutsch würde man sagen „Sie werden entschleunigt". Genießen Sie diese Langsamkeit! Legen Sie sich hin, wenn es Ihnen danach ist. Sollten Sie die Signale Ihres Körpers ignorieren, werden dessen Geschütze härter: längeres Kämpfen gegen die morgendliche Übelkeit, Rückenbeschwerden, zu starke Schwangerschaftswehen. Dann kommt die Aufforderung zum Ruhehalten von außen: Ärzte, Hebammen und Ihr Partner mischen sich ein. Nein, Schwangerschaft ist keine Krankheit, aber ein anderer Zeitabschnitt: Ihr Lebensrhythmus verändert sich.

Neue Rituale können hilfreich sein, um mit der veränderten Situation zurechtzukommen:

- Manche Familien feiern mit ihren Verwandten und Freunden eine Babyparty.
- Männer nehmen an den Veränderungen ihrer Partnerin Anteil, indem sie sie jeden Tag massieren, mit der Hand auf dem wachsenden Bauch Kindsbewegungen erhaschen.

Es ist auch eine Zeit, in der Partner noch einmal ganz neu ihre Lebensentwürfe betrachten. Besonders dann, wenn diese Schwangerschaft ein Überraschungspaket ist und nicht von beiden sehnlichst herbeigewünscht wurde. Und dann ist es doch sehr gut, neun Monate Zeit zu haben, sich auf die neue Situation einzustellen und sich gut vorzubereiten.

Vielfalt der Kursangebote

In einem Geburtsvorbereitungskurs erhalten Sie alle wichtigen Informationen, beispielsweise über

- den Verlauf der Schwangerschaft (siehe S. 17),
- Ihre Körperwahrnehmung und Entspannung (siehe S. 170),
- Atemtechniken, Tönen (siehe S. 231),
- Gebärhaltungen (siehe S. 240),
- Möglichkeiten der Schmerzerleichterung (siehe S. 198),
- Partnervorbereitung und Partnerhilfen (siehe S. 195),
- Massagen (siehe S. 170) und vieles mehr.

Kurse, die aus Reden und Filmeschauen bestehen, werden Sie im Nachhinein nicht als förderlich ansehen. Zum Kursinhalt sollte unbedingt gehören:

- Übungen zur Körperarbeit in Verbindung mit Atmen
- Üben von Gebärhaltungen; Übungen für den Partner, wie er Sie hierbei unterstützt, ohne Sie zu behindern oder gar selbst seinem Rücken zu viel zuzumuten
- Übungen zu Beckenpositionen

Zur Vermittlung dieses Wissens werden von Kolleginnen unterschiedliche Methoden verwendet, z. B. Yoga, Geburtsvorbereitung im Wasser, Tönen/Singen oder Bauchtanz. Dadurch lernen Sie Ihren Körper kennen, Ihre Kräfte einzusetzen, und dies schafft Vertrauen in Ihre Gebärfähigkeit. Wählen Sie hierfür Methoden nach Ihren persönlichen Vorlieben oder Vorerfahrungen. Das Ziel ist Ihre Zuversicht: Ich kann gebären! Wenn Sie am Ende des von Ihnen besuchten Kurses dieses Gefühl entwickelt haben, haben Sie für sich den richtigen Kurs gefunden.

Mein Tipp

Melden Sie sich etwa zur „Halbzeit" zu einem Geburtsvorbereitungskurs an, um dann zwischen der 28. und 30. Woche beginnen zu können.

CHECKLISTE

Überblick Kursangebote

Bevor Sie sich zu einem Kurs anmelden, sollten Sie sich einen Überblick über die große Vielfalt der Kursangebote der Kliniken und Hebammenpraxen machen. Hier eine Auswahl an Kursangeboten:

Vor der Geburt

- Geburtsvorbereitungskurse
- Schwangerschaftsgymnastik
- Yoga für Schwangere
- Nordic Walking für Schwangere
- Orientalischer Bauchtanz für Schwangere
- Schwangerenschwimmen (Wellness für Schwangere im Wasser)
- Säuglingspflegekurs
- Großelternkurs
- Geschwisterkurs

Nach der Geburt

- Rückbildungsgymnastik
- Nordic Walking zur Rückbildung
- Rückbildungsgymnastik im Wasser
- Mütter-Fitness
- Beckenbodengymnastik
- Orientalischer Bauchtanz für Mütter

Für das Kind

- Babys in Bewegung
- Babymassage
- Tragekurse
- Babyschwimmen
- PEKiP
- Erste Hilfe für Säuglinge
- Babyernährung

Angebote nach der Geburt

Das Angebot der Hebammen reicht weit über die Geburt hinaus. Manche frischen Eltern sind heute unsicher im Umgang mit ihrem Neugeborenen und haben in den ersten Wochen Schwierigkeiten, ihr Kind richtig zu „verstehen". Mein Kind weint, obwohl es satt sein sollte und auch die Windel frisch ist, warum? In welchen Abständen soll ich mein Kind stillen oder füttern? Wie oft muss es gewickelt werden? Nehme ich besser Stoff- oder Einmalwindeln? Wie putze ich die Öhrchen, welche Cremes oder Öle sind zu verwenden? Alles ist neu, von der Pflege über die emotionalen Bedürfnisse des Kindes, von Schlafrhythmus bis hin zum Stillen. Hebammen bieten Ihnen in Kursen die Informationen, die Sie brauchen. Neben der Pflege sind weitere Themen: Mit welchen Fähigkeiten kommt mein Baby auf die Welt, welche Bedürfnisse hat das Kind und wie lassen sich diese am besten mit denen der Eltern verbinden (Schlaf-wach-Rhythmus), Babyhandling, Bindungsförderung, die Signale des Kindes verstehen und Ausstattung.

Welcher Geburtsvorbereitungskurs ist der richtige?

Meist können Sie bei Geburtsvorbereitungskursen aus einem großen Angebot wählen:

Geschlossene Gruppen über einen längeren Zeitraum. Suchen Sie sich einen Kurs, den immer die gleichen Teilnehmerinnen oder Paare besuchen, der einen gemeinsamen Start und Ende hat. Wochenendkurse haben den Nachteil, dass Erfahrungen aus den Kurseinheiten nicht nachbesprochen werden können. Wenn Sie aber keine Möglichkeit haben, einen Kurs, der sich über sieben bis neun Wochen hinzieht, zu besuchen, ist ein Wochenendkurs eine Alternative. Und beachten Sie: Der Kurs sollte nicht zu früh vor dem errechneten Termin enden.

Paarkurse oder Frauen unter sich? Paare sind sehr unterschiedlich im Umgang miteinander und auch im Zusammensein mit anderen. Die Entscheidung, ob Sie von vornherein einen Kurs mit ihrem Partner bevorzugen, sollten Sie in aller Ruhe überlegen. Es gibt Kurse für Paare, nur für Frauen und solche, bei denen der Partner an zwei oder drei Terminen mitkommt. Hier einige Gedanken dazu:

- Männer gebären nicht. Die Geburt ist eine Erfahrung, die ihnen immer nur als Zuschauer zuteil wird, aber dies ist ein sehr intensives Zuschauen. Männer sind als Unterstützer, auch als Beschützer wunderbar. Aber müssen sie dafür Beckenbodenübungen oder Atemübungen gemacht haben? Ich halte nichts davon, dass Männer ihren Beckenboden spüren müssen – er unterscheidet sich von dem der Frau. Und ich halte auch nichts davon, eine ganze Stunde Männer laut tönen zu lassen oder gar Atmung der Austreibungsphase zu üben.
- Vielleicht ist es Ihnen als Paar wichtig, alle Erfahrungen der Geburtsvorbereitung so weit wie möglich zu teilen.
- Einen weiteren Aspekt sollten Sie bei der Entscheidung für den richtigen Kurs berücksichtigen: Stellen Sie sich selbst eine Situation vor, in der Sie über sehr persönliche Dinge vor den Ohren fremder Männer sprechen sollen. Ist das für Sie denkbar?
- Wichtig ist aber, dass die Partner wissen, dass ihre Frauen sich anders benehmen dürfen und müssen, als sie dies bisher kennen. Frauen, die sonst eher zurückhaltend sind, gehen aus sich heraus, Frauen die sonst immer sehr klar mit beiden Beinen im Leben stehen, werden sehr hilfsbedürftig. Frauen dürfen unter der Geburt laut sein, sich „unschicklich" bewegen, jammern – einfach

alles tun, was ihnen guttut und die Geburt befördert. Männer sollen darauf vorbereitet werden, sich auf das „Abenteuer" Geburt einzulassen, ihren Frauen die Privatsphäre zu sichern. Sie sollten

- über die Geburtsmechanik Bescheid wissen, um ihre Frauen bei den Gebärhaltungen entsprechend helfen zu können
- für Trinken und Essen sorgen
- mit körperlicher Nähe, Massagen, dem Halten und Stützen die Geburtsarbeit ihrer Partnerinnen unterstützen

- Aufgabe eines Kurses ist auch, die Paare im Vorfeld auf die grundsätzlichen Veränderungen im Lebensalltag mit ihrem Kind vorzubereiten. Es fällt Ihnen sicherlich vor der Geburt schwer, sich den Alltag nach der Geburt vorzustellen. Zu viele Unbekannte spielen hier eine Rolle: Wird unser Kind sehr anspruchsvoll sein, wie werden wir mit dem Schlafmangel fertig, wer übernimmt welche Aufgaben? Hebammen können hier aus Erfahrung Beispiele nennen. Dies macht es in den ersten Wochen und Monaten leichter, daran anzuknüpfen. Auch das Wissen: Es muss nicht alles glatt laufen und wir dürfen uns bei Schwierigkeiten melden, hilft vielen jungen Eltern.

Besprechen Sie offen mit Ihrem Partner, welchen Weg er für sich sieht, sich auf das Geburtsgeschehen einzustimmen. Und danach entscheiden Sie sich für die von Ihnen bevorzugte Kursform. Männer, die sich im Vorfeld nicht gut über das Gebären informiert haben, sind eher hinderlich. Der Partner muss von der Fähigkeit seiner Frau zu gebären, überzeugt sein.

Entscheiden Sie gemeinsam mit Ihrem Partner, welche Kursform für Sie die richtige ist. Es hängt auch sehr von den Kursinhalten ab, wann und in welchem Umfang die werdenden Väter davon profitieren. Besprechen Sie dies mit der Kursleiterin.

Joachim, Vater von Marie, 14 Monate

»Auch als Partner gut vorbereitet

Natürlich spielen wir Männer bei der Geburt nur die Nebenrolle. Aber unsere Anspannung und Belastung ist enorm. Gerade, weil wir doch nur begrenzte Möglichkeiten haben, unseren Frauen zu helfen. Ich habe mich jedenfalls bei der Geburt unserer 1. Tochter ganz schön schlecht gefühlt. Und dann sollte ich auch noch das CTG beobachten und Bescheid geben, wenn etwas auffällig ist. Woher soll ich das denn wissen? Ich fühlte mich restlos überfordert, war aber wie in Trance und traute mich nicht nachzufragen. Nun ist meine Frau wieder schwanger und ich begleite meine Frau zum Geburtsvorbereitungskurs und stelle der Hebamme viele Fragen. Damit ich, besser vorbereitet, meiner Frau eine gute Hilfe sein kann. Ich hoffe, dass ich mich im Kreißsaal nicht so hilflos fühle wie beim ersten Mal«. ▄▄▄

Einzelberatung durch eine Hebamme

Eine andere Möglichkeit ist es, sich mit der Hebamme zur Beratung zu verabreden, um dann ganz konkret die offenen Fragen zu besprechen. Hebammen sind in der Regel mit verwandten Berufsgruppen wie Ärzten, Physiotherapeuten, sozialen Diensten gut vernetzt. Daher können sie bei Bedarf auch weitere Kontakte herstellen.

Hilfe bei Institutionen

Unterstützung bei Konflikten oder sozialen Schwierigkeiten in der Schwangerschaft, bei Anträgen zum Elterngeld, Kindergeld etc. gewähren z. B. Pro familia, Diakonie, Caritas oder vergleichbare Einrichtungen. Scheuen Sie sich nicht, Ihren Bedürfnissen entsprechend Rat zu suchen.

CHECKLISTE

Wie finde ich den richtigen Kurs?

- Sprechen Sie mit der Hebamme, die den Kurs anbietet, und fragen Sie sie nach Inhalt, Zeitumfang und Methoden.
- Fragen Sie ruhig nach, ob die Hebamme, die den Kurs leitet, regelmäßig an Fortbildungen teilnimmt.
- Erkundigen Sie sich bei anderen Familien, die in letzter Zeit Nachwuchs bekamen. Mit welcher Hebamme haben sie gute Erfahrung gesammelt?
- Fragen Sie, wie viel Schwangere/Paare an diesem Kurs teilnehmen. Es sollten nicht

mehr als zehn sein.
- Wird den Schwangeren Raum gegeben, sich mit den anderen auszutauschen und andere Mütter kennenzulernen?
- Fragen Sie die Hebamme, ob sie auch die Betreuung nach der Geburt übernimmt oder ob sie in der Klinik Ihrer Wahl arbeitet? Kontinuität in der Betreuung hat viele Vorteile. Allerdings können Sie auch die Hebamme wechseln, wenn die Chemie zwischen Ihnen beiden nicht stimmt. Bitte teilen Sie dies der Hebamme aber rechtzeitig mit.

FRAGEN AN DIE HEBAMME

Britta, 14. Woche

„Ich möchte einen Geburtsvorbereitungskurs besuchen. Bezahlt das die Krankenkasse?"

„Kurse, die von Hebammen angeboten werden, zahlt die Krankenkasse. 14 Stunden (häufig verteilt auf 7 Doppelstunden) können Sie hier über Ihre Kasse abrechnen. Leider müssen Sie damit rechnen, dass Ihnen die Krankenkasse die Kosten für den Partner nicht erstattet. Kurse, die von Ärzten, Physiotherapeuten oder Geburtsvorbereiterinnen angeboten werden, müssen Sie privat bezahlen. Umfassende Angebote und Informationen finden Sie in Kliniken, Familienbildungsstätten, Geburtshäusern und Hebammenpraxen."

Was ist das Besondere beim 2. Kind?

Aus meiner Erfahrung kann ich sagen, dass Mütter und Väter mit dem 2. Kind immer wieder in Gewissenskonflikte kommen. Ich höre Sätze wie „Ich liebe mein Kind so sehr, da hat ein zweites keinen Platz" oder „Ich habe doch jetzt nur die Zeit für dieses Kind, da muss das nächste ja zu kurz kommen". Vertrauen Sie sich: Sie müssen Ihre Liebe nicht teilen, Ihre Liebe wird wachsen. Sie werden beide Kinder und auch noch weitere lieben. Sicher muss der eine mal zugunsten des anderen zurückstecken. Es ist für Eltern unerlässlich, sich über Gerechtigkeit und Unterstützung innerhalb der Familie klar zu sein und sie müssen gleichzeitig auch die Vorteile einer Familie mit mehreren Mitgliedern als etwas Gutes erkennen. Geschwister zu haben ist etwas Wunderbares.

Beim ersten Kind ist die volle Aufmerksamkeit auf die Schwangerschaft gerichtet, beim 2. Kind vergessen die Eltern im Alltag immer wieder, dass überhaupt ein neues Kind heranwächst. Dies ist auch für die meisten Mütter, die schon Kinder haben, ein wichtiges Argument, doch noch mal einen Geburtsvorbereitungskurs zu besuchen. Häufig werden Kurse für mehrfache Mütter und Eltern angeboten.

▶ Auch Ihre älteren Kinder können Kontakt zum Ungeborenen aufnehmen.

Nutzen Sie diese Zeit, um sich wenigstens einmal in der Woche für ein bis zwei Stunden ausschließlich auf dieses neue Baby zu konzentrieren. Und auch Paartermine für die Väter der folgenden Kinder sind meines Erachtens sehr wichtig. Auch Männer hängen den Erinnerungen an die letzte Geburt (letzten Geburten) nach. Was ist gut gelaufen, was fanden sie unbefriedigend oder störend? Und auch Männer brauchen den Anstoß, da kommt ja bald wieder etwas Neues auf mich zu.

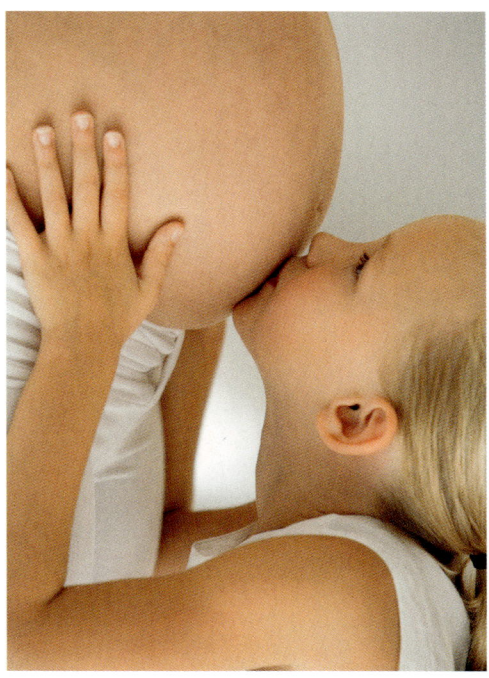

Hilfreiche Übungen für den Alltag

Besonders die Rückenmuskulatur ist im Laufe der Schwangerschaftswochen immer mehr gefordert. Um sie nicht noch zusätzlich zu belasten, gilt das Prinzip des „rückenschonenden Arbeitens". Wie oft heben Sie schnell etwas vom Boden auf, nehmen Ihr Kind kurz auf den Arm oder tragen eine Tasche ohne an Ihren Rücken zu denken.

Den Rücken schonen im Alltag

Für Ihre Rückenmuskeln stellt der wachsende Bauch eine besondere Herausforderung dar. Sie müssen Ihren Körper in seiner „Mitte" halten, je mehr der Bauch nach vorne auslädt, je mehr muss der Rücken aus-gleichen. Wenn Sie nun zusätzlich durch falsches Aufheben von Gegenständen vom Boden Ihre Rückenmuskeln belasten, führt dies schnell zu einer Überlastung und dadurch zu Beschwerden. Stützen Sie sich an Ihrem Oberschenkel oder an einer passenden Alternative wie Boden, Treppenstufe ab. Heben Sie den Gegenstand mithilfe der Beinmuskulatur hoch, nicht mit dem Hebel des Rückens. Wenn Sie einseitig eine Tasche tragen, achten Sie darauf, dass diese nicht zu schwer sind. Besser wäre es dann, auf einen Rucksack umzusteigen.

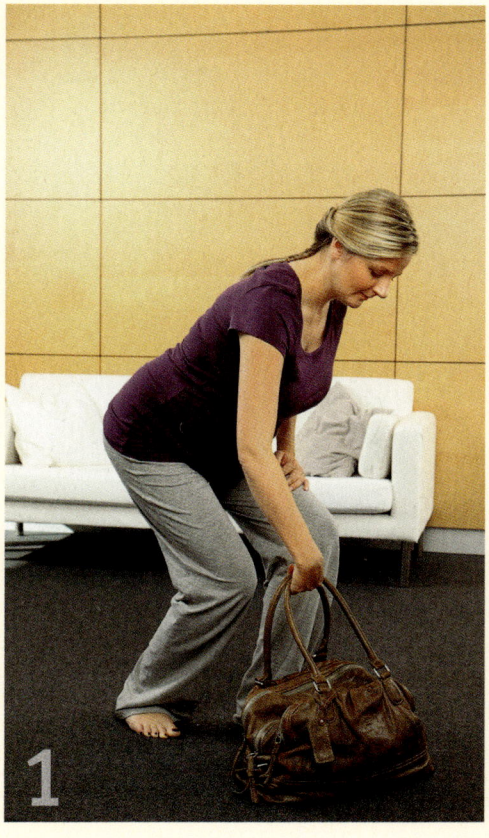
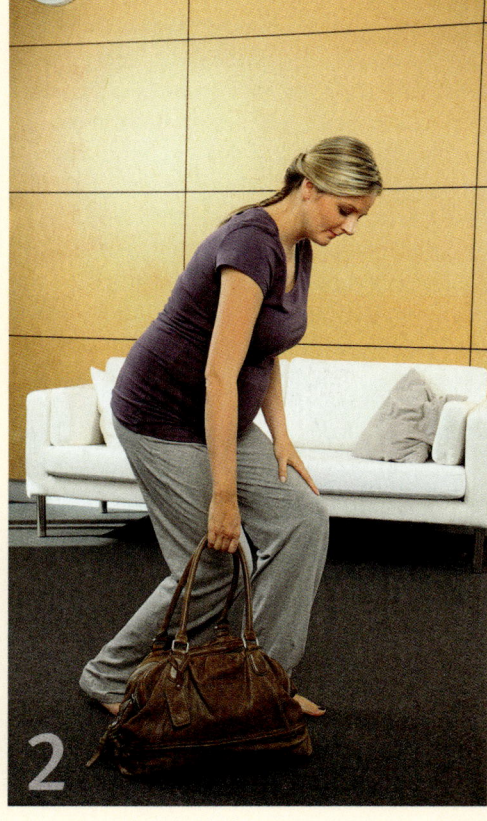

▼ 1. Wenn Sie etwas vom Boden aufnehmen möchten, beugen Sie nicht den Rücken, sondern gehen Sie in die Knie, ganz in die Hocke oder stellen Sie ein Knie am Boden auf. Achten Sie darauf, dass Ihr Rücken dabei gerade bleibt. Suchen Sie mit einer Hand Halt: an Ihrem Oberschenkel, an einer Tischkante oder an einer Treppenstufe.

2. Wenn Sie dann z. B. die Tasche ergriffen haben, geben Sie Druck über den Arm auf den Oberschenkel oder andere Hilfsmittel und drücken sich mit den Beinen hoch. Versuchen Sie, keinen gebeugten Rücken zu haben.

3. Richten Sie sich so schnell wie möglich wieder vollständig auf. Ist die Tasche schwer, sind Sie einseitig belastet. Auch das Kippen zu einer Seite hin mag Ihre Wirbelsäule nicht. Verteilen Sie lieber schwere Dinge auf zwei Taschen.

4. Bevor Sie nun Ihren Weg fortsetzen, nehmen Sie sich kurz Zeit und bedenken Sie: Wie stehe ich? Sind meine Fußsohlen gleichermaßen belastet? Mache ich ein Hohlkreuz? Lasse ich die Schultern nach vorne fallen? Dies sind Körperhaltungen, die Ihnen Beschwerden machen können.

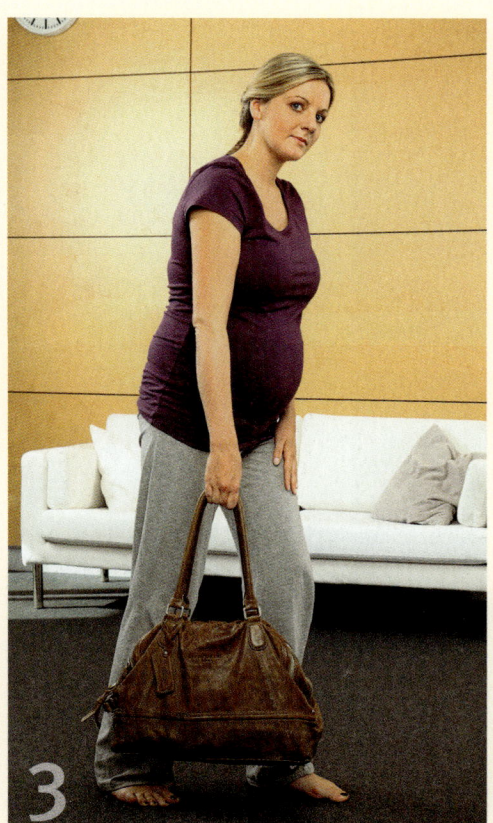

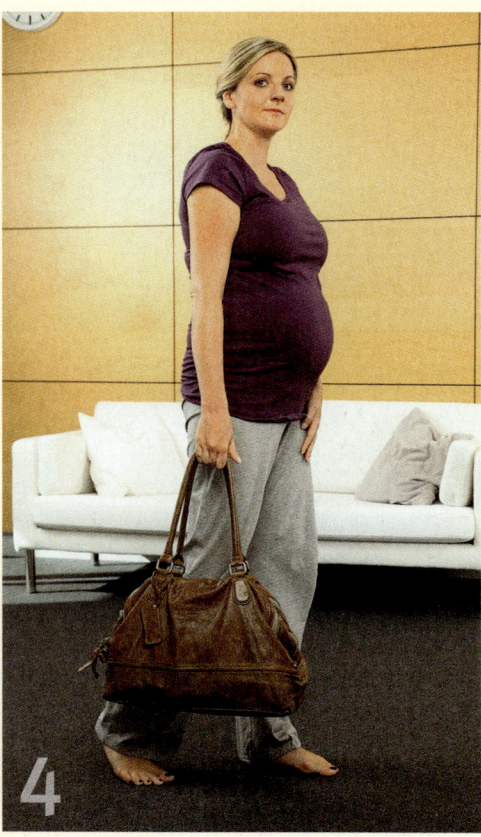

Entspannungsübungen

Es würde Ihnen guttun, wenn Sie sich jeden Tag etwas Zeit nehmen, um sich mit Ihrem Körper vertraut zu machen, bewusst mit Ihrer Atmung und Stimme sich auf die Geburtsarbeit einzustimmen und Ihre Beckenmuskeln auf die Herausforderung der Geburt einzustimmen. Hierzu können die unten aufgeführten Übungen genutzt werden. Richten Sie sich einen gemütlichen Platz ein und sorgen Sie dafür, dass Sie nicht durch Telefon oder Ähnliches gestört werden. Besonders angenehm kann es sein, wenn Ihr Partner mit seinen Händen Ihnen hilft. Schließen Sie die Augen, legen Sie Ihre Hände wahlweise auf den Unterbauch oder die Flanken und gehen Sie mit Ihrer Einatemluft zu Ihren Händen hin. Spüren Sie Ihren eigenen Rhythmus und erfahren Sie, wie viel Platz Sie in Ihrem Bauch und Becken für Ihr Kind haben. Stellen Sie sich die Position Ihres Kindes in Ihrem Bauch vor und wo ihr Kind während der Geburt hinwandern muss.

Übungen für den Beckenboden

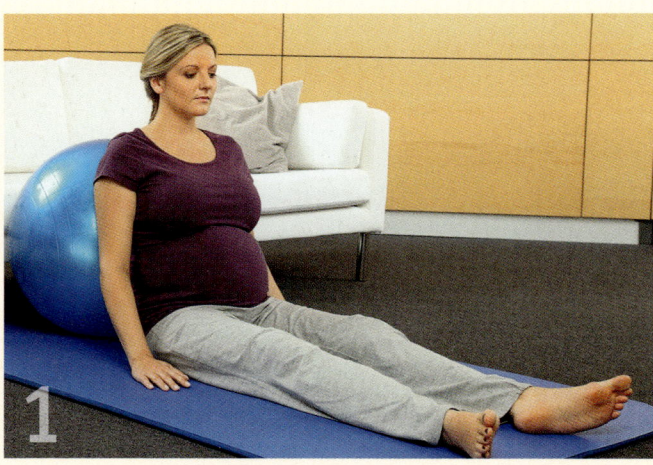

◀ 1. Setzen Sie sich aufrecht hin und strecken Sie die Beine entspannt lang. Spüren Sie, wie Sie auf Ihren Sitzbeinhöckern sitzen, wie Ihr Gesäß und Ihre Beine auf der Matte aufliegen.

2. Versuchen Sie nun, den Abstand zwischen Ihren Sitzbeinhöckern zu verkleinern, indem Sie sie mithilfe der Gesäßmuskulatur zueinander ziehen. Es hilft Ihnen, die Schließmuskeln von Scheide und Anus mit anzuspannen. Sie spüren, wie Sie sich aufrichten und die Spannung durch die Beine bis zu den Füßen weiter geleitet wird und Ihre Fersen knapp über der Unterlage „schweben". Wiederholen Sie diese Übung 3- bis 4-mal und legen Sie besonders Wert darauf, das Loslassen wahrzunehmen.

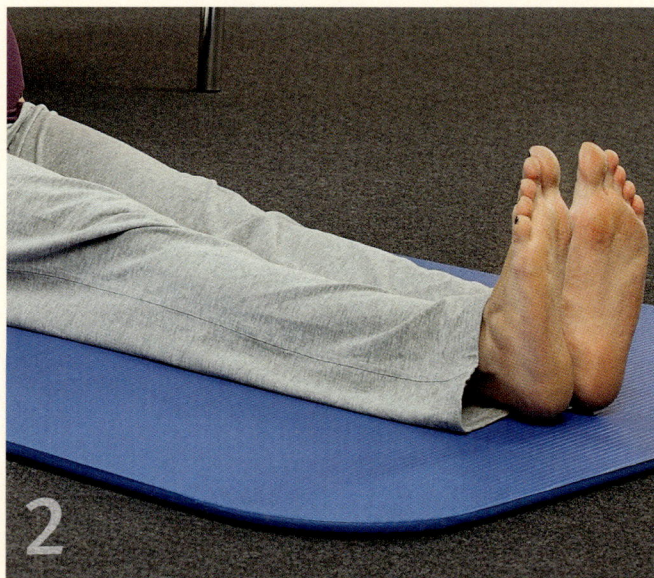

FRAGEN AN DIE HEBAMME

Andrea, 33. Woche

„Wie helfen Beckenbodenübungen bei der Geburt?"

„Beckenbodenübungen helfen bei der Geburt, da Sie sich über Loslassen oder Anspannen der Beckenmuskeln bewusst werden und wichtige Informationen über Muskelketten bekommen. Welche Muskeln im Beckenraum reagieren auf welche Körperhaltung? Wenn Sie ängstlich sind und deshalb den Beckenboden „zukneifen", erschweren Sie Ihrem Baby den Weg. Wenn es Ihnen dagegen gelingt, harmonisch mit den Geburtswehen die „Beckenbodentüre" zu öffnen, unterstützen Sie Ihr Kind bei seiner Geburtsarbeit. Der Beckenboden stellt während der gesamten Geburt einen wichtigen Aspekt dar und ist in unserem täglichen Leben so wenig präsent. Daher ist das Spiel „Anspannen, loslassen" sehr hilfreich."

Dehnen der Leiste

▶ 1. Legen Sie die Fußsohlen aneinander und lassen Sie die Knie sanft nach außen fallen. Drücken Sie nicht nach, sondern lassen Sie Ihre Hände ganz leicht auf den Knien liegen. Schließen Sie dann die Knie wieder. Wiederholen Sie diese Übungen einige Male und Sie werden spüren, dass Ihre Knie immer etwas weiter auseinanderfallen und die Leiste sich langsam dehnt.

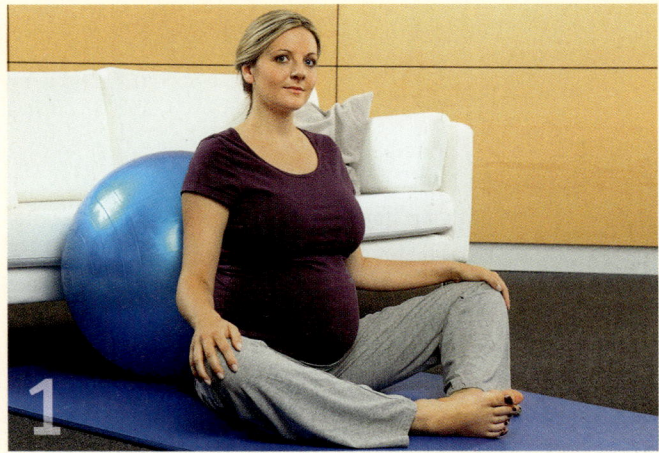

2. Gut lässt sich dies mit Atmung verbinden. Hierzu legen Sie Ihre Hände an Leiste und Schambein. Wenn Sie Schmerzen haben, beenden Sie die Übung und sprechen Sie Ihre Hebamme darauf an.

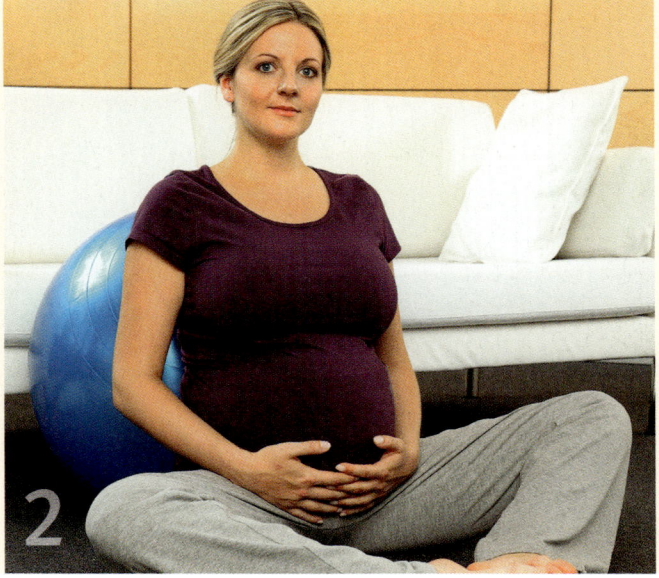

Dehnung der inneren Beckenmuskeln

▶ 1. Setzen Sie sich auf den Boden so hin, dass das linke Bein ausgestreckt auf der Matte liegt und das rechte Beine locker darübergelegt wird. Der Außenknöchel liegt in dem Grübchen über der linken Kniescheibe. Ziehen Sie nun das linke Knie an und nehmen das rechte passiv mit. Winkeln Sie das linke Knie so weit an, bis Sie im rechten Hüftgelenk einen leichten Zug spüren, das rechte Knie schaut zur Seite. Verbleiben Sie einige Atemzüge in dieser Position und strecken dann das linke Bein wieder aus.

2. Wenn es Ihnen leicht fällt, das Knie gut zur rechten Seite abgewinkelt zu lassen, können Sie Ihre Hand entspannt neben das Bein legen. Wenn es Ihnen leichter fällt, mit der Hand die Postion des Knies zu halten, ist dies auch gut möglich. Machen Sie diese Übung 2–3 Mal mit jedem Bein.

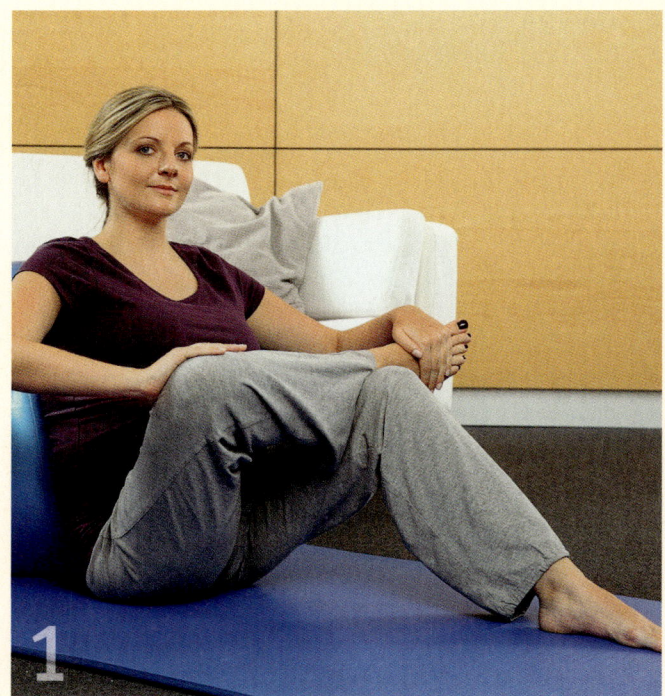

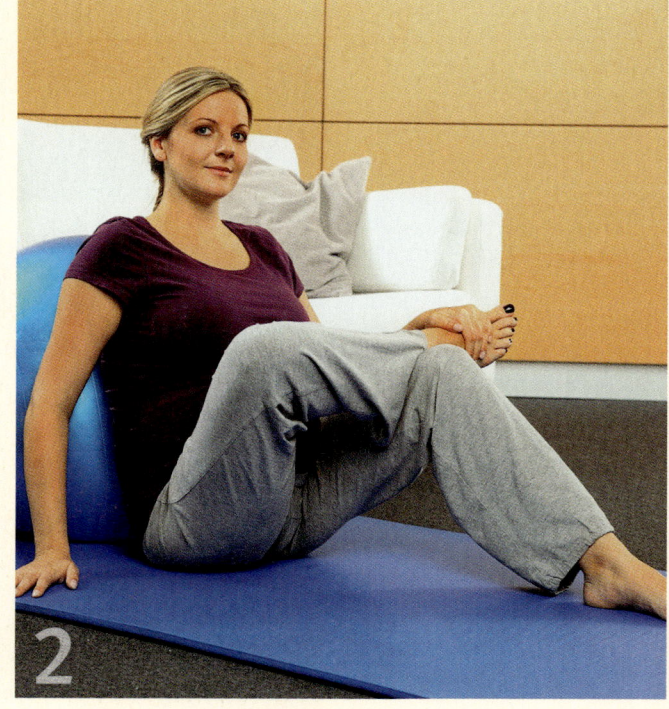

Zum Becken hin atmen

▶ 1. Schließen Sie Ihre Augen, entspannen Sie Ihr Kiefergelenk und legen Sie Ihre Hände an Ihren Bauch und Ihr Schambein. Nehmen Sie sich Zeit, den Kontakt der Hände am Bauch und Becken spüren. Spüren Sie, wie Ihre Atemluft sich in Ihrem Körper verteilt, und versuchen sie besonders zu Ihren Händen hinzuatmen. Sie spüren, wie Sie nach einigen Atemzügen ruhig werden und Ihre Konzentration zu Ihrem Kind und der Geburt wandern.

2. Versuchen Sie sich „breit" zu atmen. Spüren Sie, wie viel Platz in Ihrem Beckenraum tatsächlich ist und wie Ihre Atmung diesen Raum füllt.

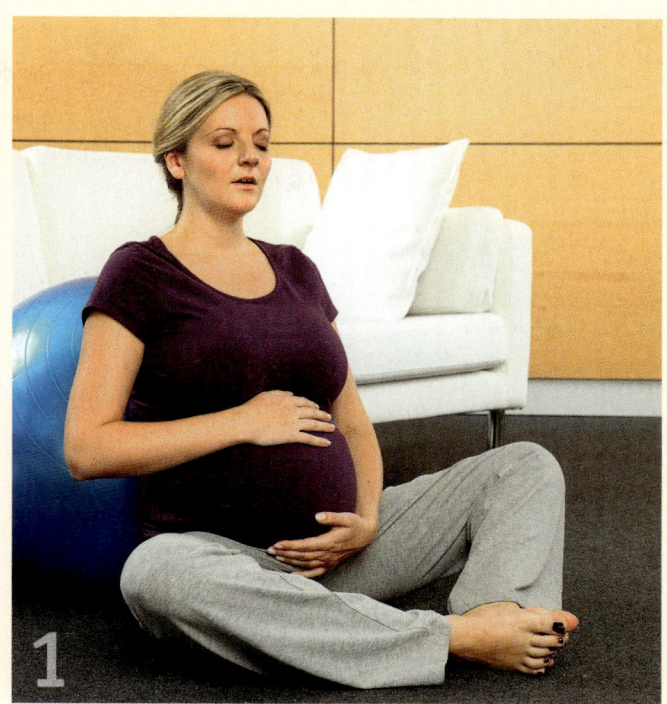

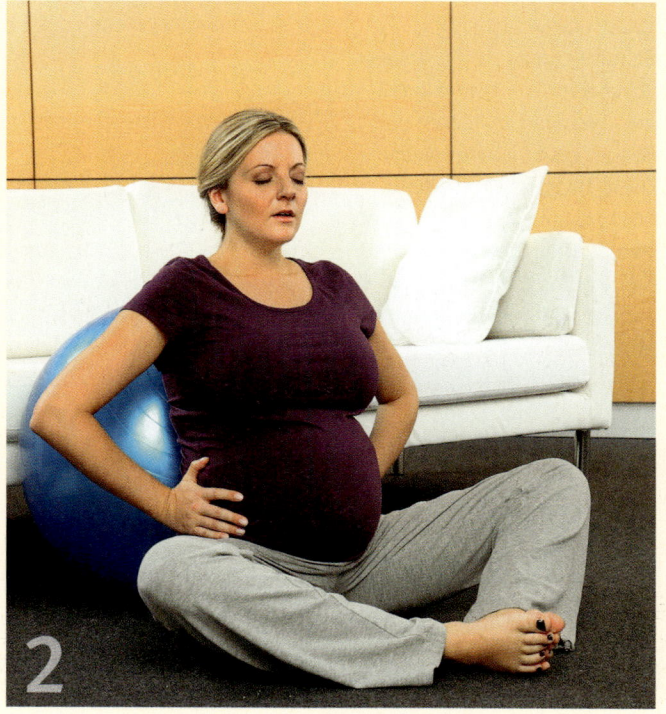

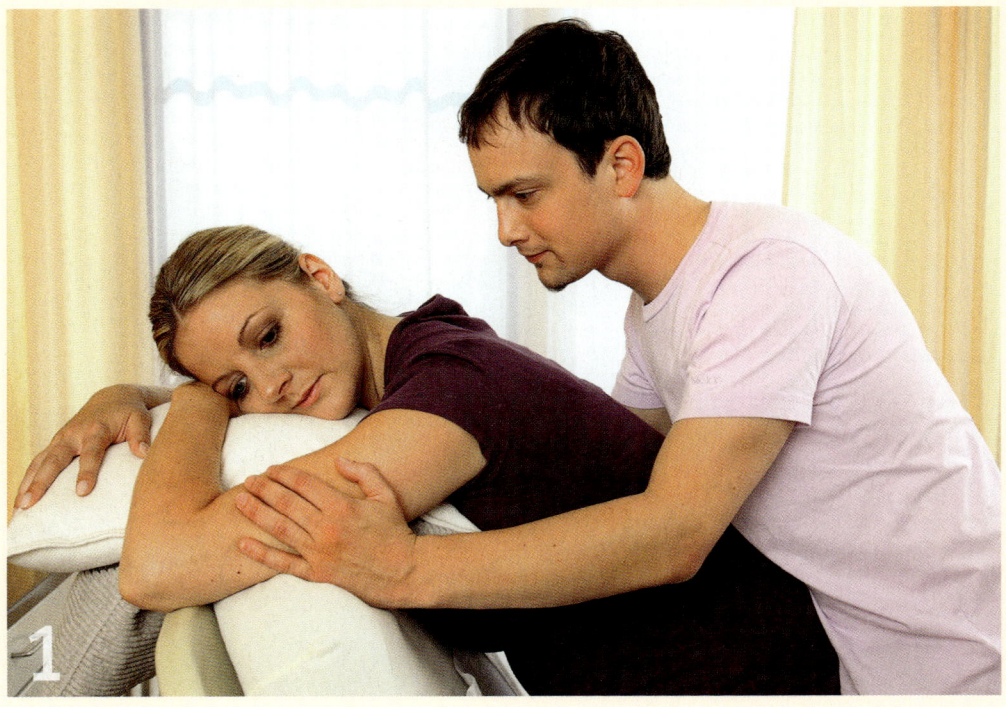

Partnermassage

Schon während der Schwangerschaft kann Ihr Partner Ihnen mit Massagen an Rücken und Becken gute Dienste erweisen. Diese Massage empfinden viele Frauen auch während der Geburt als entspannend. Knien Sie sich bequem hin oder setzen Sie sich verkehrt herum auf einen Stuhl.

▶ 1. Ihr Partner legt seine Hände außen an Ihr Schultergelenk, bleibt dort kurz und verstärkt den Druck: Er gibt Ihnen Halt.

2. + 3. Nun streicht er kräftig auf die Schultern hoch, dann den ganzen Rücken runter über Gesäß und Becken (4.) bis zu den Oberschenkeln (5.). Zum Abschluss verbleibt er dort wieder etwas länger mit Druck. Dann beginnt er das Ganze von vorne. Schon während der Schwangerschaft kann Ihr Partner Ihnen mit Massagen an Rücken und Becken oder auch an den Füßen gute Dienste erweisen. Diese Massage empfinden viele Frauen auch während der Geburt in den Wehenpausen entspannend, wenn Ihre Position dies ermöglicht.

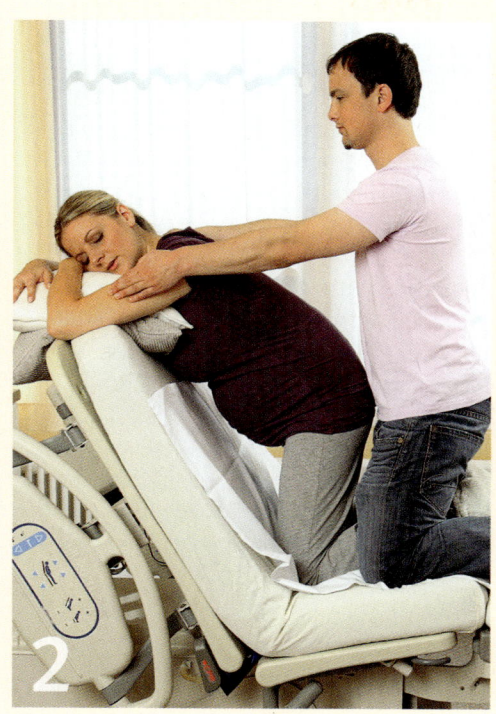

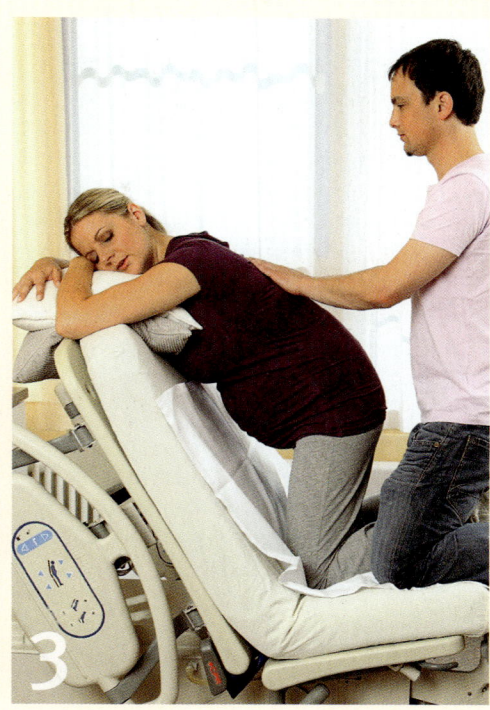

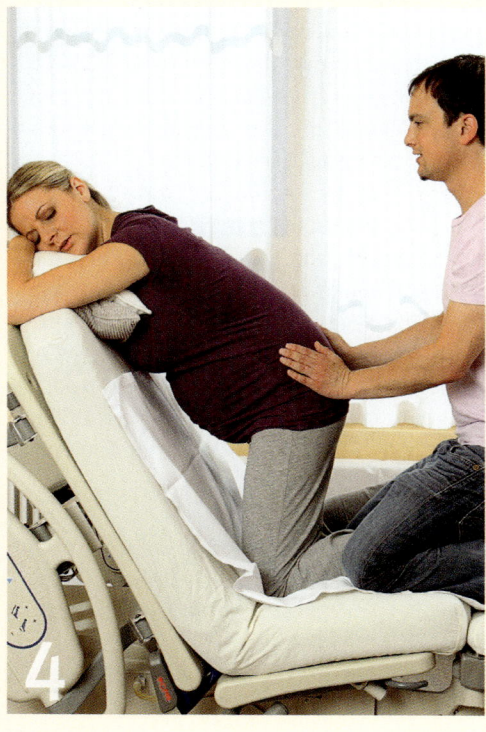

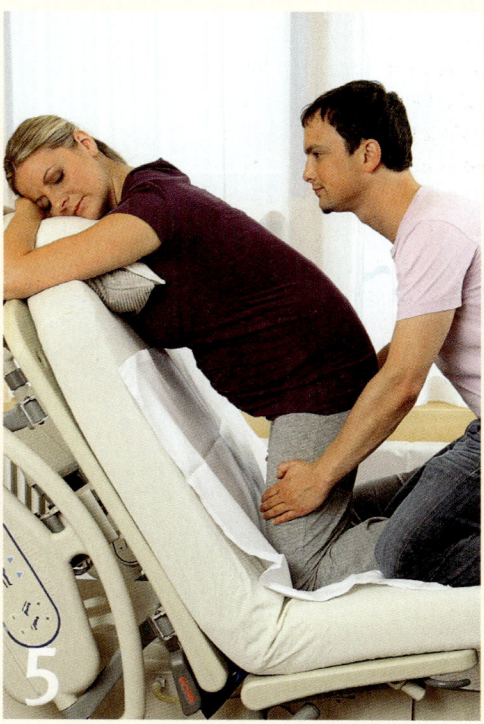

Drehung des Kindes

Möglicherweise hat Ihr Kind schon im Mutterleib seinen eigenen Kopf und will sich partout nicht mit dem Kopf nach unten begeben. Dafür kann es verschiedene Gründe geben. Vielleicht haben Sie ein schmales oder unüblich geformtes Becken oder die Nabelschnur ist zu kurz. Es gibt einige Möglichkeiten, wie Sie Ihr Kind doch noch überzeugen können, sich zu drehen.

Indische Brücke
Legen Sie sich mit leerem Magen (um Sodbrennen zu verhindern) auf den Rücken und legen Sie Ihre Unterschenkel auf einen Stuhl oder auf die Oberschenkel Ihres Partners, der auf einem Stuhl sitzt. Nehmen Sie dann Kissen, die Sie sich unter das Gesäß schieben, um so eine schiefe Ebene aus Oberschenkel und Bauch zu bekommen. Legen Sie Ihre Hände an den Unterbauch, gehen Sie in Gedanken zu Ih-

▼ Indische Brücke.

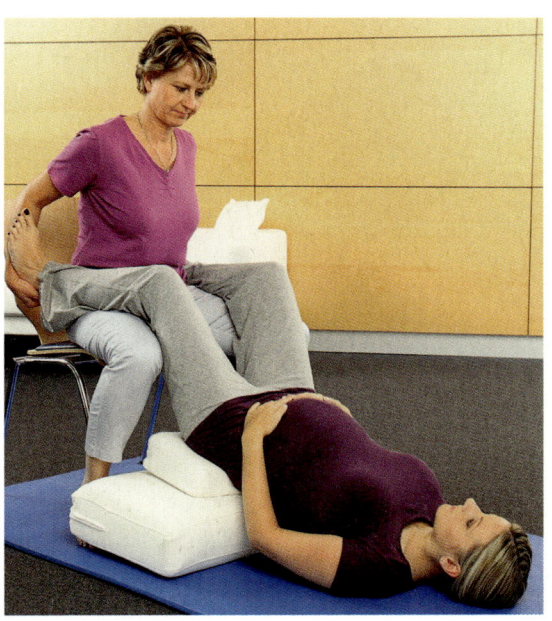

rem Kind und atmen Sie gleichmäßig zu Ihren Händen hin. Bleiben Sie bis zu zehn Minuten in dieser Haltung und wiederholen Sie diese dreimal am Tag.

Tönnchenhaltung nach Angela Heller
Das gleiche Prinzip nur mit Bauch nach unten. Gehen Sie in Knie-Ellenbogen-Lage und formen Sie mit Ihren Händen Fäuste, die Sie wie „Tönnchen" aufeinander stellen. Hierauf legen Sie bequem Ihre Stirn. Nun müssen Sie noch unter Ihren Knien eine Erhöhung von ca. 30 cm erreichen, entweder mit einem festen Poster Ihrer Wohnzimmersessel, festen Kissen oder einer Deckenrolle. Auch hier gilt wieder leerer Magen, etwa zehn Minuten verharren und gut zum Kind hinatmen.

Moxibustion
Ausgangslage ist eine der oben beschriebenen Haltungen. Das Prinzip basiert auf den Energielinien im Körper, den Meridianen. Gereizt wird der sogenannte Blasenmeridian, der von der Außenseite der kleinen Fußzehen am Bein entlang bis ins Becken verläuft.

Moxa-Zigarren sind Zigarren, die mit Beifußkraut gestopft sind. Diese Zigarren werden angezündet und jeweils rechts und links an den Punkt des Beginns des Blasenmeridians am kleinen Zehen gehalten. Sie spüren die Wärme und diese Wärme setzt sich nach und nach bis ins kleine Becken fort. Das warme Gefühl im Bereich der Blase soll das Kind zum Drehen animieren.

Durch die Wärme kann es zur Erweiterung der Blutgefäße kommen, was einen Blutdruckabfall bei der Mutter nach sich ziehen kann, deshalb sollten vor und nach dem Moxen immer der Blutdruck der Mutter und die Herztöne des Kindes kontrolliert werden. Am besten kombiniert man das Moxen mit einem ca. 20-minütigen Spaziergang.

Äußere Wendung

Eine häufig in Kliniken angebotene Möglichkeit ist die äußere Wendung des Kindes. Dies findet unter „Sectiobereitschaft" statt, das heißt, sollte sich im Laufe des Manövers Probleme bei Kind oder Mutter zeigen, kann schnell ein Kaiserschnitt gemacht werden. Am besten eignet sich die 37. Schwangerschaftswoche hierfür. Die Mutter geht für einen Tag ins Krankenhaus. Es wird eine CTG geschrieben und per Ultraschall die genaue Lage des Kindes festgestellt. Anschließend erhält die Schwangere einen Tropf mit einem wehenhemmenden Medikament, welches dazu dient, die Gebärmuttermuskulatur ganz zu entspannen. Nun nimmt der Frauenarzt oder die Hebamme das Kind an Kopf und Popo in die Hände und versucht es, meist in einer Rolle rückwärts zu drehen. Sie spüren den Druck, aber es darf nicht wirklich schmerzhaft sein.

▼ **Tönnchenhaltung.**

Anschließend wird der Erfolg noch einmal per Ultraschall überprüft und auch die Herztöne des Kindes werden noch zweimal im Laufe des Tages kontrolliert. Abends können Sie dann die Klinik wieder verlassen.

Da 96 Prozent aller Babys sich zum Geburtsbeginn hin richtig gedreht haben, ist es nicht immer zu beweisen, ob das Kind sich sowieso gedreht hätte, oder ob eine der oben beschriebenen Maßnahmen dies bewirkt hat. Es gibt auch noch ganz andere Methoden, wie zum Beispiel mit einer Taschenlampe von außen am Bauch der Mutter das Kind in die richtige Position „zu locken".

Reden Sie mit Ihrem Kind. Machen Sie die Augen zu und lassen Sie Ihren inneren Blick ins Becken wandern und versuchen Sie Ihrem Kind zu sagen: Dort solltest du hin! Nun, und wenn es gar nicht will, dann hat das sicher auch seinen Grund. Dann bleibt die Frage: normale Geburt oder Kaiserschnitt. Die meisten raten beim ersten Kind zum Kaiserschnitt. Es geht aber auch anders.

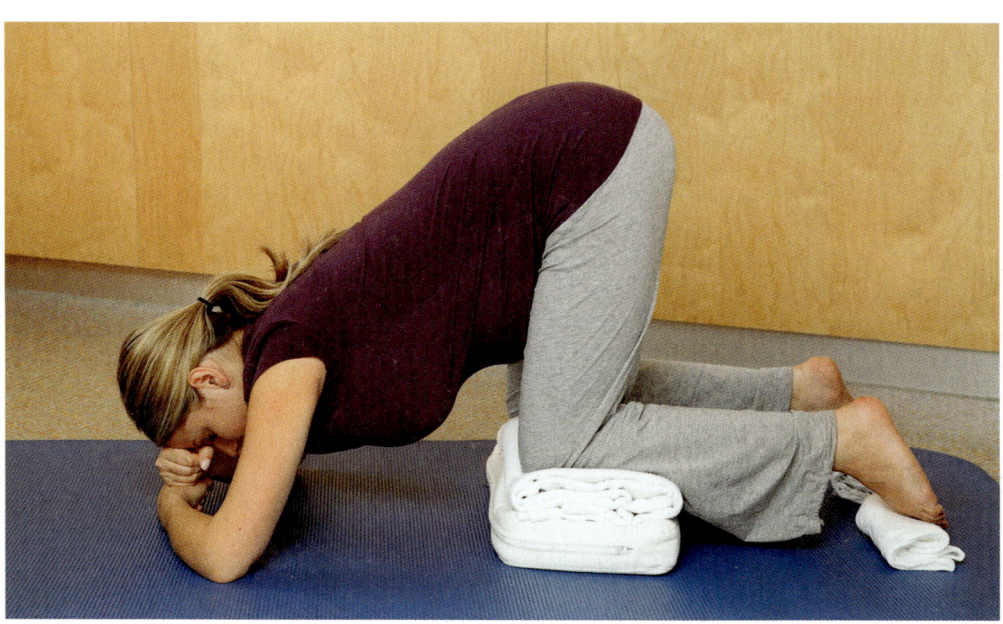

Wo soll mein Kind geboren werden?

Fast alle Kinder in der Bundesrepublik Deutschland werden in der Klinik geboren. Ist es aber immer notwendig, in ein Krankenhaus mit allen seinen medizinischen Apparaten, der Anonymität eines Großbetriebes, der Routine und dem Schichtwechsel zu gehen, um einen natürlichen Vorgang, die Geburt eines Kindes, zu erleben, die nichts mit Krankheit zu tun hat?

Heute könnte man meinen, eine Geburt könnte nur mit modernem Krisenmanagement bewältigt werden. Schon bei der Kreißsaalbesichtigung werden alle Handlungsmöglichkeiten abgecheckt und von Aromaölen bis zum Wunschkaiserschnitt wird alles in einem Erlebnispaket angeboten. Doch die meisten Frauen können aus eigener Kraft ihr Kind gebären und sind danach unglaublich stolz auf sich.

Wie so oft gibt es auch zum Thema Geburt zwei Einstellungen: Die einen sagen, eine Geburt ist das größte Risiko im Leben eines Menschen. Und die anderen sagen, eine Geburt ist ein natürlicher Vorgang, dem jede Intervention von außen schadet. Und wie so oft im Leben ist irgendwo in der Mitte die Wahrheit.

In unserer Gesellschaft werden die elementaren Vorgänge des Lebens, das Gebären und das Sterben, meist aus dem häuslichen Umfeld in die Anonymität einer Klinik verlagert. Beides sind Vorgänge, die zunächst Angst machen und die Menschen in ihren Grundfesten erschüttern. Also ist es eine verständliche Reaktion, diese Ereignisse und deren Begleitung an Fachleute abzugeben. Daran ist nichts Falsches. Aber nicht für alle Familien, für alle Frauen ist das der richtige Weg. Immer mehr Frauen möchten diese wichtigen Stunden in ihrem persönlichen, vertrauten Umfeld erleben. Und eine nicht geringe Zahl von Menschen hat mittlerweile den Eindruck, dass das Abgeben von Gebären und Sterben in Einrichtungen sogar für die Beteiligten Nachteile hat.

Nun überlegen Sie in aller Ruhe, welcher ist Ihr Weg? Dabei stellt sich für Sie die Frage, welche Bedeutung hat die höchstmögliche Sicherheit für Sie und welchen Stellenwert hat auf der anderen Seite eine entspannende Atmosphäre für Sie? Voraussetzung für die freie Wahl ist natürlich, dass weder bei Ihnen noch aufseiten Ihres Kindes Besonderheiten vorliegen, die unbedingt eine ärztliche Versorgung erfordern. Besprechen Sie dies in Ruhe mit Ihrer Hebamme und Ihrem Frauenarzt. Wenn keinerlei Bedenken vorliegen, haben Sie die Wahl: Möchten Sie im Krankenhaus (mit oder ohne angeschlossene Kinderklinik), in einem Geburtshaus entbinden oder ziehen Sie eine Hausgeburt vor? Eine geplante Hausgeburt birgt keine höheren Risiken als eine Klinikgeburt. Bedenken Sie bei Ihrer Entscheidung aber auch, dass die Versorgung von Ihnen, Ihrem Neugeborenen und auch Ihrer Familie zu Hause sichergestellt ist. Egal, ob Sie zu Hause entbinden, nach einigen Stunden oder erst nach drei Tagen aus der Klinik kommen: Sie sind im Wochenbett. Kochen, Waschen, Einkaufen und nach den älteren Kindern schauen sollte jemand anderes für Sie übernehmen. Und dies muss auch nicht unbedingt der Vater sein. Organisieren Sie sich Hilfe von Verwandten oder Freunden.

Geburt in einer Klinik

Die meisten Geburten in Deutschland finden in Kliniken statt. Hier finden Sie Hebammen, Kinderkrankenschwestern, Krankenschwestern oder -pfleger, Ärztinnen und Ärzte vor.

Vielleicht haben Sie die Hebammen Ihrer Klinik schon vorab bei einem Informationsabend oder Geburtsvorbereitungskurs kennengelernt. Häufiger aber sehen Sie die diensthabende Hebamme zum ersten Mal, wenn Sie mit Wehen oder Blasensprung an der Kreißsaaltür klingeln. In wenigen Minuten lernen Sie die Hebamme kennen. Hebammen, die im Kreißsaal arbeiten, entwickeln in der Regel eine Sensibilität und ein Gespür dafür, die neu angekommene Frau offen und freundlich zu begrüßen. Sie wenden ihre ganze Kraft dafür auf, dieser Familie, dieser Gebärenden mit ihren Bedürfnissen gerecht zu werden.

Der Kreißsaal ist von Routine geprägt, die einerseits hilfreich sein kann, aber manchmal auch als starres Korsett empfunden wird. Zusammen mit der Hebamme und den Hilfestellungen, die die Paare im Geburtsvorbereitungskurs mit auf den Weg bekommen haben, gilt es die Bedürfnisse der Gebärenden zu erkennen und ihnen Raum zu geben. Die letzte Instanz im Krankenhaus ist immer der betreuende Frauenarzt. Er fällt in kritischen Situationen die Entscheidungen, die für Mutter und Kind lebensbestimmend sein können.

Claudia, 36. Woche

»Bitte keinen Schichtwechsel

Bei meiner ersten Entbindung hatte ich eine sehr erfahrene Hebamme. In der Nacht war nicht viel los und so konnte sie mich fast die ganze Nacht begleiten. Mit ihrer Sicherheit und Erfahrung strahlte sie eine Ruhe aus, in der ich mich ganz sicher fühlte. Leider endete kurz vor den Presswehen ihre Schicht und ich musste mich für die entscheidende letzte Stunde auf eine andere Hebamme einstellen. Bis dahin hatte ich mich dem Rhythmus der Wehen hingegeben. Nun musste ich mich einer neuen Hebamme vorstellen, erklären, was ich wollte und kam völlig aus dem Tritt. Das hat mich zusätzlich sehr angestrengt. Mein Baby ist gesund auf die Welt gekommen, aber für meine nächste Geburt wünsche ich mir eine Hebamme ohne Schichtwechsel!«

Krankenhäuser unterscheiden sich in ihrer Organisation. Es gibt:

- Kliniken mit Fachabteilung für Geburtshilfe/ Gynäkologie und Fachabteilung für Früh- und Neugeborene (Neonatologie)
- Kliniken mit Fachabteilung für Geburtshilfe/ Gynäkologie und Kinderärzte als Konsiliarärzte, die nicht immer im Haus sind
- Kliniken mit Belegabteilung Geburtshilfe/ Gynäkologie und angestellte Hebammen
- Kliniken mit Vollabteilungen Geburtshilfe/ Gynäkologie und Beleghebammen
- Kliniken mit Belegärztinnen/Belegärzten und Beleghebammen

Gesunde Schwangere, die ihre Kinder am errechneten Geburtstermin gebären, sind nicht unbedingt auf eine Kinderklinik angewiesen. Eher häufig vorkommende Probleme der Neugeborenen, wie die Neugeborenengelsucht

181

oder Blutzuckerprobleme, können meist vor Ort behandelt werden. Die Kliniken sind darauf eingerichtet. Kliniken ohne angeschlossene Kinderklinik haben in der Regel einen Vertrag mit einem Kinderarzt, der regelmäßig die Neugeborenen vor der Entlassung untersucht, sofern die Mutter ca. drei Tage in der Klinik bleibt.

Gebärende, die ihre Kinder zu früh bekommen, d. h. eindeutig vor der abgeschlossenen 36. Schwangerschaftswoche, sollten dringend in eine Klinik gehen, die eine Abteilung für Früh- bzw. Neugeborene hat. Hier ist der Vorteil, dass Mutter und Kind unter einem Dach versorgt werden können. Manchmal ist dies nicht möglich. Dann muss das Kind nach der Geburt verlegt werden. So ein Transport mit einem Krankentransport, auch wenn er einen Brutkasten mit sich führt, ist für das Baby immer eindeutig mehr Stress, als wenn die Kinder noch im Bauch der Mutter sind und diese den vielleicht etwas weiteren Weg in Kauf nimmt. Muss das Kind in eine spezielle Kinderklinik verlegt werden, besteht auch hier

meist die Möglichkeit, die Mutter mit aufzunehmen. „Belegarzt" bzw. „Beleghebamme" bedeutet, dass die Mediziner und Hebammen in freier Praxis arbeiten und je nach Bedarf, also auf Anruf in die Klinik kommen. Der Vorteil ist, dass in der Regel die zu betreuenden Schwangeren und Familien den Arzt sowie die Hebamme aus der Schwangerenbetreuung schon kennen. Meist kümmert sich „Ihre" Hebamme auch um Sie, wenn Sie wieder zu Hause sind. Ein Nachteil kann sein, dass Zeit verloren geht, wenn das Fachpersonal erst anfahren muss und nicht in der Klinik vor Ort ist.

Insgesamt kommen 98 Prozent aller Kinder im klinischen Umfeld zu Welt. Daher ist es auch so wichtig, in der für die Gebärenden fremden Umgebung Intimsphäre zu schaffen. Das zu gewährleisten ist die gemeinsame Aufgabe von Partner, Vertrauten der Frau und der Hebamme. Viele Kliniken leisten hier hervorragende Arbeit. Die Hebammen bemühen sich, eine individuelle Betreuung in privater Atmosphäre zu schaffen und die klinischen Aspekte in den Hintergrund rücken zu lassen.

Inge, Klinikhebamme

»Ein unvergessliches Erlebnis

In den letzten Jahren hat sich in den Kreißsälen viel verändert. Statt weiß gekachelter, steriler Säle mit vielen Betten, die durch Vorhänge abgetrennt waren, findet man nun behaglich eingerichtete Zimmer mit Badewannen, Gebärhockern und Seilen in den Kliniken. Mit einem reichhaltigen Essensangebot und unbegrenzten Besuchszeiten auf den Wochenstationen versuchen die Kliniken, den frischgebackenen Eltern den Aufenthalt so angenehm wie möglich zu machen. Wir haben mit Sicherheit eine der besten Geburtshilfen auf der Welt. Und dennoch sind manche anspruchsvollen Eltern unzufrieden und beschweren sich über gestresste Hebammen oder den fehlenden Snack im Kreißsaal. Wir Hebammen tun, was wir können. Liebe Eltern, haben Sie auch ein bisschen Verständnis für unsere Situation und lassen Sie uns gemeinsam dafür sorgen, dass das Erlebnis der Geburt Ihres Kindes für Sie unvergesslich bleibt.«

CHECKLISTE

Welche Klinik ist für uns geeignet?

Es gibt viele Dinge, die Sie in Ihre Entscheidung einbeziehen werden, sofern Sie die Wahl zwischen mehreren Kliniken haben. Sie können sich bei einer Kreißsaalbesichtigung selber ein Bild von der Klinik machen. An diesem Termin können Sie auch alle Ihre Fragen stellen:

Allgemeine Fragen:

- Wie gefällt uns die Atmosphäre in der Klinik? Reagiert das Personal freundlich auf unsere Fragen?
- Entspricht der Kreißsaal unseren Vorstellungen?
- Wie viele Personen dürfen bei der Geburt anwesend sein?
- Darf ich um Intimität bitten und Personen, die nicht unbedingt anwesend sein müssen (Studenten, Auszubildende, Praktikanten), bitten, hinauszugehen?
- Gibt es besondere Angebote bzw. Geburtsarten, z. B. gibt es ausreichend Badewannen? Nur zum Entspannen oder auch für die Geburt? (Wie viele Babys werden tatsächlich im Wasser geboren?)
- Welche Gebärhaltungen werden unterstützt?
- Darf der Partner im Fall eines Kaiserschnitts dabei bleiben?
- Wie lange dauert die Schicht einer Hebamme (Hintergrund der Frage: Wenn die Schichtwechsel häufig sind, müssen sie sich immer wieder auf eine neue Hebamme einstellen)?
- Wie oft kommt es vor, dass eine Hebamme mehrere Frauen gleichzeitig betreut?
- Wie lange darf ich nach der Geburt im Kreißsaal bleiben? Wie lange darf ich mein Baby nackt auf dem Bauch haben?
- Wie viele Betten haben die Wochenbettzimmer?

- Ist ständiges Zusammensein mit dem Kind möglich (Rooming-in) oder muss es zu bestimmten Zeiten auf die Säuglingsstation?
- Gibt es Einschränkungen bei den Besuchszeiten?
- Gibt es ein Familienwochenbett, d. h., gibt es eine Möglichkeit, dass die ganze Familie die ersten Tage gemeinsam verbringt? Wenn ja, welche Kosten entstehen für Verpflegung und Übernachten?

Medizinische Fragen:

- Ist jederzeit ein Anästhesist greifbar?
- Welche Formen der Schmerzlinderung kommen zur Anwendung?
- Ist die Periduralanästhesie üblich?
- Wie häufig werden Kaiserschnitte, Saugglockengeburten und Dammschnitte durchgeführt? Gibt es Vergleichszahlen zu anderen Kliniken?
- Wird ein Kaiserschnitt unter Periduralanästhesie durchgeführt?
- Nach welchen Kriterien wird entschieden, ob eine Geburt eingeleitet wird?
- Ist schnell ein Kinderarzt da, wenn es bei der Geburt notwendig wird?
- Ist erstes Stillen bereits im Kreißsaal selbstverständlich?
- Wird routinemäßig kurz nach der Geburt zugefüttert?
- Gibt es in der Klinik eine Stillberaterin?
- Ist eine ambulante Geburt möglich, d. h., können Mutter und Kind nach der Entbindung die Klinik verlassen, wenn es beiden gut geht?

Wie lange bleiben Sie nach einer Geburt in der Klinik?

Mutter und Kind bleiben nach einer Geburt ohne Besonderheiten ca. 48 bis 72 Stunden in der Klinik. Nach einer schweren Geburt oder nach einem Kaiserschnitt wird sich der Aufenthalt um 1–2 Tage verlängern. Bei der Mutter wird Folgendes beobachtet:

- Rückbildung der Gebärmutter
- Blutverlust der Mutter
- Start des Stillens
- Heilung von eventuell aufgetretenen Geburtsverletzungen.

Beim Kind werden die Anpassungsvorgänge beobachtet. Hierzu gehört:

- Atmung
- Hautfarbe
- Temperatur
- Hinweise auf eine Infektion
- Ausscheidung von Urin und Stuhlgang
- Start der Nahrungsaufnahme.

Tatsächlich sind es aber in erster Linie Sie, die Mutter, die ihr Kind beobachtet und eventuelle Auffälligkeiten bemerkt. Mütter sind die schärfsten Beobachterinnen ihrer Kinder in den ersten Lebensstunden und -tagen.

Was ist eine ambulante Geburt?

Wenn es Ihnen und Ihrem Kind gut geht, können Sie nach frühestens zwei bis sechs Stunden das Krankenhaus verlassen. Diese sogenannte ambulante Geburt ermöglicht es Ihnen, das Wochenbett ungestört von der Krankenhausroutine im häuslichen Umfeld zu genießen. Allerdings geht dies nur, wenn Sie eine Hebamme zur Nachbetreuung haben. Sie wird die oben aufgeführten Parameter bei Ihnen und Ihrem Kind beobachten und gegebenenfalls unterstützend wirken. Ebenso sollte Ihr Kinderarzt die zweite Untersuchung Ihres Kindes am 3. bis 10. Lebenstag vornehmen, optimalerweise bei Ihnen zu Hause.

Im Falle einer ambulanten Geburt sollten Sie alles, was Sie für den Heimweg brauchen, schon im Auto bereithalten. Wenn dann die Entscheidung fällt, dass Sie wirklich nach Hause gehen, kann Ihr Partner die notwendigen Dinge holen. Für alle Fälle sollten Sie dann noch eine wärmende Decke und vielleicht eine Wärmflasche bereithalten.

Ursula Jahn-Zöhrens, Hebamme

»Beim nächsten Mal ambulant!

Frau P. bekam ihr erstes Kind. Die Geburt verlief recht zügig, nur eine Geburtsverletzung musste genäht werden. Nachdem im Kreißsaal alle Untersuchungen zur allgemeinen Zufriedenheit erfolgt waren, wurde sie auf die Wochenstation gebracht. Dort kam sie in ein Zweibettzimmer. Ihre Nachbarin hatte einen Kaiserschnitt, war nicht sehr mobil und brauchte viel Unterstützung von Schwestern und Familie. Frau P. hätte gerne etwas geschlafen, vor allem, da ihr kleine Tochter zufrieden neben ihr lag. Aber immer wenn sie gerade eingeschlafen war, schrie das Baby ihrer Nachbarin, eine Schwester kam oder Besuch stand in der Tür. Nach 24 Stunden war Frau P. so fertig, übermüdet und heulte nur noch. Sie rief mich, ob ich sie ab sofort zu Hause betreuen könnte und verließ die Klinik viel früher, als sie es geplant hatte. Zu Hause konnte Frau P. endlich einige Stunden am Stück schlafen. Langsam erholte sie sich: nicht von der Geburt, sondern von dem Schlafdefizit und dem Stress danach. Seither ist sie eine klare Verfechterin der ambulanten Geburt.«

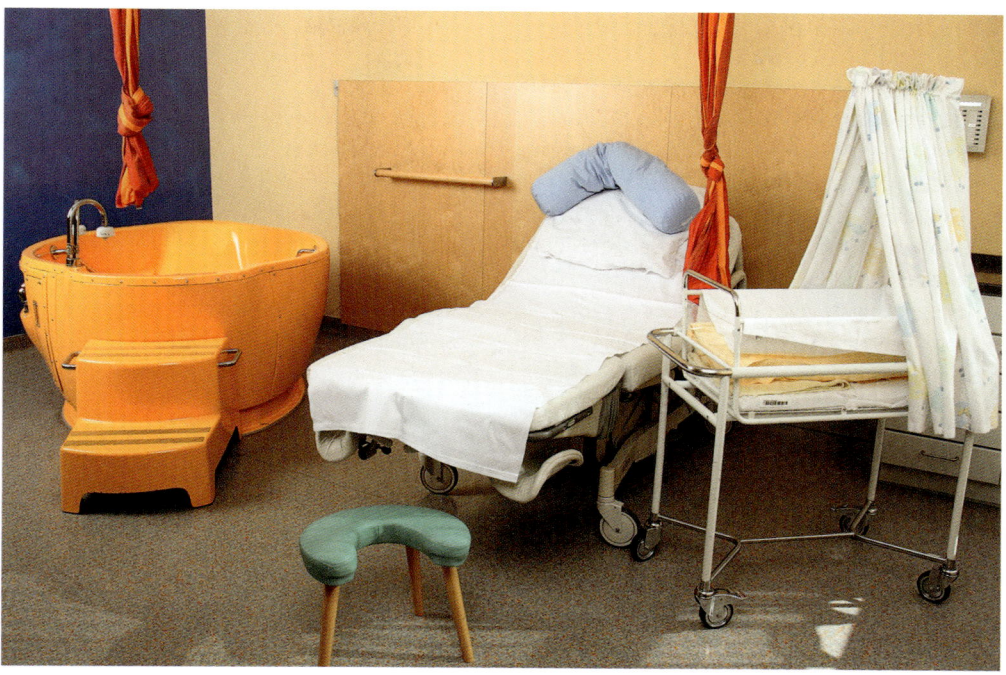

Hebammengeleiteter Kreißsaal

Normalerweise ist bei einer Geburt im Krankenhaus immer ein Frauenarzt anwesend. Eine neue Entwicklung in Deutschland ist der hebammengeleitete Kreißsaal. Viele Frauen, die im Krankenhaus gebären, sind gesund und ihre Kinder werden reif geboren. Und genau für diese Familien eignet sich der hebammengeleitete Kreißsaal. Hier haben Sie die Vorteile der Klinik mit der interventionsarmen Geburtsleitung der Hebammen verknüpft. Im eigentlichen Kreißsaalbereich werden Sie ausschließlich von Hebammen betreut. Meist ist im Gegensatz zu den üblichen Kreißsälen eine 1:1-Betreuung garantiert. Dies bedeutet, Sie müssen sich Ihre Hebamme nicht mit anderen Gebärenden teilen. Ein Frauenarzt ist nicht anwesend. Sollten wider Erwarten doch Komplikationen auftreten, kann jederzeit ein Frauenarzt hinzugezogen werden.

Erste Untersuchungen zeigen, dass Frauen, die diese Form der Betreuung wählen, stärker in das Geburtsgeschehen einbezogen sind. Sie werden mehr nach ihren eigene Empfindungen und Wünschen gefragt, der Einsatz von medizinischen Hilfsmitteln ist deutlich geringer. So wird z. B. bei verlangsamten Geburtsverläufen zunächst mithilfe von Gebärhaltungen, Massagen und/oder alternativen Heilmethoden versucht, die Wehen zu unterstützen, anstatt zu schnell einen Wehentropf anzuhängen. Besonders genießen es die Gebärenden, dass sie kontinuierlich von einer Hebamme begleitet werden, denn das System „hebammengeleiteter Kreißsaal" sieht eine 1:1-Betreuung der Hebamme vor. Die Intimsphäre ist gut gewahrt. Derzeit gibt es etwa zehn hebammengeleitete Kreißsäle in Deutschland, ihre Zahl wächst von Jahr zu Jahr.

CHECKLISTE

Ihre Kliniktasche

Was nehme ich in den Kreißsaal mit?

- 2–3 XXL-T-Shirts/Sleepshirts, Lieblings-nachthemden oder auch Herrenhemden
- Badeschlappen bzw. bequeme (weite) Hausschuhe
- Bademantel
- 2–3 Paar Baumwollsocken
- bequeme Kleidung für Ihren Partner
- Lieblingsmusik, Lieblingsduft für die Duftlampe, Lieblingsfotografie
- Fotoapparat
- tiefgefrorene Orangen- oder Zitronen-schnitze
- eingefrorener Fruchtsaft in Würfelform in einer Thermoskanne
- Mutterpass
- Stammbuch bei Ehepaaren oder beglaubigte Geburtsurkunde bei Nichtverheirateten
- Handtuch
- Zahnputzutensilien
- Lippenpflegestift
- Haarband

Was brauche ich für meinen Partner?

- bequeme Kleidung
- Lektüre
- Kleingeld für Kaffee- oder Snackautomaten
- Zahnbürste für eine Erfrischung zwischendurch
- einen Snack

Was brauche ich fürs Wochenbett?

- vier bequeme Nachthemden (vorne zu knöpfen)
- acht größere Baumwollschlüpfer (klingt altmodisch, ist aber für die Binden, mit denen Sie den Wochenfluss auffangen, ideal)
- eine leichte Jacke

- Leggins oder eine Jogginghose
- einige Handtücher
- zwei Still-BHs
- Stilleinlagen
- Telefonliste (um die freudige Nachricht den engsten Freunden mitzuteilen)
- Schreibblock oder Tagebuch, um ihre ersten Erinnerungen festzuhalten
- übliches Waschzeug

Was brauche ich für den Heimweg?

Legen Sie schon vor der Entbindung zu Hause alles zurecht, was Sie für den Heimweg brauchen. Ihr Partner kann dann am Entlassungstag mitbringen:

- weite, bequeme Kleidung für sich selbst (Denken Sie daran, auch wenn Sie ihr Kind geboren haben, passen Ihnen ihre alten Lieblingshosen sicherlich noch nicht!)
- bei der Heimfahrt im Auto kann ein Sitzring oder eine Handtuchrolle als Ring geformt helfen, wenn Sie wegen einer Dammverletzung noch Beschwerden beim Sitzen haben
- einen Kindersitz für Ihr Baby
- ein Handtuch, als Rolle geformt, mit dem Sie den Kopf Ihres Babys stützen
- eine Garnitur Jäckchen, Hemdchen, Strampler sowie (je nach Jahreszeit) ein Mützchen, eine warme Jacke und warme Söckchen
- eine Decke (je nach Jahreszeit), mit der Sie Ihr Baby zudecken

Geburt im Geburtshaus

Geburtshäuser sind Einrichtungen, in denen ein Team von Hebammen eine umfassende Betreuung in Schwangerschaft, Geburt, Wochenbett und das erste Lebensjahr anbietet. Diese reicht von Schwangerenberatung und -vorsorge über Geburtsvorbereitung, Geburtshilfe, Hausbesuche im Wochenbett, Rückbildungsgymnastik bis hin zu verschiedenen Kursangeboten im ersten Lebensjahr Ihres Kindes. Im Rahmen der Betreuung während der Schwangerschaft lernen sich Hebammen und Schwangere gut kennen.

Zur Geburt kommen das Paar oder die Mutter alleine ins Geburtshaus, das mit Räumlichkeiten entsprechend ausgestattet ist. Einige Stunden nach der Geburt verlässt die junge Familie das Geburtshaus wieder und eine der Hebammen des Teams übernimmt die häusliche Wochenbettbetreuung. Später, wenn die Mutter sich entsprechend fühlt, kehrt sie mit oder ohne Kind zu entsprechenden Kursen ins Geburtshaus zurück. Gerne nutzen Frauen und Paare das Geburtshaus, wenn ihnen die eigene Wohnung als Geburtsort nicht behagt. Vielleicht weil sie fürchten, dass sich die Nachbarschaft am Tönen stört, die älteren Kinder wach werden oder dass die Zimmer zu beengt sind. Die Verantwortung der Geburtsleitung liegt in Hebammenhänden, auch wenn in Absprache ein Gynäkologe hinzugezogen werden kann.

Geburt zu Hause

Hausgeburten lösen immer wieder Erstaunen aus. Dabei ist das Gebären im häuslichen Umfeld weltweit gesehen immer noch die normalste Form der Geburt, auch bei uns war dies früher der Normalfall. Kein Säugetier verlässt zur Geburt den gewohnten Bau oder das gewohnte Umfeld. Nur der Mensch begibt sich zum intimsten Ereignis in seinem Leben an einen unbekannten Ort. Eine gut organisierte Hausgeburt nach einer risikoarmen Schwangerschaft ist so sicher wie eine Klinikgeburt. Die Hausgeburtshebammen haben viel Erfahrung und reagieren verantwortlich auf Anzeichen von Komplikationen. Dies ergeben die Zahlen von langjährigen Untersuchungen über Komplikationen bei Geburten zu Hause. Geburten, die von Fachleuten begleitet werden und im vertrauten Umfeld passieren dürfen, brauchen weniger Medikamente oder Interventionen als vergleichbare Klinikgeburten. Voraussetzung sind eine gesunde Schwangere, ein gesundes Kind und eine kompetente Hebamme. Nehmen Sie frühzeitig Kontakt zu Ihrer Wunschhebamme auf. Dann haben Sie viel Zeit, Nähe und Vertrauen aufzubauen. Die Häufigkeit von Hausgeburten schwankt von Region zu Region sehr. Dies hängt auch davon ab, ob die Hebammen in Ihrer Umgebung dies anbieten. Für Hebammen ist die Hausgeburtshilfe einerseits eine wunderbare Sache, auf der anderen Seite bedeutet sie eine große Verantwortung und Einschränkung des Privatlebens. Kolleginnen, die außerhalb vom Krankenhaus Geburten begleiten oder als Beleghebammen arbeiten, kennen keinen Schichtwechsel, sind also 24 Stunden, 7 Tage die Woche in Bereitschaft. Nicht selten, dass Hebammenmütter bei Kindergeburtstagen der eigenen Kinder oder Weihnachtsfeiern fehlen. Dies ist ein Grund, warum Hebammen bei außerklinischen Geburten von den Familien ein sogenanntes „Wartegeld" fordern.

Wann wird in die Klinik verlegt?

Leider läuft bei einer Geburt nicht immer alles so, wie man es sich wünscht. Manchmal erfordern die Umstände eine Verlegung in eine Klinik. Das geschieht zu Ihrer Sicherheit und zum Wohle Ihres Kindes. Gründe können sein:

- extreme Schmerzen
- Geburtsstillstand über längere Zeit
- Lageanomalie des Kindes während der Geburt

- starke Erschöpfung der Mutter

Manchmal kann es sogar sein, dass Sie Ihr Kind zu Hause auf die Welt bringen und danach in eine Klinik verlegt werden müssen. Ursachen hierfür sind beispielsweise:

- starke Nachblutungen
- großer Damm- oder Gebärmutterriss
- verzögerte Geburt der Plazenta
- unvollständige Nachgeburt

Ursula Jahn-Zöhrens, Hebamme

≫Ungeplante Hausgeburt

S. erwartete ihr zweites Kind Ende August. Ihr Sohn kam vor mehr als zwei Jahren per Kaiserschnitt zur Welt, da beim Blasensprung das Fruchtwasser grünlich und die Herztöne auffällig waren. Nun wünschte sie sich eine normale Geburt. 20 Tage vor dem errechneten Termin spürte S. ein leichtes unregelmäßiges Ziehen. Ein regulärer Kontrolltermin beim Frauenarzt stand sowieso an. Dort zeigten sich im CTG Wehen, der Muttermund war 2 cm offen. Ihr Arzt schickte S. in die Klinik. Dort waren die Wehen nicht mehr deutlich zu spüren, der Muttermund unverändert und so beschlossen Hebamme, Klinikärztin und die werdenden Eltern, dass S. wieder nach Hause geht. Dort angekommen, gingen die Wehen langsam wieder los, nicht besonders schmerzhaft und die Abstände waren nicht kürzer als 15 Minuten. Zweimal telefonierte ich mit S., die Situation blieb unverändert.

Die Natur wählt den Weg

Dann aber, um 20 Uhr, rief ihr Mann an, die Wehen wären jetzt doch etwas stärker, ob ich kommen würde, um zu entscheiden, ob sie wieder in die Klinik fahren sollten. Als ich knapp eine halbe Stunde später bei S. ankam, kniete sie vor dem Bett und hatte sehr kräftige Wehen. Der Muttermund war vollständig offen, die Fruchtblase prall zu tasten. Mit der nächsten Wehe sprang diese auf. Jetzt musste das Kind nur noch endgültig zur Welt kommen. An eine Fahrt ins Krankenhaus war gar nicht mehr zu denken. Die nötigsten Dinge zur Geburtsbegleitung habe ich glücklicherweise immer bei mir. 35 Minuten nach meinem Eintreffen kam die kleine Tochter von S. auf die Welt. Ich hätte bei S. nie einer geplanten Hausgeburt zugestimmt, denn nach einem vorhergehenden Kaiserschnitt ist das Risiko, dass die alte Naht den Wehenkräften nicht standhält, immer gegeben. So aber hat die Natur es für S. anders eingerichtet.« ■

Was die Geburt für Sie und Ihr Kind bedeutet

Erkenntnisse und Einschätzungen sind eng mit unserer Einstellung verknüpft: Betrachten Sie das „Zur-Welt-Kommen" als einen natürlichen Prozess, für den Ihr Kind gut ausgerüstet ist und für den Sie bereit sind.

Eine solche Einstellung wird eine andere Bewertung des Geburtserlebens zur Folge haben, als wenn Sie im Innersten die Geburt und das, was Sie und Ihr Kind durchleben müssen, als eine Überbelastung auffassen, von der professionelle Helfer Ihnen möglichst viel ersparen sollten.

Gehen Sie von folgenden Voraussetzungen aus:
- Ein Baby will zur Welt kommen, wenn es „fertig" ist.
- Ein Baby kommt mit großer eigener Kraft zur Welt.
- Das Kind ist gut darauf vorbereitet, denn während der Zeit in der Gebärmutter wurden Motorik, Sinnesorgane, Nervensystem und alle anderen Organe bestens ausgebildet, auch für die Belastung der Geburt.

Hebammen und Ärzte sollten Sie ermutigen, die natürlichen Prozesse geschehen zu lassen und Bedingungen schaffen, welche Ihre Geburtsarbeit ungestört ablaufen lassen. Sie sollten nur dann eingreifen, wenn dies erforderlich scheint. Wichtig ist nun Ihr Partner, mit dem sie gemeinsam diesen Weg beschreiten.

▶ **Mutter und Kind – ein gutes Team.**

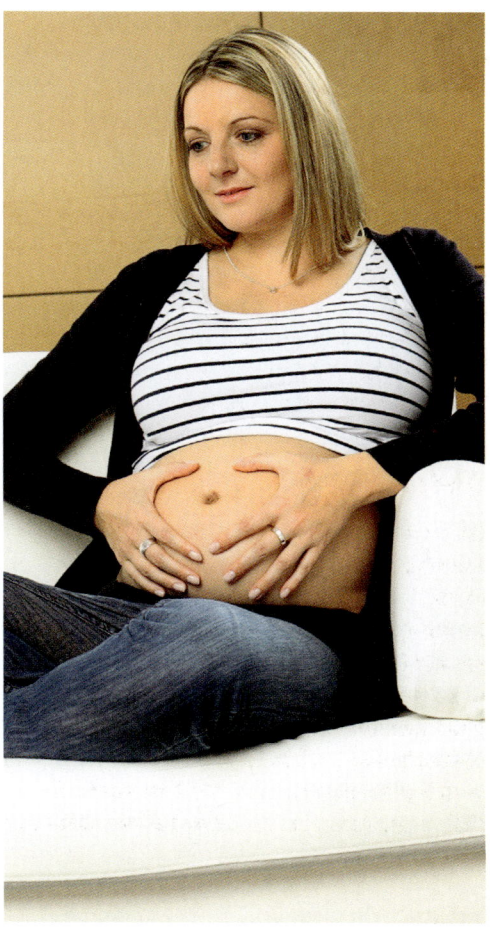

Die Geburt ist ein Dialog zwischen Ihnen und Ihrem Kind

Wenn ein Kind „reif" ist und alle lebensnotwendigen Fähigkeiten ausreichend entwickelt hat, ist der günstigste Zeitpunkt, die Gebärmutter zu verlassen und das Licht der Welt zu erblicken. Zu diesem Zeitpunkt produziert es selbst Hormone, die wiederum Ihre Hormonausschüttung stimulieren: Die Wehen beginnen.

In der Wehe wie auch in der Wehenpause befindet sich das Kind in einem intensiven Dialog mit Ihnen, seiner Mutter. Sie beide gestalten und bestimmen den Rhythmus und das Tempo der Geburt gemeinsam.

Aber woher weiß das Baby seinen Weg?

Zum einen sind es seine angeborenen Reflexe, zum anderen seine bis dahin erworbene Kraft, sein Wille, einen Ausweg zu finden. Möglicherweise hilft es ihm auch, wenn seine Mutter ihm klare Botschaften gibt: einen festen Widerstand am oberen Rand der Gebärmutter (Uterusfundus) und den weicheren Muttermund.

Nach dem starken Druck, den das Kind bei der Passage durch den Geburtskanal erfahren hat, erwartet es nun nicht etwa die federleichte Freiheit, sondern ganz im Gegenteil! Mit bis dahin nicht gekannter Wucht trifft die Schwerkraft das Kind nach der Geburt. Bisher ist es recht schwerelos im Fruchtwasser getragen worden, jetzt plötzlich ist es dem Luftdruck und der Erdanziehung ausgeliefert. Auch für diese Erfahrung war der starke Druck der Wehen eine gute Vorbereitung. In den Stunden seiner Geburt bekommt das Kind mit jeder Wehe eine deutliche Mitteilung über seine Existenz.

Die Umgebung eines Babys im Mutterleib ist feucht und weich, gelegentlich mit festem Druck verbunden. Auf die Berührung mit trockenen Stoffen, mit Kleidung, ist es gar nicht vorbereitet. Dies ist eine wichtige Frage, die zu bedenken ist, wenn darüber gesprochen wird, wie lange Ihr Baby nackt auf Ihrem Bauch liegen darf oder wann Sie es zum ersten Mal in seinem Leben mit Kleidung in Berührung bringen wollen.

Ein perfekt gemixter Hormoncocktail

Der Akt der Geburt ist ein beeindruckendes Zusammenspiel zwischen Ihnen, der Mutter, und Ihrem Kind. Die Empfindungen und Bewegungsabläufe von Ihnen beiden stellen einen wichtigen Faktor zum Gelingen der Geburt dar. Ein Cocktail aus Hormonen steuert und reguliert den Geburtsvorgang, Oxytocin, Endorphine, Prostaglandine sowie Adrenalin, das Stresshormon, das im Endspurt ungeahnte Kräfte freisetzt. Die Feinabstimmung Ihrer Fähigkeiten rund um die Geburt geschieht hormonell:

- **Oxytocin** wird auch als das Hormon der Liebe in all ihren Spielarten bezeichnet, denn es wird bei der partnerschaftlichen Liebe, bei der Geburt, beim Stillen und sogar bei gemeinsamen Mahlzeiten in einer Runde mit der Familie oder guten Freunden ausgeschüttet.
- **Endorphine**, die „Glückshormone", werden während der Wehen ausgeschüttet. Wehen – auch wenn sie so intensiv sind, dass uns als einziges Wort „Schmerz" einfällt, um sie zu beschreiben – stellen kein Alarmsignal dar, wie es Schmerzen üblicherweise sind. Glückshormone (Endorphine) ermöglichen es Mutter und Kind, die überwältigenden Gefühle anzunehmen und auszuhalten.

- **Prostaglandine** spielen eine wichtige Rolle bei der Geburt. Sie werden sowohl bei Wehen und Muttermunderöffnung als auch beim Verschluss beziehungsweise bei Eröffnung der Blutbahnen beim Kind gebraucht.
- **Auch Adrenaline,** also Stresshormone spielen bei der Geburt eine wichtige Rolle. Wenn zum Austritt des Kindes Mutter und Kind noch einmal alle Kräfte mobilisieren, wenn beide nur noch eines wollen, voneinander loskommen, dann wird Adrenalin ausgeschüttet. Es ist auch noch einige Zeit nach der Geburt in erhöhtem Maß nachweisbar. So sind Mutter und Kind wach und bereit, einander weit offen zu begegnen.

Sich trennen, um sich zu finden

Mutter und Baby machen bei und nach der Geburt eine Bewegung in drei Schritten:
- Zunächst sind sie intensiv zusammen. Während der Geburt ist der Dialog, ist die Berührung miteinander so intensiv wie zuvor und danach nie mehr.
- Im zweiten Schritt kommt es zur Trennung, das Kind verlässt den Körper der Mutter.
- Schließlich, im dritten Schritt, erfolgt wieder eine Bewegung aufeinander zu: Die Mutter nimmt das Kind in die Arme, das Kind sucht ihre Brust.

Diese erste sinnliche Begegnung schließt den Kreis der Geburtsarbeit und bildet die Voraussetzung für den Beginn einer vertrauensvollen Elternliebe.

Alle drei Schritte sind unerlässlich, deshalb sollten Sie in dem Moment, in dem Sie das Bedürfnis verspüren, Ihr Kind nach der Geburt in die Arme nehmen und ihm Zeit lassen, die Brust zu finden.

Zu sich kommen – Massage und Berührung sind bekannte Mittel, um auch nach der Geburt einem Baby Wohlbefinden zu vermit-teln. Die intensive Bewegung in die Streckung hinein weist Sie darauf hin, wie wir das Baby beruhigen können: Wenn Sie es rund halten, wenn Sie sachte auf die Spitze seines Brustbeins einen kleinen Druck ausüben, dann kommt es zu sich.

Wie erlebt Ihr Baby seine Geburt?

Hierüber zu schreiben ist natürlich nicht ganz einfach, denn niemand kann ein Baby nach seinem Geburtserleben befragen. Allerdings ergeben sich aus psychologischen Untersuchungen an Erwachsenen mit besonderen Geburtserlebnissen und an Neugeborenen Vorstellungen, wie sie die Geburt erlebt haben. Diese werden durch neue Erkenntnisse aus der Hirnforschung unterstützt.

Zusammenspiel der Kräfte. Kinder werden auf ihrem Weg ins Leben mit mechanischen und chemischen Reizen versorgt. Dazu gehört der Druck auf den Körper des Babys, besonders des Kopfes, wie auch der Hormoncocktail im Blutkreislauf von Mutter und Kind. Das Zusammenspiel dieser Kräfte bereitet Ihr Kind auf sein eigenständiges Leben vor. Man geht davon aus, dass die elementare Erfahrung, die ein Mensch während der Geburt macht, sein ganzes Sein prägt – stärkend und auch schwächend. Das Kind spürt, wie es durch den engen Geburtskanal geschoben wird und auch wie es sich selbst durch geschicktes Drehen und Abstoßen aus misslicher Lage helfen kann. Instinktiv rollt es sich ein, beugt sich und kommt so Millimeter für Millimeter vorwärts. Das Zusammenspiel zwischen Mutter und Kind webt ein tragfähiges Netz für viele Situationen im Leben. Besonders der Hormoncocktail von Mutter und Kind ermöglicht es dem Kind, die umfassenden Änderungen seines Herz-Kreislauf-Systems im Moment des ersten Atemzugs gut zu meistern. Eine wichtige Rolle spielen hier die Prostaglandine.

Sie werden sowohl bei Wehen und Muttermundseröffnung gebraucht als auch beim Verschluss beziehungsweise bei Eröffnung der Blutbahnen beim Kind.

Im Rhythmus der Wehen. Der Wechsel zwischen Wehen und Wehenpausen spielt eine besondere Rolle, vergleichbar mit dem Rhythmus der Atmung: Einatmen bedeutet „größer werden" des Körpers, Ausatmen bedeutet „kleiner werden". So stellt man sich unter anderem vor, dass die Kontraktionen der Gebärmutter dem Kind die Atembewegungen „vermitteln", vor allem da man im Ultraschall ein Heben und Senken des Brustkorbs beobachten kann. Ähnlich wie beim Atmen wird der Körper des Babys bei jeder Wehe zusammengeschoben und entfaltet sich in der Wehenpause wieder.

Anstrengender Umgebungswechsel. Wichtig ist ein weiterer Aspekt einer normalen Geburt: Die Flüssigkeiten in Lunge und den Atemwegen werden „ausgepresst", da der Brustkorb eng zusammengedrückt wird. Ausgepresst nicht in dem Sinn, dass Fruchtwasser über den Mund das Kind verlässt, sondern vielmehr, dass Flüssigkeit aus den Lungenbläschen in den Blutkreislauf abgegeben wird und somit diese Flüssigkeit dem Kind zur Verfügung steht. Dies ist für Ihr Baby wichtig, um einen zu hohen Hämatokritwert, das heißt zu viel „feste" Anteile im Blut zu verhindern. Das Blut wäre sonst zu dickflüssig und könnte die Fließgeschwindigkeit negativ beeinflussen. Wandert Ihr Kind durch die Scheide, nimmt es Bakterien aus dem Scheidensekret auf, die ihr oder ihm wiederum hilft, seine eigene Darmflora aufzubauen. Auch dies hat die Natur sehr klug zum Wohl der Kinder eingerichtet.

Wie Babys die Schwerkraft direkt nach der Geburt wahrnehmen, ist schwer zu beurteilen. In der Gebärmutter leben sie quasi „frei schwebend". In dem Moment, wenn der Kopf die Scheide verlässt, prallt diese Kraft auf ihn auf. Außerdem gelangen neue Geräusche an die Ohren und das Kind spürt kühle Luft auf der Haut. All dies sind völlig neue Erfahrungen für Ihr Kind. Das Einzige, was es bisher kannte, waren Ihre Stimme, das Geräusch Ihres Herzschlags und die Wärme und Enge der Gebärmutter. Daher ist es für Ihr Kind sehr wichtig, dass es schnell nach der Geburt bei Ihnen auf der Brust liegen darf und diese bekannten Dinge wahrzunehmen. Und können Sie als Mutter ihm dies nicht gewähren, kann es sein Vater fast ebenso gut.

Geburtserleben Ihres Kindes bei einem Kaiserschnitt

Wichtig: Ein begründeter Kaiserschnitt darf bei Ihnen als Mutter nie ein schlechtes Gefühl aufkommen lassen. Die Unterschiede des Geburtsempfindens lassen sich durch Zuwendung und gegebenenfalls medizinische Maßnahmen wie Absaugen ausgleichen.

Besonders die beiden Punkte bezüglich der Flüssigkeit in den Lungenbläschen und der Bakterien als Starthilfe für die kindliche Darmflora gehen Kinder, die per Kaiserschnitt geboren werden, verloren (siehe S. 276). Einen Kaiserschnitt vor Beginn eigener Geburtswehen verglich eine englische Forscherin mit einer Hand, die durch die Zimmerdecke kommt und Sie unwillkürlich aus Ihrem Bett reißt – eine beunruhigende Vorstellung.

Bei geplanten Kaiserschnitten vor Wehenbeginn müssen Sie Ihr Kind auf das Ereignis vorbereiten. Sprechen Sie mit ihr oder ihm. Erzählen Sie Ihrem Baby, dass Sie sich freuen, es bald zu sehen und, dass es wichtige Gründe gibt, warum Sie nicht warten dürfen, bis Ihr Kind die Geburt von sich aus auslöst. Legen Sie Ihre Hände auf den Bauch und streicheln Sie ihn leicht, so nehmen Sie noch mal extra

Kontakt mit Ihren Händen zu Ihrem Kind auf und bereiten Ihr Kind auf das Unvermeidliche vor, ohne dass das Bild mit der Hand durch die Zimmerdecke Wirklichkeit werden muss.

Bei einem Notkaiserschnitt befindet sich Ihr Kind vielleicht in einer ausweglosen Situation und die Operation ist seine Rettung. Und so kann man sich gut vorstellen, dass Neugeborene diese Situation auch als Erleichterung spüren. In jedem Fall ist ein Kaiserschnitt nicht automatisch sanft. Kinder, die ungünstig in der Gebärmutter liegen oder deren Köpfchen

schon etwas ins kleine Becken reingerutscht sind, müssen manchmal mit Kraft aus ihrer misslichen Lage befreit werden.

Es ist daher immer wichtig, Vor- und Nachteile abzuwägen: Muss mein Kind per Kaiserschnitt geboren werden, um seine oder Ihre Gesundheit zu erhalten oder ist die normale Geburt der bessere Weg? Dies ist eine Frage, die Eltern, Ärztinnen/Ärzte und Hebammen immer im Einzelfall entscheiden müssen. Manchmal weiß man erst im Nachhinein, ob die Entscheidung richtig war.

Die Schritte der Geburt

Zu dem Prozess, durch den das Baby auf die Welt kommt, gehören die Öffnung des Muttermundes bis auf 10 cm, die Wanderung des Babys durchs kleine Becken, die Drehung und Bewegung des Babys und letztendlich der Austritt des Kindes.

Eine unzählige Zahl von Hormonen und Muskelbewegungen greift wie Zahnräder ineinander. Nicht immer läuft alles harmonisch ab.

Die Ausgangssituation

Schon bevor Sie merken, dass die Geburt losgeht, bereitet sich Ihr Körper vor. Die Gebärmutter ist bereit, sich rhythmisch zusammenzuziehen. Bei diesen Kontraktionen richtet sie sich Richtung Bauchdecke auf. Der Muttermund beginnt, sich zu dehnen. Der Gebärmutterhals verschwindet und Ihre Hebammen kann die Öffnung jetzt hinter dem Schambein und nicht mehr weiter hinten Richtung Kreuzbein tasten.

Das Köpfchen des Kindes ist mit seinem obersten Anteil in gutem Kontakt mit den Becken-

knochen der Mutter, die als kleines Becken bezeichnet werden. Zum Geburtsbeginn muss sich das Baby entschließen, den Kopf zu drehen und nach rechts oder links zu schauen, um die Achse des Beckens und die Achse seines Köpfchens zusammenzubringen. Ihre Hebamme wird die Lage des Köpfchens kontrollieren. Beim ersten Kind soll der Kopf vor Wehenbeginn fest im kleinen Becken sitzen und sich nicht mehr von außen bewegen lassen. (Bei Mehrgebärenden ist dies nicht zwingend notwendig, hier ist der Kopf meist erst mit Wehenbeginn fest.)

Die Eröffnungsphase

Die Eröffnungswehen, also das Zusammenziehen der Muskulatur in den oberen zwei Dritteln der Gebärmutter erzeugen einen Druck auf den Körper des Kindes. Das Baby kann dem nur ausweichen, wenn es sich in Richtung Muttermund und kleines Becken begibt.

Durch die Stimulation durch die Wehen wird das Köpfchen dazu angeregt, sich langsam um 90° zu drehen, sodass die Nasenspitze

193

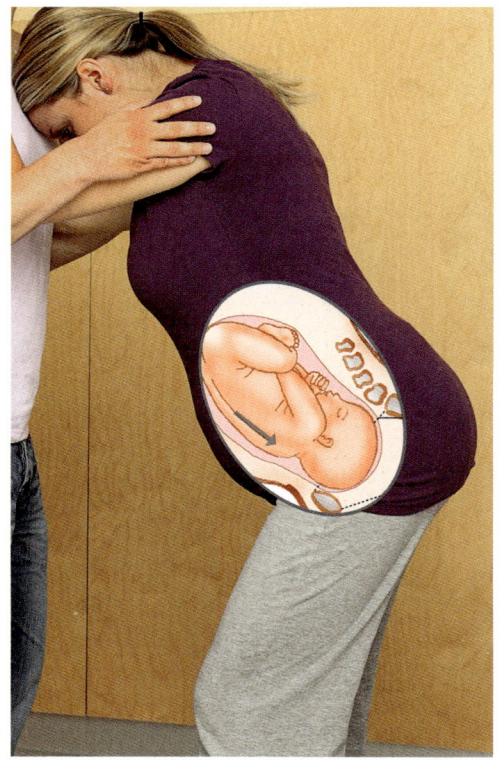

◀ Frühe Eröffnungsphase; günstige Haltung.

Richtung Wirbelsäule wandert. Diese Drehung wird vom ganzen Körper des Kindes mitvollzogen. Ausschlaggebend hierfür sind die Bewegung des Kindes im Mutterleib und die Bewegung des Beckens durch die Mutter selbst. Sie werden als Gebärende instinktiv ihr Becken bewegen wollen, denn es wirkt für Sie schmerzlindernd. Parallel hierzu beginnt das Kind sich einzurollen, d. h. den Kopf auf die Brust zu nehmen. Hierdurch verkleinert sich der Kopfdurchmesser des Kindes und vermindert die Raumforderung im kleinen Becken.

Manchmal findet das Kind nicht die richtige Lage. „Sternengucker" nennt man die Kinder, die vorwitzig mit der Nasenspitze sich Richtung Schambein drehen und so den Sternen entgegenschauen. Dies ist im Prinzip kein Geburtshindernis, hat aber zur Folge, dass der Kopf sich nicht einrollen kann und somit der

▼ Späte Eröffnungsphase; günstige Haltung.

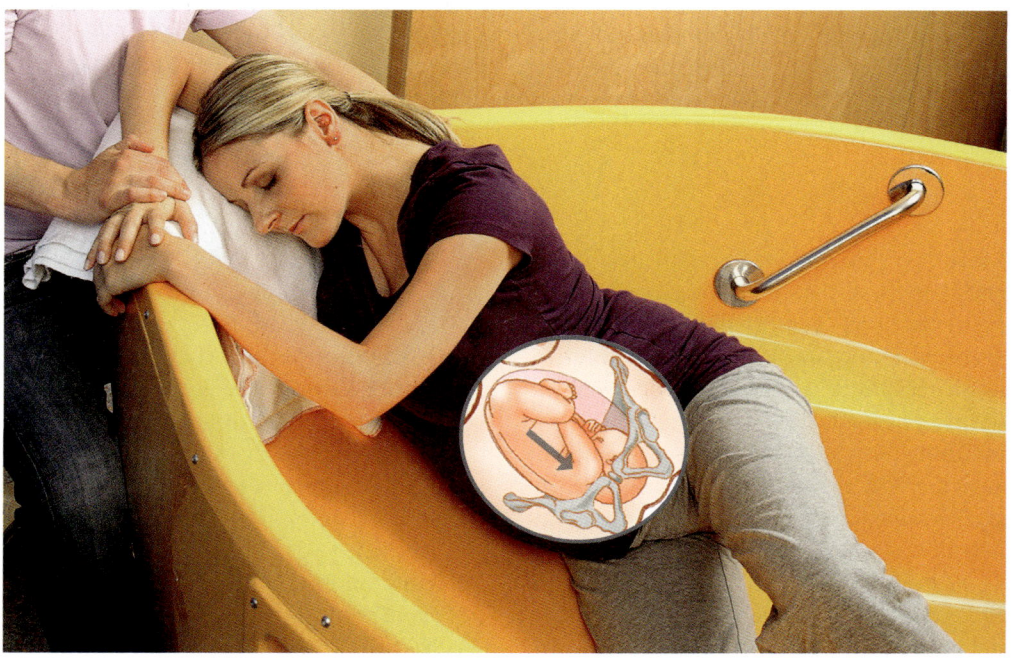

▶ **Austreibungsphase; günstige Haltung.**

Durchmesser größer wird. Es ergibt sich ein Unterschied von ca. 2–3 Zentimetern, was für die werdende Mutter nicht angenehm ist.

Die Austreibungsphase

Ist das Baby den ganzen Weg aus der Gebärmutter durch die Scheide hindurch gewandert und ist die Drehung und Beugung abgeschlossen, kommt der Moment, in dem das Kind die Mutter langsam verlässt. Das Erste, was zu sehen ist, ist das Hinterhaupt mit der kleinen Fontanelle. Das Kind bleibt gebeugt, bis der Haaransatz unter dem Schambein durchgerutscht ist, erst dann hat der Kopf die Bewegungsfreiheit, sich zu strecken. Damit die Schultern ebenfalls die 90°-Drehung vollziehen können, wendet sich das Gesichtchen des Kindes dem rechten oder linken Oberschenkel der Mutter zu. Dann verlässt das Körperchen die Mutter ganz.

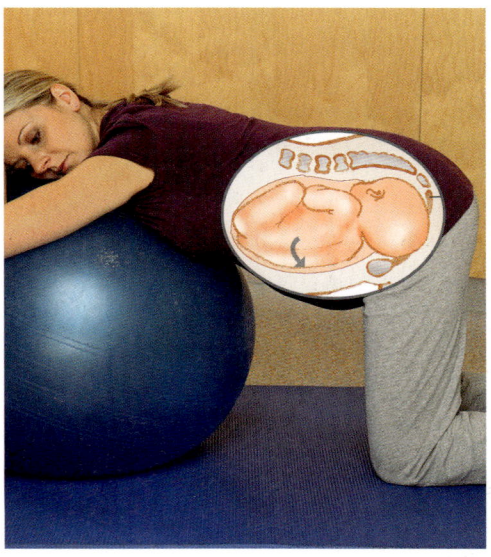

Und was macht die Mutter in dieser Phase? Sie schiebt ihr Kind auf die Welt. Hierzu entwickelt sie die benötigten Kräfte: zum einen sind die Wehen der Gebärmutter in diesem Moment phänomenal, dann kommen die unwillkürlichen Kontraktionen der Bauchmuskeln hinzu, die Schwerkraft ist eine unerlässliche Hilfe und dann nicht zuletzt die Stimme und Atmung der Frau. Das meiste arbeitet der Körper reflektorisch selbst, wenn man ihn lässt und die Mutter unterstützt diesen Vorgang mit all der Kraft, die gebraucht wird. Wichtig: Halt für ihre Hände.

Die Rolle des Partners bei der Geburt

Männer spielen immer eine Rolle während der Geburt, auch wenn sie nicht physisch im Raum anwesend sind. Den werdenden Müttern gehen viele Gedanken durch den Kopf: „Wird er das Kind akzeptieren?", „Wird er für das Kind und mich sorgen?" oder „Wem sieht unser Kind ähnlich? Meinem Partner? Dass in aller Regel die Männer konsequent bei der Geburt im Kreißsaal dabei sind, ist relativ neu, nämlich seit dem Beginn der 80er Jahre des letzten Jahrhunderts. Und es waren nicht die Hebammen, die die Männer eingeladen haben, bei dem Wunder Geburt dabei zu sein, sondern die werdenden Mütter, die mit ihrem Partner das Kind begrüßen wollten. Teilen Sie dieses wunderbare Geschehen.

Vielfältige Aufgaben

Die Aufgaben der Partner während der Geburt sind vielfältig:
- Sie sichern die Intimsphäre für die Frauen.
- Sie sprechen Mut zu.

- Sie legen Hand an, wenn es nötig wird (massieren, den Rücken ausstreichen).
- Sie dienen als Haltevorrichtung.
- Sie halten immer etwas zu trinken bereit.
- Sie holen Kissen usw.

Diese Liste ließe sich noch verlängern. Und oft fungieren sie als „Übersetzer" zwischen klinischem Personal und der Gebärenden, als ruhender Pol, wenn die Hebamme kommt und geht, da sie mehrere Gebärende gleichzeitig betreuen muss, oder um der Frau zu helfen, wenn sie das Gefühl hat, über ihre Grenze zu gehen. Und sie müssen das Vertrauen in den Geburtsvorgang haben.

Gute Vorbereitung

Männer, die gut vorbereitet ihren Frauen bei den Wehen beistehen, sind eine große Hilfe. Männer, die von den Vorgängen der Geburt keine Ahnung haben, sind nicht selten Störfaktoren. Der Akt, einem Kind das Leben zu schenken, ist so elementar, da sollte „Mann" nicht unvorbereitet teilhaben. Für angehende Väter ist es sehr beängstigend, wenn ihre Frauen laut stöhnen, sich ungewöhnlich bewegen und so ihre Wehen verarbeiten. Die Geliebte derart außer sich zu sehen, sie anscheinend sich in Schmerzen windend zu sehen, verkraftet nicht jeder. Unwissenheit und Unverständnis erzeugen Angst. Manche Männer entwickeln Schuldgefühle, dass sie ihre Partnerinnen in diese Situation gebracht haben. Aus dieser Angst heraus agieren Männer unberechenbar und bringen damit ihre Partnerinnen, Hebammen und Frauenärzte zu Handlungen, die dem Geburtsakt nicht dienen. In diesen Fällen ist es besser, sie bleiben aus dem Kreißsaal draußen. Sollte Ihr Partner nicht bereit sein, im Gespräch mit einer Hebamme oder im Rahmen entsprechender Kurse

sich das nötige Wissen und Verständnis über Gebären, Schmerzen, Bewegung und Tönen erklären zu lassen, sollte er lieber vor der Tür bleiben und Sie suchen sich eine vertrauensvolle Freundin oder Familienangehörige.

Wenn Sie keine Person im engeren Umfeld finden, wählen Sie eine professionelle Begleiterin, eine Doula. Eine Doula ist eine Frau, die selber geboren hat, keine fundierte medizinische Ausbildung hat, aber über die Geburtsabläufe Bescheid weiß. Und aus ihrer eigenen Geburtserfahrung heraus glauben sie fest an die Fähigkeit der Gebärenden, diese Geburt zu leisten. Die Kosten müssen die Familien tragen.

Noch mal: Geburt und Sexualität

Aber Partner sind ja nicht nur Partner bei der Geburt der Kinder, sondern vor allem Sexualpartner. Der Einfluss des Geburtsakts auf den Geschlechtsakt ist immer wieder Gegenstand von Diskussionen in Fachkreisen und an Stammtischen. Beim Zeugungsakt wird die Geburt gerne ausgeblendet. Dies kann ein fataler Fehler sein. Frauen klingen bei der Verarbeitung von Wehen ähnlich wie beim Geschlechtsverkehr. Und dann wird vielleicht auch noch der Scheidenausgang verletzt oder gar „aufgeschnitten". Hat dieses Sehen und Erleben Einfluss auf die Paarbeziehung, auf die Sexualität nach der Geburt? Unterschätzen Sie diese Gedanken nicht. Suchen Sie das offene Gespräch miteinander und ziehen Sie bei Zweifeln die Hebamme oder Ihren Frauenarzt hinzu. Geburten verändern Frauen, aber auch Männer. Die Frauen sind durch die tiefsten Täler ihres Lebens gewandert und haben die höchsten Höhen erlebt. Das wird auf ihre Paarbeziehung Einfluss haben, aber hoffentlich einen positiven.

Was haben Gebären und eine Bergtour gemeinsam?

Hebammen und Frauen haben verschiedene Fantasien, die sie mit Geburt verbinden. Eine davon möchte ich hier vorstellen:

Stellen Sie sich vor, Sie planen eine Bergtour. Was benötigen Sie, wie bereiten Sie sich vor?

Sicher sorgen Sie dafür, dass Ihre körperliche Fitness gut ist und dass Sie einen erfahrenen Bergführer haben. Sie rüsten sich mit der richtigen Kleidung, passenden Schuhen, geeignetem Essen und Trinken und einem Seil aus. Außerdem besorgen Sie sich sicher eine Karte von dem Wandergebiet und holen Informationen über verschiedene Routen ein. Ganz ähnlich werden Sie sich auch auf die Geburt einstellen: Auch hier müssen Sie sich vorbereiten, gedanklich und körperlich. Sie stellen Ihre Ess- und Trinkgewohnheiten vielleicht um und kaufen passende Kleidung. Wer ist das Seil, das Sie über schwierige Passagen bringt, sie hält, wenn Sie Sorge haben abzurutschen? Vielleicht Ihr Partner? Oder eine andere Ihnen vertraute Person? Ihr Geburtspartner sollte sich seiner Rolle sicher sein. Er kann nicht für Sie die Wehen aushalten, aber mit Ihnen. Er kann Ihnen Sicherheit geben – ganz wie das Seil am Berg. Ihre Hebamme übernimmt den Part des Bergführers. Sie weist Ihnen den Weg und führt Sie durch schwierige Passagen. Im Vorfeld der Geburt haben Sie sich über verschiedene Wege informiert und sind deshalb darauf vorbereitet, dass möglicherweise ein anderer Weg, z. B. ein Kaiserschnitt, notwendig wird.

Denken Sie zurück an die Wanderung: Zu Beginn schlängelt sich der Weg noch gemütlich durch Wiesen. Dann aber wird es langsam immer steiler, bald überschreiten Sie die Baumgrenze. Die Sonne brennt Ihnen auf den Rücken, der Rucksack fühlt sich an, als wäre er mit Steinen gefüllt, der Rücken schmerzt, Ihre Füße haben Blasen. Und doch geht es unerbittlich bergauf, eine Serpentine um die andere. Übertragen auf die Geburt bedeutet dies: Nach den ersten Wehen, die noch gut zu ertragen waren, folgt nun eine Wehe auf die andere. Die Beschwerden nehmen zu. Oft müssen Sie sich am Seil hochziehen – sprich bei Ihrem Partner Halt suchen. Ihr Atem wird intensiver, lauter. Sie hadern mit der Entscheidung, diese Tour überhaupt in Angriff genommen zu haben. Aber die Aussicht auf weite, unendlich schöne Ausblicke, die Freiheit über den Wolken, hat doch so gelockt. Der Bergführer – Ihre Hebamme – hilft Ihnen, Tritte zu finden, Ihre Atmung richtig einzusetzen, aber tragen kann sie Sie nicht. Mit letzter Kraft erreichen Sie den Gipfel – den Augenblick, indem Ihr Kind auf die Welt kommt. Wenn Sie dann alle Anstrengungen etwas verkraftet haben, genießen Sie genau diesen Ausblick, auf den Sie sich seit Langem gefreut haben. Ihr Kind liegt in Ihren Armen. Seien Sie stolz, was Sie geschafft haben. Diesen Augenblick werden Sie in Ihrem Leben nicht mehr vergessen.

197

Den Geburtsschmerz bewältigen

Der Geburtsschmerz ist ein produktiver, ein schöpferischer Schmerz und lässt sich mit fast nichts im Leben vergleichen. Wenn wir seinen Sinn verstehen können und Handwerkszeug haben, ihm zu begegnen, wird es leichter, ihn zu akzeptieren.

Frage ich Frauen im Geburtsvorbereitungs-kurs, was ihnen am meisten Angst macht, wenn sie ans Gebären denken, nennen sie sofort den Geburtsschmerz. Frauen bewältigen diesen sehr unterschiedlich. Frauen, die schon geboren haben, haben dank der Endorphin-ausschüttung während der letzten Geburt keine genaue Erinnerung. Diese kehrt vielleicht mit den ersten Wehen wieder. Am ehesten lassen sich Wehen mit Menstruationsbeschwerden vergleichen, allerdings um einiges potenziert. Der Geburtsschmerz ist ein produktiver, ein schöpferischer Schmerz und lässt sich mit nichts im Leben vergleichen.

Die Reaktionen des Körpers

Der Geburtsvorgang ist ein Prozess, in dessen Verlauf viele verschiedene Ereignisse Hand in Hand passieren müssen:
- Das Kind soll durchs Becken rutschen, dabei sich um 90° drehen und den Kopf auf die Brust beugen.
- Der Muttermund soll sich bis auf 10 cm öffnen, die quer und längs verlaufenden Muskeln im Becken müssen ihre Faserrichtung ändern.
- Muskeln, die an der Beckenwand entlang verlaufen, müssen sich dehnen, sodass sie dem Kind den maximalen Durchmesser des kleinen Beckens freigeben.

Und das alles braucht seine Zeit. Je nach Temperament von Mutter und Kind. Jedenfalls manchmal. Aber das ist ja auch nur der körperliche Anteil der Geburt.

Gegen Ende der Schwangerschaft ist die Gebärmutter der größte Muskel ihres Körpers. Bei einer Wehe zieht dieser Muskel sich zusammen und wird dick und hart. Alleine das Zusammenziehen der Gebärmuttermuskulatur ist bei normalen Geburtsvorgängen schmerzfrei. Das, was schmerzt, sind die Auswirkungen auf den Körper der Frau. Während der Geburt werden die Beckenknochen auseinandergedrückt. Es entsteht Spannung an den knorpeligen Kupplungen zwischen den einzelnen Knochen. Besonders spüren Frauen dies am Schambein (Symphyse), Kreuzdarmbeingelenk (Iliosakralgelenk), den Hüftgelenken und in den Oberschenkeln. Manchmal beschreibt die Gebärende es so, als hätte sie den Eindruck, ihr Kind möchte nicht zwischen den Sitzbeinhöckern durch, sondern durch das Kreuzbein geboren werden. Wenn die Kontraktion der Gebärmutter nachlässt, gehen die Muskelfasern nicht ganz in den Ausgangszustand zurück. Sie bleiben ein bisschen kürzer. Auf diese Weise ziehen sie den Gebärmutterhals Stück für Stück nach oben und öffnen den Muttermund. Dazu kommen Schmerzen der Muskelfasern. Wenn sich die Beckenbodenmuskulatur auseinanderzieht, beschreiben viele Frauen dies als brennenden, scharfen Schmerz. Das kleine Becken hat viele Muskeln in sich und es wandern verschiedene Muskelanteile der Beinmuskulatur durch das Becken hindurch. Diese werden durch Zug und Druck

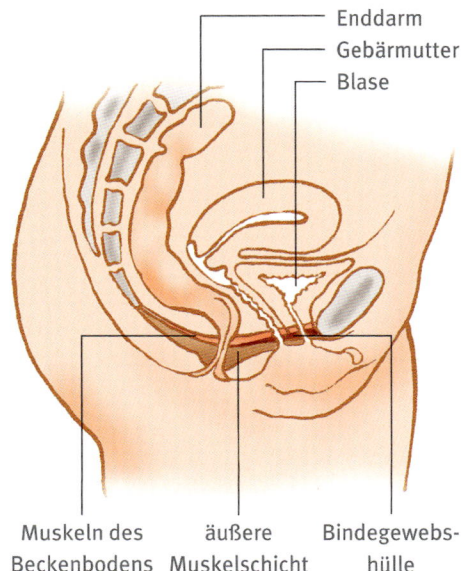

Enddarm
Gebärmutter
Blase

Muskeln des   äußere   Bindegewebs-
Beckenbodens Muskelschicht   hülle

▲ Becken.

gereizt. Dies gilt auch für die weichen Anteile im Becken, nämlich den Muttermund, die Scheide, Schamlippen und Damm; aber auch Fettgewebe und Blut- und Nervenbahnen. Aufgrund des Geburtsvorgangs wird das Gewebe gedehnt oder auch zur Seite geschoben. Das drückt, zerrt und brennt. Das Dehnen des Muttermundes empfinden viele Frauen als reißenden Schmerz tief im Innern. Das Kind fordert allen zur Verfügung stehenden Raum im kleinen Becken und alles andere muss dieser Raumforderung nachgeben.

Psychische Faktoren

Viele Frauen haben Angst vor den Schmerzen der Geburt. Doch Angst ist kein guter Ratgeber. Sie führt zu Stress und Anspannungen, die wiederum das Schmerzempfinden steigern und in einem fatalen Kreislauf die Angst wiederum verstärken. Sie können diesen Kreislauf durchbrechen bzw. verhindern, wenn Sie sich schon vor der Geburt mit den Schmerzen auseinandersetzen. Wenn Sie wissen, was auf Sie zukommen kann und sich Ihre verschiedenen Entscheidungsmöglichkeiten klargemacht haben, fühlen Sie sich der Situation nicht so ausgeliefert und können mit Ihrer Angst besser umgehen.

Und noch einen weiteren Aspekt sollten Sie bedenken: Nach Beendigung des Geburtsprozesses werden Sie Eltern sein. Ihr Leben ändert sich gravierend. Sie übernehmen Verantwortung für einen neuen Menschen, werden Mutter und Vater. Mit der Geburt Ihres ersten Kindes wechseln Sie in Ihren Herkunftsfamilien die Position: Sie werden von Kindern zu Eltern. Natürlich befassen Sie sich im Lauf der Schwangerschaft schon mit diesen Dingen, aber zum Schwur kommt es mit Wehenbeginn. Die Bereitschaft von Müttern, ihre Kinder aus dem Bauch ins eigene Leben zu entlassen, bedeutet Verlust, sich trennen, auch Trauer. Und Trennungen sind meist mit Schmerzen verbunden. Warum soll also eine Geburt schmerzlos sein?

Welche Wehenarten gibt es?

Im deutschen Sprachgebrauch ist schon klar, das Wehen etwas mit „weh tun" zu tun hat. Aber ist das wirklich immer so? Es gibt verschiedene Formen von Aktivitäten der Gebärmutter, die für die werdende Mutter nicht schmerzhaft sind. Und so verwenden Hebam-

men in diesem Zusammenhang auch häufig das Wort „Kontraktionen". Immer spüren Sie das Hartwerden der Gebärmutter besonders im oberen Anteil und eventuell ein gleichzeitiges Ziehen einseitig in Leisten oder Kreuzbeinen. Wehen alleine tun nicht weh, aber ihre

Wirkung auf Ihre Beckenknochen, Muskeln, Organe, weiches Gewebe im kleinen Becken machen sie unangenehm.

Schwangerschaftswehen

Schwangerschaftswehen oder wirklich besser Kontraktionen während der Schwangerschaft dienen in erster Linie dazu, die Stoffwechselleistung in den Muskelzellen zu erhöhen und damit das Wachstum der Gebärmutter zu ermöglichen. Der Uterus wächst nicht gleichmäßig jeden Tag ein bißchen, sondern in größeren Abständen, dann aber auch deutlich einige Zentimeter. Sie können bis zu 10- bis 12-mal am Tag das Hartwerden des Bauches beobachten. Die höchste Aktivität der Gebärmutter findet man rund um die 32. Schwangerschaftswoche. Manche Frauen berichten zu diesem Zeitpunkt von Kontraktionen alle 30 Minuten. Sollten Sie dies wahrnehmen, so gönnen Sie sich Ruhe, legen Sie öfter die Beine hoch und erlauben Sie so Ihrem Körper, die nötige Wachstumsleistung zu erbringen. Ihre Hebamme oder Ihr Frauenarzt wird sich vergewissern, dass diese Kontraktionen keine Auswirkung auf die Festigkeit und den Verschluss des Muttermundes haben.

Vorwehen/Senkwehen

Rund um die 36. Schwangerschaftswoche wünschen Sie sich, dass Ihr Kind sich langsam auf den Weg durchs Becken vorbereitet. Hierzu gehört, dass der Kopf sich den Eingang ins kleine Becken sucht und der Gebärmutterhals sich von der Kreuzbeinhöhle Richtung Schambein nach vorne bewegt. Dies geht nicht immer ohne Beschwerden. Der Druck des vorangehenden Teils, wie es im Fachjargon heißt, erzeugt Reibung an den Beckenknochen und Druck an den Bändern und Knorpelverbindungen im Becken. Und auch

die Bewegung des Muttermunds könnten Sie als Stechen in der Scheide spüren. Hier helfen oft Massage und Wärme: Ihr Partner könnte mit warmen Händen oder einem Kirschkernsäckchen langsam Ihren Rücken ausstreichen oder die entsprechenden Stellen massieren. Oder Sie legen sich mit Wärmflasche ins Bett. Gerne können Sie auch bei ca. 38 °C baden. Allerdings bitte nur, wenn Sie nicht alleine in der Wohnung sind, falls Ihnen Ihr Blutdruck absackt. Meistens dauern Senkwehen nicht länger als 2–3 Stunden und lassen dann unter Wärme nach und Sie schlafen ein und erholen sich wieder gut.

Latente Wehen

Besonders unangenehm sind in den letzten Tagen vor der Geburt Wehen, die kurz und schmerzhaft sind, die Sie vom Schlafen abhalten, aber keinen Geburtsfortschritt bewirken. Hier kann Ihre Hebamme versuchen, mit Gesprächen, Massagen oder alternativen Heilmethoden zu helfen. Was könnte Sie daran hindern, jetzt Ihr Kind auf die Welt zu lassen? Gibt es Ängste oder traumatische Erlebnisse, die der Geburt im Wege stehen? Liegt das Kind geburtsgünstig? Je nach Ausbildung wird Ihre Hebamme vielleicht Akupunktur, Homöopathie oder Massagen einsetzen, um Ihnen die Schmerzen zu lindern oder aber die Wehen so zu beeinflussen, dass der Muttermund sich öffnet und das Kind in Bälde geboren werden kann.

Mein Tipp

Wehen bedeuten eine große körperliche Anstrengung. Und dafür brauchen Sie viel Sauerstoff. Halten Sie also nicht die Luft an, sondern versuchen Sie, gleichmäßig weiter zu atmen. Bei einem Marathon kämen Sie ja auch nicht auf die Idee, mit angehaltenem Atem zu laufen.

Eröffnungswehen

Von Eröffnungswehen spricht man, wenn unter Kontraktionen der Muttermund sich öffnet und das Kind den Weg durchs Becken findet:

- Typisch ist, dass sie mit längeren Abständen zwischen 20 und 10 Minuten beginnen und ca. 40 Sekunden anhalten. Während dieser Wehen können Sie sich noch unterhalten und spazieren gehen.
- Es folgen Wehen, die 45 bis 55 Sekunden dauern und alle acht bis zehn Minuten kommen. Diese Wehen fordern schon viel Ihrer Konzentration.
- Zunehmend werden die Wehenpausen kürzer, gleichzeitig aber die Wehe in sich länger. Von effektiven Geburtswehen spricht man bei Wehen in Abständen von 3–5 Minuten und einer Dauer von ca. 50 Sekunden. Jetzt werden Sie nebenbei nichts anderes mehr tun können und konzentrieren sich ganz darauf, die Wehen zu veratmen.

Diese Angaben sind sehr akademisch! Es gibt Frauen, die haben von der ersten bis zur letzten Wehe immer gleichlange Pausen, genauso wie Frauen unterschiedlich beschreiben, wo sie die Wehen besonders heftig spüren und wie lange die Wehe kommt beziehungsweise wieder abfällt. Meistens erlebt die Gebärende es so: Zunächst baut sich die Wehe langsam auf, aber schnell wieder ab. Dies wird als „kurze Wehe" wahrgenommen, dann findet bei fortgeschrittener Geburt ein Ausgleich statt. Aber gegen Ende der Eröffnungsphase und in der Austreibungsphase kommen die Wehen schnell und scheinen gar nicht mehr aufzuhören. Und es gibt beides: Frauen, die sagen „So stark habe ich mir Wehen nicht vorgestellt" und solche, die sagen „Ich habe immer auf diese starken Schmerzen gewartet, aber dann waren sie gar nicht so schlimm."

Austreibungswehen

Die Wehen, die der Mutter helfen, Ihr Kind auf die Welt zu schieben, sind die stärksten (wenn man den Druck der Gebärmuttermuskulatur messen würde). Für die Gebärende sind sie aber meist besser zu ertragen, denn endlich kann sie helfen, ihr Kind zu gebären, das Ende ist greifbar. Bis zu 90 Sekunden dauert so eine Wehe. Die Mütter atmen intensiv durch den Mund aus und ein und erleben, welche Kräfte ihnen zur Verfügung stehen.

Nachgeburts- und Nachwehen

Nachgeburtswehen dienen der Ablösung und Ausstoßung des Mutterkuchens und werden von Ihnen als kaum schmerzhaftes Ziehen empfunden. Nachwehen helfen, nach der Geburt den Blutverlust für die Mutter so gering wie möglich zu halten. Sie sorgen für den Verschluss der Wunde in der Gebärmutter, die durch das Lösen des Mutterkuchens entstanden ist und führen dazu, dass die überschüssigen Muskelfasern der Gebärmutter abgebaut werden. Nach der Geburt des ersten Kindes empfinden Frauen Nachwehen höchstens als leichtes Ziehen, dann werden sie von Geburt zu Geburt heftiger.

Der Schlüssel zur Schmerzbewältigung

Der Schlüssel zur Schmerzbewältigung liegt im Rhythmus aus Atmung und Bewegung verbunden mit Intimität. Gelingt es Ihnen, sich nach Ihren Bedürfnissen zu bewegen, können Sie dem Schmerz durch Atmen und Tönen Raum geben. Und fühlen Sie sich geborgen und unterstützt durch Ihren Partner und andere Ihnen vertraute Personen, haben Sie die besten Voraussetzungen, mit dem Wehenschmerzen gut umgehen zu können. Bewegungsfreiheit, Wärme, Tönen und Halten/Stützen sind instinktive Bedürfnisse der Frauen unter der Geburt. Erlaubt die Routine im Kreißsaal dies, werden Sie mit den Wehenschmerzen zurechtkommen und Ihr Kind gebären. Zu Hause gelingt dies leichter.

Manchmal werden Sie in Ihrem Rhythmus von Wehenschmerz und Wehenpausen gestört. Mal werden Sie gebeten, sich hinzulegen, um durch die vaginale Untersuchung den Geburtsfortschritt zu beurteilen, mal müssen die Herztöne des Kindes abgeleitet werden. Beides sind einerseits Maßnahmen, die natürlich auch der Motivation und dem Gefühl „Meinem Baby geht es gut" Rechnung tragen, aber die Sie andererseits auch aus Ihrem Takt bringen können. Um hier einen Kompromiss zu finden, müssen Sie darauf vorbereitet werden, dass Hebamme oder Ärztin/Frauenarzt in absehbarer Zeit sich ein Bild über den Geburtsfortschritt machen möchten. Sie können sich dann in Ihrem Rhythmus in eine Position begeben, die dies erlaubt. Genauso verhält es

sich mit der Herztonüberwachung Ihres Kindes. Nicht „Husch, husch", sondern wenn Sie gerne einige Wehen auf dem Ball sitzend oder in steiler Seitenlage im Bett verarbeiten möchten, kann nebenher auch die Herzton-Wehen-Ableitung (CTG) erfolgen. Sind keine Auffälligkeiten festzustellen, dauert dies aber nicht länger als 20–30 Minuten und dann werden Sie wieder „befreit". Hier unterscheiden sich Kliniken im Alltag stark und Sie sollten die Kreißsaalroutine im Vorfeld mit Hebammen und Ärzten besprechen.

Der wiederkehrende Rhythmus zwischen Wehenschmerz (Tönen, Bewegen und Halten/Stützen) und Wehenpause (maximale Entspannung des Körpers) löst verschiedene Signale aus: Zum einen wird die Ausschüttung der geburtswirksamen Hormone Oxytocin und Prostaglandin gefördert. Zum anderen setzt der Körper eigene schmerzlindernde Stoffe frei, sogenannte Endorphine. Ganz wichtig an dieser Stelle ist: Wenn Sie in Ihrer Bewegungsfreiheit nicht eingeschränkt sind, werden Sie automatisch eine Haltung einnehmen, die der Geburt förderlich ist und die dann auch weniger schmerzhaft für Sie ist.

Ursula Jahn-Zöhrens, Hebamme

» Loslassen können

K. kam früh am Morgen mit leichten Wehen in die Klinik. Ich stellte fest, dass der Muttermund 2 cm eröffnet war. Die werdenden Eltern gingen noch ein bisschen im Park der Klinik spazieren. Durch die schöne Morgenstimmung und Zweisamkeit gelang es K., sich zu entspannen und ihrem Körper den Weg zu geben, sich frei zu entfalten. Als sie zwei Stunden später wieder im Kreißsaal eintraf, war der Muttermund fast 5 cm offen. Sie wollte nicht mehr laufen und bat um ein Bad. Bis die Gebärwanne gefüllt war, kniete sich K. über den Ball und konnte ihrer Stimme im Rhythmus der Bewegung freien Lauf lassen.

Sich wehren

Nun fiel es zunehmend schwer, eine für sie geeignete Position zu finden. Eine innere Unruhe trieb sie immer wieder auf die Beine, um dann von der Wehe doch wieder ins

Knien gezwungen zu werden. Auch in der Wanne fiel es ihr schwer loszulassen. Immer wieder diskutierte sie mit ihrem Mann, ob sie nicht doch besser etwas ändern sollte. Und je mehr sie sich verstandesmäßig mit ihrem Geburtsgeschehen befasste, desto mehr verkrampfte sie. Ihr Mann und ich versuchten K. von ihrer Verantwortung für ihr Tun zu „entbinden" und durch Massieren, Handhalten und ruhiges Zureden ihr zu vermitteln, das alles seinen Gang geht. Schließlich gelang es K., sich dem Unvermeidlichen an Wehen, Schmerzen und Tönen hinzugeben. Alles in allem dauerte diese innere Akzeptanz des Geburtsvorgangs einige Zeit.

Sich hingeben

In der Wehenpause legte sie ihren Kopf auf den Arm ihres Mannes am Beckenrand und während der Wehe richtet sie sich mithilfe des Tuches, das von der Decke hing, auf. Alle Möglichkeiten, den eigenen Körper zu halten, lehnte sie ab. Alleine in aufrechter Seitenlage konnte sie sich einigermaßen auf die Wehen einlassen. Knien, auf dem Ball sitzen oder am Partner hängen, fand sie viel zu anstrengend. Der Druck wurde immer heftiger, die Wehen schmerzhafter und K. musste lauter ausatmen, um der Kraft der Wehen ein Ventil zu geben und sich nicht zu verkrampfen. K. spürte, wie der Kopf sich nach und nach durchs Becken schob. Sie hängte sich jetzt im Knien über das Rückteil des Bettes und ihr Mann stand davor, um ihr mit seinen Händen Halt zu geben. In der Wehenpause wollte K. nichts mehr als ihre Ruhe, während der Wehe wurde sie von den Wehen gezwungen, das Becken leicht zu kreisen und laut auszuatmen, die letzten Züge mit Nachdruck. K. atmete intensiv durch den offenen Mund, die Wehen kamen eine nach der anderen und wollten gar nicht mehr enden. Angespornt von ihrem Mann und der Hebamme mobilisierte sie alle Kräfte, von denen sie gar nicht wusste, dass sie ihr noch zur Verfügung standen und schließlich hatte sie es geschafft: ihr Tochter Zoé war geboren. Völlig erschöpft schaute K. das kleine Mädchen an. Sie brauchte einige Minuten, um zu sich zu kommen und konnte dann ihr Baby in die Arme schließen.«

Schmerzen sind ein Signal

Schmerzen unter der Geburt sind ein Indikator für den Geburtsverlauf, also ein Sicherheitssystem. Unerträgliche Schmerzen, die auch in der Wehenpause nicht wirklich weg sind, geben wichtige Hinweise auf Störungen im physiologischen Geburtsverlauf. Ich möchte Ihnen hier zwei Beispiele schildern:

Der Kopf reibt aufgrund einer Fehleinstellung dauern an der empfindlichen Knochenhaut des Schambeins oder Kreuzbein. Ihre Hebamme erhält durch Ihre Äußerungen frühzeitig das Signal: Hier stimmt was nicht. Durch Abtasten des Bauches und eventuell eine vaginale Untersuchung kann die Lage des Kindes bestimmt werden. Zeigt sich durch diese Untersuchungen, dass das Kind sich im kleinen Becken falsch gedreht oder verkantet hat, können geeignete Maßnahmen getroffen werden, um die Gefahr zu bannen. Ihre Hebamme wird Sie beispielsweise bitten, in die Knie-Ellenbogen-Lage zu gehen und dem kindlichen Kopf

▶ **Knie-Ellenbogen-Lage ist die Haltung der Krise.**

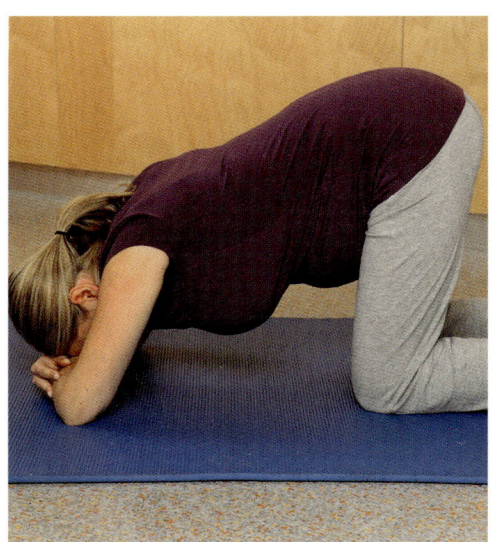

dadurch Bewegungsfreiheit im Becken zu gewähren.

Ein weiteres Problem stellt sich, wenn die Mutter bei einer vorausgegangen Geburt einen Kaiserschnitt hatte und die alte Naht oberhalb der Symphyse dauernd schmerzt. Dies gibt einen Hinweis auf ein drohendes Reißen der Gebärmutter im Bereich der Narbe. Das kann dazu führen, dass dieses Kind leider auch nicht auf normalem Weg geboren werden kann, sondern wieder ein Kaiserschnitt nötig wird. Ein Riss der Gebärmutter ist eine große Gefahr für Mutter und Kind.

Gebärhaltungen helfen

Die Idee der Gebärhaltungen als Schlüssel zur Geburt ist ein altes Wissen, das in unserer Zeit verloren ging. Dank Beobachtungen bei Völkern, die ihre Geburtsmethoden über viele Generationen nicht geändert haben, ist dieses Wissen wieder zu uns gekommen. Zusammen mit Untersuchungen, die sich mit dem Geburtsablauf beschäftigen, z. B. welche Muskeln spielen welche Rolle; wodurch wird das Kind animiert, sich zu drehen und zu beugen etc., können wir uns heute dieses Wissen zu eigen machen. Der Erfolg der Gebärhaltungen beruht auf dem Wissen über das Zusammenspiel der Muskeln im Körper während der Geburt. Nie arbeitet ein Muskel in unserem Körper isoliert, immer sind alle Muskelketten an unseren Bewegungsabläufen beteiligt. Die einen, die sich zusammenziehen, die anderen, die sich dehnen. Und so auch beim Geburtsvorgang. Muskeln rund ums Becken müssen sich dehnen, entspannen. Und welche Muskeln im Körper unterstützen sie hierbei? Es ist dies in erster Linie der Schultergürtel.

Das Zusammenspiel der Muskeln

Normalerweise stabilisiert sich der Mensch beim Stehen und Gehen über das Becken mit allen daran befestigten Muskelgruppen: Rücken- und Bauchmuskulatur stabilisieren nach oben, Gesäß- und Beinmuskulatur stabilisieren nach unten. Während der Geburt tritt aber eine andere Notwendigkeit in den Vordergrund: nämlich, dass eben diese Stabilität anders erreicht werden muss. Die Muskeln im und ums Becken müssen weich werden, nachgiebig, sich dehnen und zur Seite weichen. Hierfür ist es notwendig, dass Sie die Stabilisierung des Körpers an Füße und Unterschenkel bzw. an den Schultergürtel und Arme abzugeben. Stellen Sie sich eine Reckstange vor, an der Sie sich hochziehen und wie ein Affe die Unterschenkel um die Stange schlingen. Ihr Becken hängt dann quasi in der Luft. Dieses Prinzip funktioniert auch während der Geburt: Wird Ihr Körper von Ihren Füßen und Ihren Schultern und Armen getragen, kann die

Muskulatur im Becken sich dehnen und loslassen. Sowohl während der Eröffnungsphase als auch zur eigentlichen Geburt des Kindes, der Austreibungsphase, gibt es eine Reihe von Gebärhaltungen und Hilfsmitteln, die Ihnen die Geburtsarbeit erleichtern.

„Geburtshindernis" Bett

Um dem Kind die Reise durchs Becken zu erleichtern, ist es gut, sich über die anatomischen Verhältnisse im Vorfeld ein Bild gemacht zu haben, besonders für die Partner. Für die Gebärende ist es von Vorteil, aber eigentlich braucht sie es nicht „wissenschaftlich" zu wissen, denn sie weiß es meist instinktiv. Frauen bewegen sich aus sich heraus „geburtsgünstig", wenn man sie lässt. Sie ziehen sich ran, was ihnen guttut, stützen sich ab, wenn die Wehe kommt, kreisen mit dem Becken, weil es dann weniger wehtut. Was stört, ist ein Bett im klassischen Sinne, nämlich als Liegestatt. Als „Raum" zum Knien mit weicher Unterlage oder mit einem hohen Kopfende, an dem Sie sich gut abstützen können, ist ein Bett durchaus sinnvoll. Bei Geburtsbeginn schaut das Kind mit dem Gesicht zu einer Seite, mehrheitlich nach rechts. Der Rücken liegt auf der linken Seite. Die Gebärmutter richtet sich mit der Kontraktion der Muskulatur Richtung Bauchdecke auf. Wenn Sie nun halb sitzend im Bett sind, muss die Gebärmutter gegen die Schwerkraft arbeiten. Kostbare Kraft wird in die falsche Richtung vergeudet, der Kraftvektor stimmt nicht, er trifft die Wirbelsäule des Kindes schräg und richtet sich nicht nach dem Geburtsweg. Hinzu kommt, dass der Rücken des Kindes in dieser Position dazu neigt, sich eher nach hinten zu drehen anstatt nach vorne, dem normalen Geburtsweg entsprechend. Und nicht zuletzt empfinden Frauen einerseits die Bequemlichkeit des Bettes als angenehm, andererseits werden aber die Schmerzen stärker sein,

denn das Kind drückt auf die Lendenwirbelsäule und das Kreuzbein. Wenn hingegen die Mutter sich z. B. auf einen Gymnastikball setzt und sich nach vorne an ihrem Partner, dem Fensterbrett oder Ähnlichem, was die richtige Höhe hat, festhält oder abstützt, hat sie auch eine bequeme Position. Bauch und Gebärmutter befinden sich so in gleicher Ebene und die Wehe kann effektiv arbeiten. Und der Ball erlaubt ihr, sich im Rhythmus der Wehe nach ihren Bedürfnissen zu bewegen.

Rückenlage ade!

Stellen Sie sich vor, Sie liegen in Rückenlage während der Wehen auf einem Bett:

- Das Gewicht des Kindes liegt auf den austretenden Nervenbahnen im Bereich der Lendenwirbelsäule und des Kreuzbeins. Dieser Druck erhöht die Schmerzempfindlichkeit massiv.
- Die Durchblutung vom Becken und den Beinen wird in Mitleidenschaft gezogen. Zwischen der Gebärmutter und der Wirbelsäule verlaufen unter anderem die Hauptschlagader (Aorta) und die große Hohlvene (Vena cava), welche den Blutfluss zum Baby, Becken und Beinen regeln. Werden diese Blutgefäße durch das Kindsgewicht komprimiert, stört dies die Durchblutung und macht ebenfalls Schmerzen und Befindlichkeitsstörungen bei der Mutter und vor allem auch beim Kind (Vena-cava-Kompressionssyndrom).
- Auch die Wehenarbeit der Gebärmutter ist beeinträchtigt: Während der Wehe spannen sich die Uterusmuskeln an, dadurch richtet sich die Gebärmutter in Richtung der Bauchdecke und Bauchmuskulatur auf. Liegen Sie aber nun im Bett, muss Ihr Uterus gegen die Schwerkraft und gegen den Druck Ihrer Bauchdecken anarbeiten. Kostbare Kraft geht verloren. Die Kraft der Wehe kann nicht optimal zum Geburtsweg arbeiten.

Hilfen richtig eingesetzt – Ball, Tuch, Schlaufe und Partner

Bei allen Positionen, die Sie nach Ihrem Befinden wählen, gelten drei Regeln:
- Öffnen Sie Ihren Mund.
- Geben Sie Ihrem Schultergürtel Halt.
- Achten Sie auf einen sicheren Stand mit Füßen oder Unterschenkeln.

Ball

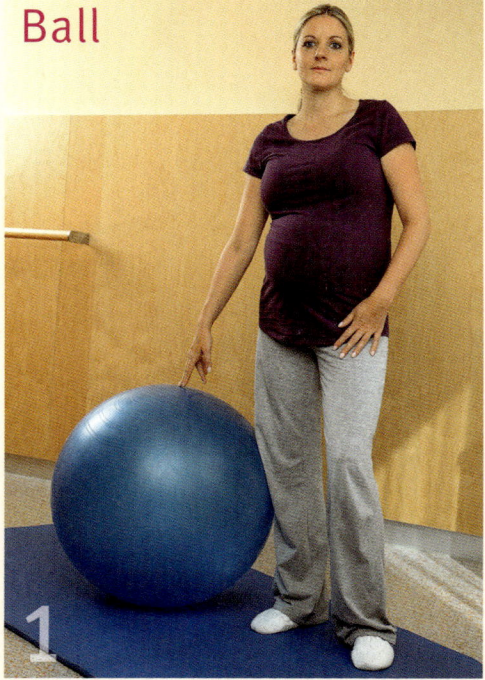

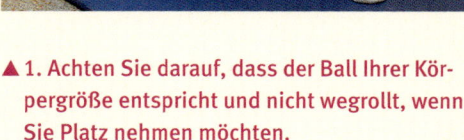

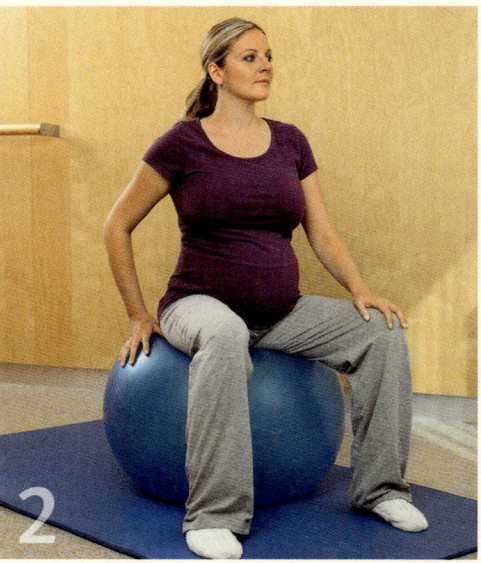

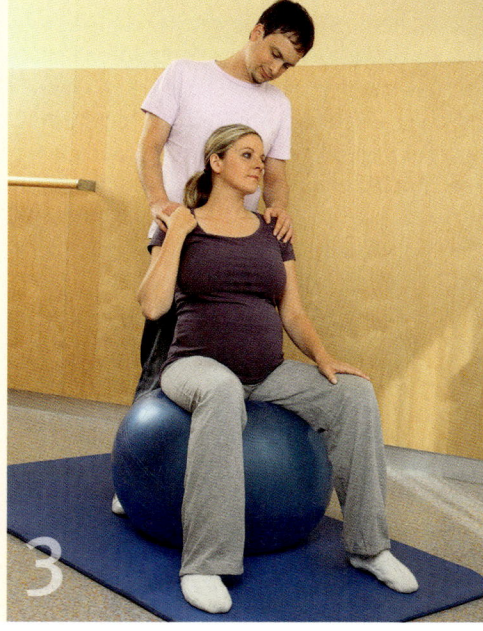

▲ 1. Achten Sie darauf, dass der Ball Ihrer Körpergröße entspricht und nicht wegrollt, wenn Sie Platz nehmen möchten.

2. Der Abstand Ihrer Fußsohlen zueinander sollte etwa der Länge Ihrer Unterschenkel entsprechen, das Kniegelenk mindestens einen Winkel von 90° oder etwas mehr.

3. Gut ist es, wenn Ihr Partner in der Wehenpause als „Lehne" fungiert und sie sachte über Ihren Schultergürtel hin und her wiegen.

Ball und Tuch

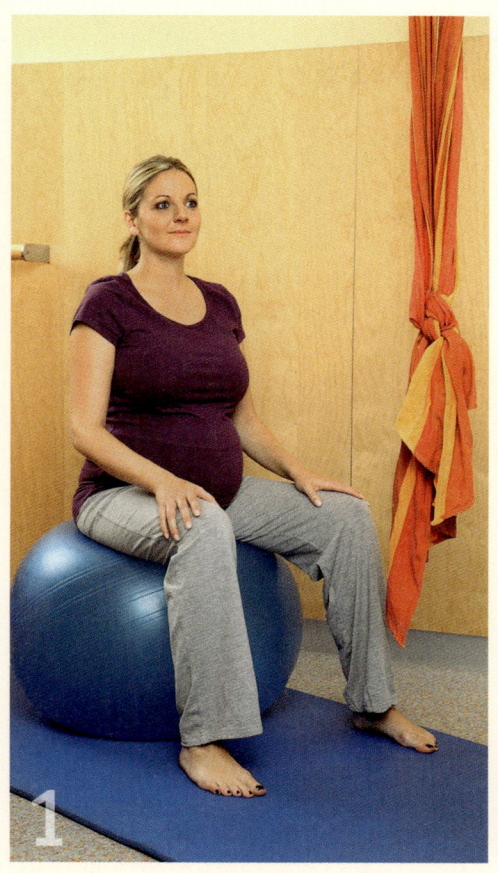

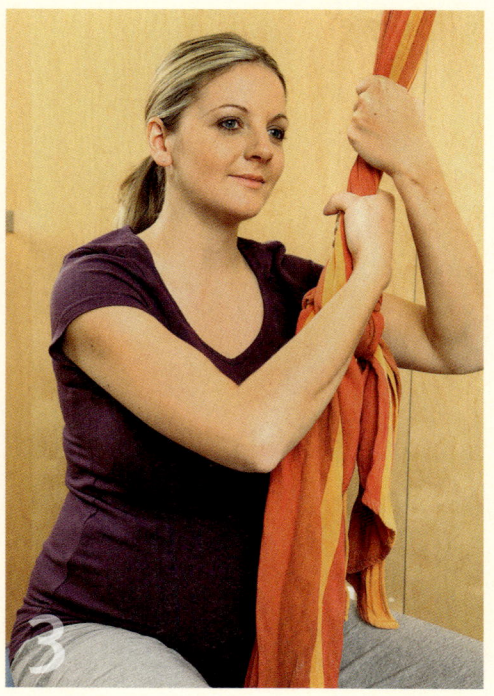

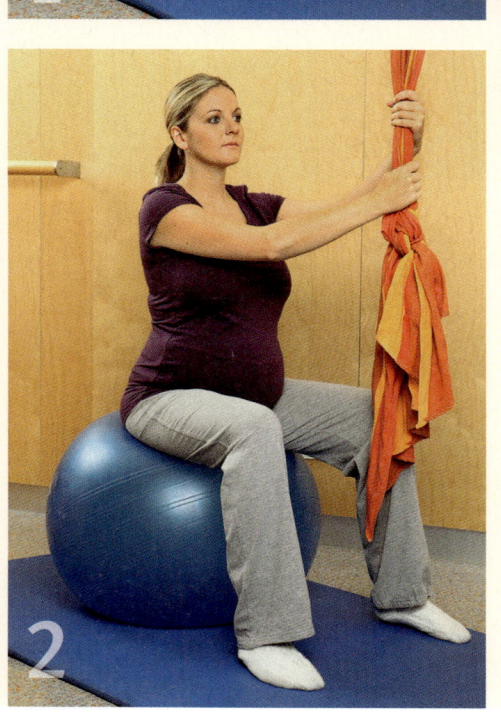

◀ 1. Setzen Sie sich so weit vom Tuch, dass es bequem vor Ihnen hängt.

2. Ziehen Sie das Tuch fest zu sich her, hängen Sie sich nicht einfach dran.

3. „Winden Sie das Tuch aus", dies gibt Ihrem Schultergürtel zusätzlich Halt.

Schlaufe

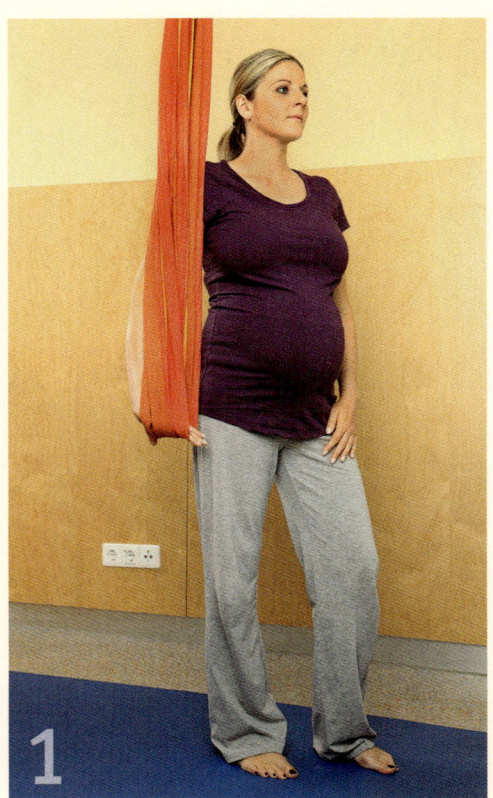

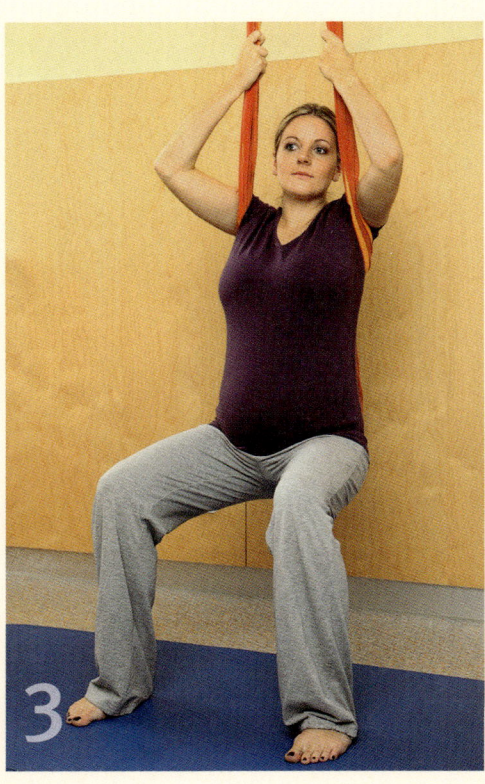

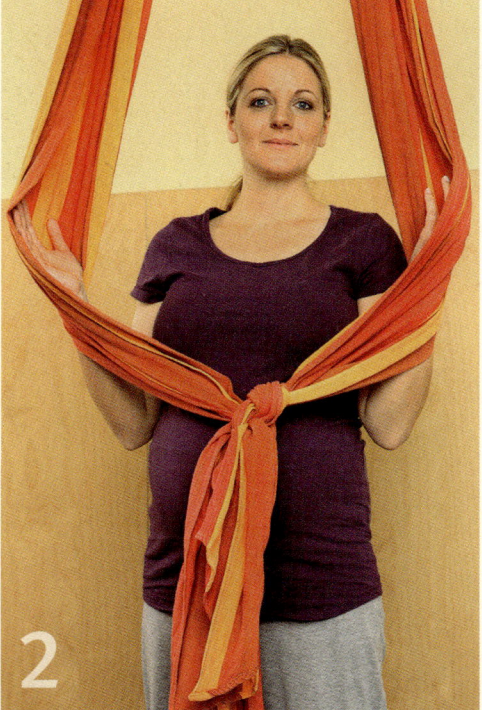

◀ 1. Möchten Sie das Tuch als Schlaufe nutzen, sollte es etwa so lang sein, dass es am Unterrand Ihres Hüftgelenkes endet.

2. Schlüpfen Sie in die Schlaufe so rein, wie wenn jemand Ihnen in die Jacke hilft.

3. Hängen Sie sich ins Tuch, lassen Sie hierbei Ihr Becken schwer fallen und achten Sie auf einen 90° Winkel im Hüft- und Kniegelenk.

Partner

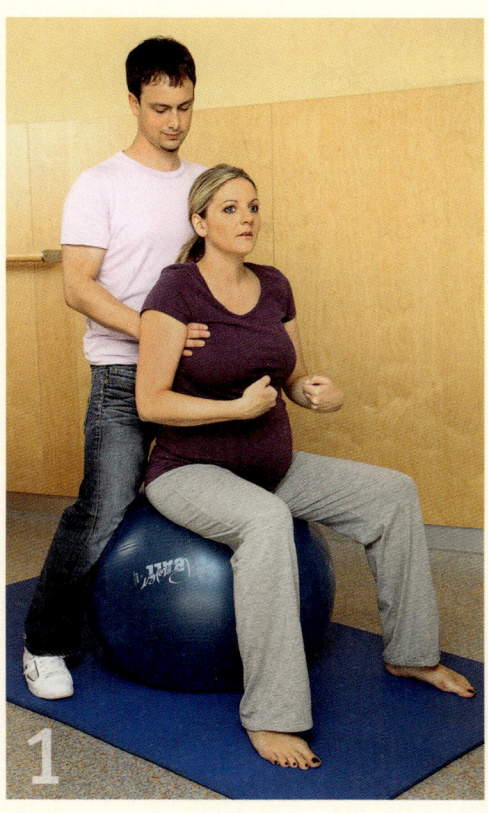

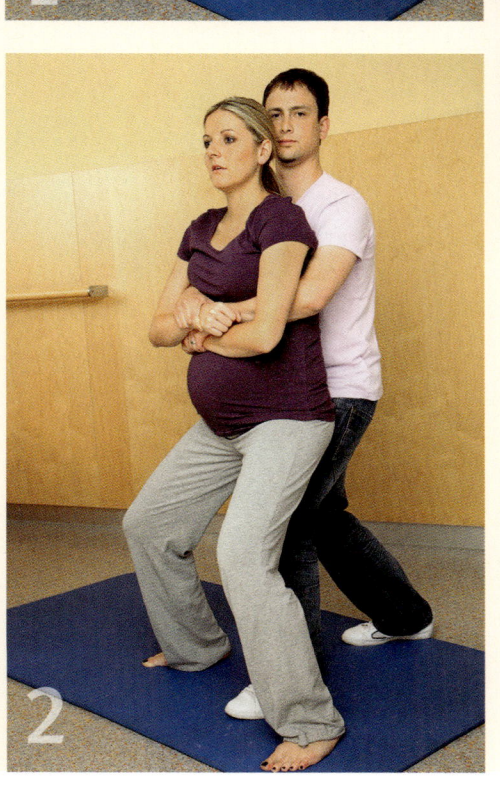

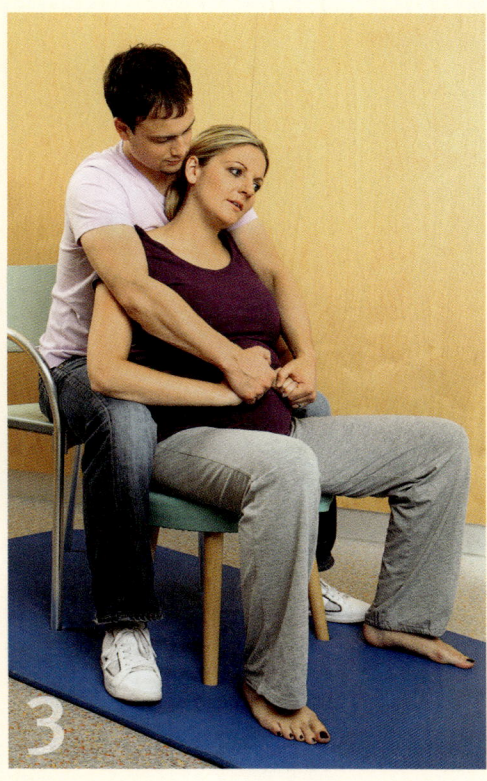

◄ 1. Dadurch, dass Sie Fäuste bilden und im Ellenbogen einen rechten Winkel haben, baut sich im Schultergürtel der Spannungsbogen auf, zusätzlich kann Ihr Partner Sie etwas vom Ball hochziehen.

2. Ihr Partner hält Sie von hinten umfangen und gibt Ihnen somit Halt. Wichtig dabei ist wieder, dass Sie gut stehen und sich festhalten können an den Händen Ihres Partners.

3. Sie können auch den Halt an Ihrem Partner gut mit dem Gebärhocker verbinden.

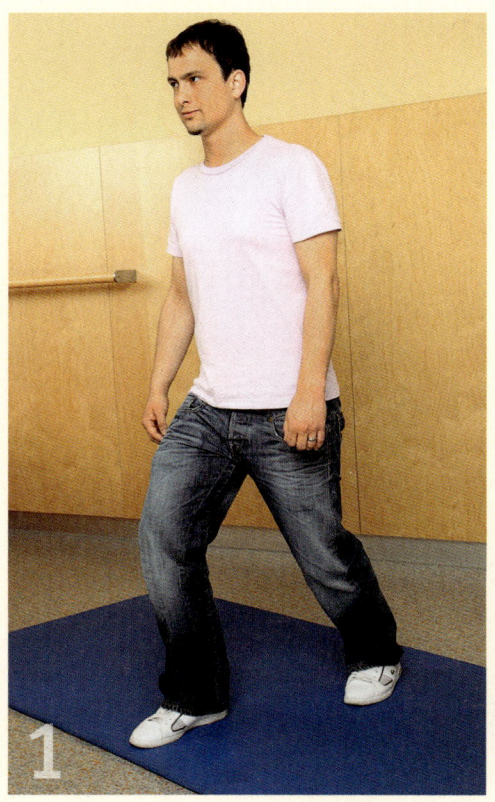

◄ 1. + 2. Als Mann müssen Sie darauf achten, dass Sie das Gewicht Ihrer Partnerin über die Beine abfangen, nicht über Ihre Wirbelsäule und Größenunterschiede durch Grätsche oder mithilfe eines Stuhls oder einer Bettkante ausgleichen.

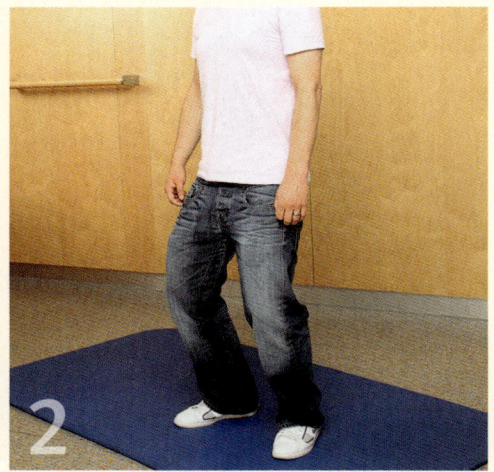

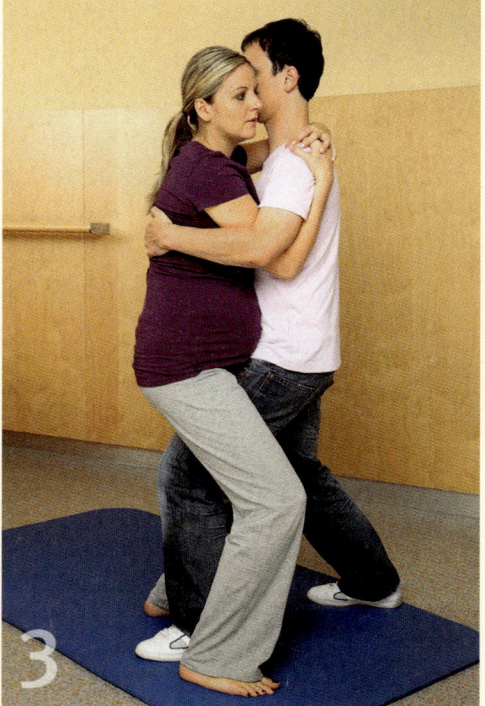

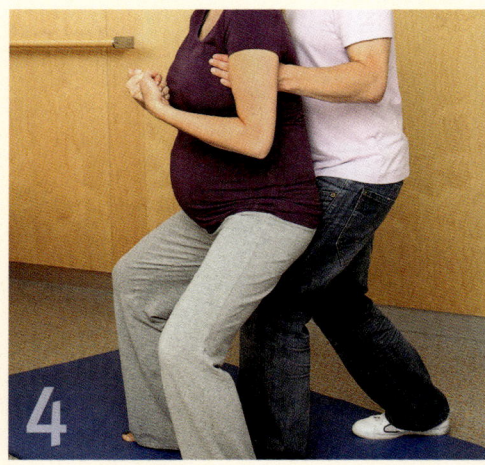

◄ 3. + 4. Stellen Sie Ihrer Partnerin Ihren Oberschenkel als Stütze zur Verfügung und wippen Sie mit dem entsprechenden Bein leicht auf der Ferse.

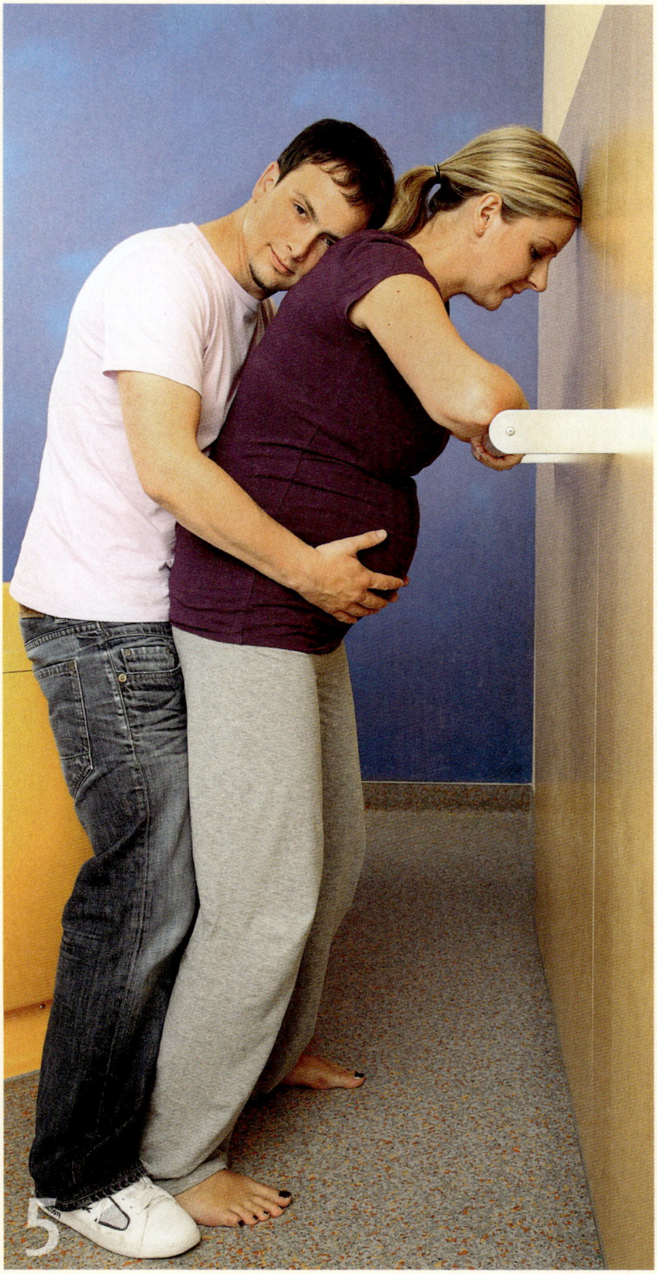

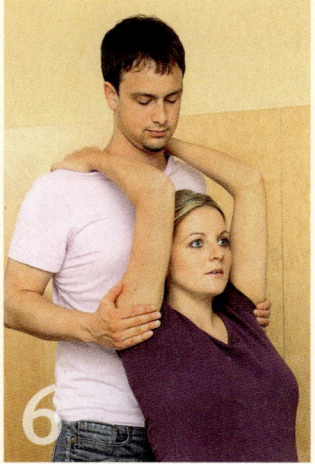

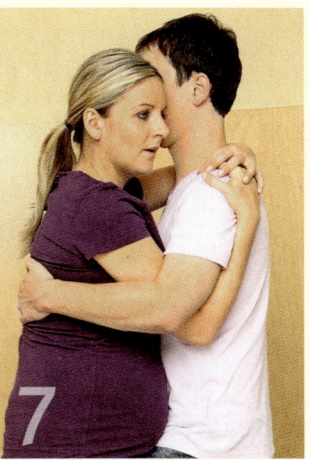

▲ 5., 6. + 7. Durch die Wärme Ihres Körpers können Sie helfen, dass die Muskeln im Körper Ihrer Partnerin sich weniger verkrampfen oder Verkrampfungen sich lösen. Sie muss diese Nähe aber wollen!

211

Alternativen ausprobieren

Sie werden spüren, dass Sie die Wehen sehr viel besser verarbeiten, wenn Sie

- im Stehen, Sitzen oder Knien Ihren Partner oder ein Tuch zu sich herziehen oder
- sich an einem Tisch, Fensterbrett, Ball oder der Bettkante abstützen können.

Wichtig hierbei ist, dass Sie in den Wehenpausen eine Körperhaltung finden, die Sie keine Kraft kostet:

- die Beine sind abgelegt, ohne dass Ihre Oberschenkelmuskulatur Kraft aufwenden muss,
- Ihr Oberkörper ist so angelehnt oder abgestützt, dass Sie ihre Rumpfmuskeln loslassen können.

In der Wehe allerdings sollten Sie ohne viel Aufwand die Muskelketten, Arme, Schulter, Brustkorb, Rücken und Beine aktivieren können. Wichtig hierbei ist, dass Sie

- einen sicheren Stand haben,
- Ihr Becken bewegen können,
- Ihr Mund geöffnet ist,
- Sie Töne nach Ihrem Bedürfnis äußern,
- Ihrer Körpergröße entsprechend ein Tuch oder eine Tischkante zur Verfügung haben,
- Ihr Partner weiß, wie er Sie stützt und
- Sie sich nach der Wehe so gut wie möglich entspannen können.

Ursula Jahn-Zöhrens

»Einige Worte an den Partner

Lieber werdender Vater,
Sie als Partner können der beste oder auch der schlechteste Begleiter sein. Ich weiß, es ist nicht einfach, seine Geliebte in einem Zustand der Selbstaufgabe zu sehen und selbst passiv danebenzustehen. Aber um das Kind gebären zu können, ist dies oft unumgänglich. Sie dürfen nicht an der Gebärfähigkeit Ihrer Partnerin zweifeln. Besonders gegen Ende der Eröffnungsphase wird Ihre Partnerin mit allem einverstanden sein, sie wird um einen Kaiserschnitt bitten, Schmerzmittel verlangen, alles akzeptieren, was die Medizin zu bieten hat. Selbstverständlich finden Sie vielleicht auch eine Hebamme oder einen Frauenarzt, die diese Bitte als Aufforderung sehen und ins Geburtsgeschehen eingreifen.

Erhält Ihre Partnerin in dieser Zeit Ihre liebevolle Unterstützung: „Du schaffst das, ja, das ist jetzt viel für dich, aber du schaffst das", könnte sie in den Zustand der völligen Selbstaufgabe kommen und dann die Endorphinausschüttung das Ihrige tun, um sie über die Schwelle zur Austreibungsphase zu bringen. Dann geht es auch ohne medizinische Interventionen.

Das Wort „Entbindung" erfährt hierbei eine ganz andere Bedeutung als sonst: Die Frau wird von jeglicher anerzogener Selbstkontrolle, die sie hemmt, entbunden und dies kann sie nur, wenn sie sich in einem absolut geschützten Raum befindet. Und diesen Raum müssen Sie, vielleicht zusammen mit der Hebamme, bilden. Dies ist im Klinikalltag nicht leicht, deshalb ist es so wichtig, dass Sie als Partner gut vorbereitet mit zur Geburt gehen. Durch liebevolles Anreden, Vertrauengeben, Bestätigung und Körperkontakt, durch Streicheln, Küssen, Massieren und Halten können Sie eine unbezahlbare, positive Rolle beim Gebären spielen. Die Zuwendung durch Sie erlaubt Ihnen vorübergehend, ein Stück „Mutterrolle" einzunehmen. Nämlich für Ihre Frau. Eine so gelungene „Teamarbeit" ist die beste Voraussetzung für einen liebevollen Einstieg ins Elternleben."

Welche schmerzlindernden Mittel gibt es?

Die Schmerztoleranz erlebe ich sehr unterschiedlich. Sehr wenige Frauen beschreiben die Geburt lediglich als leicht schmerzhaft, viele können mit ruhigen, konzentrierten Atemzügen und viel Bewegung die Schmerzen gut bewältigen und wieder andere benötigen Hilfen in Form von Schmerzmitteln. Es ist nicht vorauszusehen, wie die Geburtsarbeit für Sie sein wird. Es stehen eine Reihe von Schmerzmitteln zur Verfügung, wenn die körpereigenen Mechanismen nicht mehr ausreichen.

Wärme und Wasser

Die ersten Mittel der Wahl sind Wärme und Wasser. Schon ein Fußbad oder eine Dusche können Ihnen helfen. Ein Bad in ca. 37–38 °C warmem Wasser hilft Ihnen sehr, mit den Schmerzen besser zurechtzukommen. Warmes Wasser löst die Verspannungen, die sich im Becken, Rücken oder Beinen gebildet haben. Die Wasserkraft unterstützt die Entspannung der Muskulatur. Neben der richtigen Temperatur spielen vor allem auch der Wasserstand und die Größe der Wanne eine Rolle. Richtig gut wirkt das Bad während der Geburt, wenn die Wanne der Frau verschiedene Positionen erlaubt, dabei aber immer der Bauch komplett mit Wasser bedeckt ist. Hier ist also nicht die herkömmliche Hausbadwanne gemeint, sondern eine Gebärwanne, die im Durchmesser und in der Höhe diese Bedingungen erfüllen kann. Die meisten Krankenhäuser sind mittlerweile mit dieser Art Wanne ausgestattet und haben in der Regel ein Tuch so montiert, dass die Gebärende in der Wehe sich daran festhalten kann. Für Hausgeburten gibt es die Möglichkeit, eine entsprechende Wanne zu mieten. Als gute Position ist hier das Knie oder die steile Seitenlage am besten. Während der Wehenpause kann sich die Gebärende am Beckenrand anlehnen oder darüberhängen und während der Wehe sich am Tuch oder Partner festhalten. Nicht zuletzt ist eine Frau im Bad auch meist vor unnötigen Untersuchungen geschützt und kann so ihren Atem-Bewegungsrhythmus ungestörter finden.

Homöopathie

Die Homöopathie wird von vielen Hebammen und Schwangeren als hilfreich empfunden. Hierbei wird mit einzelnen, in starker Verdünnung verwendeten Arzneien ein Impuls gesetzt, der eine Regulation der Körperfunktionen bewirken soll. Die Mittel wirken nicht direkt schmerzlindernd, vielmehr unterstützen Sie die Schwangere dabei, den Wehenschmerz anzunehmen und besser mit ihm umzugehen.

Eine mit diesen Mitteln erfahrene und vertraute Hebamme kann möglicherweise eine Schmerzlinderung erreichen, wobei schon allein die intensive Zuwendung durch die Hebamme Erleichterung bringt. Es ist bisher nicht ausreichend wissenschaftlich belegt, dass bzw. ob diese Mittel tatsächlich einen positiven Einfluss auf den Geburtsverlauf haben. Viele Frauen machen aber schon während der Schwangerschaft gute Erfahrungen mit homöopathischen Präparaten, die sie von ihrer Hebamme gegen Schwangerschaftsbeschwerden erhalten. Es spricht also nichts dagegen, diese auch zur Unterstützung während der Geburt einzusetzen. Die homöopathischen Wirkstoffe belasten weder Mutter noch Kind. Zum Einsatz kommen verschiedene Präparate, die von der erfahrenen Hebamme nach einer ausführlichen Anamnese für jede Schwangere entsprechend ihren Bedürfnissen zusammengestellt werden.

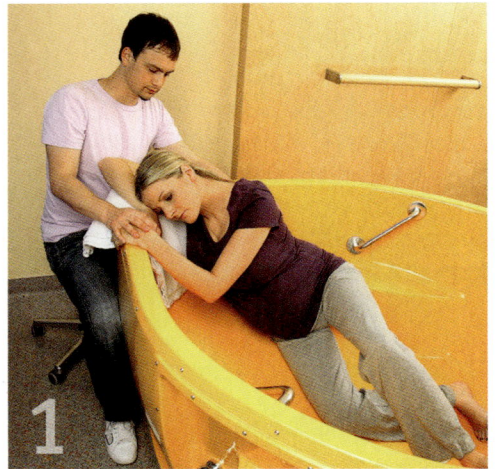

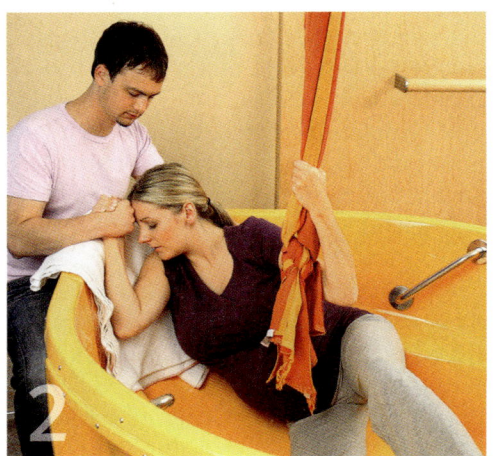

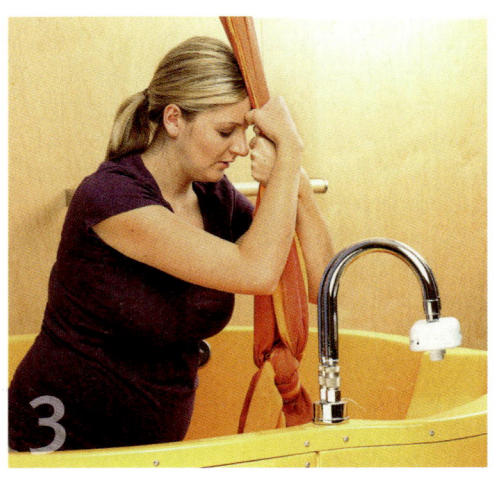

1. In der Wehenpause lehnen Sie sich entspannt in Seitenlage an den Wannenrand an. Ihr Partner kann Sie hierbei unterstützen.

2. In der Wehe nutzen Sie das Tuch, um sich daran anzuhängen und so die Wehe gut veratmen zu können.

3. Ein andere Möglichkeit: Sie richten sich auf und knien in der Wanne. Zur Entspannung wäre es dann auch möglich, einfach nach vorne Ihren Kopf und Arme auf den Wannenrand zu legen. Ein Handtuch macht es bequemer.

Aromatherapie

In der Aromatherapie werden Extrakte verschiedener Pflanzenteile als Zusätze zu Bädern, Kompressen oder in Duftlampen verwendet. Zum Einsatz kommen beispielsweise Weihrauch, Muskatellersalbei, Kamille, Rose und Lavendel. Auch hier ist es wichtig, die Mischungen der jeweiligen Schwangeren anzupassen. Frauen berichten von schmerzlindernden und entspannenden Wirkungen. In seltenen Fällen können Frauen allergisch auf bestimmte Düfte reagieren. Soll das Baby im Wasser geboren werden, sind Aromazusätze in der Austreibungsphase tabu.

Akupunktur

Auch Akupunktur kann möglicherweise eine schmerzlindernde Wirkung haben. Das gezielte Einsetzen von Nadeln in „Energiebahnen" (bei der Geburt sind die Punkte zum Beispiel an Händen und Füßen) soll das Schmerzempfinden herabsetzen und regelmäßige Wehen fördern. Diese Methode kann auch dazu beitragen, den Kreislauf aus Verspannung, Angst und Schmerzen aufzubrechen. Da die Nadeln 15 bis 20 Minuten an Ort und Stelle bleiben sollten, ist die Bewegung während dieser Zeit

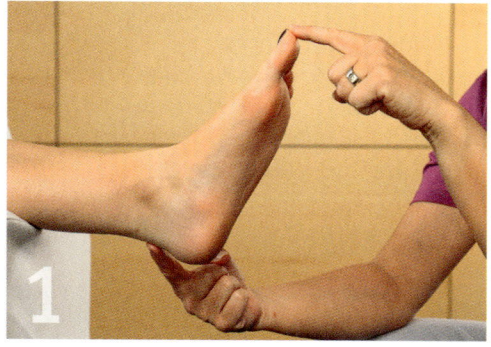
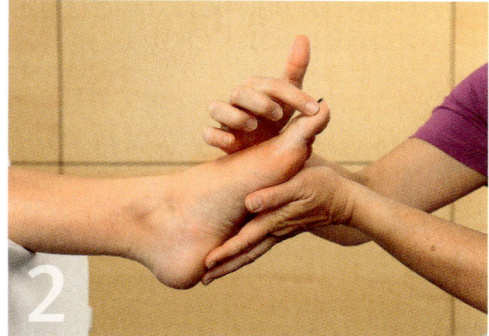
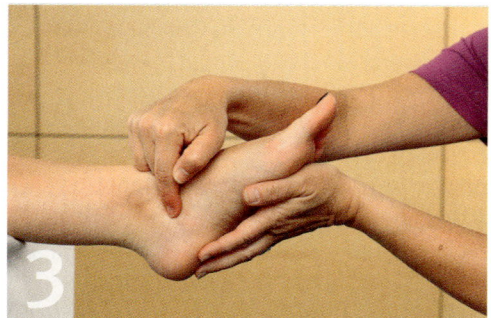
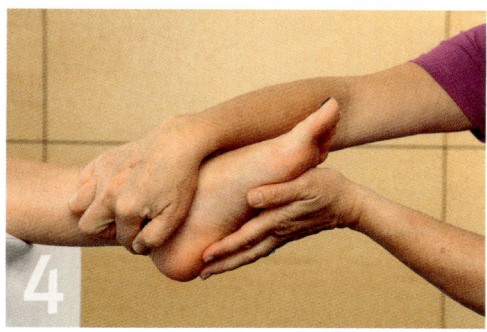
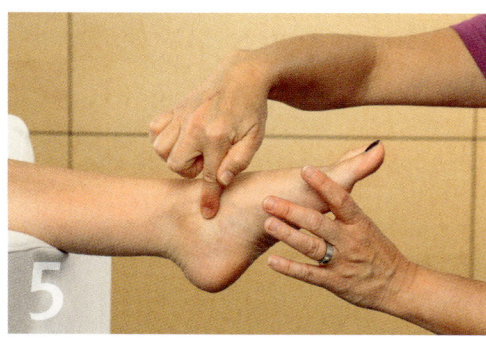
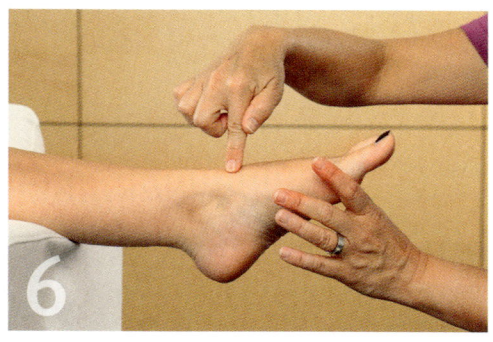

Entspannende Fußmassage

Vielleicht mögen Sie gerne eine Fußmassage zur Entspannung. Hier ein Vorschlag. Dazu sollen sowohl die Füße von Ihnen als auch die Hände derjenigen, die massiert warm sein. Setzen Sie sich entspannt hin und geben Sie Ihren Fuß in die behandelnden Hände. Es ist gur, wenn die Hände etwas ölig sind.

▲ 1. Druck mit Zeigefinger auf die Spitze des großen Zeh und die obere Kante der Ferse
2. + 3. Malen Sie Kreise an der knöchernen Kante des Mittelfußes entlang.
4. Beginnen Sie an der Außenseite der Zehe und wandern Sie bis zum Oberrand der Ferse
5.–7. Und machen Sie das Gleiche von rechts nach links über den Rist. Nehmen Sie sich mindestens 15 Minuten Zeit.

eingeschränkt. Wenn Sie bereits gute Erfahrung mit Akupunktur gemacht haben und während der Geburt eine Akupunkturbehandlung wünschen, kann diese möglicherweise während einer CTG-Kontrolle, in der Sie sowieso nur eingeschränkt beweglich sind, durchgeführt werden. Die Akupunktur hat keinerlei Nebenwirkungen für das ungeborene Baby.

Mein Tipp

Bei allen alternativen Heilmethoden ist es schwierig, in einem Buch wie diesem konkrete Mittel oder auch genaue Akupunkturpunkte anzugeben. In der Homöopathie kann für Sie ein bestimmtes Mittel geeignet sein, bei Ihrer Freundin mit gleichen Symptomen wirkt vielleicht ein anderes Mittel. Ähnliches gilt auch für die Aromatherapie und die Akupunktur. Lassen Sie sich von Ihrer Hebamme oder Ihrem Heilpraktiker beraten.

Massage

In Angst- und Schmerzzuständen neigen wir dazu, uns zu verkrampfen. Ihre Hebamme oder Ihr Partner kann Ihnen beispielsweise mit einer Kreuzbeinmassage (siehe S. 152) viel Erleichterung schaffen: mit gezieltem, kräftigem Druck gegen das Kreuzbein und gekonntem Ausstreichen, wenn die Wehen nachlassen. Das Gefühl, sich im wahrsten Sinn des Wortes in guten Händen zu wissen, schafft während der Geburt Erleichterung für die Schwangere. Ich erlebe aber auch immer wieder Schwangere, die sich während der Geburt nicht gerne am ganzen Körper berühren lassen möchten. Hier kann eine Fußreflexzonenmassage unterstützend wirken. Die Stimulation bestimmter Punkte am Fuß kann ein entspanntes Gefühl im Bauch bewirken. Alle Massagetechniken sind für Ihr Kind völlig unbedenklich.

Krampflösende Mittel

Manchmal werden auch Zäpfchen angeboten, die z.B. einen straffen Muttermund weicher machen sollen oder die die glatte Muskulatur der Gebärmutter entspannen (z.B. Buscopan®).

Schmerzmittel (Opiate)

Opiate sind Schmerzmittel, die gezielt die Schmerzwahrnehmung im Gehirn verändern. Diese Schmerzmittel sind Morphiumderivate. Sie machen müde und benommen und werden deshalb nur noch selten verwendet. Opiate passieren die Plazenta und wirken fast immer auch auf das Baby. Sie hemmen den Atemantrieb, was zu Problemen nach der Entbindung führen kann. Diese Mittel können daher nicht unbegrenzt eingesetzt werden.

Periduralanästhesie

Das in der Bundesrepublik am meisten verwendete Schmerzmittel bzw. der häufigste schmerzlindernde Eingriff ist die Epidural- oder Periduralanästhesie (PDA). Hierbei wird ein sehr feiner Katheter zwischen dem 3. und 4. Lendenwirbel durch die Bandscheiben hindurchgeschoben. Durch diesen Katheter wird ein starkes Schmerzmittel oder Betäubungsmittel gespritzt. Dieses Mittel verteilt sich um die Nervenbahnen, die den Körper vom Bauchnabel abwärts versorgen. Je nach Umständen wird das Mittel auf ein Mal gespritzt oder über eine Pumpe von der Frau selber dosiert abgegeben. Vor allem bei sehr schmerzhaft empfundenen Wehen oder einem extrem langen Geburtsverlauf wünschen sich viele Frauen eine PDA und empfinden sie als große Erleichterung. Die Methode hat Vor- und Nachteile, die gut gegeneinander abgewogen werden müssen.

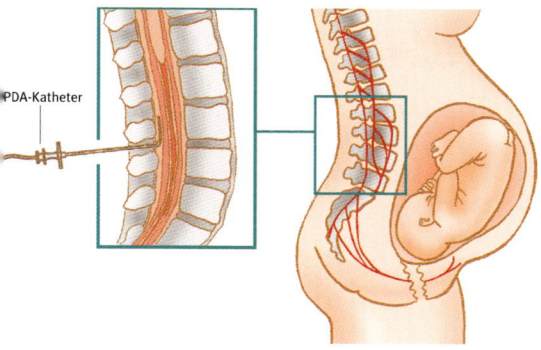

PDA-Katheter

◄ Ein sehr feiner Katheter wird mit einer Füh-
rungsnadel vor die Haut geschoben, die die
Nerven im Bereich der Lendenwirbelsäule
schützt.

Tropf. Die Herztöne des Kindes werden dauer-
überwacht. Das bedeutet: Die Mutter ist ver-
kabelt. Medizinisch ist es auch möglich, die
Medikamente der PDA so zu dosieren, dass die
Kreißende damit umhergehen kann und sogar
eine Geburt im Stehen oder Sitzen problemlos möglich ist. Der Alltag zeigt aber, dass die
wenigsten Frauen sich tatsächlich dazu in der
Lage sehen.

Was spürt das Baby?

Das Baby wird von den Medikamenten der
PDA eigentlich nicht beeinflusst. Man kann
davon ausgehen, dass das Ungeborene spürt,
dass die Mutter die Mitarbeit während der Geburt in gewissem Rahmen aufgegeben hat. Es
ist sehr wichtig, dass die Eltern das Kind mit
einbeziehen, wenn eine PDA notwendig wird.
Damit es verstehen kann, dass es nicht alleine
gelassen ist, nur weil die Mutter sich nicht
mehr bewegt und/oder laut tönt. Dies geht
am besten über Kontakt mit den Händen am
Bauch und Ansprache ans Kind. Und wenn Sie
als Mutter dies in dem Moment schlecht können, kann auch der Vater dies übernehmen.

Ein Aspekt ist auch von Bedeutung: Wenn die
Mutter keine Schmerzen mehr hat, produziert
sie auch keine Endorphine mehr, die auch
das Kind vor Schmerzen schützen. Es bleibt
also die (bis heute ungeklärte) Frage, ob eine
schmerzarme Geburt für die Mutter nicht
gleichzeitig mehr Schmerzen für das Kind bedeuten.

Vorteile der PDA.
- Sie erleben die Geburt bei vollem Bewusstsein.
- Sie können auch während der Austreibungsphase noch aktiv mitschieben.
- Es ist möglich, eine PDA auch bei fortgeschrittener Geburt durchzuführen, wenn
  dies hilfreich erscheint.

Eine PDA kann beispielsweise sehr sinnvoll
sein, wenn sie
- einen Kaiserschnitt verhindern hilft, da sie
  der Mutter zu einer dringend nötigen Erho-
  lungsphase verhilft, oder
- die Muskulatur im Becken so maximal entspannt, dass eventuelle Hindernisse für den
  kindlichen Kopf „aus dem Weg" gehen.

Nachteile der PDA.
Die Kehrseite der Medaille ist aber, dass
- durch die Medikamente oft die Wehentätigkeit nachlässt,
- der mütterliche Blutdruck sinkt und
- die Mütter erschöpft im Bett liegen und ihre
  Bewegungsfreiheit einbüßen,
- häufiger Zangen- und Saugglockegeburten
  auftreten,
- Mütter oft über Kopfschmerzen im Wochenbett klagen und
- unter Blasenentleerungsstörungen leiden.

Routinemäßig erhalten Frauen bei einer PDA
vorab schon eine Verweilkanüle mit einem

Ursula Jahn-Zöhrens, Hebamme

»Wir besprachen ihr Ängste und Befürchtungen

H. besuchte bei mir einen Geburtsvorbereitungskurs. Sie erwartete ihr 1. Kind. In den letzten Tagen vor der Geburt konnte sie kaum noch schlafen, da sie starke Beckenschmerzen hatte. Dann rief sie mich nachts an und war der Meinung, die Geburt hätte begonnen, und ob ich bitte kommen könnte, um ihr zu sagen, wann es Zeit wäre, in die Klinik zu fahren. Als ich bei H. ankam, waren die Wehen unregelmäßig und kurz, aber „spitz". Sie taten kurz sehr weh. Die Herztöne des Babys waren regelmäßig, kräftig zwischen 134 und 148 bpm. Die Untersuchung ergab, dass der Muttermund noch kaum geöffnet war. Ich versuchte durch Wärme und Massage die Beschwerden von H. zu lindern und gab ihr Pulsatilla zum Entspannen des Muttermunds. Ich blieb bei M., während sie badete. Die Wehen hatten fast aufgehört.

Alte Geschichten

H. erzählte mir, dass ihre Mutter mit ihr eine schwere, lange Geburt hatte und dass sie doch gehört hätte, dass Töchter und Mütter ähnlich gebären würden. Wir besprachen ihr Ängste und Befürchtungen. Es war schwer, ihr das Vertrauen in ihre eigene Gebärfähigkeit zu vermitteln. Zu präsent war die Geburtsgeschichte in ihrer Familie. Ausführlich besprachen wir auch Möglichkeiten der Schmerzlinderung während der Geburt. Nicht zuletzt auch die PDA. Nach drei Stunden konnte ich M. verlassen. Sie hatte keine Beschwerden mehr und schlief in dieser Nacht besser. Vier Tage später kam ihre Tochter zur Welt. M. wählte nach sieben Stunden Wehen ohne Muttermundseröffnung eine PDA und konnte so ihr Kind nach insgesamt 16 Stunden Geburtswehen auf natürlichem Wege zur Welt bringen.

Das zweite Kind

Nach zwei Jahren bekam sie noch mal ein Baby. Im Vorfeld war sie sicher, dass sie wieder eine PDA haben wollte. Doch ihr zweites Kind hatte es so eilig, dass an eine PDA nicht zu denken war und sie im Wochenbett so glücklich war und endlich das Trauma ihrer eigenen Geburt überwinden konnte. So kann Geburt auch alte Verletzungen heilen.«

Renate, 36. Woche
„Werden bei Geburten zu viele Schmerzmittel gegeben?"
„Der häufigste Grund für Schmerzmittel während der Geburt ist eine mangelnde kontinuierliche Begleitung durch kompetente und liebevolle Menschen. Das trifft genauso für panische Partner wie für Hebammen und Frauenärzte zu. Wir Hebammen möchten eine 1:1-Betreuung während der Geburt gewährleisten, allerdings steht dies der Personalpolitik der Krankenhäuser entgegen und so sind Hebammen im Kreißsaal meist für mehrere Frauen verantwortlich. Aus Hebammensicht ist dies eine eher traurige und eigentlich auch überflüssige Entwicklung, denn wir verstehen uns als zuverlässige, kompetente und liebevolle Begleiterinnen für die Gebärende. Dass der Alltag im Krankenhaus dies nicht in der Form erlaubt, frustriert uns Hebammen.

Was hat Gebären mit Sex zu tun?

Erlauben Sie mir noch einen ganz anderen Aspekt hier aufzuführen: die Sexualität. Je heftiger der Orgasmus, desto heftiger sind auch die Kontraktionen der Gebärmutter und Scheide dabei. Ein heftiger Geschlechtsakt hat nichts Sanftes. Er ist kraftvoll und vielleicht auch laut. Wie können wir dann erwarten, dass das Ergebnis dieses Aktes, nämlich die Geburt eines Kindes unauffällig, leise und sanft über die Bühne geht?

Es ist nicht üblich, übers Kindermachen während des Kinderkriegens zu sinnieren, dabei würde es uns Frauen sehr helfen. Streicheln, Küssen und körperliche Nähe können für manche Frau genau das sein, was ihr hilft, die Geburt gut zu meistern. Und würden Sie sich im Bett Vorschriften darüber machen lassen, wer dabei anwesend sein soll? Sicher nicht.

Die Rhythmik der Wehen und die Rhythmik des sexuellen Aktes haben im Körperempfinden große Ähnlichkeiten. Nachdem die Kontraktionen in der Eröffnungsphase stärker und gleichzeitig die Trance tiefer wird, entlädt sich die Energie durch die Geburtswehen, die das Kind dann tatsächlich zur Welt bringen. Die tiefe Befriedigung, das Kind dann in Empfang zu nehmen, beschreiben manche Frauen als „orgiastisch". Sich dem Fluss dieser sexuellen Energie hinzugeben, braucht auf jeden Fall eine geschützte Umgebung. Wenn es gelingt, diese Intimität im Kreißsaal zu empfinden, werden Sie dort gut Ihr Kind zur Welt bringen können. Laut Wilhelm Reich ist der Orgasmus „die Fähigkeit, sich hemmungslos dem Fluss der biologischen Energie hinzugeben und die angesammelte sexuelle Spannung mithilfe rhythmischer, unwillkürlicher Kontraktionen zu entladen." Übertragen auf die Geburt kann man sagen: „Die Fähigkeit zu gebären ist die Fähigkeit, sich hemmungslos und ohne Widerstände dem Fluss der biologischen Energie hinzugeben und die angesammelte Spannung durch austreibende, urrhythmische, unwillkürliche Kontraktionen zu entladen."

Ich weiß, dass der Gedanke an sexuelle Energie als Geburtskraft in unserer Gesellschaft ziemlich tabuisiert ist. Aber er kann helfen, die Geburtskräfte anders zu verstehen. Die große Kraft der Geburt, wenig bekannt, wenig verstanden, aber sehr gefürchtet, besteht darin, dass Gebären für die Frau ein Ausdruck ihrer typisch weiblichen und vom Mann unabhängigen Sexualität ist, die sie aber auch – wenn sie möchte – mit ihrem Partner als gemeinsames Erlebnis teilen kann. Es gibt Frauen, die ihre Orgasmusfähigkeit nach einer Geburt sehr viel intensiver erleben. Eine „orgiastische" Erfahrung während der Geburt ist nur möglich, wenn der rhythmische Geburtsschmerz vorhanden ist. Nur so werden genügend Endorphine produziert, damit die Frau sich „im Fluss der biologischen Energien treiben lassen kann", die Spannung im Körper steigt durch den intermittierenden Schmerz und irgendwann bereitet sich die Frau auf die Entladung vor: Es beginnen unwillkürliche Kontraktionen im ganzen Körper (Frösteln, Schaudern), dann an der Beckenbodenmuskulatur (unwillkürlicher Pressdrang). Durch den spürbaren Druck des kindlichen Kopfes auf den Beckenboden beginnt die Entladung der angestauten Energie in Form von unwillkürlichen Austreibungswehen und langer Ausatmung bis zur Geburt des Kindes. Danach ist der Schmerzreiz sofort weg, die in den Geschlechtsorganen konzentrierte Energie fließt zurück in den Körper und wird als Genugtuung und Wohlbefinden wahrgenommen. Diese Gefühle gehen über in Zärtlichkeit und Dankbarkeit, mit denen dann der neue Erdenbürger begrüßt wird.

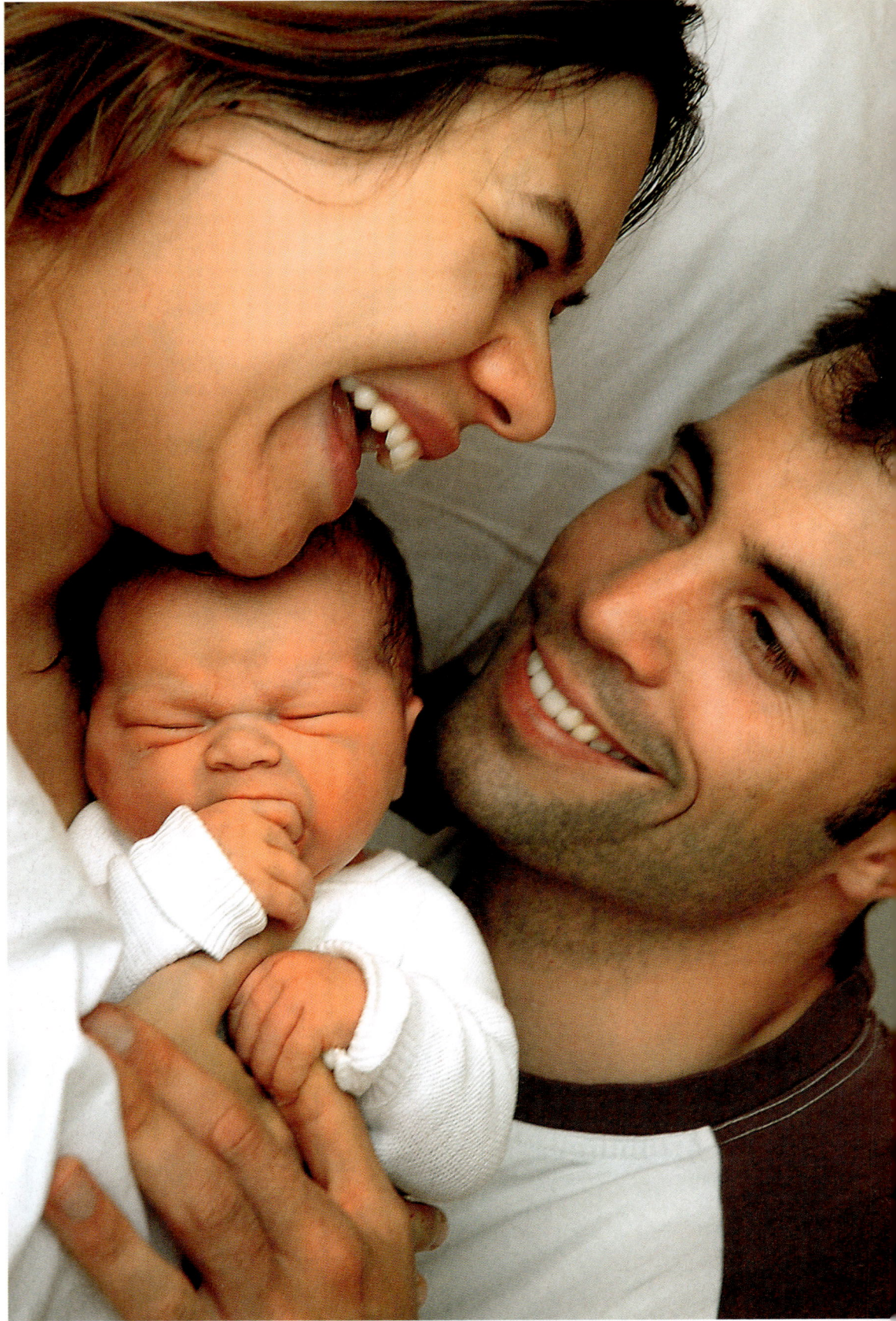

Die natürliche Geburt

Die Geburt bedeutet für Sie und Ihr Kind ein hartes Stück Arbeit. Sie durchleben ein Wechselbad der Gefühle aus Vorfreude und Sorgen. Liebevoll von Ihrer Hebamme begleitet werden Sie nach aufregenden Stunden Ihr Kind bald in den Händen halten.

Der Geburtsbeginn und die Eröffnungsphase

Frauen erzählen den Beginn ihrer Geburten sehr unterschiedlich. Manche können plötzlich schlecht sitzen, weil ihre Beckenknochen schmerzen. Andere beschreiben den Wehenbeginn wie Blähungen. Was erwartet Sie?

Geburten sind so individuell und dies spiegelt sich schon bei ihrem Beginn wider. Es ließen sich noch viele Schilderungen aufzählen, Frauen, die unter Schmerzen ähnlich denen der Menstruation leiden, Frauen, denen übel wird, die Durchfall haben oder andere, bei denen der Kreislauf verrückt spielt. Bei 10 bis 20 Prozent der Geburten springt zunächst die Fruchtblase, bevor die Wehen beginnen.

Es geht los

Manchmal ist es für Frauen gar nicht einfach, die echten Wehen von Übungswehen zu unterscheiden. Übungswehen kennen Sie schon seit vielen Wochen. Sie kommen unregelmäßig, sind in ihrer Stärke eigentlich immer gleich und hindern Sie nicht an alltäglichen Verrichtungen. Echte Wehen kommen nach einem sehr regelmäßigen Muster, fordern Ihre ganze Konzentration und nehmen an Intensität zu. Ihr Körper verlangt Ihre ganze Aufmerksamkeit.

Ein guter Test, um festzustellen, ob es sich tatsächlich um einen Geburtsbeginn handelt, ist die Reaktion auf Wärme:
- Kontraktionen der Gebärmutter, die noch der Übung dienen, werden durch Wärme schwächer
- Geburtswehen werden stärker

Als Wärmequelle eignen sich Wannenbäder, Duschen oder Wärmflaschen/warme Kirschkernkissen. Wenn Sie sich unsicher sind, was

FRAGEN AN DIE HEBAMME

Silke, 39. Woche

„Woran merke ich, dass die Fruchtblase platzt?"

„Geht das Fruchtwasser in größerer Menge schwallartig ab, ist es sehr eindeutig, dass ein Blasensprung erfolgt ist. Unsicherheit bleibt, wenn die Fruchtblase sich relativ hoch öffnet und der Kopf des Kindes nach unten den Abfluss behindert. Dann fließt das Fruchtwasser nur tröpfchenweise ab und kann vom Gefühl der Feuchtigkeit von Ausfluss oder Urin schlecht unterschieden werden. Rufen Sie im Zweifelsfall Ihre Hebamme an."

Sie tun sollen, rufen Sie Ihre Hebamme an, damit sie Ihnen im Einzelfall Rat geben kann.

Mein Tipp

Baden Sie nicht, wenn Sie alleine zu Hause sind, und achten Sie darauf, dass die Badetemperatur nicht über 37–38°C liegt. Es kann sonst zu einem Abfall des Blutdrucks kommen und damit zu Kreislaufproblemen. Ihnen wird vielleicht schwarz vor Augen.

Versuchen Sie, den ersten Anzeichen nicht zu viel Aufmerksamkeit zu schenken. Wickeln Sie ihren Tag weiter so ab, wie Sie ihn ursprünglich geplant hatten. Wirkliche Geburtswehen, regelmäßig alle 5-10 Minuten, lassen sich nicht ignorieren, aber alles davor stresst Sie weniger, wenn Sie sich ablenken. Gehen Sie spazieren, einkaufen, eine Freundin besuchen und legen Sie sich zwischendurch wieder hin und ruhen Sie sich aus. Als ersten Hinweis der Muttermunderöffnung kann etwas bräunliches Blut mit Schleim abgehen, das sogenannte „Zeichnen". Es rührt daher, dass bei der Dehnung des Muttermundes oberflächliche Blutgefäße einreißen und etwas bluten.

Beim ersten Kind liegt ein eindeutiger Start der Geburt vor, wenn

- die Wehen in Abständen von ca. 5–7 Minuten mit einer Dauer von ca. 40 Sekunden auftreten,
- der Muttermund mindestens 2–3 cm eröffnet ist und
- der Kopf fest in das kleine Becken eingetreten ist.

Machen Sie sich auf jeden Fall auf den Weg, wenn

- Sie sich bei den Wehen nicht mehr problemlos unterhalten können und Ihre Atmung sich verändert,
- die Fruchtblase auf dem Höhepunkt einer Wehe platzt,
- die Wehen über einen Zeitraum on 1–1,5 Stunden regelmäßig auftreten und
- Ihnen danach ist!

Zögern Sie nicht und gehen Sie sofort in eine Klinik, wenn

- die Fruchtblase vor der 37. Woche platzt,
- eine Blutung einsetzt oder
- wenn Sie vor der 37. Woche Wehen haben, die den Muttermund öffnen.

Ursula Jahn-Zöhrens, Hebamme

» Betreuter Geburtsbeginn

Frau M. erwartet ihr zweites Kind. Morgens um kurz nach 8 Uhr rief sie mich an, denn seit den frühen Morgenstunden hatte sie immer wieder Wehen, die noch unregelmäßig alle 7 bis 10 Minuten kamen, aber nicht sehr lang anhielten. Sie wollte auf keinen Fall zu früh in die Klinik fahren. Sie fragte mich, ob ich mir über die Geburtssituation ein Bild machen könnte und dass wir dann besprechen, wann sie ins Krankenhaus gehen sollte. Gesagt, getan. Das Ergebnis war sehr erfreulich: Der Muttermund war ca. 5 cm eröffnet, das Köpfchen war tief schon ins Becken gerutscht. Noch während wir uns unterhielten, konnte ich eine Wehe tasten, die sich recht kräftig anfühlte und die Mutter die volle Konzentration abverlangte. Sie und ihr Mann beschlossen, jetzt in die Klinik zu fahren. Nachmittags rief mich die Mutter an: Um 11.38 Uhr hatte ihr Sohn das Licht der Welt erblickt. Sie fühlte sich wunderbar.«

Wer gibt das Signal?

Erstaunlicherweise weiß man bis heute nicht genau, woher das Signal für den Beginn der Geburt kommt. Manche vermuten, dass das Baby selber den Startschuss gibt, wenn es durch die Plazenta nicht mehr optimal versorgt ist. Vielleicht produziert das Baby auch ab einem bestimmten Reifezustand Substanzen, die die Wirkung der Hormone beeinflussen. Wobei die Lungenreife hier eine entscheidende Rolle spielt. Denkbar wäre auch, das der mütterliche Körper am Ende der Schwangerschaft sensibler auf wehenauslösende Hormone reagiert. (Schön, dass man auch heute noch nicht alles erklären kann, oder?)

Verzögerter Start

Ein eindeutiger Start der Geburt ist natürlich das Angenehmste für alle Beteiligten. Aber es gibt nicht selten Fälle, wo es der werdenden Mutter nicht leicht gemacht wird. Wehen, die schon einige Nächte den Eltern den Schlaf rauben, frustrierende Fahrten ins Krankenhaus oder deutliche Terminüberschreitung. Wie geht man damit um? Hier können körperliche und psychische Aspekte eine Rolle spielen.

Abklärung körperlicher Ursachen. Eine Untersuchung durch Ihre Hebamme oder Ihren Frauenarzt wird medizinische Gründe für den verzögerten Geburtsstart ausschließen. Medizinische Gründe können sein:

- zu wenig Ausschüttung von geburtswirksamen Hormonen
- anatomische Probleme. Sitzt das Köpfchen richtig im kleinen Becken? Liegen Verschiebungen der Beckenknochen vor, die eine Geburt aufhalten?

Abklärung psychischer Ursachen. Gebären hat sehr viel mit unserer Psyche zu tun. Nehmen Sie sich die Ruhe, entweder für sich alleine oder mit Ihrem Partner und/oder Ihrer Hebamme darüber zu sprechen, ob es Hindernisse gibt, die es Ihnen schwermachen, sich auf die Geburt einzulassen. Überlegen Sie sich, was Sie bräuchten, um sich selbst zu sagen: Ja, ich kann jetzt gebären! Wovor haben Sie Angst?

Vor der Geburt, vor der Verantwortung? Fühlen Sie sich der Situation gewachsen, bald Mutter/Vater zu sein? Müssen Sie Erlebnisse aus Ihrem bisherigen Leben anschauen, mit Ihrer eigenen Mutter oder Ihrem Vater klären, bevor Sie eine neue Rolle übernehmen können? Besonders auch Ihre Vorstellung, was es bedeutet, Mutter sein, und Ihre eigenen Erfahrungen mit Ihrer Mutter dürfen Sie nicht unterschätzen. Unbewusste Ängste, sich nicht geborgen fühlen, sich mit der Mutterrolle überfordert fühlen, sind alles gute Gründe, die den Geburtsbeginn verzögern können.

Die Geburt in Gang bringen

Es kann verschiedene Gründe geben, eine Geburt einzuleiten:
- vorzeitiger Blasensprung (also, wenn die Fruchtblase springt und es sind noch keine Geburtswehen zu spüren)
- Überschreitung des errechneten Geburtstermins um mehr als 12–14 Tage
- andere medizinische Gründe

Bei einer Geburtseinleitung wird Ihnen eine Scheidentablette mit Prostaglandin eingelegt. Dieses Hormon wirkt sehr unterschiedlich. Bei der einen Frau dauert es vier bis sechs Stunden, bis sie die ersten Kontraktionen spürt, bei der anderen zwei bis drei Tage.

Ursula Jahn-Zöhrens, Hebamme

»In der 34. Woche Blasensprung

Nachts um 2.15 Uhr rief mich Frau B. ganz aufgeregt an: Sie erwartete ihr erstes Kind und nun war bei ihr in der 34. Schwangerschaftswoche die Fruchtblase geplatzt. Schnell machte ich mich auf den Weg, um die Herztöne zu hören, den Höhenstand des Kopfes zu ertasten, um dann zu besprechen, auf welchem Wege sie in die Klinik gebracht werden konnte. Als ich dort ankam, konnte ich feststellen, dass es dem Baby gut ging. Die Herztöne waren kräftig zu hören mit einer Schwankung von 128 bis 140 Schlägen pro Minute. Aber der Kopf stand ziemlich hoch noch über dem Eingang zum kleinen Becken, sodass aus Sicherheitsgründen ein Transport mit dem Krankenwagen als der sichere Weg nötig wurde. Mutter und Kind kamen gut im Krankenhaus an. Nach sechs Stunden setzen die eigenen Wehen bei Frau B. ein und am Abend um 17.28 h war ihre Tochter mit einem Gewicht von 2540 g geboren. Und wie es bei uns Hebammen oft der Fall ist: Noch am selben Tag meldete sich Frau M. ebenfalls mit Blasensprung. Da sie aber am nächsten Tag ihren errechneten Termin hatte, konnte sie in aller Ruhe mit dem eignen PKW in die Klinik fahren. Allerdings dauerte es fast zehn Stunden, bis bei ihr die Wehen einsetzten. Die Ärztin im Kreißsaal hatte mit Frau M. die Frage der Einleitung mithilfe einer Vaginaltablette schon besprochen. Schließlich war dies gar nicht nötig und Frau M. konnte 26 Stunden nach Blasensprung ihren Sohn im Arm halten.« ■ ▬

Häufig schleichen sich die Geburtswehen nicht im Laufe eines Tages ein, sondern folgen sehr schnell und sehr heftig mit kurzen Pausen aufeinander. Hier können die Systeme der körpereigenen Schmerzlinderung nicht anspringen und die Gebärenden sind sehr viel häufiger auf Schmerzmittel angewiesen. Sie fühlen sich von den starken, schnell aufeinanderfolgenden Wehen oft völlig überfordert. Die Vor- und Nachteile einer Geburtseinleitung sollten mit dem Frauenarzt und Ihrer Hebamme sorgfältig abgewogen werden. Ungeduld ist kein Argument! Neuere Untersuchungen haben ergeben, dass die übliche Dosierung der Scheidenzäpfchen auf drei Gaben im Abstand von sechs Stunden aufgeteilt werden kann und so die Heftigkeit des Wehenbeginns erträglicher wird.

Meine Empfehlung. Ihre Hebamme hat noch eine Reihe anderer Möglichkeiten zur Verfügung, die eine Geburt in Gang bringen können.

Dazu gehören Massagen oder Therapien aus der alternativen Medizin wie z.B. Homöopathie oder Akupunktur. In jedem Fall sollten Sie sich in dieser Situation mit Ihrer Hebamme beratschlagen.

- Massage: Eine intensive Massage der Brustwarzen (1 Minute Massage, 3 Minuten Pause, insgesamt etwa eine Stunde) kann die Gebärmuttermuskulatur dazu anregen, sich zusammenzuziehen.
- Homöopathie: Pulsatilla D6 oder D12 und Caulophyllum D6 oder D12
- Rizinuscocktail: 10 ml Rizinusöl, 2 Esslöffel Mandelmus, 1/8 Aprikosensaft oder -nektar und das Ganze auf 250 ml auffüllen mit alkoholfreiem Sekt. Diese Mischung langsam über 1 ½ Stunden hinweg löffeln.

Mein Tipp

Bitte verwenden Sie nie ohne Rücksprache mit Ihrer Hebamme eines der oben genannten Mittel.

An der Kreißsaaltür

In dem Moment, in dem Sie an der Kreißsaaltür klingeln, fühlen Sie sich als Gebärende. Die Hebamme wird Ihnen die Tür öffnen und sich nach Ihren Wünschen erkundigen:

- Haben Sie Wehen?
- Und wenn ja, seit wann und in welchen Abständen?
- Ist die Fruchtblase schon gesprungen?
- Wann ist der errechnete Termin?
- Das wievielte Kind erwarten Sie?
- Sind Sie in dieser Schwangerschaft schon einmal im Krankenhaus gewesen bzw. sind Sie angemeldet?

Erstuntersuchung in der Klinik

Ihre Hebamme begleitet Sie in den Aufnahmeraum. Zur Erstuntersuchung im Kreißsaal eines Krankenhauses gehört routinemäßig:

- Urinprobe
- Blutdruckmessen
- Temperaturkontrolle
- CTG von ca. 20–30 Min. (Aufzeichnung der Herztöne und der Wehentätigkeit)
- vaginale Untersuchung (um festzustellen, inwieweit der Muttermund sich schon geöffnet hat, ob der Kopf sich richtig ins Becken eingestellt hat und ob die Fruchtblase noch steht)
- Blutentnahme (zur Bestimmung des Hämoglobinwertes, Ausschluss von Infektionszeichen und zur Überprüfung der Gerinnung)
- Untersuchung zur Lage des Kindes. Hebammen untersuchen meist mit ihren Händen und den sog. Leopold'schen Handgriffen (siehe S. 118). Ein Frauenarzt kann eine Ultraschalluntersuchung vornehmen.

All diese Tätigkeiten dienen dazu herauszubekommen, ob es Ihnen und Ihrem Baby gut geht und wie weit die Geburt bereits fortgeschritten ist.

Die Reihenfolge der Untersuchungen ist davon abhängig, wie stark Sie Ihre Wehen empfinden oder über Besonderheiten klagen. Bei sehr starken Wehen und einem Druck nach unten wird die Hebamme zuerst durch eine vaginale Untersuchung den Geburtsfortschritt beurteilen, bei Blasensprung ohne merkliche Wehen zuerst die Herztöne des Kindes.

Während der Zeit im Aufnahmeraum wir die Hebamme sich über Ihr Befinden informieren. Handelt es sich bei Ihnen um die Geburt des ersten Kindes, bespricht sie mit Ihnen alles Wichtige über den Geburtsverlauf. Sie wird sich nach Ihren Wünschen erkundigen.

- Gab es im Laufe der Schwangersaft Besonderheiten?
- Wie stellen Sie sich Ihre Geburt vor?
- Haben Sie einen Geburtsvorbereitungskurs gemacht?
- Möchten Sie eine Wassergeburt?
- Wie waren die vorangegangenen Geburten?

In diesen Minuten wird sich zwischen Ihnen, Ihrem Partner und der Hebamme ein Vertrauensverhältnis aufbauen, das während der Geburt trägt. Zusammen haben sie das größte Erlebnis vor sich: nämlich die Geburt eines neuen Menschen. Sollte sich im Laufe des Gespräches herausstellen, dass die Chemie zwischen Ihnen und den medizinischen Helferinnen nicht stimmt, kann dies auch der geeignete Zeitpunkt sein, dies anzusprechen. Vielleicht ist ja noch eine zweite Hebamme im Dienst, die Ihnen von der Art her besser zusagt. Aber diese Situation tritt sehr selten ein. Hebammen, die im Kreißsaal tätig sind, haben oft eine besondere Fähigkeit, sich auf die jeweilig neu zu begleitenden Paare und Frauen einzustellen. Deshalb ist es gut, vertrauensvoll auf die Menschen in der geburtshilflichen Abteilung zuzugehen. Zusammen legen sie dann das weitere Vorgehen je nach den Umständen fest, spazieren gehen, baden oder im Kreißsaal die Wehen verarbeiten.

Erstuntersuchung zu Hause

Ganz ähnlich läuft auch der Beginn einer Entbindung zu Hause ab. Wenn Sie Ihre Hebamme anrufen und ihr mitteilen, dass die Wehen begonnen haben oder gegebenenfalls die Fruchtblase gesprungen ist, wird sie zu Ihnen kommen. Sie wird die notwendigen Untersuchungen durchführen (allerdings ohne Ultraschall und ohne Blutentnahme), viele Fragen stellen und mit Ihnen das weitere Vorgehen besprechen. Bei Geburten außerhalb der Klinik wird häufig auch ein CTG verwendet, aber nicht immer. Alternativ überwacht die Hebamme die Intensität der Wehe mit ihrer Hand und die Herztöne werden in der Regel mithilfe eines kleinen ultraschallverstärkten Mikrofons abgehört. Selten benutzen Hebammen noch das klassische Holzhörrohr. Eine Ultraschalluntersuchung entfällt. Auch die Blutabnahme bleibt im außerklinischen Bereich aus, es sei denn, besondere Umstände würden dies erfordern. In diesen Fällen arbeiten Hebammen mit Laboren zusammen.

Falscher Alarm

Wenn sich zeigt, dass Ihre Wehen doch noch nicht kräftig genug sind und der Muttermund sich noch nicht geöffnet hat, kann es auch sein, dass Hebammen und Ärzte Sie noch einmal nach Hause schicken. Meist ergibt sich aber aus den Untersuchungsergebnissen, dass Sie sich zum richtigen Zeitpunkt im Kreißsaal eingefunden haben.

Judith, 38. Woche

»Nicht ausgeliefert

Wie wird es wohl sein, wenn die Geburt losgeht? Ich habe mir schon viele Gedanken darüber gemacht. Ich weiß, für die Hebammen und Ärzte im Kreißsaal ist das Routine, aber für mich nicht. Ich möchte nicht wie eine unter vielen behandelt werden. Gibt es heute noch diese scheußlichen Flügelhemdchen? Wie sieht es mit einem Einlauf aus, werde ich rasiert? Ich habe so viele demütigende Bilder im Kopf. Mein wichtigster Wunsch ist wirklich Respekt. Ich möchte gefragt werden, ob ich einer Untersuchung zustimme und nicht wie ein Gegenstand behandelt werden. Ich habe Angst davor, dem ganzen Geschehen einfach ausgeliefert zu sein.«

Die Eröffnungsphase

Die Eröffnungsphase ist ein Geduldsspiel. Der Gebärmutterhals wird flacher, der Muttermund öffnet sich. Weder können Sie mit den Fingern den Muttermund aufdehnen noch von außen Ihr Baby schneller durchs Becken schieben. Aber wenn Sie wissen, welchen Weg Ihr Kind gehen muss, können Sie es aktiv unterstützen. Der Geburtsweg, den das Kind im

Laufe der nächsten Stunden durchwandern muss, wird von der Anatomie von Mutter und Kind vorgegeben:

Im kleinen Becken erfolgt eine Drehung

Zunächst ist da einmal das kleine Becken. Das kleine Becken beginnt mit der gedachten Ebene aus Oberkante des Schambeins, dem Übergang zwischen Darmbein und Sitzbein, dem Hüftbein je rechts und links und dem Punkt der Wirbelsäule, der am stärksten ins Becken einspringt und als Promontorium bezeichnet wird. Er ist der Beginn des Kreuzbeins als Teil der Wirbelsäule. Der Abstand von Promontorium zum Schambein ist kleiner als zwischen den beiden Darm- bzw. Sitzbeinen rechts und links. Daraus ergibt sich, dass das Kind keine Wahl hat, wie es in den Beckeneingang passt. Der kindliche Kopf ist nämlich nicht kreisrund, sondern oval. Und so kann das Kind seine Wanderung durch das kleine Becken nur beginnen, wenn es nach rechts oder links schaut. Es muss sich also in den Beckeneingang hinein drehen.

Muskeln weisen den Weg

Aber nicht nur das knöcherne Becken spielt hier eine Rolle, sondern auch die vielen Muskeln, die im kleinen Becken verlaufen, vor allem der fächerförmige Muskel (Levator ani). Er spannt sich zwischen Schambein und Kreuzbein von vorne nach hinten. Der Lavator reagiert auf den Druck des Köpfchens zum einen durch Ausweichen und zum anderen als „Melder" ans Gehirn: Da will was raus! Die Muskelfasern dieses wichtigen Beckenmuskels verändern ihre Richtung, als wollten sie dem Kind den Weg weisen: sie bilden mit anderen Muskeln zusammen ein „Rohr", das dem Kind den Weg weist.

Muskeln wollen entspannen

Auch eine Rolle spielen Muskelfasern, die entlang der Beckenknochen verlaufen und nicht den Beckenraum kreuzen. Diese müssen sich eng an die Knochen anschmiegen, um nicht den Raum für den Kopf zu verkleinern. Jeder Millimeter zählt. Bis auf die Schließmuskeln von Anus, Scheide und Harnröhre können Sie keine dieser Muskeln beeinflussen. Das Anspannen und Entspannen wird von Ihrem Körper alleine gesteuert in Abhängigkeit Ihrer Körperhaltung und Ihrer seelischen Verfassung. Das heißt, je mehr Sie sich unter der Geburt bewegen und je selbstbewusster Sie mit den Wehen umgehen, desto leichter fällt es Ihrer Muskulatur, den Weg freizugeben. Liegen Sie verkrampft im Bett und sind sehr ängstlich, überträgt sich dies auf Ihre Muskulatur. Auch sie verkrampft sich, wird schmerzempfindlicher und hat nicht die Elastizität nachzugeben.

Für die Schmerzintensität sind die Nervenbahnen verantwortlich. Der Reiz hierbei läuft auf zwei Wegen: einmal der unmittelbare Reiz durch das Kind und zum anderen durch die Dehnung der Beckenknochen und Muskeln:

- Die Reize, die mit der Wehe kommen und gehen, sind für den Körper leichter zu überstehen.
- Die Reize, die durch dauernden Druck oder Zug entstehen und während der Wehenpause nicht wirklich nachlassen, zermürben die Mutter.

Ihre Bewegung, Muskulatur und Ihr knöchernes Becken zusammen geben dem Kind die nötigen Impulse, um sich dem Geburtsweg entsprechend zu drehen und zu beugen.

Hindernis Harnblase

Sie werden während der Geburt immer wieder aufgefordert zu trinken, um den Flüssig-

FRAGEN AN DIE HEBAMME

Beate, 35 Woche

„Wann wird heute noch ein Einlauf gemacht?"

„Ein Einlauf wird heute manchmal bei unregelmäßiger Wehentätigkeit oder vor einer Wassergeburt empfohlen. Ansonsten steht es Ihnen frei, mit Ihrer Hebamme über einen Einlauf zu sprechen. Besonders Frauen, die während der Schwangerschaft mit hartem Stuhlgang zu kämpfen haben, wünschen sich im Laufe der Eröffnungsphase einen Einlauf. In der Regel handelt es sich hierbei um 110 ml Glycerin-Kochsalzlösung, die vor dem Einsatz auf Körpertemperatur erwärmt wird."

---

keitsverlust durch Atmung und Schwitzen auszugleichen. Die Blase befindet sich hinter dem Schambein im kleinen Becken und dehnt sich entsprechend aus. Damit raubt sie dem Köpfchen kostbaren Platz. Und Wasser lässt sich nicht komprimieren. Das bedeutet, dass Sie, egal ob sie den Drang verspüren oder nicht, regelmäßig zur Toilette gehen sollten. Eine prall gefüllte Harnblase stellt unter Umständen ein Geburtshindernis dar.

Hindernis Darm

Für manche Frauen ist es im Vorfeld ein schrecklicher Gedanke, dass bei der Geburt ihres Kindes auch Stuhlgang mit ausgeschieden werden könnte. Bis vor wenigen Jahren gehörte ein Einlauf zur Vorbereitung der Frauen im Kreißsaal. Heute ist dies nicht mehr üblich. Die Gründe sind: Oft haben Frauen mit Wehenbeginn Stuhlgang oder sogar Durchfall. Und wenn z. B. morgens um 8.00 Uhr ein Einlauf gemacht wurde und das Kind abends um 18.00 Uhr geboren wird, hat sich oft wieder etwas Kot im Enddarm gesammelt. Das Köpfchen „entleert" den Darm in jedem Fall. Und für Geburtshelferinnen und -helfer ist das eine Selbstverständlichkeit, die bei jeder zweiten bis dritten Geburt passiert. Und für die meisten Mütter spielt es in diesem Moment auch keine Rolle mehr.

Die Geburt unterstützen

Was können Sie tun, um die Geburt voranzutreiben und nicht zu verlangsamen? Hier meine wichtigsten Empfehlungen in Kürze:

Versuchen Sie im Laufe der Wehen der Position, der Bewegung und den Tönen nachzugeben, nach denen Ihr Körper verlangt. Es hat sich als vorteilhaft herausgestellt, wenn Frauen während der Wehe sich entweder an etwas abstützen oder etwas zu sich herziehen können. Dazu dienen Küchenarbeitsplatten zu Hause oder in der Klinik. Der Kreißsaal hat häufig „Küchenmöbel", Fensterbänke, Tücher und vor allem gibt es da Ihren Partner. Wie Sie dies am besten machen, sollten Sie im Geburtsvorbereitungskurs besprochen und praktisch versucht haben. Die meisten Kliniken haben drei Positionen für Tücher: einmal frei im Raum, dann über einem Bett und zuletzt über der Gebärwanne.

Fühlen Sie sich geborgen? Haben Sie das Gefühl, Sie werden gut unterstützt? Nehmen Sie Ihre Bedürfnisse wahr und äußern Sie diese. Ist Ihre Intimsphäre gewahrt, d. h. haben Sie einen Bademantel umgelegt, wenn Sie dies

FRAGEN AN DIE HEBAMME

Mareike, 37. Woche

„Meine Mutter meint, ich solle in der Eröffnungsphase viele Treppen steigen. Das hätte Sie bei meiner Geburt auch so gemacht. Was halten Sie davon?"

„Viele Frauen können Geschichten davon erzählen, wie sie während der Wehen durch die Treppenhäuser der Kliniken gewandert sind, aber wozu? Der einzige Vorteil besteht darin, dass bei jedem Schritt treppauf mit dem Anheben des Beines auch eine Scherbewegung an der Symphyse passiert. Hierdurch wird das Becken mit jeder Stufe einseitig bewegt und der Kopf des Kindes hat „Luft" sich seinen Weg zu suchen. Die Nachteile sind aber offensichtlich: mangelnde Intimsphäre und Kräfte, die fürs Treppensteigen vergeudet werden, anstatt der Geburtsarbeit zu dienen. Die Wirkung der Scherkräfte ist allerdings nicht zu leugnen. Und Sie sollten sich diese auch unbedingt zunutze machen. Der Weg dazu geht über einen Stuhl mit geeigneter Höhe und vielleicht einem Tuch. Wenn Sie nun während der Wehe das Bein auf dem Stuhl aufstellen, an dem das Hinterhaupt des Kindes runterrutschen soll, erweitern Sie während der Wehe an dieser Seite die Beckenhöhle und ziehen die Beckenschaufel mit nach oben. Gleichzeitig spannen Sie den Schultergürtel der entsprechenden Seite an, indem Sie sich das Tuch mit der Hand herziehen oder Ihre Hand fest in den aufgestellten

Oberschenkel drücken. Dadurch unterstützen Sie den Weg des Kindes, ohne Muskelkater zu bekommen oder ihre Wehentöne einzuschränken zu müssen. Auch mit dem Becken können sie ungestört wippen und kreisen, was auch immer Ihnen angenehm ist."

▼ Stellen Sie ein Bein auf und ziehen Sie gleichzeitig das Hüftgelenk mit hoch. Dazu halten Sie Spannung im Schultergürtel.

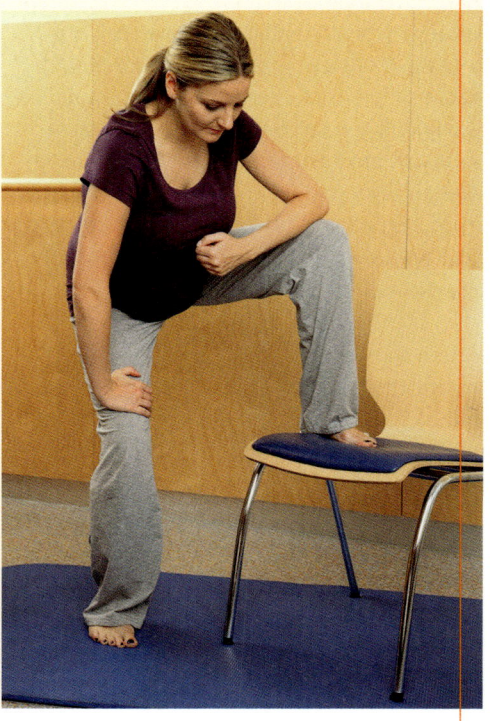

wünschen, sind die Türen geschlossen? Bestehen Sie auf solchen Maßnahmen. Oft sind es Kleinigkeiten, die eine werdende Mutter stören, die sich aber leicht abstellen lassen.

Sie dürfen alles machen, was die Geburt befördert! Und was dies ist, bestimmen in erster Linie Sie selbst. Schämen Sie sich nicht Ihres Benehmens. Vielleicht hilft es Ihnen, Ihr Becken

„unschicklich" zu bewegen? Bitte tun Sie es! Vergessen Sie alles, was Sie hindert, sich frei zu gebärden. Jammern Sie vor sich hin, wenn es Ihnen hilft. Die wichtigsten Aspekte sind:
- Bewegungsfreiheit
- Wehenatmung
- Tönen
- Gebärhaltungen

Bewegungsfreiheit, die richtige Atmung, lautes Tönen und die Unterstützung durch Halten/ Abstützen und liebevolle Begleitung werden Sie in die Lage versetzen, Ihre Geburt zu meistern, egal wo, ob in der Klinik oder zu Hause!

Bewegen Sie sich

Sie kennen den Schmerz, wenn Sie sich das Schienbein oder den Ellenbogen gestoßen haben. Den Schmerz vermittelt Ihnen vor allem die empfindliche Knochenhaut. Empfindliche Knochenhaut gibt es auch im kleinen Becken. Sie überzieht alle Knochen: das Schambein, die Beckenschaufeln, das Kreuzbein, die Sitzbeine und das Steißbein. Das bedeutet, dass Sie nicht zu lange in einer Position bleiben sollten, denn so trifft der kindliche Kopf immer wieder die gleiche Stelle Ihrer empfindlichen Knochenhaut.

Durch jede Bewegung Ihres Beckens, jede Positionsänderung verschieben sich die Treffpunkte von Baby und Becken unmerklich und dies wirkt schmerzlindernd. Dazu kommt, dass das Platzangebot im Becken nicht übergroß ist. Um Ihrem Kind auf seinem Weg durchs Becken behilflich zu sein, ist es gut, dieses sanft in Bewegung zu halten, durch Vorwärts-rückwärts-Bewegungen, durch Kreiseln, je nachdem, was Ihnen angenehm ist.

Atmen Sie in Ihrem Rhythmus

Dass eine gute Atemtechnik Frauen bei der Geburt sehr hilft, ist eine Erfahrung, die alle Gebärenden machen. Wie die richtige Atmung allerdings klingen soll, darüber wurde viel diskutiert. Es gab empfohlene Atemtechniken, die stupide gezählt wurden: 1-2-3-4-5 einatmen, dann 1-2-3-4-5-6-7-8-9 ausatmen. Dadurch waren Frauen vom eigentlichen Geburtsgeschehen so abgelenkt, dass sie gar keine Zeit hatten, die Schmerzen zu realisieren. Die Geburten wurden dadurch aber auch nicht schneller oder leichter. Dieses stupide Einüben bestimmter Atemtechniken, die in bestimmten Phasen praktiziert werden sollten, ist heute überholt.

Heute weiß man: Jeder Mensch kommt mit seinem eigenen Atemmuster zur Welt. Und jede Kreißende entwickelt automatisch ihren Rhythmus, der ihr hilft, die Wehen zu verarbeiten. In der Regel heißt das durch die Nase ein- und durch den offenen Mund ausatmen. Was sich auch bewährt hat, ist die Eselsbrücke: „Zum Schmerz hin einatmen und vom Schmerz weg ausatmen." Das bedeutet, ich bringe Sauerstoff dort hin, wo mein Körper arbeitet, hin zum Kreuzbein, hin zum Schambein, je nachdem. Und ziehe mit der Ausatmung den Schmerz von dort weg. Die Ausatemphase wird als die schmerzlindernde Phase empfunden. Sie sollte immer länger sein als die Einatemphase. Optimal ist ein Verhältnis 1 : 2, das heißt, die Ausatmung ist doppelt so lange wie die Einatmung, aber auch hier gilt: Jede Frau macht das nach ihrem Bedürfnis. Ist dieses Verhältnis zwischen Ein- und Ausatmung sehr gleich oder die Ausatmung sogar kürzer als die Einatmung, kann der Gasaustausch in der Lunge nicht ausreichend stattfinden, zu viel Kohlendioxid verbleibt im Blutsystem. Dies spüren Sie als Kribbeln in der Gesichtshaut, den Fingerspitzen. Im Extremfall kann dies zu Krämpfen führen, dem sogenannten „Hyperventilieren". Abhilfe schafften ein bewusst langes Ausatmen oder ein feuchter Waschlappen oder Handschuh vor Mund und Nase, um damit den Einatemstrom zu verlangsamen.

Tönen Sie

Das Wichtigste an der Wehenatmung ist aber das Tönen. Dieses „Tönen" hat nichts mit

„Schreien" oder „Kreischen" zu tun. Es ist ein Ton, der aus dem Bauch heraus sich bildet und mit dem Geburtsfortschritt immer tiefer wird. Die Geburt spielt sich im Unterbauch und Becken ab und dort bildet sich auch dieser Ton. Seine Lautstärke ist unerheblich.

Jeder Mensch hat „seinen" Ton, der angenehm im Körper vibriert. Suchen Sie in aller Stille „Ihren Ton". Dieser Ton löst Spannungen im Körper. Und somit ist er ein wunderbares Mittel, um die Wehenspannungen abzuatmen. Frauen wählen für diesen Ton meist den Buchstaben „A". Das „A" ist der Vokal, der den Mundraum am meisten öffnet. Und viele Äußerungen, die Gefühle ausdrücken, sind in unserer Sprache mit „A" verbunden, und auch wenn wir jammern oder trauen, kommt das „A" häufig vor.

Menschen nutzen in verschiedenem Zusammenhang die Stimme als Kraftverstärker, ob beim Tennisspielen, beim Gewichtheben oder beim Behauen von hartem Material wie Stein oder Eisen. Auch das „Kriegsgebrüll" bei früheren Schlachten, wo Fußsoldaten mit Schwertern aufeinandertrafen, war ein Ausdruck von Kraft und hier sicher auch Mut. Heute gilt es im Allgemeinen als unschicklich, „Töne" unkontrolliert von sich zu geben. Und so ist auch die Vorstellung vieler Frauen: Aber laut sein darf ich nicht. Doch genau das dürfen Sie, müssen Sie sogar, wenn Ihr Körper es fordert. Andernfalls stehen Sie sich selber im Weg, behindern Ihren Körper in seiner Arbeit. Unterdrücken Sie jede Form von Lautäußerung, egal ob Sie tönen, jammern, weinen, schimpfen oder rülpsen, bauen Sie im Bauch Spannung auf, die den Wehenschmerz verstärkt.

Diese unkontrollierten Äußerungen der werdenden Mutter bringen häufig die Partner in Bedrängnis: Ist das alles richtig so? So habe ich aber meine Frau noch nie gehört! Ist diese stöhnende Frau meine? Welche Schmerzen muss sie leiden, dass sie so außer sich geht? Im Geburtsvorbereitungskurs wird deshalb über das Tönen gesprochen. Sie haben die Zusammenhänge dort kennengelernt und verstehen das Tönen unter der Geburt als etwas Kraft bringendes.

Unterstützung der Beckenbodenmuskulatur. Und noch etwas anderes kommt hier hinzu: ihre Beckenbodenmuskulatur. Rachen, Kehlkopf und Stimmbänder sowie das Zwerchfell und die Muskulatur, die den Rumpf nach unten hin abschließt, sind querliegende Muskelplatten, die parallel arbeiten. Das heißt: Spannt sich die Muskulatur im Rachen- und Mundraum an, hat das zur Folge, dass auch das Zwerchfell an Beweglichkeit einbüßt und die längs und quer durchs Becken verlaufenden Muskelfasern sich anspannen. Genau diese Muskelfasern aber sind es, die nachgeben werden müssen, um dem Kind im kleinen Becken Raum geben zu können.

Dies bedeutet, wünsche ich mir als Gebärende, dass der Muttermund sich öffnet, die Muskeln im kleinen Becken und darum herum sich dehnen und öffnen, um dem Kind den Weg in die Welt freizugeben, muss ich auch den anderen Parteien, nämlich dem Zwerchfell und den Muskeln im Mund und Kieferbereich die Flexibilität ermöglichen und nicht die Zähne fest zusammenbeißen oder die Luft anhalten. Der Satz „Zähne zusammenbeißen und durch" ist beim Gebären völlig kontraproduktiv. Im Gegenteil: Der Mundraum muss während der Geburt immer geöffnet sein, das Kiefergelenk entspannt. Wenn Sie an Geburt denken, sollten Sie automatisch den Mund öffnen. Und beobachtet man Frauen, die sich ihren Empfindungen während der Wehenarbeit ungestört hingeben, so sieht man häufig: Je weiter der Muttermund sich dehnt, desto weiter öffnen sie den Mund. Nicht umsonst gibt es in der deutschen Sprache den Zusammenhang zwischen „Mund" und „Muttermund". In anderem Zusammenhang ist dies in unserer Gesellschaft sehr wohl bekannt und wird gar gelehrt, nämlich in der Stimmbildung für Opernsängerinnen und -sänger. Ohne die Stütze aus dem Unterbauch und dem Beckenboden wären diese Damen und Herren nicht in der Lage, wunderschöne Klänge zu erzeugen. Also geben Sie Ihrer Stimme freien Lauf und sie wird Ihnen bei der Geburtsarbeit gute Dienste leisten.

Variieren Sie Ihre Gebärhaltung

Im Kapitel „Günstige Gebärhaltungen" (siehe S. 240) werden Ihnen die verschiedenen Gebärhaltungen ausführlich erklärt. Grundsätzlich gilt: Während der Eröffnungsphase sollte der Bauch tendenziell nach vorne geneigt sein und die Mutter sich frei im Becken bewegen können (z. B. durch Ball, stehend, hängend im Tuch oder kniend). Vermeiden Sie zunächst ein Hohlkreuz. Bei Geburtsbeginn schiebt sich das Köpfchen mit seinem quer-ovalen Durchmesser in Ihr kleines Becken. Der Raum wird unter anderem von dem Wirbel bestimmt, der Ihr Hohlkreuz bildet. Und natürlich ist es zu diesem Zeitpunkt sehr wichtig, dass Ihr Hohlkreuz so wenig wie möglich ausgebildet ist. Sie haben hierauf Einfluss, indem Sie bewusst Ihr Becken aufrichten. Das Becken aufrichten oder ein sogenanntes rundes Becken erreichen Sie, indem Sie Ihr Steißbein nach vorne Rich-

tung Schambein bewegen. Diese Erweiterung des Beckeneingangs hat zur Folge, dass die Sitzbeinhöcker ein wenig zusammenrutschen. Aber zu Beginn der Geburt spielt das keine Rolle. Im weiteren Verlauf, wenn das Köpfchen sich in der Kreuzbeinhöhle befindet, werden Sie instinktiv gerne ins Hohlkreuz gehen, damit machen Sie die Beckenmitte und den Beckenausgang auf. Denn jetzt wiederum spielt der Wirbel, der das Hohlkreuz bildet, keine Rolle mehr, denn hier ist das Kind mit seinem größten Kopfdurchmesser schon durch.

Mein Tipp

Bei Geburtsbeginn wenig Hohlkreuz, im späteren Verlauf der Geburt gerne Hohlkreuz, in der Austreibungsphase, wie Sie wollen.

Ist die Geburt weiter fortgeschritten, eignet sich auch sehr gut eine steile Seitenlage. Hierbei müssen Sie beachten, dass die Unterseite des Bauchs gut durch ein Kissen gestützt ist. Die Seite richtet sich nach dem kindlichen Rücken, dieser muss unten sein.

Mein Tipp

Ist der Rücken Ihres Babys auf Ihrer linken Körperseite, setzen Sie sich auf Ihre linke Hüfte und Gesäßhälfte, ist der Rücken Ihres Babys rechts entsprechend auf die andere Seite.

Überwachung des Geburtsverlaufs

Während der Geburt werden Ihre Hebamme oder Ihr Frauenarzt immer wieder das Befinden des Kindes und den Fortschritt der Geburt kontrollieren. Dies stört Sie vielleicht manchmal, dient aber Ihrer Sicherheit.

Die Herztöne des Kindes

Die Kontrolle der Herztöne des Kindes liefert wichtige Hinweise darauf, wie es dem Kind geht:

Wassergeburt

Es gibt nur wenige Kulturen, die traditionell ihre Kinder im Wasser gebären. Allerdings hat sich seit den 70er Jahren des letzten Jahrhunderts eine Bewegung hin zur Geburt im warmen Wasser entwickelt.

Heute haben fast jede Klinik und viele Geburtshäuser eine Gebärwanne, die sich dadurch auszeichnet, dass sie so tief ist, dass die wehende Frau in jeder Position vollständig von Wasser umgeben ist. Frauen mögen warmes Wasser zu jeder Zeit während der Geburt. Und ob sie die Wanne mehrmals verlassen und wieder einsteigen, bleibt ihnen überlassen. So richtig Vorteile bringt die Wanne im zweiten Teil der Eröffnungsphase, also wenn der Muttermund mehr als 5 cm geöffnet ist, und in der Austreibungsphase.

Für die Mütter

erleichtert das Wasser den Geburtsschmerz eindeutig. Die Kräfte des Wassers erleichtern die Entspannung der Beckenmuskulatur und mildern sehr den Dehnungsschmerz der kleinen Schamlippen und des Damms beim Durchtreten des kindlichen Kopfes. Studien haben außerdem gezeigt,

- dass der Muttermund sich rascher öffnet,
- dass das Baby schneller tief ins Becken tritt,
- dass weniger Schmerzmittel verabreicht werden,
- dass weniger Dammschnitte erfolgen und
- dass der Blutverlust bei der Ablösung der Plazenta geringer ist.

Für Ihr Baby

bedeutet die Geburt ins Wasser, sie verlassen nicht das gewohnte Element und das erste Zusammentreffen mit der Schwerkraft wird durch das Wasser abgemildert. Im Wasser geborene Babys wirken weniger gestresst, da der Einstieg ins Leben „abgefedert" wird, was darauf schließen lässt, dass sie die Anstrengung der Geburt besser verkraften.

Wenn Sie Ihr Baby im Wasser gebären, brauchen Sie keine Angst zu haben, dass es ertrinkt. Ein Reflex verhindert das Einatmen von Wasser. Ihr Baby macht seinen ersten Atemzug erst, wenn es aus dem Wasser gehoben wird. Und dies erfolgt innerhalb der 1. Lebensminute.

Was spricht für bzw. gegen eine Wassergeburt?

Im Allgemeinen ist nichts gegen eine Wassergeburt einzuwenden, wenn

- Sie mindestens in der 37. Woche sind,
- Sie nur ein Baby bekommen,
- Ihr Baby mit dem Kopf nach unten liegt und
- die Herztöne Ihres Kindes unauffällig sind.

Gründe, leider nicht im Wasser gebären zu können, sind im Klinikalltag

- der vorzeitige Blasensprung,
- Bluthochdruck der Mutter oder
- eine PDA.

Beim Auftreten von Komplikationen werden Sie gebeten, die Wanne zu verlassen. Legen Sie sich also nicht zu sehr darauf fest, im Wasser gebären zu wollen.

- Wie kommt das Kind mit dem Druck der Wehen zurecht?
- Kann der Mutterkuchen (Plazenta) während der Kontraktionen der Gebärmutter seine Aufgabe erfüllen und das Kind gleichmäßig mit Sauerstoff versorgen?
- Hat sich die Nabelschnur ungünstig verwickelt?

Alle diese Fragen lassen sich mit dem Abhören der Herztöne beurteilen. Meist wird hierzu der Kardiotokograph (CTG) verwendet. Hierbei handelt es sich um ein Gerät, das per Ultraschall die Herztöne des Kindes hörbar macht und auf Millimeterpapier aufzeichnet. Ein zweiter Fühler schreibt parallel die Aktivität der Gebärmuttermuskulatur mit. So ergibt sich ein Bild, wie das Baby auf die Wehen reagiert. Meist ist die Herztonfrequenz zwischen 110 und 150 Schläge pro Minute (bpm). Je lebhafter diese Herztonkurve aussieht, desto besser geht es Ihrem Kind. Und dies sollte sich auch während der Wehe nicht ändern.

Beurteilung der Herztöne. Die Frequenz der Herztöne beim Kind wird zum einen durch das Blutvolumen aus der Nabelschnur beeinflusst und zum anderen durch die entsprechende Steuerung im Gehirn. Wird die Nabelschnur abgedrückt oder kommt das Gehirn „unter Druck" zum Beispiel, wenn die Fruchtblase springt und der Druck des mütterlichen Gewebes auf den kindlichen Kopf kurzfristig sehr stark wird, sinken dadurch die Herztöne vorübergehend auf unter 100 bpm. Dies ist der sogenannte Eintrittseffekt, eine ganz normale Erscheinung. Die Herztonkurve darf nie isoliert betrachtet werden, sondern muss immer mit der Wehentätigkeit und der vaginalen Untersuchung zusammen beurteilt werden.

Beurteilung der Wehenaufzeichnung. Die Aufzeichnung der Wehentätigkeit sieht aus wie die Höcker eines Kamels. Ohne Wehe beläuft

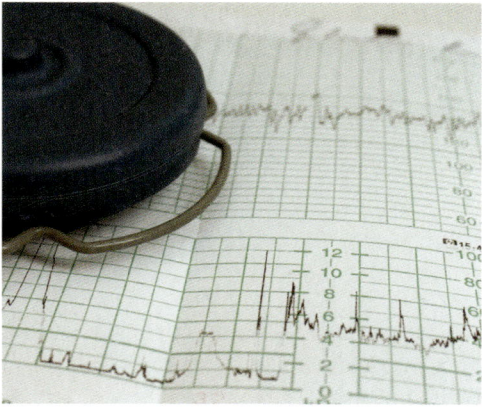

▲ Das CTG zeigt, ob es Ihrem Kind gut geht.

sich die Linie bei ca. 20 mmHg und steigert sich je nach Intensität der Ableitung bis auf 120 mmHG, wobei der Ausschlag der Linie nichts über die Muttermundwirksamkeit der Wehe aussagt. Ist die Mutter besonders schlank und hat die Hebamme den Ableitungsknopf besonders günstig auf die Gebärmutter aufgesetzt, wird die Linie viel deutlichere Ausschläge aufzeichnen als bei etwas kräftigeren Frauen oder wenn der Knopf mehr auf den mütterlichen Bauchmuskeln liegt.

Routinemäßig werden in Deutschland derzeit während der Geburt ca. alle 2 Stunden für 20–30 Minuten diese CTG-Ableitungen vorgenommen. Dazwischen werden die Herztöne sporadisch alle 10–15 Minuten mit einem Ultraschallgerät oder, sehr selten, auch mit einem Holzhörrohr kontrolliert. Für die Gebärende ist das Anlegen der Ableitungsknöpfe nicht immer bequem. Und es kommt auch auf die Position an, in der sie sich befindet. Hier sind nicht selten die Partner gefordert, den Knopf zu halten und somit ihren Frauen die gewünschte Bewegungsfreiheit zu ermöglichen.

Gibt es Hinweise auf Probleme beim Kind, wird in seltenen Fällen eine EKG-Ableitung

235

direkt vom Kind erstellt. Dies erfolgt über eine besondere Elektrode, die an der Kopfschwarte des Kindes befestigt wird. Dazu muss allerdings die Fruchtblase geöffnet werden, was niemand gerne tut.

Vaginale Untersuchung über den Geburtsfortschritt

Um festzustellen, ob der Muttermund sich weitet und das Köpfchen tiefer tritt, sich dreht und beugt, ist eine Untersuchung durch die Scheide erforderlich. Hierbei werden die Hebamme oder der Frauenarzt die Kreißende bitten, eine Position einzunehmen, die diese Untersuchung erlaubt. Dies muss nicht automatisch die Rückenlage sein, sondern kann auch halb sitzend, in Seitenlage oder im Knien erfolgen.

Bei der Untersuchung durch die Scheide wird der Geburtsfortschritt beurteilt. Bei einer regelrecht verlaufenden Geburt sollte sich der Muttermund ca. 1 cm/Stunde öffnen. Dies erfolgt allerdings nicht linear. Die ersten 5 cm dauern in der Regel immer länger als die zweiten 5 cm. Und auch dann noch geht es in unregelmäßigen Schritten vorwärts. Auch hier gilt die Regel: Etwa alle zwei Stunden wird untersucht. Und auch hier darf man die Routine hinterfragen. Viele Hebammen nehmen von dieser Vorgehensweise Abstand. Vaginale Untersuchungen sind dann angezeigt, wenn es eindeutige Zeichen der Veränderung beim Verhalten der Mutter oder bei den Herztönen des Kindes gibt. Und natürlich können positive Meldungen der Motivation der Mutter sich den Wehen hinzugeben, sehr dienlich sein. Vaginale Untersuchungen empfinden die wenigsten Frauen als angenehm, schon gar nicht unter Schmerzen. Deshalb ist es besonders in diesen Momenten hilfreich, wenn der Partner zum Festhalten dabei ist. Ist die Fruchtblase deutlich vor Wehenbeginn oder schon früh zu Beginn der Geburt gesprungen, muss gut überlegt, wie oft diese Untersuchung durchgeführt wird. Denn in der gesunden Scheidenflora leben Keime, die in der sterilen Eihülle nichts verloren haben. Möglicherweise stellen diese sogar eine Gefahr für das Ungeborene dar, wenn sie durch den Handschuh dorthin transportiert werden. Hinterfragen Sie die Untersuchung, wenn Sie unsicher sind.

Besonderheiten während der Eröffnungsphase

Die Herztöne Ihres Kindes sind zu langsam oder zu schnell

Natürlich stehen neben der Mutter immer das Kind und seine Befindlichkeit im Mittelpunkt der Aufmerksamkeit. Ein klares Zeichen hierfür ist die Herzfrequenz, also die Schlagzahl pro Minute und die Flexibilität. Früher verwendeten Hebammen zur Kontrolle der kindlichen Herztöne ein Hörrohr. Damit konnten Sie auch beschreiben, ob das Herzchen zaghaft oder eher kräftig schlägt. Der Nachteil des CTGs gegenüber dem Hörrohr ist, dass die Herztöne in ihrer Qualität schlechter beurteilt werden können. Dagegen hat das CTG den Vorteil, dass das Verhältnis der Herztöne zur Wehe bildlich dargestellt wird.

Natürlicher Abfall der Herztöne. Einen natürlichen Abfall der Herztöne beim Kind sieht man oft, wenn die Fruchtblase springt. Die Zahl der Herzschläge pro Minute (bpm) bewegt sich normalerweise zwischen 110 und 150 pro Minute. Die Steuerung der Schläge des Herzens findet zum einen über das Blutvolumen, welches dem Kind zur Verfügung steht, statt und zum anderen über die Steuerung im Gehirn. Im Gehirn laufen die Vorgänge ab, die für die Senkung der Herzfrequenz beim Blasensprung verantwortlich sind. Da das Polster „Fruchtwasser" wegfällt, erhöht sich kurzfristig der Druck auf das Gehirn. Dieser erhöhte Hirndruck bewirkt, dass die Herztöne bis zu unter 100 bpm fallen. Aber nach wenigen Minuten sind die Herztöne wieder auf einen Bereich von rund um 120 Schläge pro Minute (bpm) erhöht. Auch während der Austreibungsphase liegt die Herzfrequenz um 100 bpm.

Besorgniserregender Abfall der Herztöne.

Der Mutterkuchen (Plazenta) fungiert als „Schwamm", der das Kind über die Wehendauer hinweg uneingeschränkt versorgt. Kann die Plazenta diese Aufgabe nicht erfüllen, werden die Herztöne des Kindes gegen Ende der Wehe langsamer. Zeigt sich dieses Problem bereits zu Beginn der Geburt und kann durch einen Positionswechsel der Mutter das Problem nicht behoben werden, muss das Kind zügig zur Welt kommen. Einen Positionswechsel kann man versuchen, da manchmal ein Kind bei der ein oder anderen Gebärhaltung ungünstig auf dem Mutterkuchen zu liegen kommt und dadurch die Funktion gestört wird. „Zügig zur Welt kommen" bedeutet je nach Zeitpunkt einen Kaiserschnitt oder eine forcierte Austreibungsphase, auch mit Unterstützung durch Saugglocke oder Zange.

Ein weiterer Grund für langsame Herztöne beim Kind ist ein Nabelschnurproblem. Die Nabelschnur kann sich um den Körper des Babys geschlungen haben oder relativ kurz sein, was in der Austreibungsphase zum Problem wird. Meist fallen die Herztöne sofort mit Wehenbeginn. Auch dies ist ein Grund, die Geburt bald zu beenden.

Zusätzlich bedeuten beide Fälle in der Regel eine Dauerüberwachung der Herztöne, Sie bleiben also ununterbrochen am CTG angeschlossen. Zusätzlich machen manche Krankenhäuser in dieser Situation eine sogenannte Mikroblutuntersuchung (MBU) beim Kind. Hierfür wird mit einer besonderen Kanüle dem Kind über die Kopfhaut etwas Blut abgenommen und darin die Sauerstoffsättigung gemessen. Ziel ist es, die wirkliche Situation des Kindes zu beurteilen und dann zu entscheiden, ob eine normale Geburt angestrebt werden kann oder das Kind per Kaiserschnitt geholt werden muss. Dies sind für Mutter, Vater und Kind bange Minuten, bei denen guter Beistand durch die Hebamme sehr hilfreich ist.

Besorgniserregender Anstieg der Herztöne.

Ein anderes Problem stellen zu schnelle Herztöne dar. Eine Herzfrequenz von mehr als 160 bpm ist ein Alarmzeichen und weist häufig auf eine Infektion hin. Kommt z. B. noch Fieber bei der Mutter hinzu oder lassen sich im Blut der Mutter Infektionszeichen nachweisen, gilt auch hier wieder: Die Geburt sollte möglichst bald beendet werden. Die Art hängt wie immer vom Geburtsfortschritt ab. In der Regel erhält die Mutter zusätzlich ein Antibiotikum, das über die Vene gegeben wird und somit auch das Kind erreicht.

Was tun, wenn das Köpfchen sich nicht richtig dreht und beugt?

Immer wieder war jetzt schon davon die Rede, dass das Köpfchen sich drehen und beugen, sich an der Wirbelsäule entlang durchs kleine Becken schieben muss. Manchmal verhakt sich der vorangehende Teil des Kindes. Hier muss sich Ihre Hebamme in aller Ruhe ein Bild von der Situation verschaffen. Dies macht sie zum einen von außen, indem sie mit ihren Händen die Lage des Kindes ertastet und zum anderen durch die Scheide, um anhand der Scheitelnaht, der kleinen und der großen Fontanelle, die Position des Kindes zu bestimmen.

Sie wird Ihnen dann Gebärhaltungen empfehlen, die zur Lösung des Problems beitragen. Dabei ist es zum einen wichtig, dem Kind Raum zu schaffen, z. B. indem Sie in der Wehe ein Bein auf einen Hocker oder Stuhl stellen, je nachdem, was Ihnen angenehm ist, oder aber Druck vom Kopf des Babys wegzunehmen, um ihm Bewegungsfreiheit zu verschaffen. Dies kann z. B. die Knie-Ellenbogen-Lage oder die steile Seitenlage sein. Oder Sie schlägt eine Kombination aus beiden, die sogenannte Schaukellagerung, vor. Ihre Hebamme denkt immer vorausschauend und überlegt: Wo muss das Kind hin, damit die Geburt vorwärtsgeht? Welche Muskeln der Mutter, welche Knochen könnten im Weg sein und wie gelingt es, dass sich das Kind erst gar nicht in eine ungünstige Position bringt? Hier kommt das Wort „Geburtshilfe" richtig zum Tragen.

Wehenschwäche und Wehensturm

Wehen können mal zu schwach oder auch mal zu heftig sein. Zu schwache Wehen bedeuten, die Geburt zieht sich in die Länge. Diese Wehen erschöpfen die Mutter, ohne einen Geburtsfortschritt zu bewirken. Beim Wehensturm jagt eine Wehe die andere. Nicht nur, dass die Gebärende mit diesen Schmerzen nicht mehr zurechtkommt, sondern dass auch die Kinder unter diesen heftigen Dauerkontraktionen leiden. Wie begegnet man diesen Wehen? Zunächst muss in beiden Fällen Ursachenforschung betrieben werden. Geburtshelfer brauchen eine gute räumliche Vorstellungskraft. Und die Muskeln und Knochen des kleinen Beckens dürfen nie isoliert betrachtet werden, sie hängen alle voneinander ab.

Wehenschwäche. Von einer Wehenschwäche spricht man, wenn der Abstand zwischen zwei Wehen mehr als 10 Minuten beträgt und die Wehe selbst auch kaum länger als 30 Sekunden beträgt. Der Geburtsfortschritt bleibt über längere Zeit bei weniger als 0,5 cm pro Stunde Muttermundweite. Ihre Hebamme wird folgende Fragen klären:

- Liegt das Kind falsch?
- Gibt es anatomische Geburtshindernisse?
- Ist die Harnblase leer?
- Wie geht es Ihnen, der Kreißenden, dabei?
- Fühlen Sie sich mit der Situation überfordert?
- Haben Sie Angst vor der Verantwortung?
- Wollen Sie das Kind loslassen?

Und dann wird Sie Ihnen Vorschläge machen, was man tun kann, um die Wehen wieder in Gang zu bekommen, z. B.

- Hängen am Tuch
- Positionswechsel
- ein Bad mit anregendem Aroma wie z. B. Rosmarin, Massagen
- homöopathische Präparate
- Aromatherapie

Das letzte Mittel der Wahl wäre ein Wehentropf. Der Nachteil des über den Tropf gegebenen chemischen Oxytocins gegenüber dem natürlichen ist: Das chemische Hormon hemmt die Wirkung des natürlichen. Ein Wehentropf zum falschen Zeitpunkt kann die ganze Geburt in ihrem Gleichgewicht stören und genau den gegenteiligen Effekt erzielen. Mögliche Folgen sind ein Wehensturm, schlechte Herztöne und schlimmstenfalls medizinische Eingriffe.

Wehensturm. Beim Wehensturm gilt es auch zunächst, Fragen zu klären:

- Liegen geburtsmechanische Probleme vor?
- Haben Sie zu viel Wehenmittel (künstliches Prostaglandin oder Oxytocin) erhalten?
- Sind Sie übererregt?

Als Abhilfe versucht man hier auch wieder, mit natürlichen wie Wärme, einem Bad, einer Massage und homöopathischen Präparaten den Wehensturm zu lindern.

Unter Umständen muss auch ein Medikament, der Wehenhemmer Partusisten, eingesetzt werden, der entweder als Einmalgabe oder über einen Tropf gegeben wird. Besonders beim Wehensturm werden die Herztöne des Babys kontinuierlich überwacht.

Grünes Fruchtwasser

Verfärbtes Fruchtwasser, meist in Richtung Grün, ist immer ein Alarmzeichen. Das bedeutet, dass das Kind seinen ersten Stuhlgang bereits in der Gebärmutter abgesetzt hat, anstatt bis nach der Geburt damit zu warten. Die Gefahr ist, dass sich Partikel des sehr eiweißhaltigen Fruchtwassers in den Atemwegen festsetzen und dann als optimalen Nährboden

für Keime nach der Geburt dienen. Dies hat zur Folge, dass Kinder kurz nach der Geburt an einer Lungenentzündung erkranken können. Vorzeitiger Stuhlgang des Babys heißt immer: Das Kind hat oder hatte Stress.

Die Konsequenzen aus dem Abgang von grünem Fruchtwasser hängen von dessen Intensität ab und vom Zeitpunkt im Geburtsverlauf.

- Kommt eine Mutter bei 2 cm Muttermundweite mit dick grünem Fruchtwasser in die Klinik, heißt es nur noch: Kaiserschnitt.
- Tritt wenig grünes Fruchtwasser das erste Mal auf, wenn der Muttermund quasi vollständig offen ist und der Kopf schon fast zwischen den Schamlippen sichtbar wird, steht die Geburt unmittelbar bevor und niemand macht sich mehr zu große Sorgen.

Günstige Gebärhaltungen

Die hier dargestellten Gebärhaltungen sollen für Sie Anregung sein. Jede Frau entwickelt ihre eigenen Vorlieben. Beachten Sie nur bitte immer: Sorgen Sie für einen guten Halt für Füße und Unterschenkel, geben Sie Körpergewicht an Arme und Schultern ab und lassen Sie Ihren Mund leicht geöffnet. Spüren Sie, dass Ihr Kiefergelenk entspannt ist. Und ziehen Sie mit Händen oder Ellbogen gegebenenfalls Ihren Partner oder das Tuch zu sich her, hängen Sie nicht Ihr ganzes Gewicht daran. Bedenken Sie: Ihr Baby soll unten raus, also soll auch Ihr Becken nach unten sinken.

Positionen mit Bewegung (gehen, kreisen, stehen) helfen

- die Wehen anzuregen
- das Eintreten des Kindes ins Becken zu beschleunigen
- bei Rückenschmerzen

Die nach unten wirkende Schwerkraft bewirkt eine Verlagerung des kindlichen Kopfes im Becken. Durch den Druck auf den Muttermund wird die Kraft der Wehen verstärkt. Hängen Sie auch noch an einem Tuch, so lockert sich die Rumpfmuskulatur. Die Beckenräume können sich erweitern, wodurch Ihr Kind mehr Platz für seine Drehung hat. Auch ein guter Fußdruck lockert den Beckenboden.

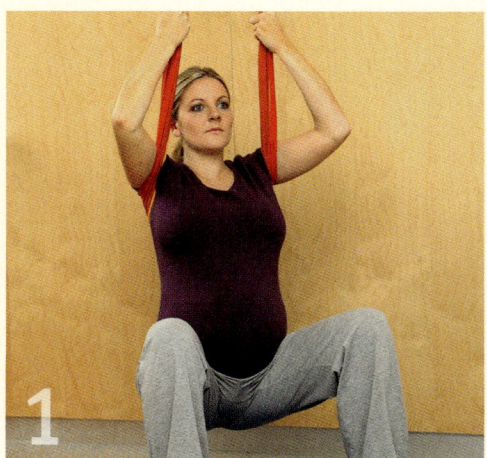

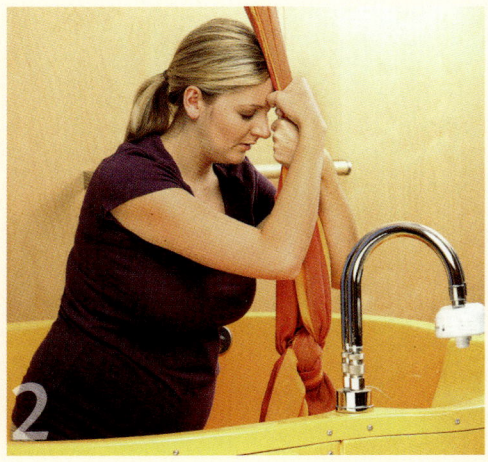

▲ 1. Das Hängen im Tuch nimmt Ihnen Körpergewicht ab und Sie können Ihr Becken gut schwer fallen lassen.

2. Die Kombination aus warmem Wasser und Halten/Stützen hilft, Ihre Beckenmuskulatur zu entkrampfen.

3. Beim Gehen oder Stehen wird unser Körper vom Becken stabilisiert. Während der Geburt sollen aber genau diese Muskeln locker und nachgiebig sein, daher muss Ihr Körper über den Schultergürtel und die Füße/Unterschenkel seinen Halt finden. Stützen Sie sich also gut ab.

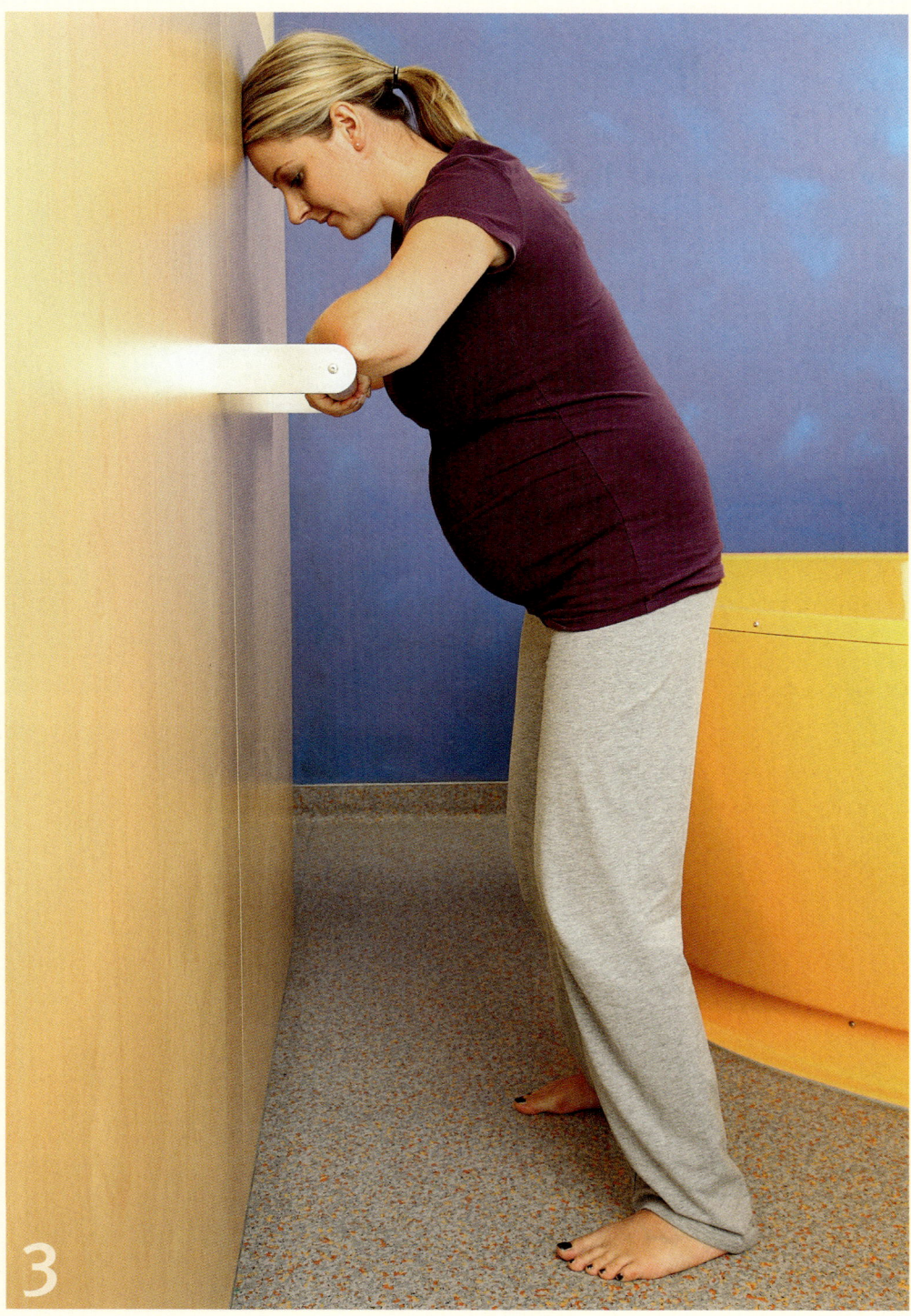

3

Vornübergeneigte Positionen (Vierfüßlerstand/Knie-Ellenbogen-Lage) helfen

- in der Eröffnungsperiode, wenn der Rücken des Kindes in Richtung der mütterlichen Wirbelsäule liegt
- wenn die Geburt zu schnell vorangeht und der Muttermund nicht schnell genug aufgehen kann
- in der Austreibungsperiode bei großen Kindern zur Schonung des Dammes

In diesen Positionen wirkt die Schwerkraft verstärkt auf das Kind. Das Köpfchen drückt nicht mehr so stark auf den Muttermund. Der Beckenausgang ist im Vierfüßlerstand vergrößert, das Becken ist gut beweglich, da der Schultergürtel stabilisiert wird.

▶ 1. Legen Sie sich waagerecht über den Ball und schaukeln Sie sachte hin und her, am besten im Rhythmus Ihrer Atmung: mit der Einatmung in die eine Richtung, mit der Ausatmung in die andere.

2. Wenn es zu heftig wird: Knie-Ellenbogenlage als die Haltung der Krise.

3. Auch mithilfe Ihres Partners erreichen Sie das gleiche Ergebnis. Hinzu kommt, dass er Ihnen den Rücken ausstreichen kann.

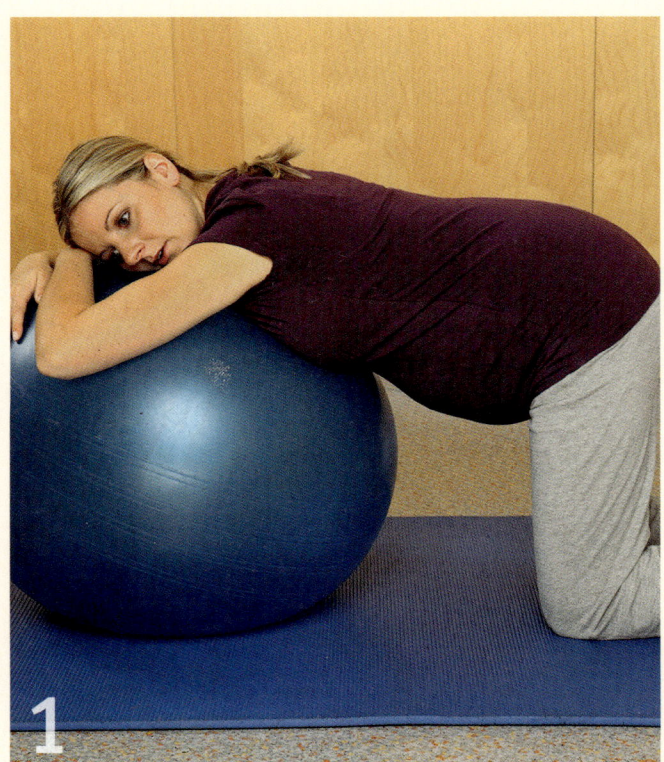

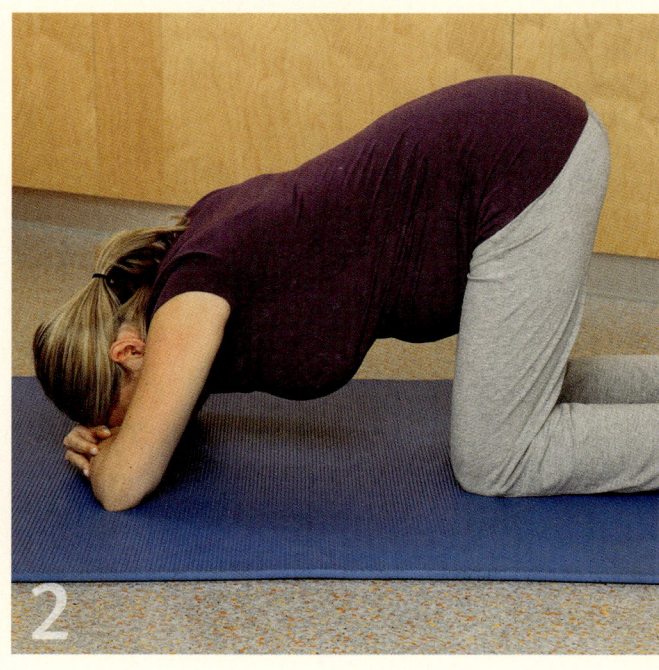

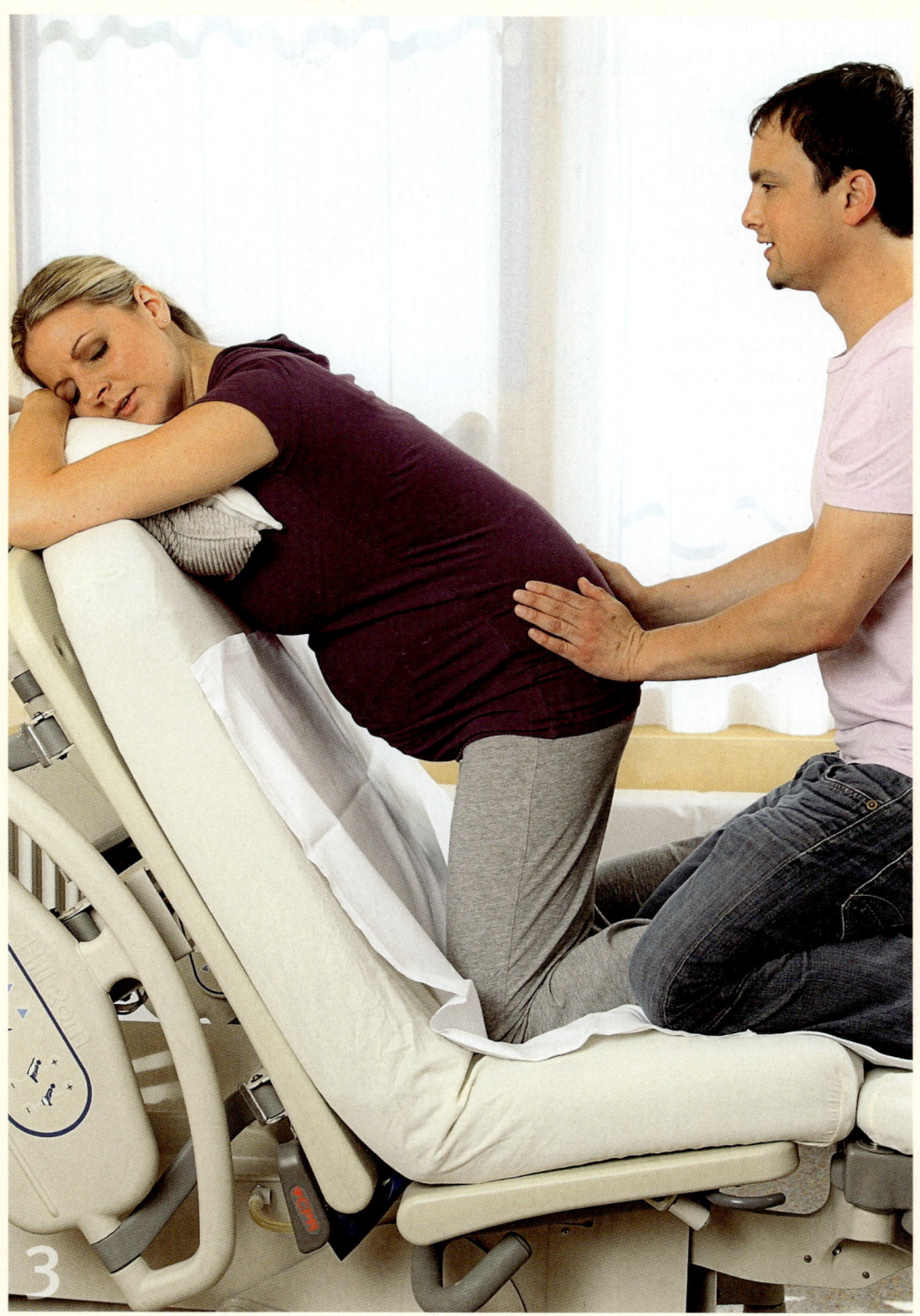

Seitlich liegend, halbsitzende Positionen helfen

- wenn die Mutter erschöpft ist
- in der Übergangsperiode, wenn das Köpfchen noch nicht fertig gedreht ist
- nach einer PDA, wenn die Bewegungsmöglickeit der Mutter eingeschränkt ist

Die Mutter dreht sich auf die Seite des kindlichen Rückens und erleichtert so den Weg des Köpfchens in den Beckeneingang.

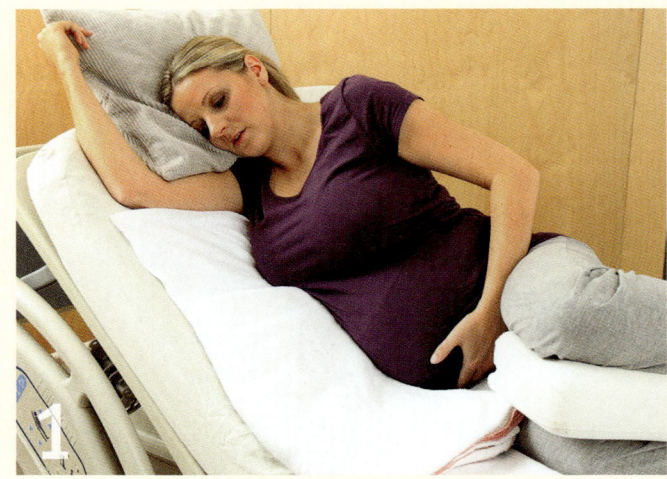

▶ 1. Liegen Sie auf der Seite so aufrecht wie möglich und wie Sie es als bequem empfinden. Ihr Bauch muss „geschient" sein, damit er nicht abknickt.

2. Auch hier gilt wieder, dass Sie Halt suchen, zum Beispiel mithilfe Ihres Partners. Legen Sie sich ein Kissen zwischen die Knie.

3. Oder helfen Sie sich mit dem Tuch. Gut ist es auch, wenn das obere Knie gehalten wird, um Verspannungen im Oberschenkel zu vermeiden.

4. Und natürlich ist auch die Wanne ein geeigneter Ort, um in der steilen Seitlage Ihrem Kind die Beugung zu erleichtern.

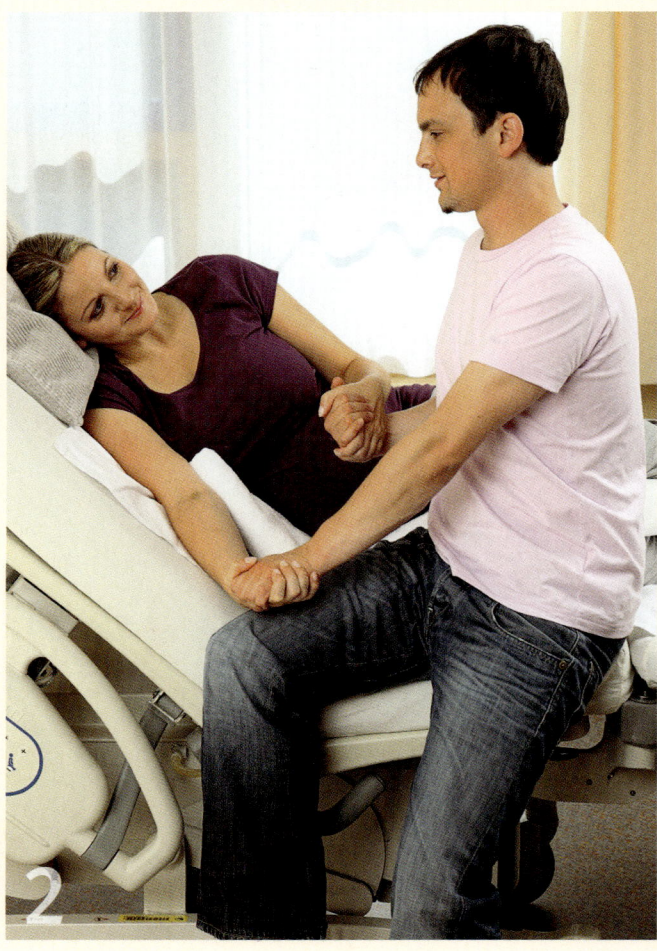

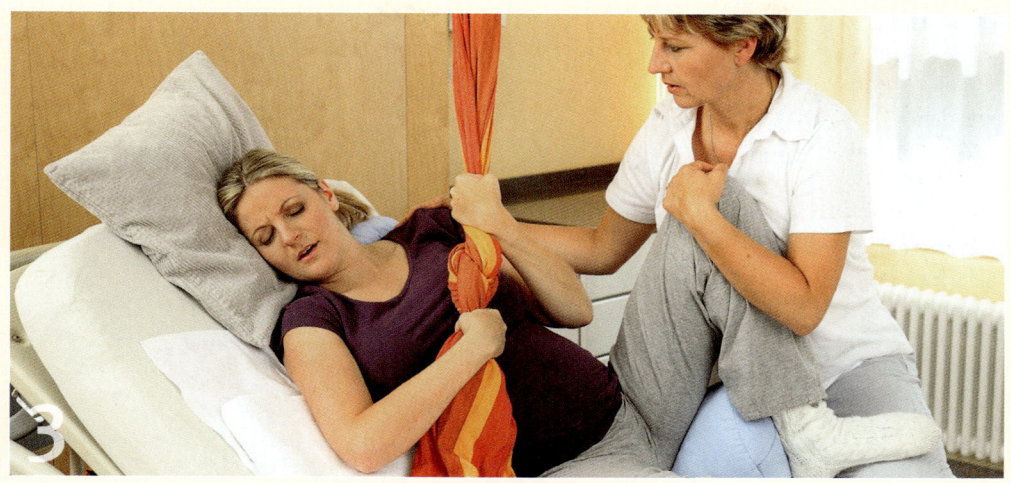

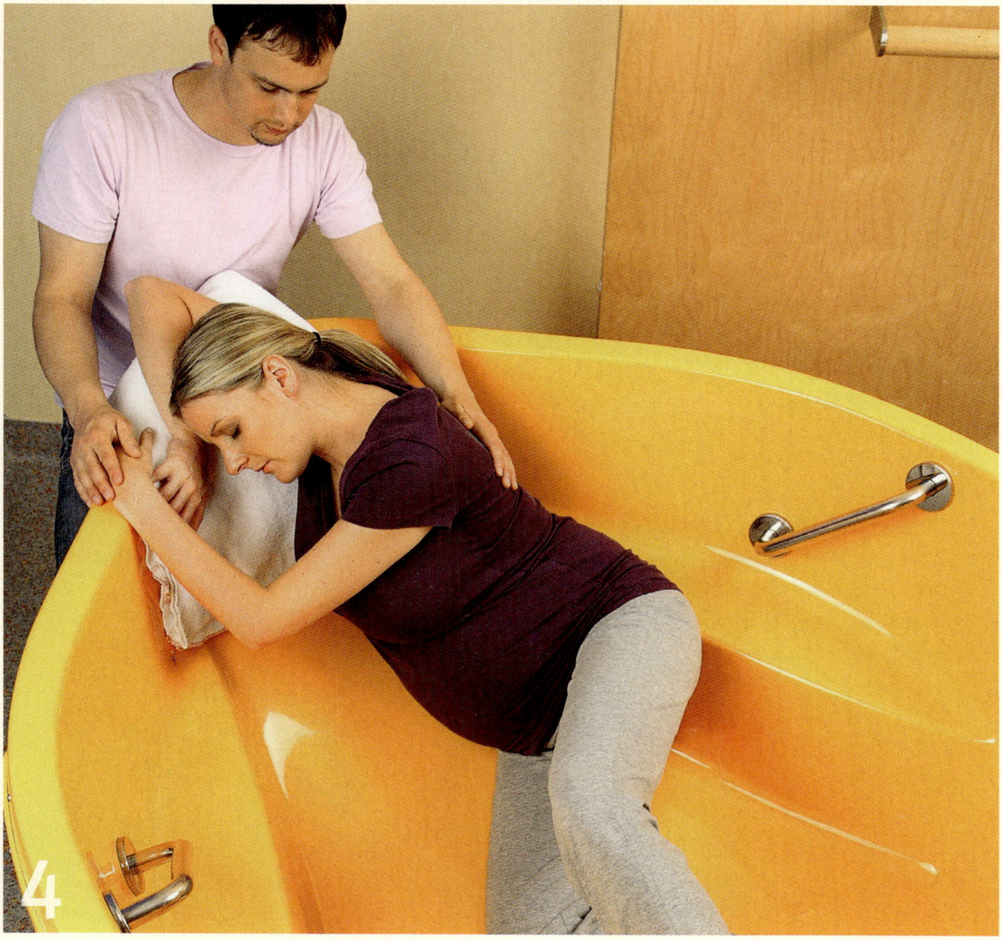

Sitzende Positionen helfen

- wenn die Mutter erschöpft ist
- bei einer PDA
- wenn das Tiefertreten des Köpfchens unterstützt werden soll

In der sitzenden Position wird die Schwerkraft ausgenützt und das Mitschieben erleichtert.

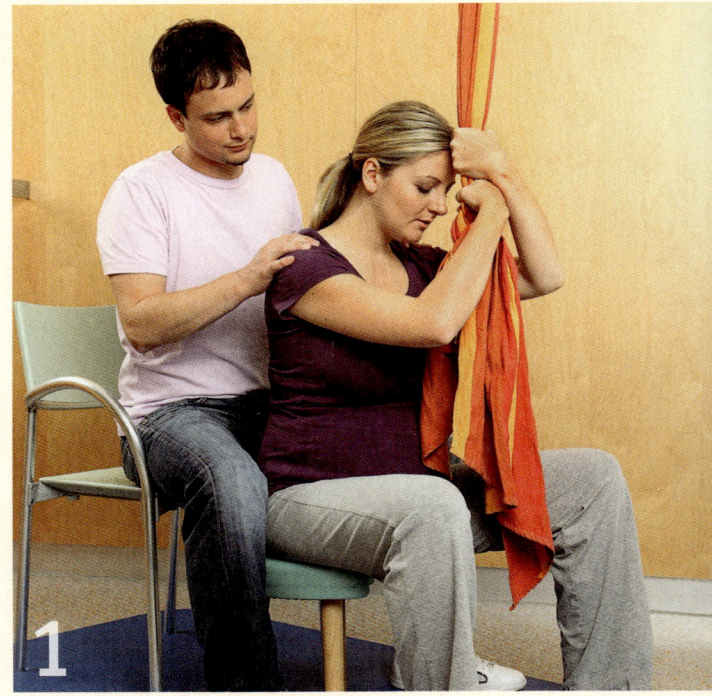

▶ 1. Auch der Gebärhocker kann zwischendurch als Aufenthaltsort dienen, nicht nur zur tatsächlichen Geburt, sondern auch schon in der Eröffnungsphase.

2. Wenn Sie bei Ihrem Partner auf den Knien sitzen, spüren Sie keinen Druck von unten gegen Ihren Beckenboden. Dies ist besonders in der zweiten Hälfte der Eröffnungsphase angenehm.

3. Gut gehalten von Ihrem Partner können Sie die Wehe besser veratmen, besonders wenn Sie sich leicht auf dem Ball hin und her wiegen.

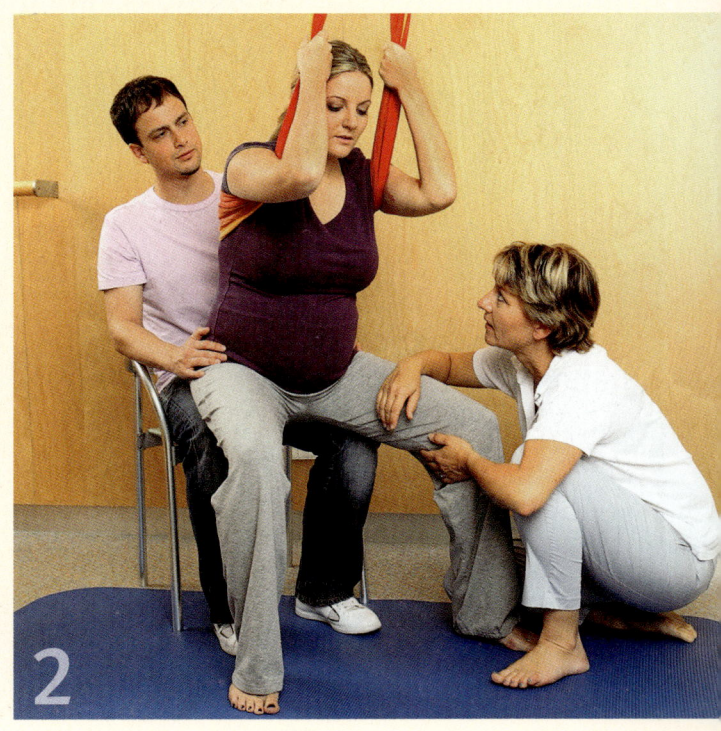

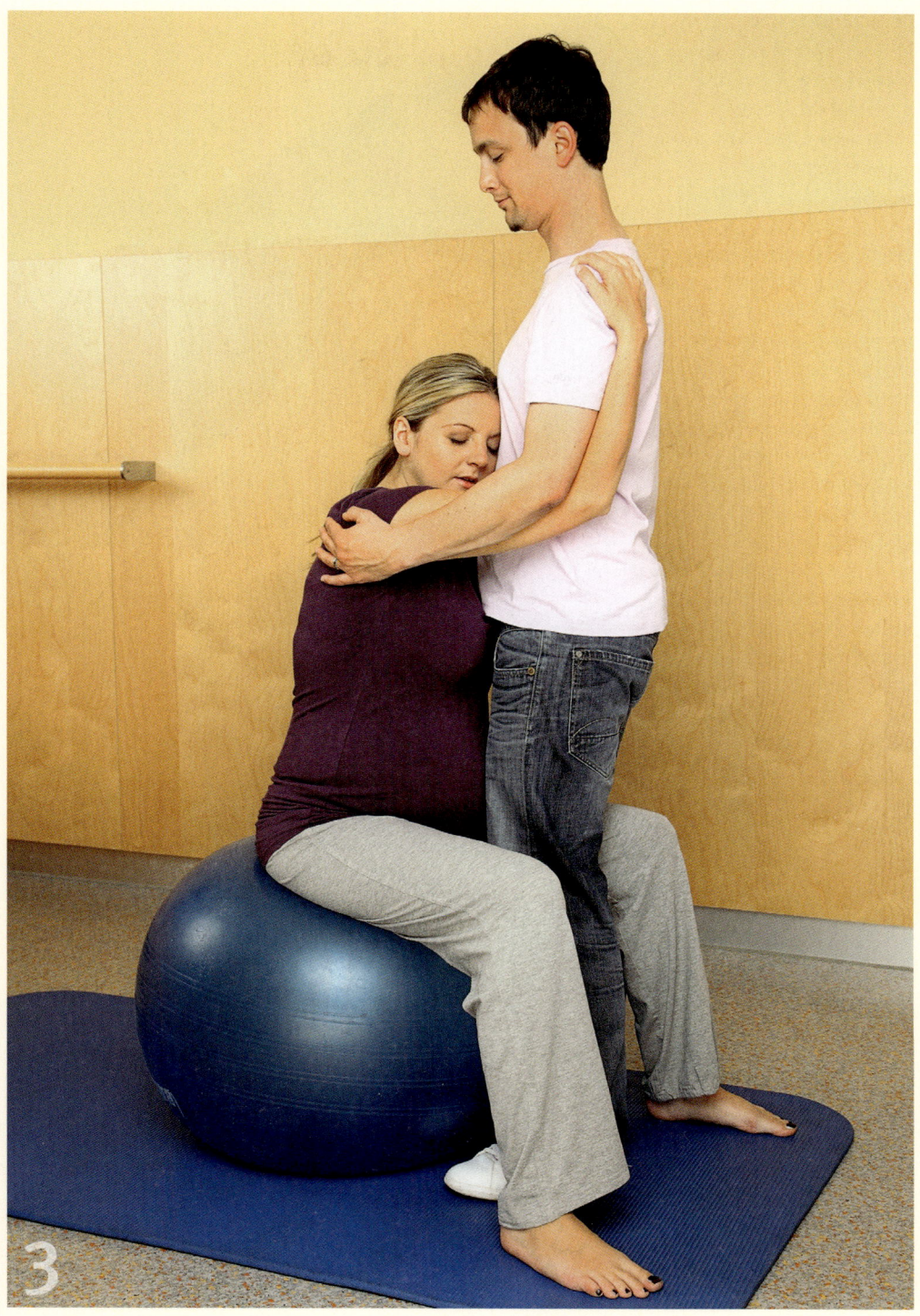

3

Im Oberkörper abgestützte Positionen helfen

- beim endgültigen Tiefertreten des Köpfchens
- zur maximalen Entspannung in der Wehenpause
- bei der Geburt des Kindes

Wenn Sie das Gefühl haben, „ich kann nicht mehr", „ich bin so müde", „lieber sterbe ich, als dass ich noch eine Wehe ertrage", dann ist die Geburt Ihres Kindes nicht mehr weit. Nun ist es ganz wichtig, dass Sie sich in den Pausen maximal entspannen können, vielleicht sogar ein wenig weg dösen. Lassen Sie sich die Rückenlehne hochstellen oder knien Sie vors Bett und legen sich auf dem Bett ab. So kann Ihr Körper gut arbeiten, aber sie müssen selbst kaum Kraft aufwenden.

▶ 1. Bequem über ein Kissen gelehnt, erlaubt Ihnen diese Haltung ein Wegnicken in der Wehenpause. Der Oberkörper ist nach vorne geneigt und die Schwerkraft kann das Ihrige tun.

2. Ihr Partner kann Ihnen das Becken halten, wenn Sie das Gefühl haben, Ihr Baby sprengt es fast auseinander. Hierbei hält er Ihre Beckenschaufeln fest in seinen Händen.

3. Oder aber Sie brauchen seine Hände an Ihren Ellenbogen und seinen liebevollen Blick, der Kraft gibt.

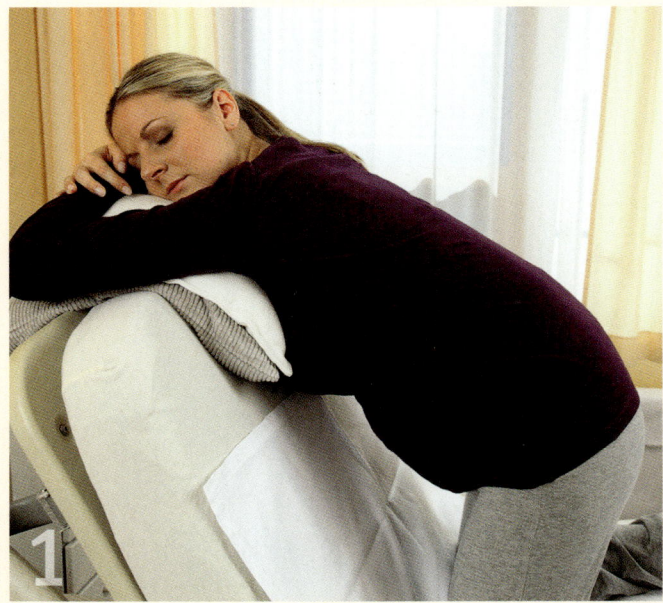

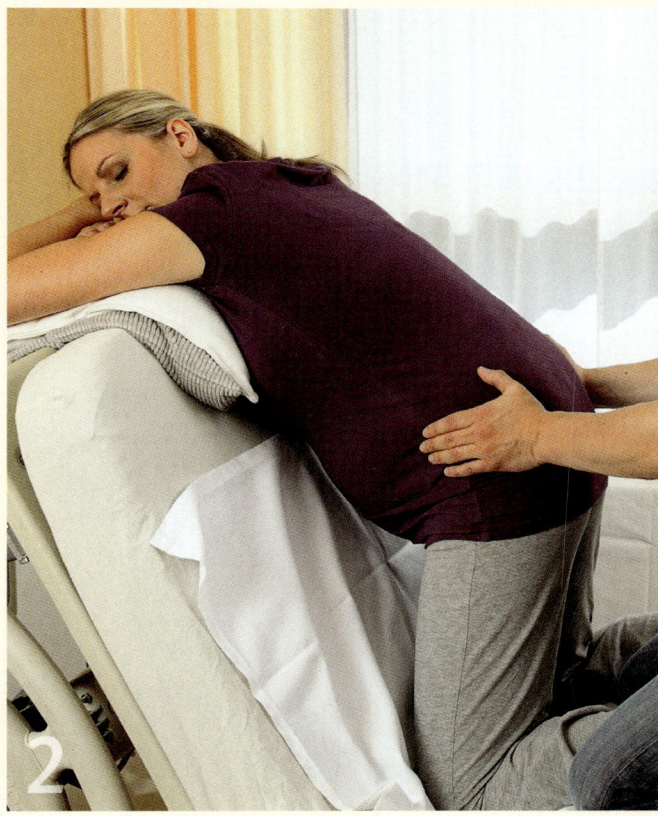

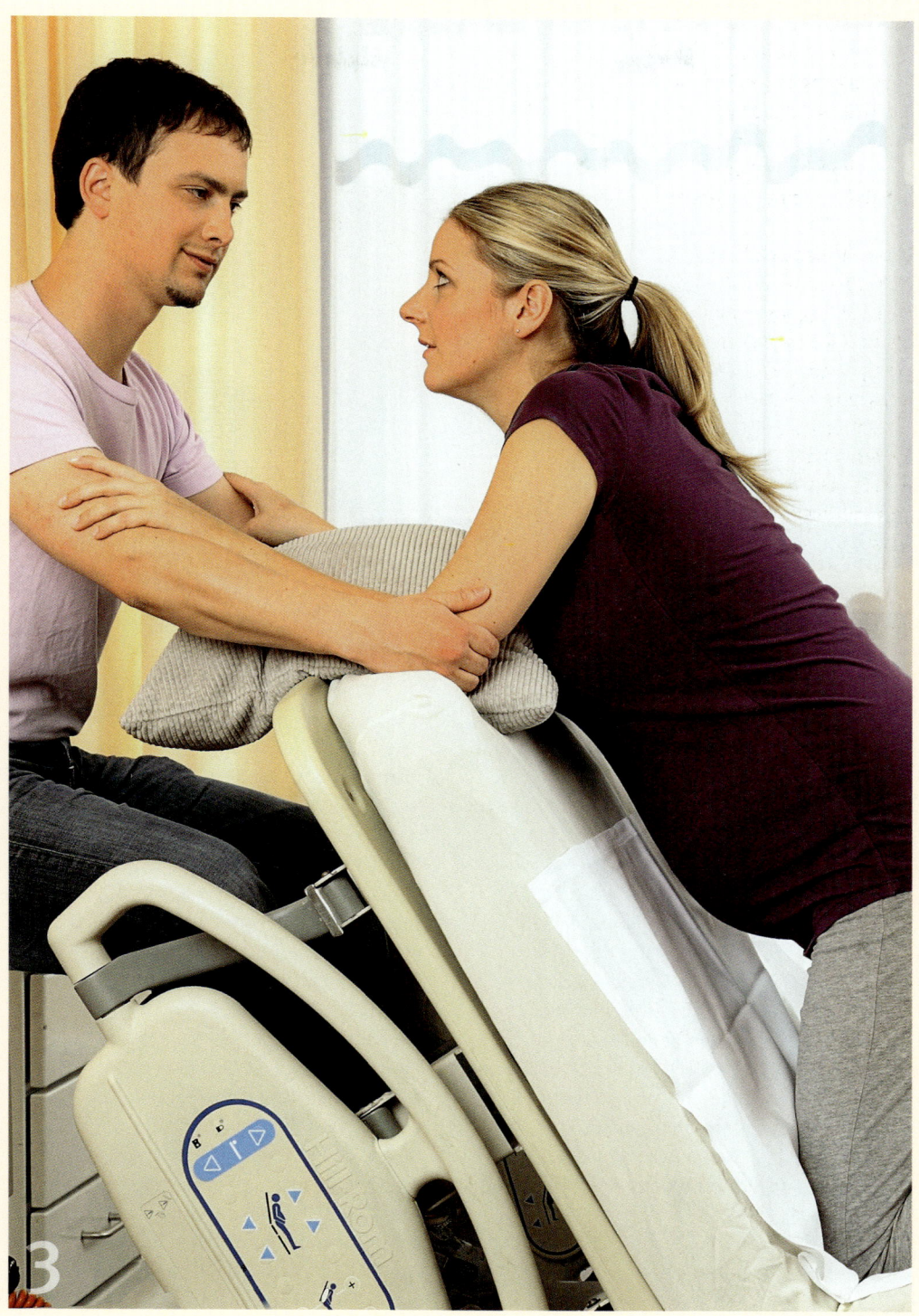

Gebärhaltungen während der Geburt – ein Beispiel

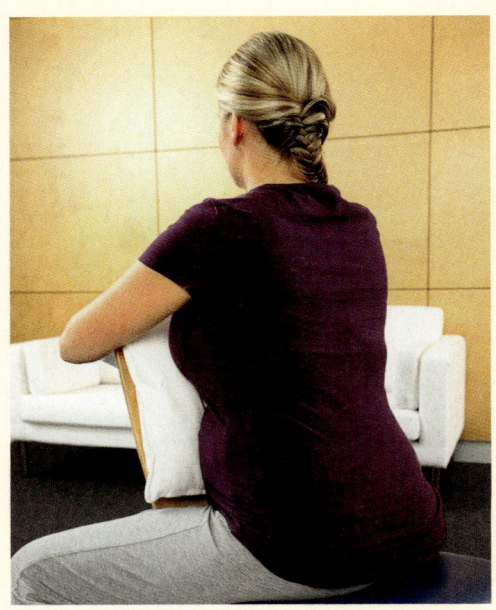

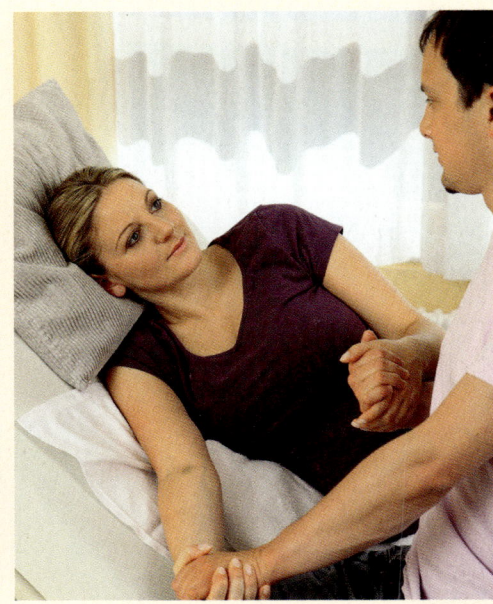

▲ **1. Frühe Eröffnungsphase.**
Wenn Sie noch zu Hause sind und Kraft haben, können Sie sich immer während der Wehe nach vorne an einem Fensterbrett, Esstisch oder Ihrer Küchenarbeitsplatte abstützen: Der Schultergürtel ist fixiert, die Arme nehmen Körpergewicht auf, das Becken ist frei in seinen Bewegung, die Füße haben eine sicheren Stand und tragen Sie sicher. Alternativ dazu können Sie sich verkehrt herum auf einen Stuhl setzen, am Ball knien oder sich bei Ihrem Partner oder der Rückenlehne des Betts anlehnen. Durch den nach vorne geneigten Oberkörper unterstützen Sie Ihr Baby darin, sich mit Köpfchen und Rücken auf den Weg nach vorne zu machen.

▲ **2. Späte Eröffnungsphase.**
Hier nun geht es darum, Ihrem Kind beim letzten Drehen und vor allem Beugen zu helfen. Durch die steile Seitenlage unterstützen Sie Ihr Kind darin, sich ganz einzurollen. Stellen Sie sich vor, Ihr Kind legt sein Kinn auf die Brust (wie bei einer Rolle rückwärts). Dies geht am Besten im Bett mit vielen Kissen oder aufgestellter Lehne, mithilfe von Ball und Partner oder auch in der Wanne. Auch hier ist es wieder wichtig, dass Sie etwas haben, um es zu sich heranzuziehen: die Hände Ihrer Begleitung oder das Tuch. Und ganz wichtig: Ihr Bauch darf nicht abknicken, er muss mit einem Kissen oder einer Unterlage geschient sein. Legen Sie sich etwas zwischen die Knie oder bitten Sie Ihren Partner, dass er Ihr oberes Bein hält. Die Seite, auf die Sie sich legen, ist die, wo der Rücken Ihres Babys war oder noch ist.

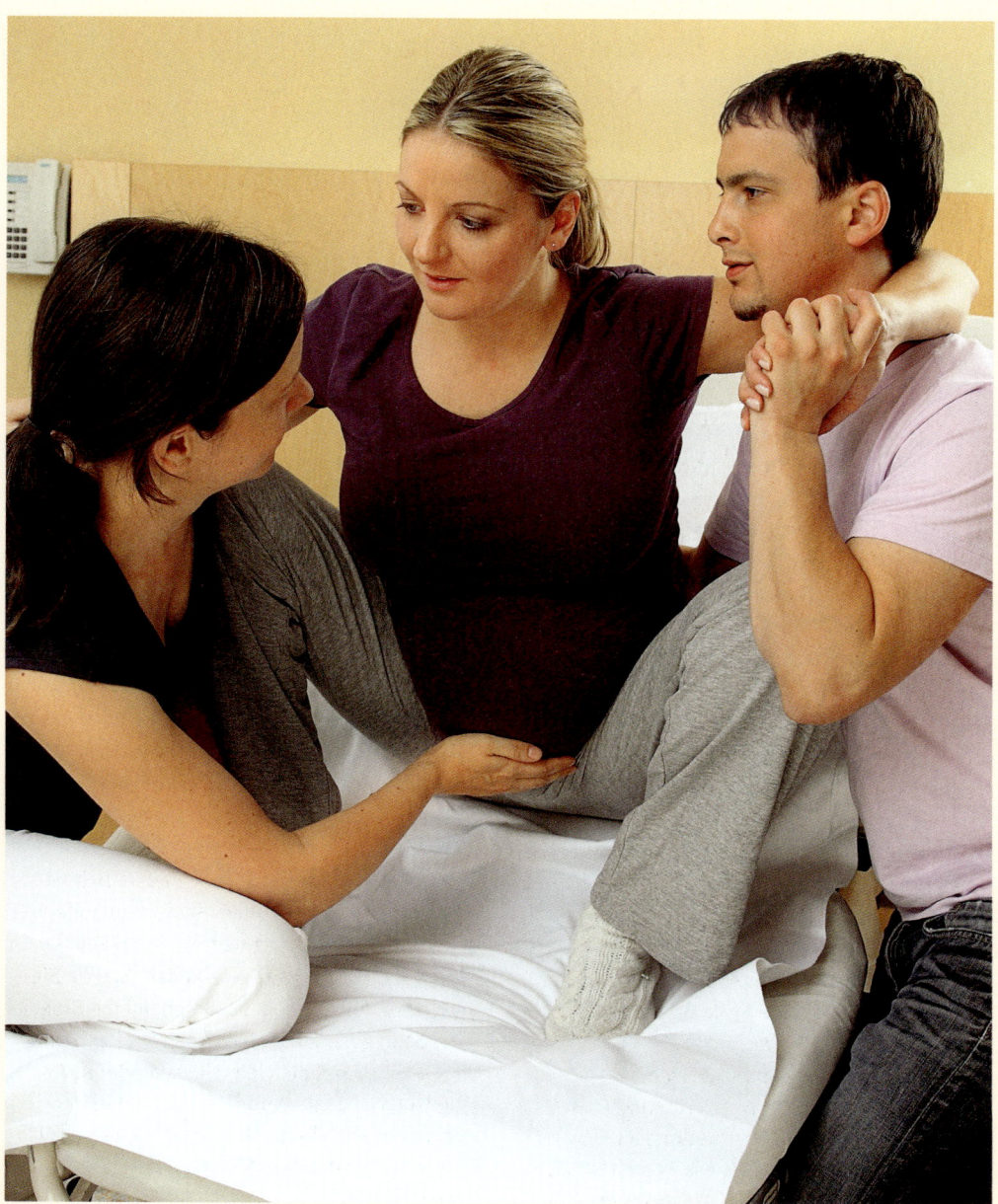

▲ 3. Austreibunsgphase.

In der Austreibungsphase hilft es Ihnen, wenn der Rücken Ihres Babys genau hinter Ihrem Bauchnabel liegt. Der Vierfüßlerstand hilft der endgültigen Drehung Ihres Kindes. Um es dann aber auf die Welt zu schieben, sollten Sie die Schwerkraft ausnutzen, also ist es vorteilhaft zum Mitschieben die Schultern höher als das Becken zu haben. Ob Sie dies im Knien, auf dem Gebärhocker oder in der Hocke tun, bleibt Ihnen überlassen.

Die Austreibungsphase

Wenn der Muttermund vollständig geöffnet ist, werden Sie Ihr Kind unter sehr druckstarken, lang anhaltenden Wehen gebären. Eine gute Position und die richtige Atemtechnik erleichtern Ihnen den Weg.

Die anstrengenden allerletzten Zentimeter

Seit vielen Stunden haben Sie jetzt Geburtsarbeit geleistet. Der Muttermund hat sich fast vollständig geöffnet. Die Wehen kommen in kurzen Abständen und halten lange an. In der Wehenpause nicken Sie ein. Achten Sie jetzt auf eine Position, die es Ihnen erlaubt, sich in den Pausen ganz fallen zu lassen, die in der Wehe aber den Geburtsfortschritt nicht behindert: also nicht ins Bett hineinlegen, sondern seitlich, gepolstert mit Kissen aufrecht sitzen oder knien vor dem Bett, dem Ball oder was auch immer Sie von der Höhe her angenehm empfinden. Lehnen Sie sich an Ihren Partner oder lassen Sie die Rückenlehne des Betts entsprechend einstellen.

Zu diesem Zeitpunkt würden Sie alles akzeptieren, was Ihnen ein Ende der Geburt beschert. Vielleicht müssen Sie sich übergeben oder Ihr Kreislauf erlaubt es Ihnen nicht herumzugehen, weil es Ihnen schwarz vor Augen wird. Ein Kaiserschnitt erscheint Ihnen wie das Paradies. Um die letzten Wehen vollends zu schaffen, brauchen Sie viel Zuspruch und Liebe. Uneingeschränkte Zuneigung von Ihrem Partner und allen, die im Raum anwesend sind. Später, wenn alles vorbei ist, werden Sie sich an diese Stunde der Geburt vielleicht gar nicht mehr in allen Einzelheiten erinnern. Ganz in sich gekehrt verarbeiten Sie eine Wehe nach der anderen, wie das sture Bergauflaufen im Hochgebirge, eine Serpentine nach der anderen, denn Sie spüren, nur so kann ich es schaffen.

Sie beginnen zu schieben

Der Druck des Köpfchens wird jetzt immer stärker. Das Kind wandert Millimeter für Millimeter durch die Scheide. Und auf einmal spüren Sie das unwillkürliche Zusammenziehen der Bauchmuskulatur und sie atmen nicht mehr gleichmäßig aus, sondern drücken die Luft heraus. Nicht das lange „A" ist mehr zu hören, sondern der letzte Rest der Luft verlässt Sie mit Nachdruck. Wenn die Hebamme dies hört, weicht Sie Ihnen nicht mehr von der Seite. Einmal muss sie sich noch vergewissern, dass der Muttermund wirklich den Weg fürs Köpfchen ganz freigegeben hat und nicht noch ein kleiner Rand, eine sogenannte Muttermundlippe, zwischen Kind und Schambein zu tasten ist. Und dann können Sie sich die nächsten Wehen dadurch erleichtern, dass Sie atmen und schieben, so wie Ihr Körper es von Ihnen verlangt.

Schimpfen Sie, wenn es Ihnen hilft.
Nicht selten müssen Gebärende zu diesem Zeitpunkt auch mal schimpfen: über die Schmerzen, über die Dauer der Geburt, über die Unfähigkeit ihrer Begleiter oder was auch immer. Das ist in Ordnung und bitte, Sie

FRAGEN AN DIE HEBAMME

Claudia, 38. Woche

„Darf ich während der Entbindung etwas trinken?"

„Natürlich, das ist sogar sehr wichtig. Trinken Sie in den Wehenpausen einen Schluck Wasser, denn nicht selten mögen Frauen zu diesem Zeitpunkt nur noch durch den Mund atmen. Der „Umweg" über die Nase scheint ihnen zu lang. Der Mund trocknet aus und das ist ein unangenehmes Gefühl. Auch für den Kreislauf ist genügend Flüssigkeit wichtig, der Blutdruck fällt sonst zu sehr und es wird Ihnen schwarz vor Augen. Diese Übergangszeit von Eröffnungsphase zur Austreibungsphase ist eine harte Zeit. Und manche Frauen würden jetzt gerne lieber sterben, als noch eine Wehe spüren zu müssen. Und wenn sie dies aussprechen, bedeutet das für Hebammen: aha, jetzt hat sie es gleich geschafft!"

müssen sich nie für Ihr Verhalten in dieser besonderen Situation entschuldigen. Partner müssen von vornherein darauf vorbereitet sein und für Hebammen ist es nichts Besonderes. Im Gegenteil, wenn Sie sich zu diesem Zeitpunkt der Geburt nicht gehen lassen, verlängern Sie diese Phase nur.

Die Austreibung

Die eigentliche Geburt des Kindes beginnt, wenn der Muttermund vollständig eröffnet ist und das Köpfchen mit geradem Scheitel und der kleinen Fontanelle als führender Pol zwischen den kleinen Schamlippen sichtbar wird. Schon früher haben Sie den enormen Druck des Kopfes auf den Schließmuskel von After und Scheide gespürt, diesem bei der Ausatmung auch nachgegeben. Vielleicht wollten Sie eigentlich noch dringend zur Toilette in der Annahme, sie müssten noch schnell vor der Geburt Stuhlgang machen, aber Ihre Hebamme wird Ihnen eine ganz andere Erklärung geben, nämlich dass jetzt gleich Ihr Kind auf die Welt kommen wird.

Frauen empfinden diesen Zeitpunkt sehr unterschiedlich. Nicht selten werden die Wehenabstände vorübergehend etwas länger, vielleicht auch 2–3 Wehen deutlich schwächer als die, die Sie in der letzten Stunde gewohnt waren. Stellen Sie sich vor, dass Ihr Körper seine Kräfte für den letzten Akt der Geburt sammelt. Bei anderen gehen die letzten Eröffnungswehen nahtlos in die Austreibungswehen über.

Stimmt Ihre Position?

Die Kräfte, die das Kind auf die Welt bringen, sind die Kräfte der Gebärmuttermuskulatur und der geraden Bauchmuskulatur, die Schwerkraft und die Atmung der Mutter. Damit diese Kräfte gut zusammenwirken können, ist es wichtig, dass Sie eine optimale Position einnehmen. Wahrscheinlich fühlen Sie sich selbst viel zu schwach und müde, um noch irgendwelche Umräumaktionen zu machen. Ihr Partner und Ihre Hebamme werden prüfen, ob Sie eine gute Position haben:

- Befinden Sie sich in einer Position, in der Sie die Kräfte, die Sie brauchen, auch mobilisieren können?

- Ist Ihr Rücken abgeknickt?
- Nutzen Sie die Schwerkraft optimal?
- Haben Ihre Füße einen guten Halt?

Mein Tipp

Auch wenn Ihnen eine Umlagerung schwerfällt: Verharren Sie nicht in einer Position, in der Sie sich nicht wohlfühlen. Ihr Partner und Ihre Hebamme werden Sie tatkräftig unterstützen, dann schaffen Sie alles!

Sie spüren, wie die Wehe sich aufbaut, wie der Druck am Damm stark zunimmt, wie die Bauchmuskulatur sich kontrahieren will. Es zerrt und drückt in Ihnen, der Damm und die Schamlippen brennen durch die Dehnung, die der Kopf erzwingt. Der Dehnungsschmerz der Haut wird über Nervenzellen an das Gehirn geleitet. Aber immer kommt der Punkt, an dem diese Nervenleitung unterbrochen wird, an dem das Köpfchen die Nervenbahnen so abdrückt, dass keine Meldung mehr ans Gehirn funktioniert. Und bis zu diesem Zeitpunkt ist auch noch keine Dammverletzung passiert. Versuchen Sie durch aktives Mitschieben den Kopf an diesen Punkt zu bekommen.

So würde ich es nicht machen

Leider ist es in der Bundesrepublik immer noch gang und gäbe, dass Frauen in halbsitzender Position aufgefordert werden, sich in die Kniekehlen zu fassen und die Beine zu sich herzuziehen. Ihre Partner werden angeleitet, ihnen den Kopf auf die Brust zu drücken. Die Anweisung zur Atmung lautet vonseiten der Hebammen und Frauenärzte: „Nun holen Sie mal tief Luft, machen Augen und Mund zu und pressen nach unten!" Eine Katastrophe für Sie und Ihr Kind! Was passiert?

- Durch diese „Zwangshaltung" kommt es im Körper der Mutter zu einem Spannungsbogen von Kopf bis Fuß.

- Die Rückenmuskulatur ist von Hals bis Steißbein gedehnt.
- Durch den Verlust der Bodenhaftung der Füße spannen sich automatisch die Muskeln im Becken an.
- Das maximale Einatmen hat zur Folge, dass das Zwerchfell stark gespannt ist und durch das Luftanhalten bekommen Sie einen roten Kopf, aber zum Vorwärtskommen ihres Kindes trägt dieser Druck nichts bei. Im Gegenteil, die Sauerstoffversorgung vor allem für Ihr Kind wird in diesem Moment schlechter.
- Die Austreibung stagniert und die Ärztin oder Frauenarzt sehen sich genötigt, Ihnen „zu helfen", indem sie mit dem Unterarm auf Ihren Bauch drücken und so das Kind herausschieben.
- Das Ganze bedarf womöglich auch noch eines Dammschnitts und so können alle in der Klinik sagen: „Wie gut, dass Sie bei uns gewesen sind, denn ohne unsere Hilfe hätten Sie es ja nicht geschafft!"

An dieser Vorgehensweise ist so schwer zu rütteln, obwohl viele wissenschaftliche Untersuchungen die Sinnlosigkeit beschreiben. Nicht zuletzt die Medien klopfen diese Form der Geburtsleitung in den Köpfen der Menschen fest.

Wie geht es besser?

Die Gebärhaltung

Zuallererst, es gibt nicht *die* Gebärposition! Jede Frau muss für sich herausfinden: In welcher Position kann ich die Kräfte, die ich brauche, aktivieren? Welche Position erleichtert mir den Geburtsakt? Woran will ich mich festhalten? Nur ein Grundsatz gilt für alle: Ihre Füße/Unterschenkel verlassen den Boden nicht! Ihr Mund ist geöffnet. Sie brauchen etwas zum Festhalten.

Stehen (s. S. 240): Die Gebärende hängt in der Schlaufe des Tuchs oder wird rechts und links unter den Armen von Helfern gehalten.

Knien (s. S. 242): Die Gebärende kniet auf dem Boden oder im Bett und stützt oder hält sich am Partner, an einem Tuch oder der Rückenlehne des Betts. Wie weit der Schultergürtel höher als der Beckengürtel ist, bestimmt die Frau. Vom Vierfüßlerstand, z. B. bei Steißlagengeburten bis zum ganz aufrechten Kniestand, mit viel Hilfe durch die Schwerkraft ist alles möglich.

Gebärhocker (s. S. 246): Die Gebärende sitzt auf einem Gebärhocker. Hiervon gibt es verschiedene Ausführungen auf dem Markt. Die Höhe ist ca. 30–50 cm. Der Hocker sieht aus wie eine vorne offene Klobrille. In der Regel sitzt der Partner hinter der Frau und sie kann sich an seinen Händen festhalten.

Tiefe Hocke (s. S. 251): Die Gebärende hängt tief in der Schlaufe des Tuchs oder „klemmt" zwischen den Oberschenkeln ihres Partners.

Aufrechte Seitenlage (s. S. 244): Die Gebärende Frau liegt in aufrechter Seitenlage im Bett, der Partner hält das obere Bein und gibt der Fußsohle Halt. Die Frau zieht sich mit dem oberen Arm am Tuch oder dem Partner hoch. Diese Haltung ist besonders für Frauen geeignet, die wegen Kreislaufproblemen oder durch eine PDA sich schlecht auf ihre Beinkraft verlassen können.

Die Atmung in der Austreibungsphase: schieben und nicht pressen

Früher hießen die Wehen der eigentlichen Geburt „Presswehen". Heute verwenden wir diesen Ausdruck nicht mehr. Wenn Sie etwas pressen, z. B. eine Zitrone, dann wird diese zwischen zwei Kräften eingeklemmt, hier zwischen dem Zylinder der Zitronenpresse und Ihrer Hand. Wollen Sie Ihr Kind zwischen den Schamlippen einklemmen? Sicher nicht. Sie möchten Ihrem Kind helfen, Ihren Körper zu verlassen, um alleine in die Welt zu gehen. Also das Kind muss vom Punkt A, nämlich der Scheide, zum Punkt B, nämlich dem Beckenboden, gelangen. Und üblicherweise schiebt man etwas von A nach B und presst es nicht dort hin. So kann Sprache missverständlich sein. Nur das Wort „Schiebewehe" hat sich noch nicht eingebürgert, wir sprechen meist von „Austreibungswehen". Nur Presswehen sind es nun wirklich nicht.

Die Wehe beginnt, d. h., die Gebärmuttermuskulatur kontrahiert sich, die Mutter atmet durch den offenen Mund ein, in dem Moment ziehen sich reflektorisch die geraden Bauchmuskeln zusammen, die Mutter atmet nach kurzer Pause kraftvoll, durch ihre Stimme unterstützt, aus, holt wieder neu Luft und das Ganze beginnt von vorne. Die Gebärende ist in diesem Moment den Forderungen ihres Körpers ausgeliefert. Auch in der Wehenpause spürt sie den Dehnungsschmerz an den kleinen und großen Schamlippen und am Damm. Die Atmung fließt in dieser Zeit immer durch den offenen Mund. Ist der Druck zu stark, kann die Mutter versuchen, durch kurzes Ein- und Ausatmen den Druck abzuschwächen, die sogenannte Kurzatmung, früher auch als „hecheln" beschrieben. Am leichtesten geht dies, wenn Sie gar nicht an „atmen" denken, sondern sehr schnell die Silbe „HE" sprechen, also „HE- HE- HE- HE- HE". Hierdurch kann die Bauchmuskulatur ihre Kraft nicht entwickeln. Empfohlen wird diese Atmung dann, wenn der Kopf zu schnell aus der Scheide rausrutscht, das Gewebe der Schamlippen und des Damms mit der Dehnung nicht „nachkommt" und die Hebamme einen Riss befürchtet. Die Austreibungsphase empfinden die meisten Frauen als angenehmer als die Eröffnungsphase. Endlich können sie mithelfen und das Ende ist greifbar nah. Das aktive Rausschieben des Kindes in die Welt bewirkt bei der Mutter die Freisetzung von Kräften, von denen sie gar nicht wusste, dass sie sie (noch) hat. Zu den Hormonen Prostaglandin, Oxytocin und den Endorphinen kommt jetzt noch Adrenalin dazu, das Stresshormon, das Ihnen jetzt diese Kräfte verleiht. Auch das Kind bildet Adrenalin, unerlässlich, um mit dem Geburtsstress gut umgehen zu können.

Ursula Jahn-Zöhrens, Hebamme

»Stellen Sie sich vor, …

Sie sitzen auf dem Höckerchen, Ihr Mann stützt Sie von hinten. Sie spüren, wie der Druck sich aufbaut, holen Luft, um dann kraftvoll und stimmgewaltig auszuatmen. Millimeter für Millimeter schiebt sich das Köpfchen aus Ihnen heraus. Fassen Sie hin, spüren Sie, wie Ihr Kind auf die Welt kommt. Das motiviert Sie ungemein. Manchmal bieten Hebammen auch einen Spiegel an, damit Sie sehen können, wie Ihr Kind auf die Welt drängt. Sie denken: Jetzt verreißt es mich, und dann plötzlich lässt das Brennen nach und der Kopf hat Sie verlassen. Sie haben eine Wehenpause und vielleicht möchten Sie sich etwas vorbeugen, um die Geburt des Körperchens direkt zu sehen. Noch einmal atmen Sie ein und Ihr Kind gleitet aus Ihnen heraus, es liegt jetzt zwischen Ihren Beinen.

Unglaublich, Sie haben es geschafft!! Verschrumpelt, nass und rot liegt Ihr Baby da, schaut Sie an und schreit. Der erste Atemzug hat seine Lungen entfaltet. Ganz vorsichtig wagen Sie sich daran, es anzufassen, sprechen es an, alle Schmerzen sind vergessen. Trauen Sie sich oder brauchen Sie noch etwas Zeit, bis Sie Ihr Baby in den Arm nehmen? Nehmen Sie sich die Zeit, die Sie brauchen! Und dann ist es so weit, gut angelehnt an Ihrem Partner halten Sie zusammen Ihr Kind im Arm. Können sich nicht sattsehen an diesem wunderbaren Anblick.

Noch ist es mit Ihnen über die Nabelschnur verbunden, noch pulsieren die Blutgefäße. Dann kommt der Moment, in dem die Hebamme die Nabelklemmen anbringt. Und wer schneidet die Nabelschnur durch? Sie selbst, der frischgebackene Vater? Oder zittern Ihre beiden Hände zu stark, möchten Sie Ihre Hände gar nicht vom Kind nehmen, dann macht es die Hebamme. Jetzt liegt ein selbstständiger Mensch in Ihren Armen. Ihre Tochter oder Ihr Sohn ist auf Ihre Hilfe angewiesen, aber die persönlichen Charakterzüge werden bald erkennbar werden. Wem gleicht es denn? Und vor allem, wie heißt der neue Erdenbürger? Noch muss der Mutterkuchen geboren werden und eventuelle Dammverletzungen genäht werden. Aber jetzt sind Sie Eltern!« ■

Dammverletzungen

Wie schon weiter oben erwähnt, kommt bei der Geburt des Köpfchens der Moment, in dem sich zeigt, ob die Haut des Damms und der Schamlippen der Dehnung standhält oder reißt. Den Zeitpunkt als solchen spüren Sie nicht. Die Diskussion, ob man es besser reißen lässt oder vorzeitig einen Dammschnitt (Episiotomie) macht, entwickelt sich zunehmend zugunsten des Reißenlassens. Es gibt immer noch Befürworter einer Episiotomie, die es zu gefährlich erachten, wenn der Schließmuskel des Darms in Mitleidenschaft gezogen wird und Gegner, die sagen, es reißt nur so, wie es soll. Früher wurde der Dammschnitt auch noch als Schutz gegen Gebärmuttersenkungen oder Harninkontinenz angesehen. Dies ist heute wissenschaftlich widerlegt. Um diesen Problemen in der Geburtshilfe zu begegnen, sind vor allem die Gebärpositionen und das richtige Mitschieben ausschlaggebend. Je gleichmäßiger der Druck vom Köpfchen auf das Gewebe trifft, desto eher bleibt die Haut heil. Und je mehr die Mutter nach ihrem Gefühl mit schiebt und nicht übermäßig und zum falschen Zeitpunkt „presst", desto weniger wird ihr Gewebe einseitig überdehnt. Ein Dammschnitt kann selten gebraucht werden, wenn die Muskelfasern um den Scheidenausgang besonders straff sind oder wenn eine Zangen- oder Saugglockengeburt unumgänglich wird. Aber selbst in diesen Fällen gibt es auch Geburtshelfer, die auf einen Damm-

schnitt verzichten. Der Riss verläuft in der Regel in den Hautfasern, die am schwächsten sind, mittig zwischen Unterkante Scheide und Anus. Häufig kommt es zu Schürfungen an den Innenseiten der kleinen Schamlippen. Diese werden nicht genäht. Genäht werden müssen größere Verletzungen am Damm und den Schamlippen, die bluten und auch tief sind. Genäht wird in lokaler Betäubung entweder von der Hebamme oder vom Frauenarzt. Je nachdem, wo Sie geboren haben.

Ursula Jahn-Zöhrens, Hebamme

»Schmerzlose Naht

Nach der Geburt stellte die Ärztin fest, dass bei Frau D. der Damm gerissen und auch die linke kleine Schamlippe verletzt war. Zunächst betäubte Dr. N. den Bereich der Scheide und des Damms, den sie in jedem Fall versorgen musste. Bis die Betäubung endgültig wirkte, hörte sie den kleinen Carl, der bei seiner Mutter auf der Brust lag, ab. Das lokale Betäubungsmittel braucht einige Minuten, bevor es seine Wirkung voll entfaltet, und Frauen müssen nach der Geburt überhaupt nichts mehr aushalten, also auch keine Betäubung, die nicht ausreichend wirkt. Das Nähen beschrieb Frau D. später mit den Worten „Ich spürte, dass die Ärztin etwas an mir machte, aber es tat nicht weh". Als die Dammnaht beendet war, prüften Ärztin und Hebamme nochmals die Blutung an der kleinen Schamlippe und kamen zu dem Schluss, hier nichts zu tun. Frau D. wurde darauf hingewiesen, dass sie in den nächsten 24 Stunden mit leichtem Brennen beim Wasserlassen an dieser Stelle rechnen müsse. Hilfreich ist es, während des Wasserlassens warmes Wasser über die Wunde laufen zu lassen. Das vermindere das Brennen. Bei meinem Hausbesuch ca. 72 Stunden nach der Geburt berichtet Frau D. mir, dass sie bereits keinerlei Beschwerden an den Geburtsverletzungen mehr hat. Das Brennen war schon am 2. Tag verschwunden, die Naht war nicht mehr geschwollen.«

Unterstützen Sie die Heilung. Die Naht kann in den ersten Tagen nach der Geburt noch geschwollen sein oder auch ziehen, besonders beim Sitzen. Sie können einiges tun, um die Heilung zu unterstützen:

- Spülen Sie nach der Toilette die Schamlippen und den Damm mit warmem Wasser ab.
- Sitzbäder in lauwarmem Wasser finden viele Frauen als sehr angenehm.
- Legen Sie Ihre Binden in den Kühlschrank, verwenden Sie zusätzlich Arnika- oder Calendulaauflagen bei Beschwerden.
- Verwenden Sie unbedingt im Wochenbett Binden, deren Oberfläche aus Zellulose ist und sich nicht wie Plastik anfühlt. Diese künstliche Oberfläche bildet ein unangenehmes, warmes Milieu, das schlecht für die Heilung der Naht ist.

FRAGEN AN DIE HEBAMME

Ingrid, 35 Woche

„Was kann ich tun, damit ein Dammschnitt gar nicht nötig wird?"

„Diese Frage ist schwierig zu beantworten. Eine wichtige Rolle spielt die Beschaffenheit Ihrer Haut und die Festigkeit Ihrer Muskulatur, also letztendlich Ihre Veranlagung. Eine wiederholte Dammmassage während der Schwangerschaft scheint ein Mittel zu sein, die Dehnfähigkeit von Damm und Schamlippen zu erhöhen. Willentlich können Sie eine Dammverletzung nicht vermeiden. Wichtig ist, dass Sie während der Geburt zur rechten Zeit mitschieben und dem Gewebe Zeit zur Dehnung lassen. Die Frage, ob Sie ein Reißen des Dammes zulassen wollen oder lieber geschnitten werden möchten, sollten Sie unbedingt frühzeitig mit Ihrer Hebamme und Arzt besprechen. Sie sind hier auf das Fachwissen angewiesen. Die Meinung, dass Risse besser heilen als Schnitte, scheint sich in den letzten Jahren durchzusetzen. Aber letztendlich liegt die letzte Entscheidung bei den Geburtshelfern."

- Legen Sie sich einmal am Tag ganz ohne Schlüpfer und Binde ins Bett, um so mehr Luft an die Naht kommen zu lassen.

Außergewöhnliche Situationen bei der Geburt

Präeklampsie oder auch Gestose

sind medizinische Begriffe, die der Volksmund früher mit „Schwangerschaftsvergiftung" beschrieb. Hierbei entwickelt der Körper der Mutter Abwehrmechanismen gegen das Kind. Die Anzeichen sind: Wassereinlagerungen, Bluthochdruck und Eiweiß im Urin. Es müssen nicht immer alle drei Symptome gleichzeitig auftreten. Meist kündigt sich dies schon im Lauf des letzten Schwangerschaftsdrittels an. Allein dezente Anzeichen dieser sogenannten Gestose sind noch kein Grund zur Panik. Was manchmal aber passiert, ist, dass gegen Ende der Schwangerschaft in wenigen Stunden die Anzeichen sich massiv verstärken oder gar noch Oberbauchbeschwerden bei der Mutter hinzukommen. Dann spricht man von einer „Präeklampsie", die bis zu Krämpfen führen kann, der Eklampsie. Dies ist ein bedrohlicher Zustand für Mutter und Kind. Leber, Niere und Blutgerinnung funktionieren nicht mehr. Dies nennt sich dann „HELLP-Syndrom". Die Kinder werden sofort per Kaiserschnitt entbunden, die Mütter nicht selten für einige Tage nach der Geburt auf der Intensivstation überwacht.

Ursula Jahn-Zöhrens, Hebamme

» Enge Überwachung

Frau Z. erwartet ihr erstes Kind. Bis zur 30. Schwangerschaftswoche verlief die Schwangerschaft problemlos. Das Kind entwickelte sich gut und die Mutter fühlte sich wohl. Dann allerdings kamen einige Besonderheiten auf. Frau Z. klagte über Empfindungsstören in den Armen und Fingern und dass sie nicht mehr gut in ihre Schuhe passen würde. Ich besuchte sie zu Hause und erschrak: Sie hatte im Gesicht, an Händen und Füßen Wasser eingelagert. Der Blutdruck war mit 140/85 an der oberen Grenze. Ich schickte sie zu einer Vorsorgeuntersuchung zu ihrem Frauenarzt. Dieser bestätigte meinen Verdacht, dass Frau Z. eine Präklampsie entwicklen könnte.

Sie wurde in engen Abständen von mir als Hebamme und der Frauenärztin betreut. Aber leider konnten wir nicht viel tun. In der 37. Schwangerschaftswoche hatte sich sehr viel Wasser eingelagert, der Blutdruck schwankte zwischen 155/90 und 175/105. Frau Z. musste in die Klinik. Dort wurden zudem noch erhöhte Leberwerte festgestellt. Einen Tag später wurde ihr Sohn Marius mit einem Geburtsgewicht von 2690 g mit einem Kaiserschnitt auf die Welt geholt. Die Mutter erholte sich zum Glück sehr schnell und auch Marius sah man drei Wochen nach seiner Geburt nicht mehr an, dass er zu früh auf die Welt gekommen war.« ▄▄

Eine Uterusruptur, das Reißen der Gebärmutter kann bei einer überlangen Geburt über mehrere Tage hinweg oder bei einer Gebärmutter, die eine Kaiserschnittnaht hat, vorkommen. Ein klares Zeichen ist, wenn die Mutter klagt, dass die Schmerzen überhaupt nicht mehr aufhören, also keine Wehenpause mehr eintritt. Hier wirkt der Schmerz als Signal bzw. Schutz!

Die vorzeitige Plazentalösung, wenn sich der Mutterkuchen unvorhergesehen von der Gebärmutterwand löst, ist sehr gefährlich. Das Kind wird nicht mehr versorgt, die Mutter blutet innerlich. Auch hier ist ein Notkaiserschnitt erforderlich. Eine vorzeitige Plazentalösung kann bei Bluthochdruck oder Diabetes in der Schwangerschaft auftreten. Ein erstes Zeichen ist, wenn das Fruchtwasser rot verfärbt ist. Die Mutter klagt über einen Dauerschmerz im ganzen Bauch, die Gebärmutter ist bretthart.

Alle hier aufgeführten Beispiele sind selten, jedoch lebensbedrohlich. Hebammen entwickeln nicht selten einen „siebten" Sinn für diese Situationen. Und noch mehr die Mütter selbst. Wenn Sie sich nicht wohlfühlen, eine innere Unruhe Sie treibt, zögern Sie nicht, sich kompetente Hilfe zu suchen! Ihre Hebamme kann die Situation gut einschätzen.

Geburt nach sexuellem Missbrauch

Hatten Sie in Ihrem Leben jemals ein traumatisches sexuelles Erleben, einen sexuellen Missbrauch, so können Schwangerschaft und Geburt Ihnen die Erinnerung daran zurückbringen. Manche Untersuchungen werden von Ihnen als Zumutung empfunden. Versuchen Sie unbedingt mit Ihrem Frauenarzt und Ihrer Hebamme ein Vertrauensverhältnis aufzubauen, das es Ihnen erlaubt über dieses Ereignis zu sprechen. Auch wenn es Ihnen gelingt, im Laufe der Schwangerschaft das Trauma zu verdrängen, weil Sie z. B. mit einem liebevollen Partner zusammen sind oder Sie annehmen, durch eine abgeschlossene Therapie das Geschehen verarbeitet zu haben, kann es Sie doch unter der Geburt wieder einholen. Ein Geburtsstillstand oder ein sich nicht öffnender Muttermund können aus Ihren Ängsten resultieren. Aber wenn Ihre Begleiter um Ihre Erfahrung wissen, kann eine Geburt auch ein Heilungsprozess für Sie sein.

So könnte Ihre Geburt ablaufen

Gebären ist ein außergewöhnlicher Vorgang, der am besten gelingt, wenn man sich ihm hingibt und keine Zwänge ausübt, also keine Handlungen aufgrund eingeschliffener Routinen fordert. Als werdende Mutter sollen Sie sich Ihren inneren Bedürfnissen hingeben dürfen, ohne auf Apparate und Untersuchungen Rücksicht nehmen zu müssen.

Sie sind sich sicher, es geht los. Seit einigen Stunden haben Sie regelmäßige Wehen. Die Abstände werden immer kürzer. Nun sind Sie mit Ihrem Partner in die Klink gefahren.

Sie haben regelmäßige Wehen alle 5 Minuten, die Fruchtblase ist noch nicht gesprungen und der Muttermund hat sich bereits 3 cm geöffnet. Die Hebamme hat Sie in „Ihren" Kreißsaal gebracht. Hier werden Sie sich die nächsten Stunden aufhalten. Noch im Aufnahmeraum haben Sie sich bequeme Sachen angezogen: ein XXL-Shirt, Socken, Ihren Bademantel übergelegt und vielleicht leichte Schule an den Füßen. Ihr Mann legt die CDs, die Sie mitgebracht haben, zum Abspielgerät und die Hebamme fragt Sie, ob es Ihnen warm genug ist. Sie stellt Ihnen ein Glas Wasser bereit. Nun heißt es die Wehen gut verarbeiten: atmen, tönen und bewegen. Und die Wehenpause zum Entspannen und Erholen nutzen.

Im Raum befindet sich ein Kreißbett, breit genug für zwei. Darüber hängt ein Tuch. Etwas daneben steht der Gebärhocker, einladend mit einer weichen Matte kombiniert. Dazu noch ein Ball. Ein weiteres Tuch steht hier zur Verfügung. Wenn Sie aus dem Fenster schauen, haben Sie den Blick frei über die Stadt oder in einen Park. So wandern Sie zunächst während der Wehenpausen im Raum umher. Mit Beginn der Wehe stützen Sie sich am Fensterbrett ab, lassen Ihre Atmung dorthin wandern, wo der Schmerz sitzt, und ziehen mit dem langen Ausatmen den Schmerz aus dem Körper heraus, vielleicht unterstützt durch einen Ton. Ohne dass es Ihnen bewusst ist, bewegt sich Ihr Becken im Rhythmus der Atmung von rechts nach links, von vorne nach hinten oder im Kreis herum, so wie es ihrem Körper angenehm ist. Ist die Wehe nach ca. 40 Sekunden vorbei, steht Ihr Partner bereit, damit Sie sich bei ihm anlehnen können, er Sie festhält und Sie sich entspannen können. In der Wehenpause nehmen Sie

einen Schluck Wasser. So geht das 7–8 Wehen lang. Zwischendurch hört die Hebamme die Herztöne Ihres Babys. Dann haben Sie das Bedürfnis, zur Toilette zu gehen. Dort angekommen bleiben Sie die nächsten 3–4 Wehen einfach sitzen. Dann beginnen Sie Ihren Marsch durch den Kreißsaal aufs Neue.

Nach einiger Zeit wird Ihnen vielleicht das Laufen zu anstrengend. Auch das Entspannen im Stehen fällt Ihnen zunehmend schwer. Versuchen Sie doch jetzt mal, wie es sich anfühlt, im Knien über den Ball zu hängen. Oder Ihr Partner setzt sich auf den Ball und sie legen Ihren Oberkörper auf seine Schenkel. Hierbei kann er sehr gut Ihren Rücken ausstreichen, massieren oder ein warmes Kirschkernsäckchen auf das Kreuzbein legen. Immer wenn der Ball im Spiel ist, sollte dessen Beweglichkeit ausgenützt werden. Entweder Sie schaukeln alleine mit dem Ball hin und her, oder Ihr Partner tut es mit Ihnen zusammen. Und wieder können Sie 40–50 Minuten so bleiben.

Geht es voran?

Inzwischen sind seit der Aufnahmeuntersuchung durch die Hebamme drei Stunden vergangen, die Wehen sind in ihrer Intensität stärker geworden. Um sich über den Geburtsfortschritt ein Bild zu machen, möchte die Hebamme zunächst wieder ein CTG schreiben und dann die vaginale Untersuchung wiederholen. Sie wird Ihnen danach erklären, Ihrem Kind geht es prima, die Wehenabstände sind nach wie vor fünf Minuten. Der Muttermund ist jetzt schon 5 cm geöffnet. Die Hebamme schlägt Ihnen vor, die Gebärwanne zu befüllen, um Ihnen ein Entspannungsbad zu ermöglichen, bei dem sie im Sitzen oder Knien mit dem ganzen Bauch im Wasser sein können. Die Zeit, die es dauert, bis die ca. 1000 Liter eingelaufen sind, nutzen Sie nochmals, um auf die Toilette zu gehen. Im Bad nehmen die Wehen an Intensität zu, werden stärker und die Abstände kürzer. In der Wehenpause lehnen Sie sich an den Wannenrand an, während der Wehe ziehen Sie sich an dem Tuch, das über der Wanne hängt, hoch. Leise läuft Ihre Lieblingsmusik im Hintergrund. Unter der Wehe wird Ihre Stimme lauter, Sie beklagen

sich über die Schmerzen: „Ach, das tut jetzt aber ganz schön weh!" Die Hebamme bestärkt Sie in Ihren Äußerungen, sie bestätigt Ihnen, dass Sie mit Atmung und Stimme die Wehen sehr gut verarbeiten. Zunehmend spüren Sie, wie das Köpfchen sich im Becken vorwärts schiebt. Zunächst drückte es mehr kurz unterhalb vom Hohlkreuz, am Übergang Lendenwirbelsäule, Kreuzbein, aber langsam haben Sie immer mehr das Gefühl, Ihr Kreuzbein wird nach hinten raus geschoben. Um Ihnen zu helfen, drückt Ihr Partner von außen mit dem Handballen gegen das Kreuzbein als Gegenkraft zum Kind. Immer wieder kontrolliert die Hebamme die Herztöne vom Kind. Dieses zeigt sich aber von den Kontraktionen der Gebärmutter unbeeindruckt.

Nach einiger Zeit drängt es Sie aus der Wanne raus. Sie fühlen sich nicht frei in Ihren Bewegungen. Sie verlassen die Wanne, gehen noch mal zur Toilette. Dann gehen Sie wieder im Kreißsaal herum. Immer wenn eine Wehe kommt, verlangen Sie nach Ihrem Partner, der Ihnen Halt gibt: entweder durch seine warmen Hände unterhalb der Schulterblätter, Druck am Kreuzbein oder durch Druck auf die Beckenschaufeln. Dies sind Handgriffe, die er im Geburtsvorbereitungskurs gelernt hat.

Die Zeit wird lang

Die Wehen werden heftiger, Ihre Stimme wird lauter, aber auch tiefer. Hier müssen der Partner und die Hebamme unterstützen. Entweder durch Mitatmen oder indem sie Sie an den Kurs erinnern, in dem Sie dieses Tönen schon mal ausprobiert haben.

Jetzt sind Sie schon sechs Stunden im Kreißsaal und noch ist kein Ende abzusehen. Gestern Morgen um 4 Uhr sind Sie an Wehen aufgewacht, haben sich den ganzen Tag zu Hause beschäftigt und versucht, die Kontraktionen zu ignorieren, bis dann um 21 Uhr dies endgültig nicht mehr ging und Sie sich auf den Weg in die Klinik gemacht haben. Mittlerweile ist schon der nächste Tag angebrochen.

Wieder werden Sie untersucht, dies Mal von der diensthabenden Ärztin: Der Muttermund ist 7 cm geöffnet, der Kopf steht schräg in Beckenmitte, das Köpfchen hat sich gut gebeugt. Die Ärztin spürt die kleine Fontanelle schräg links unter der Symphyse. Alle sprechen Ihnen Mut zu, Ihr Mann ist begeistert, wie gut Sie die Wehen verarbeiten. Und Sie? Ihnen ist schon alles zu viel, Sie sind müde, und gnadenlos folgt Wehe auf Wehe.

261

Erschöpft legen Sie sich ins Bett und die Hebamme stellt die Rückenlehne auf, sodass Sie in aufrechter Seitenlage sind. Gut mit Kissen unter dem Bauch, dem Kopf und im Rücken versorgt, schließen Sie die Augen und nehmen die Wehen, wie sie kommen. In der Pause dösen Sie ein. Während der Wehe habe Sie das Bedürfnis, sich das Tuch, das über dem Bett hängt, herzuziehen.

Plötzlich spüren Sie eine warme Flüssigkeit zwischen Ihren Beinen: Die Fruchtblase ist gesprungen. Und jetzt geht es Schlag auf Schlag: Die Wehen werden deutlich stärker und länger, die Abstände kürzer und alles drückt nach unten. Die Herztöne Ihres Kindes, die seither im Mittel bei 125 bpm waren, fallen kurzzeitig auf 97 bpm ab. Ihnen wird schlecht, Sie müssen sich übergeben. Das alles lässt sich nicht vermeiden und Ihr Mann erinnert Sie, dass die Hebamme im Kurs gesagt hat: Wenn eure Frauen sich übergeben müssen und glauben, sie können nicht mehr, dann kommt das Kind! Sie hören seine Worte, aber glauben können Sie ihm nicht.

Der Druck steigt

Dann das Ergebnis der nächsten Untersuchung: Der Muttermund ist fast ganz eröffnet, das Köpfchen ist schon aus der Gebärmutter in Richtung Scheide unterwegs. Und das spüren Sie jetzt von Wehe zu Wehe immer deutlicher: der Druck des Kopfes auf den Beckenboden. Erschrocken stellen Sie fest: Ich muss dringend zur Toilette, ich spüre einen starken Druck auf den Darm. Aber die Hebamme beruhigt Sie: Dies ist Ihr Kind und nichts anderes. Sie motiviert Sie, diesem Druck nach Bedarf Rechnung zu tragen und so wird Ihre Atmung sich verändern, nicht mehr gleichmäßiges Ausatmen, sondern ein „gedrücktes" Ausatmen hilft Ihnen jetzt mehr. Und auf diese Weise wandert Ihr Kind Millimeter für Millimeter durch die Scheide: Der letzte Rand vom Muttermund ist verschwunden, das Köpfchen hat seine 90°-Drehung vollendet und auch das Beugen ist vollständig erfolgt. Und nach und nach schiebt sich das Kind in Richtung Scheidenausgang. In der Wehenpause sind Sie ganz weggedöst, in der Wehe mobilisieren Sie Ihre Kräfte.

Die letzten Minuten

Schon während der Eröffnungsphase haben Sie mit der Hebamme besprochen, dass Sie gerne die Geburt auf dem Gebärhocker erleben möchten. Und so bereitet sie alles vor. Zusammen helfen Ihnen alle: Ihr Mann, die Hebamme und die Ärztin/der Frauenarzt, um den kleinen Umzug aufs Höckerchen zu bewerkstelligen. Ihr Partner sitzt hinter Ihnen, Sie sitzen zwischen seinen Beinen und seine Hände geben Ihnen den Halt, den Sie jetzt für die letzte Phase, die Austreibungsphase brauchen. Die Wehen haben jetzt ihr höchste Intensität, die Bauchmuskeln ziehen sich reflektorisch zusammen, die Schwerkraft tut das Ihrige und Sie selbst unterstützen mit lautem, kraftvollem Ausatmen durch den weit geöffneten Mund das Austreten Ihres Kindes aus dem Geburtskanal. Noch eine Wehe und noch eine Wehe. Sie spüren die Dehnung der Schamlippen und des Damms, glauben alles reißt, es brennt sehr stark. Und dann plötzlich keine Schmerzen mehr, das Köpfchen hat Ihren Körper verlassen. Hochkonzentriert warten alle auf die nächste Wehe, dann noch einmal kräftig mitgeschoben und Ihr Kind liegt für Sie wunderbar sichtbar zwischen Ihren Beinen. Sie haben es geschafft: Ihr Baby ist auf die Welt gekommen, dank einer hervorragenden Zusammenarbeit aller Geburtskräfte. Es ist jetzt 4.37 Uhr. Gut 24 Stunden sind von den ersten Anzeichen bis zur Geburt vergangen, für ein erstes Kind ist dies eine realistische Zeitspanne.

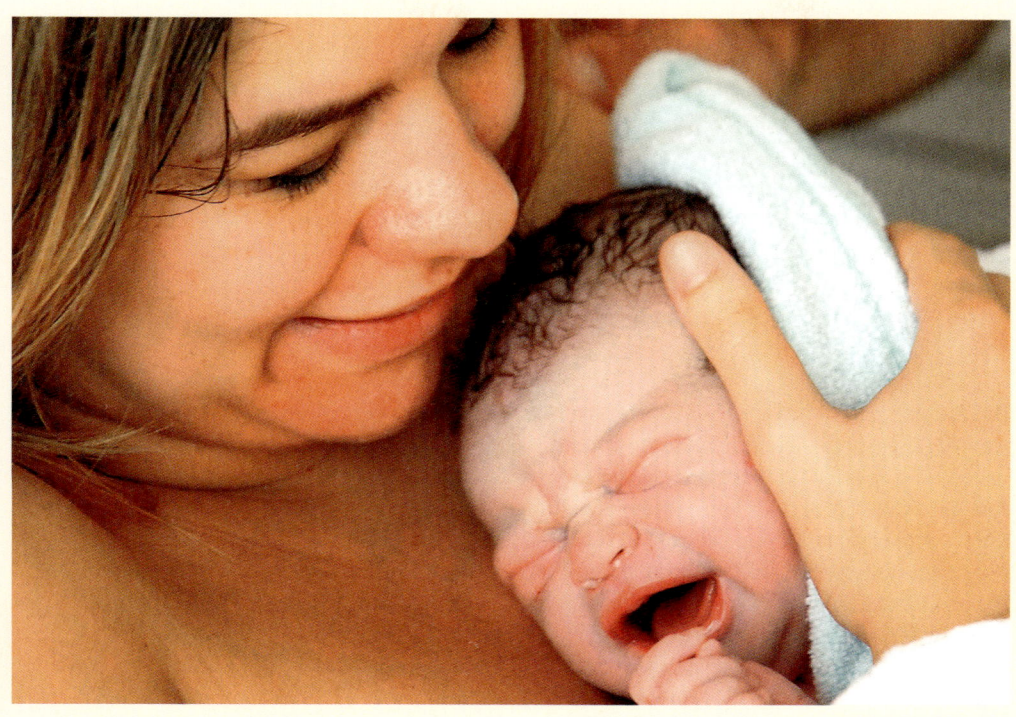

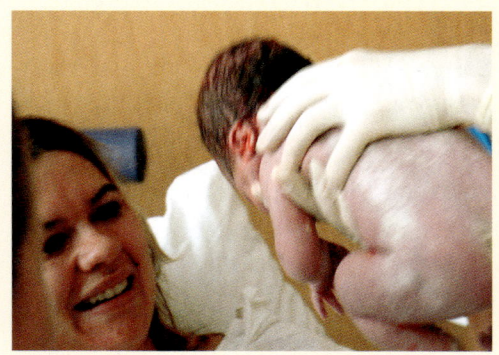

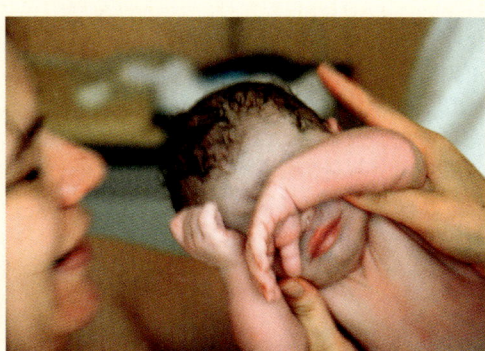

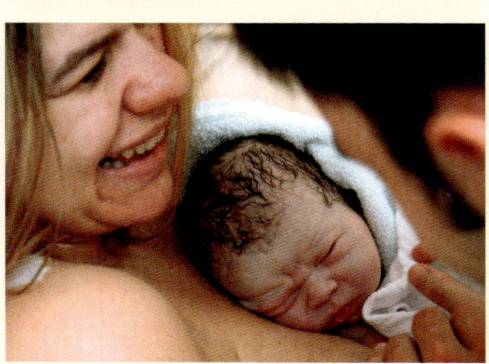

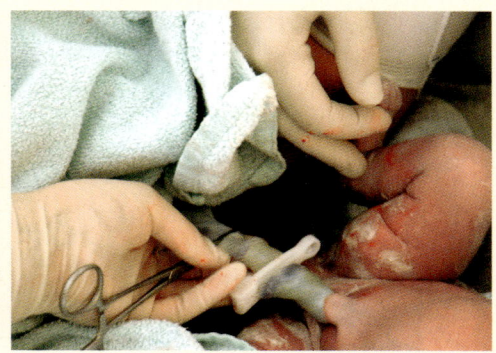

Die Nachgeburtsphase

Nach der Geburt des Kindes löst sich mit Nachgeburtswehen der Mutterkuchen von der Gebärmutter. Diese spüren Sie als leichtes Ziehen.

Die Plazenta

Die Plazenta (der Mutterkuchen) hatte im Lauf der Schwangerschaft eine Reihe von Aufgaben: Erst musste sie Hormone produzieren, damit Ihr Körper das befruchtete Ei nicht gleich wieder abstößt, dann für die Beschaffung aller nötigen Baustoffe sorgen, damit Ihr Baby wächst und ebenso die entstandenen Abfallstoffe wieder abtransportieren. Auch könnte man sich vorstellen, dass die Plazenta das erste Kuscheltier war, das Ihr Kind hatte. In jedem Fall: ohne Mutterkuchen kein Kind. Nicht wenige Kulturen auf dieser Welt sehen die Plazenta als „Zwilling" des Kindes und beerdigen sie entsprechend respektvoll in extra schön verzierten Urnen. Auch bei uns gibt es Familien, die den Mutterkuchen im Garten vergraben und ein Bäumchen darauf pflanzen.

Die Ablösung der Plazenta

Ist Ihr Kind wohlbehalten auf der Welt, sollte die Plazenta in absehbarer Zeit folgen. Dies geschieht zum einen durch Scherkräfte, die den Mutterkuchen von der Innenseite der Gebärmutterwand abtrennen, zum anderen durch den Verschluss der Blutgefäße. Für Geburtshelfer ist es wichtig, dass sich der Mutterkuchen komplett ablöst und nicht Reste in der Gebärmutterhöhle bleiben und dass die Mutter in dieser Phase der Geburt nicht zu viel Blut verliert. Die Ablösung der Plazenta wird durch das erste Anlegen des Kindes an die Brust unterstützt. Dies kann bis zu einer Stunde dauern. Wichtig ist, dass in dieser Phase der Geburt die Mutter, fachlich nennt man sie „Halbentbundene", nicht zu viel Blut verliert. Unterstützende Maßnahmen sind:

- das erste Anlegen des Kindes,
- die Entleerung der Harnblase,
- Akupunktur,
- homöopathische Präparate und
- – ganz wichtig – Geduld.

Und Geduld ist wieder etwas, das im Klinikalltag zu kurz kommt. Daher hat sich hier auch das Ziehen an der Nabelschnur verbreitet, mal mit mehr, mal mit weniger Erfolg.

Sie spüren die Geburt des Mutterkuchens nochmals als Druck, der aber nichts mit Schmerzen zu tun hat. Nach der Geburt des Mutterkuchens müssen Hebamme und Ärztin/Frauenarzt ihn auf seine Vollständigkeit untersuchen. Bliebe Plazentagewebe im Uterus zurück, hätte das zur Folge, dass Sie Schmerzen bekommen, mehr Blut verlieren, eine Entzündung sich entwickelt oder gar eine bösartige Veränderung des Gewebes nicht ausgeschlossen werden kann.

Schauen Sie sich diesen Mutterkuchen an, der neun Monate so gute Dienste geleistet hat. Die Seite, die mit der Gebärmutterwand verbunden war, sieht aus wie dunkelrote, handtellergroße Inseln. Die Seite, die zum Kind hin gezeigt hat, ist mit Eihaut überzogen und bekommt dadurch einen perlmuttfarbenen blau-violetten Glanz. Breitet man den Mutterkuchen mit dieser Seite nach oben aus, erscheint die Nabelschnur mit ihren drei Blutgefäßen, nämlich eine Vene und zwei Arterien, wie der Stamm eines Baumes. Die Blutgefäße verästeln sich immer weiter. Ein wunderbarer Laubbaum ohne Blätter liegt vor Ihnen. Ich denke, nicht umsonst spricht man vom Stammbaum einer Familie mit seinen Ästen in den verschiedenen Linien.

Erst wenn die Plazenta versorgt ist, wird die Hebamme Ihnen zu Ihrem Kind gratulieren, denn erst jetzt gelten Sie als „Frischentbundene". Jetzt ist der Zeitpunkt gekommen, um in lokaler Betäubung eventuelle Geburtsverletzungen zu nähen. Und immer noch liegt Ihr Kind nackt, in warme Tücher gehüllt in Ihrem Arm. Vielleicht hat es schon das erste Mal an der Brust getrunken, vielleicht ist es aber auch noch mit Gucken beschäftigt. Und wer sind diese Augen, die mich ganz verliebt anschauen und die ich auch ganz verliebt anschaue. Verlieben ist jetzt angesagt!

Besonderheiten während der Nachgeburtsphase

Problematisch kann es werden, wenn die Plazenta sich zu sehr mit der Gebärmutterwand verwachsen hat. Meist lässt sich nicht erklären, warum dies so ist, es gibt aber Hinweise, die besagen, dass Frauen, die vor der jetzigen Schwangerschaft eine Ausschabung hatten, z. B. nach einer Fehlgeburt, häufiger Störungen in der Nachgeburtsphase haben.

Spätestens wenn eine verstärkte Blutung auftritt, muss versucht werden, die Ablösung zu forcieren. Dies geschieht durch Akupunktur, Homöopathie oder Wehen anregende Medikamente, die die Ablösung unterstützen. Erst

wenn alle diese Maßnahmen nicht geholfen haben und Sie weiter Blut verlieren, kann es nötig werden, dass Ärztin/Arzt den Mutterkuchen mit der Hand löst. Dazu wird Ihnen eine kurze Narkose verabreicht.

Sollte sich bei der Untersuchung des Mutterkuchens herausstellen, dass nicht alles Gewebe die Gebärmutter verlassen hat, wird noch im Kreißsaal eine Ausschabung notwendig. Auch dies erfolgt in Narkose. Die Zeit, die die Plazenta zur Ablösung braucht, schwankt zwischen wenigen Minuten nach der Geburt des Kindes bis zu gut einer Stunde.

Julia, 37. Woche

»Viel Zeit für uns

Nach meiner ersten Entbindung wurde mein Baby zunächst gewaschen, vermessen und untersucht. Ich hatte die Geburt „geschafft", die Kreißsaalroutine griff, ohne Rücksicht auf mich und meine Gefühle. Ich hätte mir so gewünscht, dass wir, mein Partner, unser Baby und ich, diese erste Zeit miteinander genießen könnten. Man weiß doch heute, dass direkt nach der Entbindung der Oxytocinspiegel bei der Mutter und dem Baby sehr hoch ist und dass in dieser Phase eine intensive Bindung aufgebaut wird. Ich wünsche mir für meine zweite Entbindung, dass mein Kind noch ganz lange bei mir bleiben darf. Es soll nackt auf meinem nackten Bauch liegen, vielleicht fängt es auch schon an, zu saugen?« ▬

Die ersten Stunden nach der Geburt

Die Mutter-Kind-Bindung findet ihren Anfang in der ersten Begegnung. Hier werden die Weichen für das weitere Zusammenleben gestellt. Manchmal wird in der klinischen Geburtshilfe diese erste Kontaktaufnahme, genannt „Bonding", auch heute noch unterschätzt.

Halten Sie Ihr Kind gut und sicher in Ihren Armen und lassen Sie sich beide mit warmen Tüchern zudecken. Viele Frauen lehnen sich in dem Moment entspannt zurück, schließen die Augen und genießen ganz und gar diesen ersten Moment. Andere haben in dieser Phase ein unkontrollierbares Zittern und frieren, dies sind die Nachwirkungen der großen Kraftanstrengung, die Sie geleistet haben. Väter treten Tränen in die Augen und beide, Mutter und Vater, wollen ihr Kind halten und fühlen. Alles andere verliert jetzt vorübergehend an Bedeutung, die junge Familie ist ganz mit sich beschäftigt.

Bonding – eine Bindung entsteht

Die Wahrnehmung für Ihre Umgebung ist kurz nach der Entbindung deutlich herabgesetzt. Eine sehr laute Geräuschkulisse, helles Licht und eiliges Hin- und Herlaufen können den ersten Bindungsprozess jedoch stark beeinträchtigen, indem diese Störungen Ihren Adrenalinspiegel erhöhen, Ihre Aufmerksamkeit erregen und damit vom Wesentlichen ablenken. Dagegen stellt die Geburt des Mutterkuchens oder die Versorgung einer Geburtsverletzung keine große Beeinträchtigung dar. Besonders die negative Auswirkung von sehr hellem Licht darf nicht ignoriert werden. Sicher kämen Sie nicht auf die Idee, ein kuscheliges Zusammensein mit einem lieben Menschen unter grellem Neonlicht zu arrangieren.

Viele Frauen haben große Zweifel an ihrer Fähigkeit zu stillen. Wichtig sind hier die ersten Momente. Ihr Kind sollte beim ersten Körperkontakt auch an Ihre Brust gelangen und nicht zwischenzeitlich weggenommen werden.

Bereits eine kurzzeitige Trennung von Mutter und Kind kann Ihr Kind irritieren. Möglicherweise geht es danach nicht mehr an die Brust.

Die Situation des Neugeborenen

Hat das Kind den Mutterleib verlassen, ist es nun ganz auf die Aufmerksamkeit und Fürsorge seiner Eltern angewiesen. Um sein Überleben zu sichern und die Mutter zur Zuwendung zu bewegen, beginnt es meist mit dem ersten Atemzug aus Leibeskräften zu schreien.

Der erste Schrei Ihres Babys hat im Geburtsverlauf eine tiefe Bedeutung. Ist der erste Schrei für die Helfenden das sichere Signal, dass es dem Kind gut geht, so löst er bei Ihnen als Eltern Erleichterung, Freude und Glücksgefühle aus, sowie das Bedürfnis, Ihr Baby zu sich zu nehmen und zu beruhigen. Eltern erwarten diesen ersten Schrei sehnsüchtig und

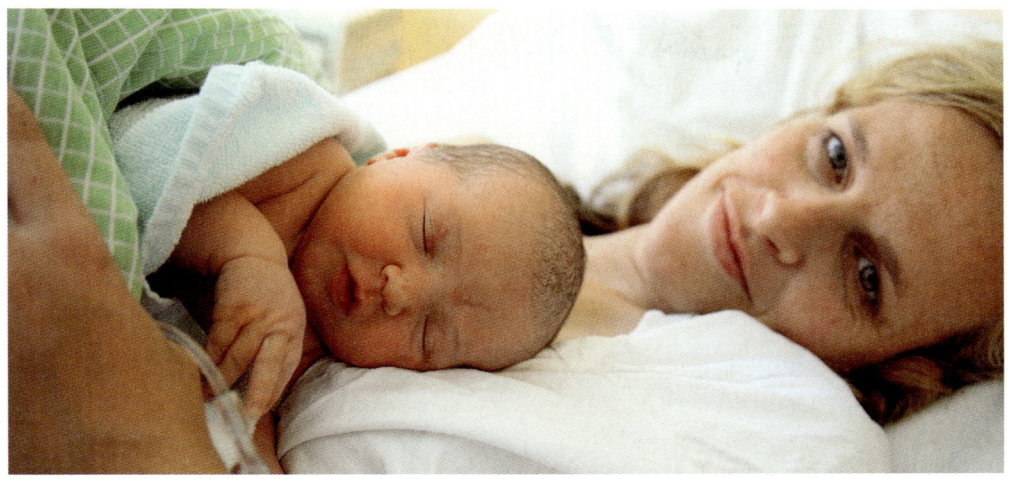

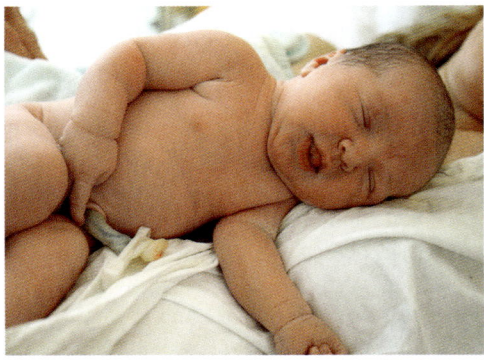

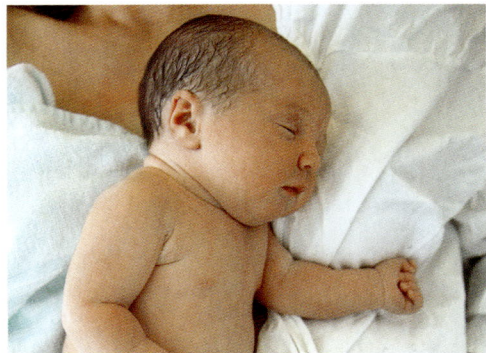

werden durch ihn direkt angesprochen. Lässt er auf sich warten, so kann das Enttäuschung und Besorgnis bei Mutter oder Vater auslösen („Wieso schreit es gar nicht?!"). Sie bleiben so lange in angespannter, fast misstrauischer Haltung, bis der erste Schrei ertönt.

Die Situation der Mutter

Waren Sie eben noch von der Anstrengung der Geburt völlig vereinnahmt, so reagieren Sie spätestens auf den ersten Schrei Ihres Kindes und wenden sich ihm zu. In Ihren Armen beruhigt sich das Kind und beginnt, sich mit seiner neuen Umgebung vertraut zu machen. Versäumen Sie nicht diesen Augenblick zu

▲ Nach der Geburt können Sie Ihr Baby lange nackt auf Ihrer Brust haben.

beobachten: Es ist immer wieder faszinierend zu sehen, wie schnell und zuverlässig sich das neugeborene Kind im Körperkontakt mit Ihnen, seiner Mutter entspannt. Eine tiefe Zufriedenheit macht sich bei Mutter, Vater und Kind breit. Auch im weiteren Verlauf des gemeinsamen Lebens bleibt das Weinen des Kindes ein besonderer Auslöser für Ihr fürsorgliches Verhalten als Eltern.

Dieser Kontakt, der die Familie in der neuen Lebenssituation innig und dauerhaft aneinander binden soll, findet über alle Sinne statt.

Zuerst über das Hören und Sehen, bedingt durch das Weinen und das äußerliche Erscheinungsbild des Neugeborenen mit seinen suchenden Bewegungen. Hat die Mutter, unterstützt durch den Vater, das Kind dann zu sich genommen, kommen Tastsinn und Geruchssinn hinzu (Streicheln und Beschnuppern).

Für das Kind stehen Tastsinn und Gehör an erster Stelle, die warme Haut der Mutter und ihr vertrauter Herzschlag. Liegt das Kind entspannt bei der Mutter, können Sie seine großen Augen bewundern. Dieser Blickkontakt fördert das „sich ineinander Verlieben" von Mutter, Vater und Kind. Mit weit geöffneten Pupillen schaut Ihr Kind Sie oft ganz ruhig und aufmerksam an. Als Nächstes kommen Geschmackssinn und Geruchssinn hinzu, Ihr Kind erlebt den Geschmack der Brustwarze und der Vormilch und prägt sich den Geruch der Mutter ein.

Was bedeuten diese ersten Minuten und Stunden für Sie und Ihr Kind?

Mit einem guten Start legen Sie eine solide Grundlage für den weiteren gemeinsamen Weg. Eine gesunde Bindung ermöglicht später auch ein gegenseitiges Loslassen, eine mangelhafte Bindung führt oft zum zwanghaften Aneinanderhängen oder gegenseitigem Vernachlässigen. Die erste Begegnung zwischen Mutter, Vater und Kind nach der Geburt ist ein eigenständiger natürlicher Prozess. Eltern und Kind sollten diese ersten Stunden des Kennenlernens ungestört genießen können.

Der erste Körperkontakt, das Fühlen der noch feuchten samtweichen Babyhaut, die Bewegungen des Kindes, seine ersten Geräusche und seine Wärme, sind für Sie als Eltern eine prägende Erfahrung. Ein ungestörter Körperkontakt kann vor allem nach schwierigen Geburten tröstend und heilend wirken. Geht

es Mutter und Kind gut, gibt es keine Gründe, diese erste Begegnung einzuschränken oder gar zu unterbrechen. Die Bestimmung von Gewicht, Länge und anderen Maßen kann zu einem späteren Zeitpunkt erfolgen.

Geringfügige Anpassungsstörungen sind kein Anlass, das Kind von der Mutter wegzunehmen. Die häufigste Therapie leichter Beeinträchtigungen beim Neugeborenen nach der Geburt ist die Zufuhr von Wärme und Sauerstoff. Welche Wärmequelle sollte besser geeignet sein als Sie, die Mutter, selbst? Und Sauerstoff ist an jedem Gebärbett verfügbar. So kann das Kind seine Lebenskräfte in Ruhe und Geborgenheit entfalten, den Sauerstoff kann der Vater oder jede andere Begleitperson vor die Nase des Kindes halten.

Ein Kind, das die ersten zwei Stunden nackt mit seiner Mutter verbringen durfte, ist durch und durch warm, rosig und zeigt sich äußerst zufrieden. Eine Mutter, die einen intensiven Kontakt mit ihrem Kind nach der Geburt haben konnte, geht gestärkt in ihre neue Rolle. Sie werden sich nach dem Körperkontakt sehnen und keine Angst haben, Ihr Kind zu „verwöhnen".

In der heutigen Zeit, in der immer mehr Menschen an Bindungsstörungen und an mangelnder Liebe zu sich selbst leiden, gewinnt die Zeit nach der Geburt des Menschen zunehmend an Bedeutung. Auf der Suche nach den Ursachen der Störungen werden auch die Umstände der Geburt betrachtet. Auch wenn ein guter Anfang des gemeinsamen Lebens keine Garantie für den weiteren Verlauf der Bindung und des Stillens gibt, so bietet er zumindest alle Chancen auf einen positiven weiteren Weg. Diese Chance sollten Sie unbedingt nutzen.

Heute gehört es zum Standard jeder Entbindungsklinik, dass junge Mütter ihr Kind rund um die Uhr bei sich auf dem Zimmer behalten dürfen, das sog. Rooming-in. Beim Teil-Rooming-in werden die Kinder nachts meist in ein Säuglingszimmer gebracht, um den Müttern einen erholsamen Schlaf nach der Entbindung zu ermöglichen. Das Rooming-in ermöglicht es Ihnen, Ihr Kind gut kennenzulernen und auf seine Bedürfnisse einzugehen. Bitten Sie die Säuglingsschwester, Ihnen Ihr Kind auch in der Nacht zum Stillen zu bringen.

Mein Tipp

Versichern Sie sich, dass Ihr Kind nachts nicht mit Tee, Glukoselösung oder fertiger Säuglingsmilch ernährt wird. Säuglinge, die gestillt werden, sollen in den ersten Leben keine fertige Säuglingsnahrung bekommen. Ihr Baby ist auf drei Tage mit wenig Milch eingestellt und sowohl der Magen-Darmtrakt als auch die Leber braucht diese Zeit zur Umstellung.

Wenn die Tränen fließen

Einige Tage nach der Geburt bricht bei vielen Frauen die Welt zusammen. Sie brechen wegen jeder Kleinigkeit in Tränen aus, fühlen sich im Stich gelassen und hoffnungslos überfordert mit der eigenen Situation. Man nennt dies auch die Heultage oder den „Baby-Blues". Gleichzeitig können sie sich selber gar nicht verstehen, denn eigentlich müssten sie überglücklich sein. Dieser sogenannte „Heul-Tag" ist etwas vollkommen Normales. Er wird durch die gewaltigen Hormonumstellungen im Körper hervorgerufen. Hinzu kommen möglicherweise Schmerzen von einer Dammnaht oder einem Kaiserschnitt, Beschwerden beim Milcheinschuss und die Erschöpfung von der Geburt. Auch die Angst vor der neuen Aufgabe mit ihrer großen Verantwortung kann zur schlechten Stimmung beitragen.

Schämen Sie sich nicht wegen der Tränen. Lassen Sie ihnen freien Lauf und holen Sie sich Trost bei Ihrem Partner. Umso schneller wird dieses Stimmungstief überwunden sein. Hält eine derartige Verstimmung längere Zeit an, so kann es sich um eine Wochenbettdepression handeln, die unbedingt behandelt werden muss.

Mein Tipp

Gönnen Sie sich jetzt Ruhe und suchen Sie Rat bei jemandem, bei dem Sie sich aussprechen und ausheulen dürfen. Am besten wäre hier Ihr Partner geeignet, aber es könnte auch Ihre Mutter, Schwester oder beste Freundin sein. Und nehmen Sie an solch einem Tag keine Termine wahr, die Sie zusätzlich unter Druck setzen.

Der erste Gesundheitscheck

Die Erstversorgung Ihres Neugeborenen findet innerhalb der ersten zwei Stunden nach der Geburt im Kreißsaal statt. Die Untersuchung wird so reibungslos wie möglich in die erste Kontaktaufnahme zwischen Mutter/Vater und Kind sowie in das erste Stillen eingebettet. In den ersten Minuten nach der Geburt finden die ersten und umfassendsten Anpassungsleistungen des Kindes statt:

- Einsetzen der Atmung
- Entfaltung der Lungen
- Herz- und Kreislaufumstellung
- Temperaturregulation
- veränderte Sinneswahrnehmung

Das erste Stillen

Ihr Kind sucht, wenn möglich, innerhalb der ersten Stunde nach der Geburt nach der Brust und saugt dann ausgiebig, wenn es an die Brust genommen wird. So nimmt es die Vor- bzw. Erstmilch (Kolostrum) zu sich, die für die anfängliche Nahrungsaufnahme schon während der Schwangerschaft gebildet wurde.

Dieses erste Stillen bringt gleich mehrere Vorteile mit sich: Neben der Nahrungsaufnahme dient es beim Neugeborenen der Stärkung der Körperabwehrkräfte gegen möglicherweise krankheitserregende Keime und bei der Mutter unterstützt es die Blutstillung der Haftfläche des Mutterkuchens (Plazentahaftfläche). Das Stillen bewirkt neben den Komponenten der Zuwendung, Liebe und Ernährung durch das rhythmische Saugen auch eine kontinuierliche Impulsgabe an das kindliche Gehirn, eine tolle Einrichtung der Natur. Dieses erste Stillen ist ein wichtiger Bestandteil der ersten Kontaktaufnahme zwischen Mutter und Kind im Anschluss an die Geburt.

Wie das Stillen von Anfang an klappt

Gehen Sie ohne große Unsicherheit in Bezug auf das Stillen in die Geburt, sonst könnte Ihr instinktives Verhalten stark beeinträchtigt sein. Vertrauen Sie Ihrem Körper und Ihren Fähigkeiten. Geben Sie Ihrem Neugeborenen nach der Entbindung keinen Tee oder Traubenzuckerlösung, denn dadurch wird der Stillerfolg gehemmt. Ein gesundes, normalgewichtiges Baby braucht dies nicht! Unter günstigen Bedingungen werden Sie und Ihr Kind die für Sie geeignete Stillposition spontan selbst einnehmen. Bei Unsicherheit wird die Hebamme Ihnen eine günstige Position vorschlagen. Machen Sie es sich und Ihrem Kind mithilfe von Kissen und Decken so bequem wie möglich. Wenn nötig, kann der Vater, die Hebamme oder eine andere Begleitperson das Kind während des gesamten Stillvorgangs halten und die Brust dabei unterstützen. Wenn das Neugeborene, z. B. auf Ihren Wunsch oder aus medizinischer Indikation, nicht gestillt wird, können Sie ihm bereits im Kreißsaal eine industriell hergestellte Säuglingsanfangsnahrung aus der Gruppe der „Pre"-Nahrungen anbieten, wenn es deutliche Zeichen von Hunger zeigt. Vor der Verabreichung der ersten Flasche sollte das familiäre Allergierisiko eindeutig geklärt sein und bei einer Belastung ersatzweise eine hypoallergene Nahrung (HA-Nahrung) gefüttert werden.

Was kann das erste Stillen stören?

- Unterbrechung des Hautkontakts zwischen Mutter und Kind in der ersten Stunde nach der Geburt
- chirurgische Versorgung einer mütterlichen Geburtsverletzung
- während der Geburt gegebene Medikamente, vor allem Schmerzmittel
- Kaiserschnitt. Nach einem Kaiserschnitt in Vollnarkose sind Sie als Mutter in den ersten Stunden nach der Geburt schläfrig und benommen. Sie sollten das erste Mal stillen, sobald Sie dazu in der Lage sind. Nach einer Periduralanästhesie dagegen sind Sie wach und aufnahmefähig und können bereits unmittelbar nach Verlassen des Operationssaals (30–45 Minuten nach der Geburt) stillen.

Für Ihr Kind sind diese Veränderungen mit großen Anstrengungen verbunden. Deshalb wird Ihre Hebamme versuchen, durch geeignete Maßnahmen die Voraussetzungen für eine problemlose Umstellung zu schaffen. Sie wird das Geburtszimmer leicht abdunkeln und dafür sorgen, dass Ihr Kind gut gewärmt ist. Möglicherweise wird Sie die Atemwege reinigen, um dem Baby die Spontanatmung zu erleichtern. Außerdem wird Sie es in Bauch- oder Seitenlage halten, damit es Schleim und Fruchtwasserreste besser ausspucken kann. Aber vor allem sind Sie es, die Ihrem Baby den Start erleichtern. Es kennt Sie, halten Sie es gut im Arm!

Der APGAR-Test

Direkt nach der Geburt wird der Allgemeinzustand Ihres Babys anhand eines festgelegten Schemas beurteilt. Dieser sogenannte APGAR-Test ist ein Punkteschema für die Beurteilung des Neugeborenen 5 und 10 Minuten nach der Geburt. Die Bewertung des klinischen Zustandes des Neugeborenen erfolgt anhand der Punktzahl pro Erhebungszeitraum. Der Allgemeinzustand des Neugeborenen wird anhand der fünf folgenden Kriterien beurteilt:
- Atmung (fehlt/schwach/regelmäßig)
- Puls (Herzfrequenz; nicht feststellbar/unter 100/über 100)
- Grundtonus (Muskelspannung; schlaff/träge/aktiv)
- Aussehen (Hautfarbe; blass/rosiger Körper, bläuliche Arme und Beine/ganz rosig)
- Reflexerregbarkeit (z.B. beim Absaugen; keine/schwach/schreien)

In der Regel fällt der erste Wert niedriger als der zweite aus, was mit der Erholung des Kindes vom Geburtsstress zusammenhängt.

Für jedes Kriterium gibt es von null bis im besten Fall zwei Punkte, sodass der Höchst-

wert des APGAR-Wertes bei 10 liegt. Der APGAR eines gesunden Neugeborenen kann z.B. 9/10 oder auch 8/10 lauten, wobei sich die zwei Werte durch die drei Beurteilungen nach 5 und 10 Minuten ergeben.

Erst wenn der APGAR-Wert unter 7 liegt, wird man Maßnahmen ergreifen, um dem Kind zu helfen. Als zusätzliches objektives Kriterium wird der pH-Wert, d.h. der Säuregrad des Blutes gemessen. Er lässt Rückschlüsse auf die aktuelle Stoffwechsellage des Kindes zu.

Die Erstuntersuchung (U1)

Normalerweise wird innerhalb eines Tages nach der Geburt eine gründliche Untersuchung durch den Kinderarzt oder die Hebamme durchgeführt, die „U1". Zwischen dem dritten und zehnten Lebenstag findet dann die „U2" statt. Bei der U1 werden folgende Untersuchungen durchgeführt:
- Gewicht, Länge und Kopfumfang Ihres Kindes werden gemessen und notiert
- Kopf und Fontanellen (Gebiete, an denen die Schädelknochen noch nicht zusammengewachsen sind, sondern durch faseriges Bindegewebe verbunden sind) werden untersucht
- Puls, Atmung und Herzschlag werden kontrolliert
- Bauch und Genitalien werden begutachtet; bei Jungen wird geprüft, ob sich die Hoden im Hodensack befinden
- alle Gelenke werden untersucht; besonderes Augenmerk wird auf die Hüften gerichtet (Gefahr der Hüftgelenksdysplasie)
- Reflexe werden überprüft

Bei der ersten Untersuchung (U1) werden folgende Gesichtspunkte berücksichtigt:
- Allgemeinzustand
- Reife
- äußerlich sichtbare Fehlbildungen
- Geburtsverletzungen
- akut bedrohliche Erkrankungen

271

Die U1 hat im Wesentlichen das Ziel, lebensbedrohliche Zustände zu erkennen, um gegebenenfalls Sofortmaßnahmen einzuleiten und Fehlbildungen, die sofort behandlungsbedürftig sind, festzustellen.

Die Ergebnisse des APGAR-Tests werden zusammen mit den Untersuchungsergebnissen dokumentiert. Insgesamt bieten die Krankenkassen neun Vorsorgeuntersuchungen für jedes Kind an, deren Ergebnisse in einem „gelben Heft" festgehalten werden. Im Interesse Ihres Kindes sollten Sie diese Untersuchungen vollständig wahrnehmen. So können Sie sicher sein, dass die gesundheitliche Entwicklung Ihres Kindes sorgfältig überwacht wird.

Vitamin-K-Prophylaxe

Die Verabreichung des Vitamin K in der Nachgeburtsphase (U1) sowie bei der U2 und U3 zur Vorbeugung einer Vitamin-K-Mangelblutung gehört zum geburtshilflichen Standard beim Neugeborenen. Die Vitamin-K-Zufuhr beim Neugeborenen ist von Natur aus gering. Alle Neugeborene haben daher einen Vitamin-K-Mangel, der ausgeglichen werden muss. Das Vorkommen von Vitamin K im Organismus ist unverzichtbar für das Funktionieren der Blutgerinnung. Die Verabreichung des Vitamin K geschieht in der Regel in Tropfenform durch

Hebamme oder Frauenarzt. Wenn Sie ambulant entbinden, sollten Sie die weitere Durchführung der Vitamin-K-Prophylaxe mit Ihrer Hebamme besprechen.

Aus der homöopathischen Praxis wird eine alternative Prophylaxe zur oralen Verabreichung von 3 x 2 mg Vitamin K angeboten. Sie ist für Kinder gedacht, bei denen kein besonderes Risiko für einen Vitamin-K-Mangel vorliegt, deren Eltern sich aber sicher fühlen möchten:
- Für die Schwangere in den letzten 4 Wochen Acidophilus Jura (2 x tgl. 1 Teelöffel)
- Für das Kind 6 Wochen lang ½ Teelöffel Karottensaft täglich, über Pipette in den Mund

Augenprophylaxe

Unter der Geburt können Erreger aus dem Geburtskanal von der Mutter auf das Kind übertragen werden und eine Bindehautentzündung verursachen. Eine Augenbindehautentzündung (Konjunktivitis) äußert sich in der Kombination von Rötung und Schwellung der Augen sowie einer mehr oder weniger eitrigen Sekretion. Als Erreger kommen verschiedene Bakterien und Viren in Betracht. Durch die medikamentösen Prophylaxen in den ersten zwei Stunden nach der Geburt soll bei erfolgter Keimbesiedelung der Augen des Kindes durch Desinfektion das Entstehen einer Infektion verhindert werden.

Stammzellen aus Nabelschnurblut

Im frühen Stadium der Embryonalentwicklung ist jede Zelle des Embryos noch in der Lage, sämtliche Gewebearten des menschlichen Organismus zu bilden. Im Laufe des Wachstums und Entwicklung des Embryos verlieren viele Zellen nach und nach das Entwicklungspotenzial, sich in verschiedenste Zelltypen auszudifferenzieren. Es bleiben

jedoch die blutbildenden Stammzellen des Knochenmarks sowie Vorläuferzellen anderer Gewebe, u. a. zu körpereigenen Reparaturzwecken, zeitlebens erhalten. Im Nabelschnurblut findet man derartige Zellen des neugeborenen Kindes. Direkt nach der Entbindung kann man diese Zellen gewinnen und durch Einfrieren über viele Jahre lagern.

Stammzellengewinnung

Seit einigen Jahren äußern Eltern, informiert durch Berichte aus den Medien, zunehmend den Wunsch, im Rahmen der Abnabelung Nabelschnurblut für die Stammzellengewinnung einfrieren zu lassen. Dabei geht es u. a. um die Aussicht auf die zukünftige Heilung ihres Kindes von verschiedenen Tumor- und Autoimmunerkrankungen.

Diese relativ neue Technologie weckt in den Eltern die Hoffnung, ihre Kinder in der Zukunft mit diesen konservierten Zellen bei schweren Erkrankungen heilen zu können. Daher werden Sie als Eltern schon im Vorfeld der Entbindung auf diese Möglichkeit hingewiesen. Kritiker dieser neuen Entwicklung geben zu bedenken, dass, um die Zellen zu gewinnen, das Neugeborene sofort nach der Geburt abgenabelt werden muss und die Nabelschnur nicht auspulsieren darf. Ein derartiger Eingriff würde sicherlich die Intensität des ersten Kontakts zwischen Mutter und Neugeborenem stören. Gerade bei der häufig erwähnten Heilung von Leukämie mag es bei manchen Formen dieser Erkrankung gar nicht unbedingt möglich sein, eigene Stammzellen einzusetzen, da die Erkrankung vielleicht schon in diesen Stammzellen angelegt sein kann. Für die Gewinnung von Stammzellen aus Nabelschnurblut sprechen erste therapeutische Erfolge. So konnten gerade im Rahmen der Leukämiebehandlung mit dem Einsatz von fremden Nabelschnur-Stammzellen Heilungserfolge erzielt werden.

Sicherlich befindet sich die medizinische Stammzellforschung erst am Anfang. Nahezu täglich werden in der Fachpresse neue Studien und Ergebnisse vorgestellt, die eine breite Palette von Therapiemöglichkeiten erwarten lassen. Ziel eines Forschungsvorhabens ist es beispielsweise, Stammzellen aus Nabelschnurblut zu gewinnen und diese für die Wiederherstellung von geschädigtem Herz- und Nervengewebe, z. B. nach Infarkten oder Schlaganfällen, nutzbar zu machen.

Die Entscheidung, ob Sie diese Zellen gewinnen lassen, liegt bei Ihnen selbst. Dabei können Sie auf der einen Seite die Stammzellen auf eigene Kosten entnehmen und aufbewahren lassen. Im Sinne einer „Gesundheitsvorsorge" sollen sie dann ausschließlich Ihrem Kind im späteren Leben im Bedarfsfall zur Eigenverwendung zur Verfügung stehen. Darüber hinaus gibt es, vergleichbar den Blutbanken, mittlerweile aber auch anonyme Stammzellbanken. Hier werden die Stammzellen Ihres Kindes aufbewahrt und gegebenenfalls einem fremden Erkrankten oder aber für Forschungszwecke zur Verfügung gestellt, kommt also allen zugute.

Schwieriger Start ins Leben

Wenn bei einer normal begonnenen Vaginalgeburt die Gesundheit des Kindes oder die der Mutter gefährdet ist, so kann man die Entbindung vorantreiben (Zange oder Saugglocke) oder das Kind mit einem Kaiserschnitt auf die Welt holen. Manche Kinder kommen auch deutlich früher. Doch dank des medizinischen Fortschritts haben diese Kinder heute gute Überlebenschancen.

Niemand kann mit Sicherheit voraussagen, wie sich eine Geburt entwickeln wird. Auch mit dem natürlichsten Lebensstil und der besten Vorbereitung von Mutter und Vater und trotz feinfühliger und kompetenter Begleitung durch Hebamme und Arzt sind unter der Geburt manchmal Eingriffe und medizinische Hilfen nötig. Diese Hilfseingriffe werden in den meisten Fällen angewendet, um Schlimmeres zu verhindern, um das Leben von Mutter und Kind zu retten oder eine Schädigung des Gehirns des Neugeborenen zu vermeiden. Trotz der zum Teil unumgänglichen und lebensrettenden Hilfe können alle diese Eingriffe aber auch das kindliche Befinden belastend prägen und auf seine weitere Entwicklung einigen Einfluss nehmen.

Ob der Einstieg ins Leben schwierig oder schmerzhaft war oder das Bonding mit der Mutter erschwert oder durch eine Verlegung des Babys unmöglich war, kann sehr wohl einen Einfluss auf den Körper und die Seele des kleinen Menschen haben. So kann ein Neugeborenes nach einer schwierigen Geburt zahlreiche körperliche Auffälligkeiten entwickeln, von Stillproblemen verschiedenster Art bis hin zu Krämpfen und Verdauungsbeschwerden.

Wenn es schnell gehen muss

Es kann verschiedene Gründe geben, weshalb die Entbindung schnell erfolgen sollte, z.B.
- bei einer sehr langen Geburt,
- wenn die Kräfte der Mutter nachlassen,
- wenn sich das Kind in eine ungünstige Position gebracht hat oder
- wenn sich die kindliche Sauerstoffversorgung verschlechtert (erkennbar am Abfall der Herztöne).

Hierzu wird die Zange (Forceps) oder die Saugglocke verwendet. In beiden Fällen sollte eine PDA oder zumindest eine örtliche Betäubung erfolgen, häufig wird ein Dammschnitt gemacht. Die aus zwei Löffeln bestehende Zange wird sanft in die Scheide und an die Seiten des Kopfes geschoben und verschlossen, die Saugglocke saugt sich mit leichtem Unterdruck (Vakuum) an dem kindlichen Kopf fest. Durch Zug an den Zangengriffen bzw. an der Kette der Saugglocke wird die Passage des Kopfes unterstützt.

Nach einer Saugglockengeburt werden Sie möglicherweise am Köpfchen Ihres Kindes eine Beule entdecken. Keine Sorge, die verschwindet wieder. Nach einer Zangengeburt hat Ihr Baby möglicherweise leichte Abschürfungen. Auch diese werden schnell verheilen. Beide Methoden werden erst eingesetzt, wenn

- der Muttermund vollständig geöffnet ist,
- die Fruchtblase gesprungen ist und
- der Kopf mindestens in Beckenmitte ist.

Ob eine Geburt in Notlage per Kaiserschnitt oder per Zange/Saugglocke beendet wird, hängt von dem Geburtsfortschritt ab. Ist das Köpfchen des Babys schon weit ins kleine Becken gewandert, sodass man was davon tief in der Scheide sieht, kann kein Kaiserschnitt mehr gemacht werden. Haben die Geburtshelfer aber die Wahl, werden sie lieber einen Kaiserschnitt machen. Vertrauen Sie auf Ihren Arzt und Ihre Hebamme.

Eine Geburt aus Beckenendlage

Heute gilt die Tatsache, dass ein Kind mit dem Popo zuerst auf die Welt kommen möchte, schon fast als klare Indikation zum Kaiserschnitt. Etwa vier Prozent aller Schwangerschaften entwickeln sich zu einer Steißlage. Manchmal sind ganze Familien Steißlagenkinder, meist ist es jedoch ein einmaliges Ereignis. Die Schwierigkeit bei einer Beckenendlagengeburt ist die Tatsache, dass der Durchmesser des kindlichen Beckens kleiner ist, als der Kopf. So gibt es die Angst, dass der Körper des Kindes bei nicht ganz offenem Muttermund bereits durch die Scheide auf die Welt gleitet und der Kopf am Ring des Muttermundes stecken bleibt und das Kind dies nicht überlebt, oder wenn, dann nur behindert. Ein weiteres Risiko ist, dass die Nabelschnur des Kindes abgedrückt wird, wenn Po und Bauch bereits draußen sind, der Kopf aber noch geboren werden muss.

Hierbei spielt die Geburtsleitung eine gravierende Rolle. Und genau dort liegt oft das Problem. Früher war es üblich, dass Gebärende die Eröffnungsphase im Bett verbrachten, und kaum bekamen die Geburtshelferinnen und Geburtshelfer etwas vom Kind zu fassen, wurde daran gezogen. Die Mütter lagen auf dem Rücken und das Kind wurde um das Schambein herum, gegen die Schwerkraft, auf die Welt „gehebelt". Heute verstehen wir die Geburtsabläufe besser: Zunächst ist es wichtig, dass die Mütter sich wie bei allen Geburten während der Eröffnungsphase frei bewegen. Die Position der Wahl für die eigentliche Geburt ist der Vierfüßlerstand. Dann ist es ein Kunstfehler, am Popo zu ziehen, ganz im Gegenteil, Becken, Beine und Rumpf des Babys dürfen nur langsam herausrutschen. Und durch die Schwerkraft wird die Entwicklung der Arme, Schultern und des Köpfchens mit der Schwerkraft um das Schambein herum sehr viel unkomplizierter. Manche Geburtshelfer wünschen hier eine PDA, um eine maximale Entspannung der Beckenmuskeln zu gewährleisten.

Eine Einschränkung für eine normale Geburt einer Beckenendlage ist allerdings, wenn sich herausstellt, dass die Position der Beine Schwierigkeiten macht. Eine Haltung wie z. B. beim Spagat, wäre für eine Geburt eigentlich unmöglich. Meist befinden sich die Beine aber nach vorne hochgeschlagen am Bauch des Kindes oder etwas angehockt auf gleicher Ebene mit den Popobäckchen. Dann kann eine natürliche Geburt gelingen. Ein weiterer Diskussionspunkt ist das Geburtsgewicht. Eine Zeit lang hieß es, die Kinder dürfen nicht zu schwer sein. Etwa 3000 g galten früher als Limit. Heute geht die Erkenntnis gerade in die andere Richtung. Ein normal großes Kind von ca. 3500 g–3700 g ist in sich „proportionaler" und daher die Geburt einfacher.

Der Kaiserschnitt

Der Kaiserschnitt, oder auch Sectio caesarea genannt, hat vielen Müttern und Kindern das Leben gerettet. Die Möglichkeit, durch eine Operation kritische Situationen zu lösen, kann nicht hoch genug geschätzt werden. Derzeit wird er bei ca. 30 Prozent aller Geburten durchgeführt. Aber darf nicht als gleichwertig zur normalen Geburt gesehen werden. Grundsätzlich unterscheidet man zwei Formen, nämlich den primären und den sekundären Kaiserschnitt.

Der primäre Kaiserschnitt ist eine geplante Operation. Das Datum wird vorab festgelegt und die werdende Mutter hat keine Wehen. Das Kind wird vor dem errechneten Geburtstermin geboren. Ein geplanter Kaiserschnitt hat einen entscheidenden Vorteil: In aller Regel läuft er in einer ruhigen Atmosphäre ab. Dies vermittelt auch den werdenden Eltern eher Ruhe und Zuversicht und diese Ruhe überträgt sich sicher positiv auf das Kind.

Die Entscheidung wurde einige Zeit vor dem Eingriff mit guten Gründen gefällt und dadurch haben Sie als Eltern die Möglichkeit, sich in Ruhe auf die Situation einzustellen, ohne Zweifel an Ihrer Entscheidung zu haben. Eine bekannte Komplikation des geplanten Kaiserschnitts sind die sogenannten „Wet Lungs" („nasse Lungen"). Im Verlauf einer Spontangeburt werden durch die aktive Wehentätigkeit auch Hormone freigesetzt, die beim Baby die Rückgewinnung des Fruchtwassers aus den Lungen in Gang setzen. Im natürlichen Geburtsweg werden dem Baby außerdem die mit Fruchtwasser gefüllten Lungen zusätzlich ausgepresst. Kinder, die durch einen geplanten Kaiserschnitt geboren wurden, haben eine höhere Neigung zu anfänglichen Atemproblemen, weil diese Vorbereitung der Lunge fehlt. Meist sind diese Probleme nur vorübergehend.

Gründe für einen primären Kaiserschnitt können beispielsweise sein:
- Steißlage (Beckenendlage) oder Querlage beim ersten Kind,
- Fehllage der Palzenta,
- Infektion,
- Fehlbildungen
- Zwillinge in ungünstiger Lage oder
- eine Vorerkrankung der Mutter.

Häufig liegt auch der ausdrückliche Wunsch der Eltern vor, z. B. weil die Mutter zu viel Angst vor einer normalen Geburt hat. Möglicherweise haben bei den ärztlichen Vorsorgeuntersuchungen solche Sätze, wie „Ihr Kind ist aber groß!" oder „Ihr Becken scheint mir aber zu schmal, um ein Kind hindurchzulassen!" sie so verunsichert, dass sie sich auf eine Geburt gar nicht mehr einlassen möchte. Besonders Mütter, die selber nicht durch eine natürliche Geburt das Licht der Welt erblickten, neigen eher dazu, sich verunsichern zu lassen.

Als sekundären Kaiserschnitt bezeichnet man einen Kaiserschnitt, der nach einsetzenden regelmäßigen Geburtswehen durchgeführt wird, beispielsweise wegen
- auffälligen Herztönen beim Kind,
- Sauerstoffunterversorgung des Kindes,
- Nabelschnurvorfall,
- grünem Fruchtwasser oder
- plötzlich auftretenden Komplikationen bei der Mutter wie Blutungen oder stark erhöhten Blutdruckwerten.

Die Entscheidung für einen Kaiserschnitt kann zu jedem Zeitpunkt der Geburt fallen. Bei der einen Frau stellen Hebammen und Frauenarzt schon während der Aufnahmeuntersuchung im Kreißsaal Komplikationen fest, bei der anderen ist die Geburt schon sehr weit fortgeschritten, der Muttermund schon fast ganz eröffnet und erst dann stellt sich heraus, dass das Kind nicht durchs Becken passt.

Wird der Kaiserschnitt nach dem Einsetzen der Wehen durchgeführt, so hat dies einen entscheidenden Vorteil: Das Kind hat den Zeitpunkt der Geburt selbst gewählt. Der Zeitpunkt des Eingriffs liegt näher oder ganz am Geburtstermin und das Kind hat die beginnende Geburtsarbeit und Wehentätigkeit zusammen mit der Mutter erlebt. Es konnte deutlich spüren, wie sich seine Welt zu verändern beginnt. Durch die Geburtsarbeit wird außerdem das Nervensystem Ihres Babys angeregt.

Die Durchführung

Stellen Sie sich darauf ein, dass eine richtige Operation vorbereitet wird. Dazu gehören:
- Formulare, auf denen Sie sich mit der Operation einverstanden erklären
- Gespräch mit dem Anästhesisten über PDA und Vollnarkose
- Blutabnahme
- Klinikhemd
- venöser Zugang mit Verweilkanüle
- Rasur und
- Kompressionsstrümpfe

Im Operationssaal werden etliche Pfleger, Schwestern, ein Arzt, eine Hebamme und Ihr Mann anwesend sein, alle in entsprechender Kleidung und mit Mundschutz. Auch Ihr Partner wird diese spezielle Kleidung tragen. Ein Kaiserschnitt ohne Zeitdruck wird in der Regel in lokaler Betäubung, also in Peridural- oder Spinalanästhesie durchgeführt. Dies bedeutet für die Mutter, dass sie bei Bewusstsein ist und die Handlung als solches miterlebt, allerdings ohne Schmerzen. Diese Form der Betäubung braucht ca. 30 Minuten, bis sie wirkt. Ist für Mutter oder Kind Gefahr in Verzug, haben Ärztinnen und Ärzte diese Zeit nicht, erfolgt der Kaiserschnitt in Vollnarkose. Der Nachteil der Vollnarkose ist, dass Narkosemittel auch auf das Baby übergehen und auch die Mutter

nach dem Eingriff einige Zeit braucht, um wieder ganz bei sich zu sein.

Von dem eigentlichen Eingriff werden Sie nichts sehen, da ein steriles Tuch Ihnen die Sicht versprerren wird. Vielleicht spüren Sie Bewegungen an Ihrem Körper und nehmen Geräusche wahr. Die Schnitttechnik wird heute einheitlich nach der Methode „Misgav Ladach" durchgeführt, benannt nach dem israelischen Frauenarzt, der sie eingeführt hat. Hierbei wird nur wenig Gewebe eingeschnitten, die nachoperativen Behandlungen sind weniger aufwändig. Die weitere Eröffnung der Bauchdecke und der Gebärmutter wird angeschnitten, dann aber gerissen. Dies soll den Blutverlust verringern und weniger Schmerzen während der Heilung nach sich ziehen. Das Kind wird über die Bauchdecke „entwickelt", was sich je nach Lage nicht immer ganz leicht gestaltet. Ist das Baby abgenabelt, darf die Mutter es kurz sehen oder auch berühren, bevor es dann von Hebamme und Arzt am Wickelplatz untersucht wird. Anschließend sollte das Neugeborene unbedingt nackt in Körperkontakt am besten beim Vater auf der Brust liegen, um die Ereignisse dank des vertrauten Herzschlags und der Stimme zu verarbeiten.

Die Wundversorgung braucht im Normalfall ca. 20–30 Minuten, sodass anschließend das Kind bei seiner Mutter ebenfalls ohne Kleider auf der Brust liegen kann und beide sich kennenlernen können.

Wie wirkt sich die Periduralanästhesie auf Ihr Kind aus?

Bei einer Periduralanästhesie (PDA) wird ein lokales Betäubungsmittel in die Wirbelsäule gespritzt. Bei fachmännischer Ausführung wird die Kanüle nicht bis in den Spinalkanal vorgeschoben, es besteht also keinerlei Verletzungsgefahr für die Nerven. PDAs werden heutzutage in steigender Anzahl durchgeführt. Im Rahmen eines Kaiserschnittes sind sie für das Ungeborene von Vorteil, weil das Kind mit weniger Medikamenten belastet wird als bei einer Vollnarkose. Im Klinikalltag wird die PDA aus den verschiedensten Gründen eingesetzt:

- PDA auf Wunsch
- zur Wehenschmerzbekämpfung
- zur Geburtserleichterung
- als Versuch, eine Entspannung der Beckenbodenmuskulatur und eine beschleunigte Muttermundseröffnung zu bewirken

Bleiben Sie trotz der PDA mit Ihrem Kind unter der Geburt im Gespräch. Legen Sie immer wieder die Hand auf Ihren Bauch und treten Sie in Kontakt zu Ihrem Kind. Es braucht Ihren Zuspruch, denn es leistet anstrengende Geburtsarbeit!

Die PDA stellt einen Eingriff dar, welcher auf den ersten Blick nur bei der Mutter erfolgt, da an deren Wirbelsäule punktiert wird. Teile des Wirkstoffs erreichen aber mit Sicherheit auch das ungeborene Kind. Jede Medikamentengabe während der Geburt kann sich negativ auf das Stillverhalten Ihres Kindes direkt nach der Geburt auswirken, wenn sie den Saugreflex einschränkt. Mit etwas Geduld lassen sich diese Anfangsschwierigkeiten überwinden. Nehmen Sie hierzu die Unterstützung durch Ihre Hebamme oder die Schwestern in Anspruch.

Wie geht es Ihrem Kind?

Ob geplanter Kaiserschnitt oder Notfallsectio, kaum ist das Kind geboren, wird es zuerst auf dem Wickeltisch untersucht. Wenn das Kind keine Anpassungsschwierigkeiten entwickelt, wird es kurz zur Mutter gebracht – im günstigsten Fall. Leider gibt es auch heute noch Krankenhäuser, in denen der Vater im Rahmen der Operation kaum geduldet ist und die

Mutter das Kind nach den ersten Kontrollen nicht auf die Brust gelegt, sondern höchstens schnell gezeigt bekommt. Im Normalfall kann die Mutter jedoch ihr Kind nach der Anfangskontrolle im warmen Tuch eingewickelt kurz auf die Brust legen – einige kostbare Minuten, in denen Ihr Kind Sie hört, in denen Sie es begrüßen und ein wenig liebkosen können. Auf den Vater kommt hier eine entscheidende Aufgabe zu, denn er muss seinem Kind helfen und die fehlende Geborgenheit und Wärme der Mutter ersetzen.

Wenn der Allgemeinzustand des Kindes sofortige medizinische Maßnahmen oder eine Verlegung auf die Neugeborenenstation erfordert, fällt auch diese kurze Möglichkeit der ersten Kontaktaufnahme weg. Dasselbe passiert, wenn die Mutter operationsbedingt mit Kreislaufschwierigkeiten kämpft oder wenn ihr Gesundheitszustand schlecht ist. Auch bei einer Vollnarkose fällt jegliche Kontaktaufnahme weg, bis die Mutter wieder bei Bewusstsein ist. Das Baby wird entbunden und in dieser neuen Welt von ihm fremden Menschen weggetragen und versorgt, deren Stimme es nie gehört hat. Der Vater sollte sich das Kind auf die nackte Brust legen und so den fehlenden Hautkontakt der Mutter ersetzen.

Ihre Hebamme begleitet Sie auch bei einer Kaiserschnittgeburt. Zunächst muss man hier unterscheiden, ob es sich um einen geplanten Kaiserschnitt handelt oder eine Notoperation im Laufe der Geburt. Ist die Entscheidung schon vor dem errechneten Geburtstermin gefallen, können Hebammen Sie bei einem ausführlichen Gespräch zu Hause mit dem Vorgehen vertraut machen. Wie spielt sich die Vorbereitung zur Operation ab? Welche Rolle spielt der Vater? Kann und möchte er mit in den OP? Was spüren Sie trotz Narkose? Und wie wird es für Ihr Baby sein? Wann halten Sie es das erste Mal im Arm. Wird die Entscheidung zum Kaiserschnitt während der

Geburtsarbeit gefällt, bleibt für ausführliche Gespräche meist wenig Zeit. Aber Ihre betreuende Hebamme ist die ganze Zeit an Ihrer Seite. Sie begleitet Sie in den Operationssaal und ist die Erste, die Ihr Baby in Empfang nimmt, es Ihnen zeigt und dann zusammen mit dem Vater in Obhut behält, bis Sie selbst in der Lage sind, dies zu tun. Sie kümmert sich weiter um Sie nach der Operation und hilft Ihnen, Ihr Baby das erste Mal an die Brust anzulegen. Sie bleibt also während der ganzen schwierigen Zeit an Ihrer Seite.

Kritik am Kaiserschnitt

Landläufig wird der Kaiserschnitt als gute Alternative zur normalen Geburt angesehen. Oft wird er durchgeführt, weil man bei unklaren Situationen den vermeintlich sichereren Weg wählen möchte und sich nicht mehr in Geduld übt (u. a. aus Angst vor juristischen Auseinandersetzungen im Falle von Komplikationen). Für viele Frauen, Männer und ihre Familien gilt er gar als der bessere Weg, ein Kind auf die Welt zu bekommen: Planbar, ohne Gefahren fürs Kind scheint er in unserer Zeit der Absicherung die logische Konsequenz zu sein. Wie an anderer Stelle schon mal gesagt: Für die einen ist die Geburt die gefährlichste Sache im Leben, für die anderen das größte Wunder. Und wenn für Sie die Geburt die gefährlichste Sache der Welt ist, werden Sie vielleicht einen Kaiserschnitt wählen, weil Sie davon ausgehen, dass er für Sie und Ihr Kind der sichere Weg ist. Dieser Annahme möchte ich widersprechen: Er ist nicht unbedingt der sicherere Weg, aber vielleicht für Sie der einzig mögliche.

Geburt im Wandel der Zeit. Warum halten viele Geburten heute noch für gefährlich? Früher sind viele Frauen und Kinder während der Geburt verstorben, weil die Lebensbedingungen viel schlechter waren als heute. Frauen waren häufig schwanger, schlecht ernährt und muss-

ten bis kurz vor der Genurt körperlich hart arbeiten. Diese Faktoren hatten z. B. Blutarmut, Infektionskrankheiten und Fehllagen zur Folge, alles Umstände, die Geburten gefährlich machen. Und diese Angst, Mutter und/oder das Kind zu verlieren, sind in den Menschen bis heute tief verwurzelt. Auch die Angst vor dem Geburtsschmerz und die Angst, dass das Kind unter der Geburt Schaden nimmt, werden oft genannt, wenn es darum geht, sich für einen Kaiserschnitt zu entscheiden.

Zudem ist das Vertrauen in die Gebärfähigkeit der Frauen geschwächt worden. Historisch hat dies mit der medizinischen Entwicklung hin zur Medikamentengabe während der Geburt zu tun. Mal dauerte die Geburt zu lange, mal ging es zu schnell. Und vor allem zur Schmerzlinderung wurde alles versucht, was die Apothekerschränke so hergaben. Lachgas und Opiate sind Hilfsmittel, die die Ärzte im letzten Jahrhundert eingesetzt haben. Sie nahmen zwar Schmerzen, verhinderten aber auch einen natürlichen Geburtsverlauf. So entwickelte sich das Problem, dass durch die Geburtsleitung die Geburtshilfe schwierig wurde. Die natürlichen Prozesse wurden durch die Kreißsaalroutine gestört. Frauen lagen im Bett und der Geburtsprozess kam ins Stocken, die Kräfte der Mutter reichten nicht, die Herztöne des Kindes wurden langsam und schon war der Kaiserschnitt die Rettung.

Nachteile für Mutter und Kind. Aber der Kaiserschnitt hat auch medizinische Nachteile für Mutter und Kind. Die Mutter hat ein erhöhtes Risiko für
- starke Blutungen,
- Thrombosen,
- eine Entzündung im Bereich der Naht,
- Blasenentleerungsstörungen, da die Harnblase bei der Operation in Mitleidenschaft gezogen wird und
- Wundschmerzen, die sich über mehrere Tage hinziehen.

Ein Kaiserschnitt kann auch Auswirkungen auf nachfolgende Schwangerschaften haben, beispielsweise:

- erneuter Kaiserschnitt
- Gefahr des Aufeißens der Gebärmutternarbe
- Fehlgeburten

Auch für Ihr Kind kann ein Kaiserschnitt ein Risiko sein:

- Kaiserschnittbabys entwickeln häufiger ein Atemnotssyndrom.
- Die Kinder nehmen während der Wanderung durch die Scheide wichtige Bakterien auf, die sie zur Ausbildung ihrer Darmflora brauchen. Diese fehlen Kaiserschnittkindern.
- Bei Kaiserschnittgeburten wird aus dem Brustkorb das noch vorhandene Fruchtwasser nicht herausgedrückt. Bei einer normalen Geburt entweicht die Restmenge an Fruchtwasser aus den Atemwegen entweder in den Kreislauf des Babys oder wird über den Mund aus dem Kind herausgepresst. Bei Kaiserschnittkindern muss der Rachenraum häufig abgesaugt werden. Manchmal dauert es einige Zeit, bis alle Flüssigkeit aus der Lunge resorbiert ist.

Kaiserschnitt heute. Auch kann man sich nicht ganz des Eindrucks erwehren, dass ein geplanter Kaiserschnitt einen ähnlichen Stellenwert bekommt wie eine Schönheitsoperation. Der Körper verändert sich im Lauf der Schwangerschaft und nicht jede Frau fühlt sich dabei wohl. Was passiert denn dann noch mit mir während der Geburt? Muss ich zu viel von mir preisgeben? Welche Auswirkung wird die Geburt auf mein Sexualleben haben? Wird mein Partner mich noch attraktiv finden? Zu Zeiten, wo man nur gut rasiert von Kopf bis Fuß durchs Leben geht, gut duftend nach wunderbarem Parfum, passt dieses Stöhnen und Schwitzen der normalen Geburt einfach nicht. Ist da der kleine, geplante Schnitt knapp unter der Bikinigrenze nicht der bessere Weg? Nicht umsonst finden Sie an Highways in den USA Werbung für Kaiserschnittgeburten mit dem Slogan: „Chose a caesarian, deserve your lovechannel" (Wählen Sie einen Kaiserschnitt und schützen Sie ihren Liebeskanal). Und nicht zuletzt machen es uns die Prominenten aus Film und Fernsehen ja auch vor. In Südamerika ist der Kaiserschnitt ein Zeichen des sozialen Status. Wer es sich leisten kann, wählt ihn.

Hilfe nach einer schweren Geburt

Gerade nach einer schweren oder unnatürlichen Geburt braucht das Kind Zeit, um zur Ruhe zu kommen und eine Beziehung zur Mutter aufzubauen. Sie können einiges tun, um dem Kind auch nach einer schweren Entbindung den Start ins Leben zu erleichtern:

- Halten Sie Ihr Baby lange und oft im Arm.
- Die Naturheilkunde bietet eine Reihe von Möglichkeiten, mit sanften Mitteln Ihnen und dem Kind zu helfen, das Erlebte zu verarbeiten. Insbesondere mit homöopathischen Methoden, z. B. der Verabreichung von Arnika oder Aconitum, kann hier gut geholfen werden.

- Wappnen Sie sich mit Geduld beim Stillen. Kinder, die erschwerte Startbedingungen haben, brauchen oft länger, bis sie das Saugen richtig erfasst haben. Nehmen Sie alle Hilfe in Anspruch, die Sie brauchen. Möglicherweise legen Sie Ihr Kind erst nach der Verlegung auf die Wochenbettabteilung zum ersten Mal an. Ihr Kind und sein individueller Rhythmus sollten hier ausschlaggebend sein, nicht anderweitige Verzögerungen oder mangelnde Motivation der Betreuenden.
- Schaffen Sie für sich und für Ihr Baby in einem Liebesnest eine sanfte und liebe-

volle Atmosphäre während der ersten vier bis sechs Wochen. Sagen Sie überflüssige Termine ab und nehmen Sie sich Zeit, sich gegenseitig kennenzulernen. Auch Ihnen als Mutter kann es schwerfallen, nach einem unerwarteten Geburtserlebnis Ihr Kind unvoreingenommen in den Arm zu nehmen. Lassen Sie sich Zeit und gestehen Sie sich eine Pause zu, dann gelingt es Ihnen bestimmt, die anfängliche Schwelle der Angst und Ablehnung zu überwinden. Die Geburt stellt ein gemeinsames, verbindendes Erlebnis von Mutter und Kind dar.

Auch wenn es direkt nach der Entbindung keine Möglichkeit für Bonding und erstes Stillen gab, können Sie eine tiefe Beziehung zu Ihrem Kind aufbauen. Auch optimal vorbereitete Mütter erleben mitunter Situationen während der Geburt, mit denen sie nicht mehr fertig werden. Sie fühlen sich hilflos und dem Schmerz ausgeliefert. Falls Sie als Mutter unter derartigen Schuld- oder Versagensgefühlen leiden, sprechen Sie mit der Hebamme oder einer anderen Vertrauensperson darüber. Seien Sie aber versichert: Die Geburtsarbeit einer Mutter ist immer wertvoll und nicht „vergeblich". Konzentrieren Sie sich darauf, jetzt für Ihr Kind da zu sein. Halten Sie es oft, denn damit schenken Sie dem Kleinen viel Liebe und Geborgenheit und diese Gefühle werden durch den direkten zärtlichen Austausch mit Ihrem Kind auch bei Ihnen selber ausgelöst. Versuchen Sie frei und fröhlich Ihr Kind zu lieben. Sie geben Ihrem Kind durch Ihre entspannte, von Schuldgefühlen freie Liebe die größte Hilfe, um jede durchlebte Herausforderung zu verarbeiten. Reden Sie mit Ihrem Kind, erzählen Sie ihm, warum die Geburt schwer war und was Sie sich anders vorgestellt hatten.

Ursula Jahn-Zöhrens, Hebamme

❯❯Manchmal kommt es anders, als man denkt

Schon am Telefon hatte mir eine Mutter berichtet, wie schrecklich die Geburt ihres Sohnes verlaufen war. Während sie mir beim Hausbesuch nun ausführlich berichtete, wie schlimm und ausgeliefert sie sich gefühlt hatte, rollten ihr die Tränen über die Wangen. „Ich hatte mir die Entbindung so harmonisch vorgestellt und mir so viel vorgenommen: Ich wollte lange baden und mich mit den Wehen bewegen. Auf keinen Fall wollte ich mir Schmerzmittel geben lassen. Dann habe ich nichts von alledem geschafft. Die Wehen waren so stark und der Muttermund ging trotzdem nicht auf. Da habe ich um die PDA gebettelt. Später mussten die Ärzte meinen Sohn auch noch mit der Saugglocke holen, da ich keine Kraft zum Schieben hatte. Ich habe alles falsch gemacht!" Ich habe sie getröstet und ihr versichert, dass sie das Beste getan hat, was ihr in dieser Situation möglich war. Später badeten wir das Baby zusammen und sie hat es sich feucht und nackt auf die Haut gelegt, gut zugedeckt mit warmen Handtüchern. Dies wiederholten wir noch zweimal. Sie konnte sich immer mehr an ihrem Kind freuen und auch ihr Sohn wurde ruhiger und musste nicht mehr so häufig weinen.« ▪

Gerade nach einer schweren Entbindung sollten Sie sich die Zeit nehmen, Fertigkeiten zu erlernen, mit denen Sie sich selbst und Ihrem Kind etwas Gutes tun und dessen Wohlbefinden fördern können, die Babymassage und das häufige Tragen des Kindes. Der intensive Körperkontakt fördert die Ausbildung der sensorischen und taktilen Fähigkeiten Ihres Kindes und weckt Gefühle des Geborgenseins und Vertrauens. Gerade nach einer schweren oder unnatürlichen Geburt sind dies wirkungsvolle Möglichkeiten, um das Urvertrauen des Kindes zu fördern oder wiederherzustellen.

Unterstützung nach schweren Geburten

Trotz aller Bemühungen zeigen manche Kinder nach schweren Geburten, möglicherweise auch erst nach drei bis vier Wochen, Anzeichen größerer Verstörtheit, wie z.B.

- scheinbar grundloses Schreien,
- Überstrecken des Körpers und
- Krämpfe und Verdauungsprobleme.

Hier können eine Reihe von Maßnahmen Abhilfe schaffen:
- Babymassage
- Kraniosakraltherapie
- Osteopathie
- Akupunkturmassage

Ihre Hebamme oder Ihr Kinderarzt kann Ihnen weitere Informationen und Kontaktadressen geben.

Mehrlingsgeburten

Die Häufigkeit von Mehrlingsschwangerschaften hat in den letzten Jahren beständig zugenommen. Hauptverantwortlich sind die medizinischen Maßnahmen, die ergriffen werden, um überhaupt schwanger zu werden, von Hormonbehandlungen bis hin zur künstlichen Befruchtung. Ähnlich wie bei den Beckenendlagen hängt hier die Art der Geburt von verschiedenen Faktoren ab. Wie liegen die Kinder zueinander im Bauch?

Mehrlinge werden bereits in der 38. Schwangerschaftswoche als ausgereift angesehen. Eine Zwillingsschwangerschaft dauert im Schnitt 37 Wochen. Etliche Babys kommen aber früher auf die Welt. Das Risiko einer Frühgeburt ist bei Mehrlingen grundsätzlich gegeben. Diese Kinder sollten in Kliniken mit Frühgeborenenintensivstation geboren werden, um eine Trennung von Mutter und Kindern zu vermeiden. Die Kinder bleiben in der Regel ungefähr bis zum errechneten Geburtstermin in der Klinik.

Zwillinge, bei denen beide mit dem Kopf nach unten liegen oder der zweite Zwilling in Beckenlage, der erste aber richtig, können meist problemlos natürlich geboren werden. Schwieriger wird es, wenn der erste Zwilling, also der, der sich schon tiefer im Becken befindet, in Steißlage liegt und der zweite mit Kopf nach unten. Hier könnten sich unter Umständen die Köpfchen gegenseitig behindern. Man wird Ihnen zu einem Kaiserschnitt raten.

Auch drei Kinder können normal geboren werden! Es gibt Kliniken in Deutschland, die sich auf Mehrlingsgeburten und Beckenendlagen als normale Geburten spezialisiert haben. Aber natürlich wird niemand Ihnen zu einer unüberlegten Handlung raten. Entscheiden Sie individuell, was Sie möchten und welche Möglichkeiten es für Sie gibt.

Die Bondingphase sollte nach Möglichkeit auch bei einer Zwillingsentbindung ungestört verlaufen. Dies ist jedoch meist leichter gesagt als getan. Bei einer normalen Geburt kann die Zeitspanne zwischen der Geburt des ersten und des zweiten Kindes sehr variieren. Versuchen Sie trotzdem, Ihrem ersten Kind so viel Körperkontakt wie möglich zu geben. Hier kommt dem Vater eine ganz wichtige Rolle zu. Er kann beim Halten des Kindes behilflich sein oder aber selber sich das Kind nackt auf seine

Brust legen. Auch beim ersten Anlegen brauchen Sie sicherlich mehrere Hände, die Ihnen helfend zur Seite stehen.

„Small for date babies"

„Small for date babies", sogenannte Mangelgeborene, sind zwar rein rechnerisch lange genug im Bauch ihrer Mutter herangewachsen, wiegen aber deutlich weniger als ihre Altersgenossen. Diese Defizit holen sie meist schnell auf.

Hierfür gibt es eine Reihe von Gründen:
- Überlastung der Mutter in der Schwangerschaft
- Mangelnde Versorgung durch den Mutterkuchen
- Konsum von Alkohol, Nikotin oder andere Drogen in der Schwangerschaft
- Erkrankung der Mutter

Mangelgeborene zeigen im Gegensatz zum Frühgeborenen ein ausgeprägtes Saugbedürfnis. Lässt man sie vom 1. Lebenstag an nach Bedarf häufig und ausgiebig an der Brust saugen, stimulieren sie eine ausreichende Milchproduktion. Stoffwechselentgleisungen sind dann kaum zu erwarten und es erfolgt eine zügige Gewichtszunahme.

Frühgeborene Kinder

Kinder, die deutlich vor dem errechneten Geburtstermin zur Welt kommen, machen ihren Eltern Sorgen. Eigentlich haben Sie sich auf die Geburt rund um den Geburtstermin eingestellt. Und dann macht sich Ihr Kind schon viel früher auf den Weg, vielleicht vier, vielleicht aber sogar acht Wochen.

Mögliche Ursachen

Meist kann man nicht erklären, warum ein Kind zu früh auf die Welt möchte. Mögliche Ursachen können sein:
- Infektionen
- Nikotin- oder Alkoholgenuss
- Untergewicht
- Vorerkrankungen (Diabetes, Schilddrüsenerkrankungen)
- zu viel oder zu wenig Fruchtwasser

Und oft ist kein Grund zu finden, die Fruchtblase ist einfach zu früh gesprungen oder Sie haben unaufhaltbare Wehen bekommen.

Kennzeichen von Frühchen

Ihr zu früh geborenes Kind wird natürlich leichter und kleiner sein als ein Baby, das am Termin geboren wird. Frühchen haben oft noch mit Atemproblemen zu kämpfen, da die Lungenreife noch nicht vollendet ist. Ihre Atmung klingt meist angestrengt und beschleunigt. Manchmal müssen die Kleinen beatmet werden. Ihr Schreien ist schwächer und leiser. Zudem sind bei den Jungen die Hoden noch nicht in den Hodensack gewandert, während bei den Mädchen die Schamlippen noch weit offen stehen. Es fehlt ihnen an Unterhautfettgewebe und so scheint die Haut sehr rosig und dünn. Meist haben sie noch ein Fellchen.

Heute geht man davon aus, dass Kinder, die ab der 25. Woche geboren werden, eine realistische Überlebenschance haben. Jeder weitere Tag in der Gebärmutter hilft Ihrem Kind enorm, die notwendige Reife zu erlangen. In der 30. Woche geborene Kinder überleben zu 90 Prozent, in der 32. Woche zu 100 Prozent.

Wo kommen Frühchen zu Welt?

Zunächst ist es wichtig, in diesem Fall nach Möglichkeit immer in eine Klinik zu gehen, die auf Frühgeborene eingestellt ist. Notfalls müssen Sie als noch Schwangere einen längeren Fahrweg in Kauf nehmen. Denn direkt nach der Geburt sollte man eine Reise im Brutkasten möglichst vermeiden. Außerdem ist es für Sie als Mutter schrecklich, nicht im gleichen Krankenhaus zu liegen wie Ihr Kind.

Haben Sie das Glück, dass sich die Frühgeburt ankündigt, wird man in der Klinik versuchen, die Geburt noch einige Tage hinauszuzögern. In dieser Zeit erhalten Sie Glukokortikoidspritzen, die die Lungenreife Ihres Kindes voranbringen.

Häufig müssen Frühchen per Kaiserschnitt geboren werden. Das bedeutet für die Mütter, dass sie einige Tage nicht in der Lage sind, ihre Kinder in einem weiter weg gelegenen Krankenhaus zu besuchen. Dies ist für Eltern und Kinder gleichermaßen schlimm. Eine Mutter, selbst geschwächt durch die Operation, liegt in der einen Klinik, ihr Kind ohne vertraute Gerüche und Stimmen weit entfernt in einer anderen. Und der Vater reist zwischen den beiden Liebsten hin und her.

Ist Ihr Baby zwar zu früh auf die Welt gekommen, hat aber sonst keine schwerwiegenden Probleme, so genügt es, wenn Sie als die Eltern Ihrem Kind besonders viel Liebe, Nähe und Geborgenheit schenken. Das Baby sollte sehr oft und lange einfach in den Armen oder auf dem Bauch gehalten werden. Wie auch sonst im Leben, wo Menschen mit denselben Schicksalsschlägen unterschiedlich umgehen, reagieren auch Babys unterschiedlich auf eine Trennung von ihrer Mutter. Die einen kommen schnell darüber hinweg, andere tragen schwer daran, so früh im Leben schon eine Trennung erfahren zu haben.

Was hilft gegen den Trennungsschmerz?

Was Mütter und Väter dieser kleinen Babys besonders beschäftigt oder traurig macht, ist zum einen die Trennung. War die Geburt ein Kaiserschnitt, wird die Mutter in der Regel am 5. Tag nach der Operation entlassen. Dann kommen Sie nach Hause, sind Mutter und haben doch kein Baby im Arm. In der Klinik wurde Ihnen das Abpumpen der Muttermilch erklärt. Nun sitzen Sie allein zu Hause, mühen sich mit dem Pumpgerät, sind traurig, dass Sie nicht bei Ihrem Kind sein können und machen sich Sorgen über dessen Gesundheit. Bitten Sie Ihren Mann oder eine der Schwestern, Ihnen Fotografien von Ihrem Baby zu geben. Stellen Sie sich zu Hause diese Bilder so auf, dass Sie diese beim Abpumpen anschauen können.

Das zweite Problem ist Ihre eigene Rückbildung: Durch die Fahrten in die Kinderklinik kommen Sie selbst nicht zu den Ruhepausen, die Sie eigentlich benötigen würden. Heute ist es üblich, dass auf den Frühgeborenenstationen für die Mütter Liegestühle zur Verfügung stehen, auf denen Sie alleine oder mit Ihrem Baby auf dem Bauch gemütlich ausruhen können. Die Methode, das sogenannte „Känguruing" bedeutet, dass Ihnen Ihr Baby auf den Bauch gelegt wird. Beide sind sie unbekleidet und werden in warme Tücher eingehüllt. Durch diesen engen Körperkontakt von Mutter/Vater und Kind bekommt das Frühchen in gewissen Rahmen die Geborgenheit, die es vermisst, da es nicht mehr in Ihrem Bauch wohnt.

Ursula Jahn-Zöhrens, Hebamme

»Jetzt habe ich ein Kind, aber bin doch alleine

Völlig überraschend kam der kleine Sohn fünf Wochen zu früh durch einen Kaiserschnitt zur Welt. Als ich am sechsten Tag nach der Geburt meinen ersten Hausbesuch machte, hatte ich den Eindruck, es sei alles in Ordnung. Dem kleinen Martin fehlte nur noch etwas Gewicht, dann würde er bald nach Hause kommen. Aber nachdem ich mit der Mutter über das Abpumpen der Muttermilch gesprochen hatte, begann sie zu weinen. „Jetzt habe ich ein Kind, aber bin doch alleine. Das tut mir sehr weh." Sie vermisste ihren Sohn sehr. Erst als Martin zu Hause war, konnte sie sich so richtig über ihr Kind freuen und stillte ihn schlussendlich acht Monate voll. Sie hatte wohl das Gefühl, sie muss den Körperkontakt und die Nähe nachholen, die sie ihrem Martin in den ersten Tagen nicht geben konnte.«

Trübe Gedanken beiseiteschieben

Und ein weitere Punkt beschäftigt viele Eltern: Was haben wir falsch gemacht, dass unser Baby zu früh geboren wurde? Hätte ich lieber nicht zum Geburtstag meiner Freundin sollen, denkt die Mutter? Hätte ich meine Frau noch mehr im Alltag entlasten müssen, denkt der Vater? Sicher lassen sich diese Gedanken nach dem Warum nicht abstellen, aber vergeuden Sie nicht zu viel Energie darauf. Und vor allem machen Sie sich als Paar nicht gegenseitige Vorhaltungen. Konzentrieren Sie sich gemeinsam auf Ihr Kind. Es braucht Ihre ganze Liebe, positive Gedanken und Zeit. Und das ist oft schon mehr, als Eltern leisten können. Da helfen unnütze Diskussionen Ihnen auch nicht weiter. Der Fortschritt in der medizinischen Versorgung von kleinen Frühgeborenen ist erstaunlich.

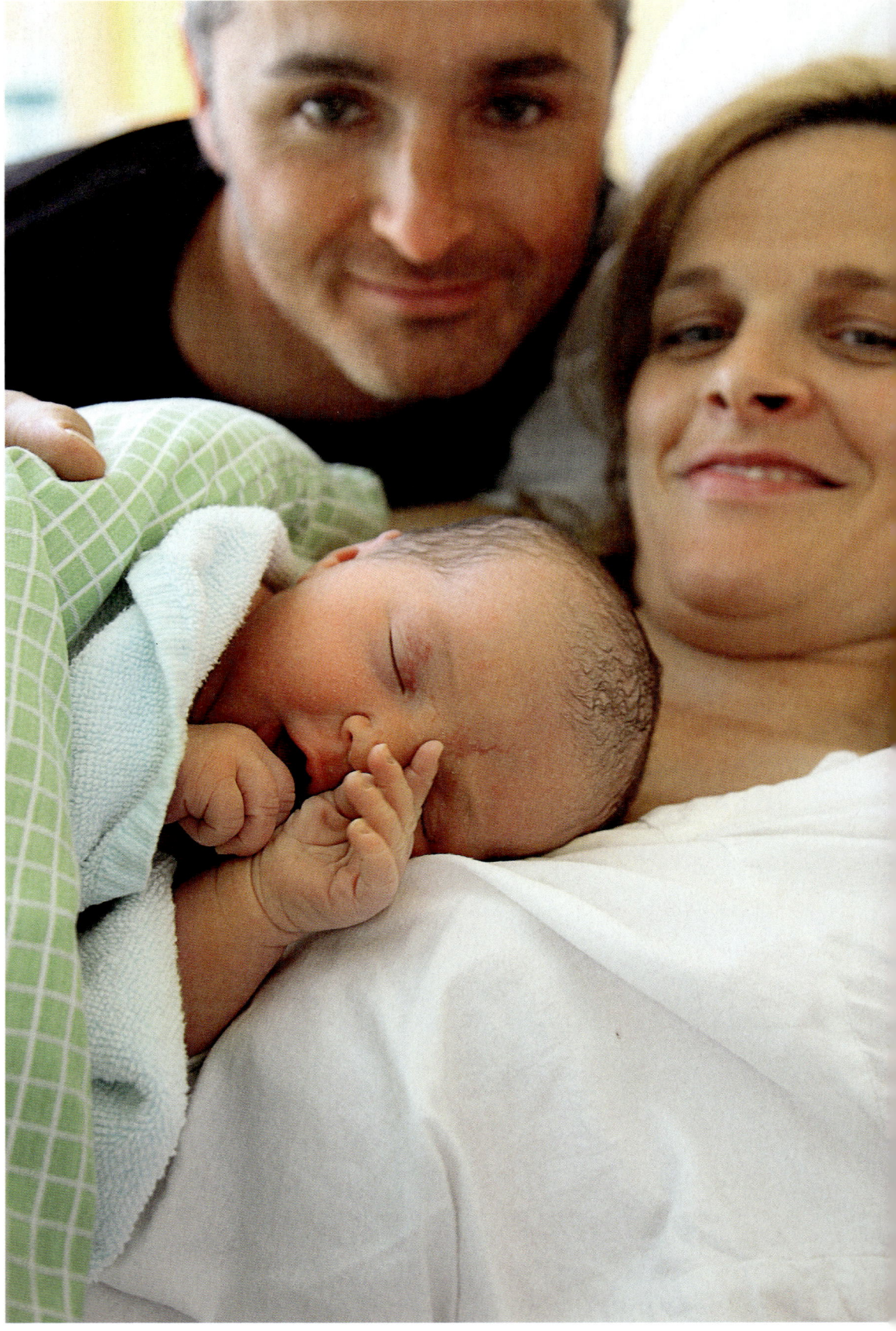

Das frühe Wochenbett

Die letzten Minuten der Geburt waren von Erschöpfung gekennzeichnet, jetzt folgen die ersten Momente des Glücks über das Wunder, das jetzt in Ihren Armen liegt.

Die ersten Tage mit Ihrem Kind

Endlich haben Sie es geschafft. Nachdem Sie dank all Ihren Kräften Ihr Kind geboren haben, beginnt die Zeit des Kennenlernens. Tränen fließen und keiner, der bei der Geburt eines Kindes dabei ist, kann sich diesem Bad der Gefühle entziehen. Und ist bei Ihnen die Geburt so ganz anders verlaufen, als Sie es sich vorgestellt oder erträumt hatten, lassen Sie sich Zeit, später dieses Glück kennenzulernen.

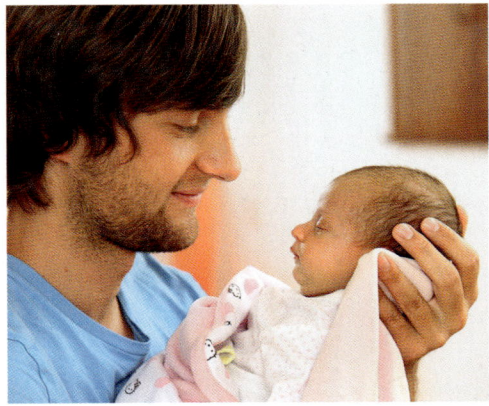

◀ Als frischgebackener Vater können Sie den Blick kaum von Ihrem Baby lassen.

Die Zeit des Wochenbetts wird maßgeblich von der immer stärker werdenden Bindung zwischen Ihnen und Ihrem Kind geprägt. Sie lernen die Regungen Ihres Kindes kennen und reagieren auf das Weinen Ihres Kindes. Ihr Kind lässt sich von Ihnen beruhigen. Sie können den Blick kaum abwenden von den mannigfaltigen Grimassen, die Ihr Kind zieht. Das Minenspiel eines Neugeborenen ist unbeschreiblich. Stundenlang beobachten Mütter und Väter ihre Kinder und können nie davon genug bekommen. Ihr Kind schaut Sie an, „lernt" Ihr Gesicht auswendig und ist schon nach wenigen Tagen in der Lage, genau Ihr Gesicht von allen anderen zu unterscheiden. Ein Ausdruck von Liebe, die ein Leben lang halten soll.

Nun beginnt das Wochenbett, das ca. 40 Tage dauert und endet, wenn Sie sich einigermaßen in Ihrem neuen Alltag zurechtgefunden haben, keinerlei Ausfluss mehr haben und alle körperlichen Empfindungsstörungen verschwunden sind.

Der Einstieg ins Wochenbett

Die ersten zwei Stunden nach der Geburt bleiben Sie in der Obhut der Hebammen. Dies gilt in jedem Fall, unabhängig davon, wo Sie entbunden haben, ob im Krankenhaus, im Geburtshaus oder zu Hause. Innerhalb dieser Zeit wird die Nachgeburt geboren, werden gegebenenfalls Geburtsverletzungen versorgt und Sie können Ihr Kind das erste Mal an die Brust

anlegen. Und natürlich gehört auch die erste ausführliche Untersuchung Ihres Babys in diese Zeit. Gewicht und Länge werden gemessen und der Nabel trocken verbunden. Innerhalb dieser Phase sollte eine Zeitspanne Ihnen und Ihrem Kind vorbehalten sein, damit Sie sich als „neue Familie" alleine ungestört kennenlernen.

Das erste Bad findet nicht mehr automatisch direkt nach der Geburt statt. Für manche Neugeborene kann es erneut Stress bedeuten, für andere das Wohlfühlprogramm. Zusammen mit Ihrer Hebamme sollten Sie dies entscheiden.

Das erste Anlegen an die Brust ist für Ihr Baby und Sie selbst ungeheuer wichtig. Kostbare Vormilch, reich an Abwehrstoffen und Hormonen, erleichtert Ihrem Kind den Einstieg ins eigenständige Leben. Es muss in kürzester Zeit sein gesamtes Herz-Kreislauf-System umstellen, die Schwerkraft akzeptieren und sich mit dem Medium „Luft" auseinandersetzen. Dazu kommt, dass das erste Anlegen nach der Geburt alle Rückbildungsvorgänge in Ihrem Körper beschleunigt. Mütter, die schon geboren haben, spüren mit dem ersten Anlegen Nachwehen, die an Geburtswehen erinnern. Diese Nachwehen sind unerlässlich, um die Rückbildung der Gebärmutter zu forcieren und den Blutverlust für Sie so gering wie möglich zu halten. Sie dauern etwa bis zum vierten Wochenbetttag an. Sollten Sie diese Nachwehen als sehr schmerzhaft empfinden, bitten Sie Ihre Hebamme um ein linderndes Medikament. Setzt die Rückbildung nicht wie gewünscht ein, kann auch Kälte helfen. Tiefgefrorene Kirschkernsäckchen oder Kühlakkus tun hier gute Dienste.

Der Wochenfluss ist in den ersten 48 Stunden nach der Geburt stärker als Ihre Monatsblutung, wird dann mit dieser aber vergleichbar. Nach ca. 10 Tagen wechselt er zur Farbe Rotbraun und wird dann immer heller, bis er nach 4–6 Wochen ganz aufhört. Bitte nutzen Sie keine Tampons. Die Reinigung der Gebärmutter soll ohne jedes Hindernis erfolgen und ein Tampon könnte einen Stau verursachen. Außerdem hätten Sie Schmerzen beim Einführen des Tampons, falls Sie Geburtsverletzungen haben. Nutzen Sie Binden mit Zelluloseoberfläche und wechseln Sie dies regelmäßig.

Sie können nicht schlafen. Trotz langer Zeit ohne Schlaf werden Sie feststellen, dass Sie in den ersten 4–6 Stunden nach der Geburt nicht einschlafen können. Dies hat die Natur sehr sinnvoll so eingerichtet, denn in der Evolutionsgeschichte der Menschen sind Hebammen, Krankenschwestern und Ärztinnen/Ärzte nicht vorgesehen. Alleine die Fürsorge der Mutter garantierte dem neuen Familienmitglied das Überleben. Niemand außer Ihnen als Mutter hat die Sensibilität für Ihr Baby: Atmet Ihr Kind gleichmäßig, spuckt es Fruchtwasser und Schleim? Will es an die Brust? Alle diese Zeichen werden Sie erkennen und richtig einordnen. Daher wäre es fatal, wenn Sie direkt nach der Niederkunft einschlafen würden. Gesteuert wird diese „Schlaflosigkeit" durch den Hormoncocktail, den Ihr Körper am Ende der Geburt produziert hat: Endorphine, Oxytocin und Adrenalin sind hier am wichtigsten. Wenn Sie schon jetzt nach Hause möchten, ist diese Zeit auch geeignet, um das Kranken- oder das Geburtshaus zu verlassen. Denn später werden Sie die Erschöpfung deutlich zu spüren bekommen.

Ambulante Geburt oder bleibe ich ein paar Tage?

Sie können die Klinik frühestens zwei Stunden nach der Geburt verlassen oder aber zwei bis drei Tage bleiben. Für die eine Wöchnerin bedeutet das Wissen, jederzeit in der Klinik nach Hebamme oder Schwester klingeln zu können, eine große Beruhigung, andere erholen sich schneller in den eigenen vier Wänden. Die Entscheidung liegt bei Ihnen, falls nicht dringende medizinische Gründe, wie z. B. ein Kaiserschnitt, eine Infektion oder Kreislaufprobleme gegen eine frühe Entlassung sprechen.

Gehen Sie gleich nach der Geburt nach Hause, müssen Sie die Betreuung durch eine Hebamme geregelt haben und es sollte neben Ihrem

Partner noch jemand da sein, der den Haushalt versorgt, besonders wenn noch größere Kinder zu versorgen sind. Die weitere medizinische Betreuung übernehmen zu Hause Ihre Hebamme, Ihr Kinderarzt und, falls notwendig, auch Ihr Frauenarzt. Der Kinderarzt führt zwischen dem dritten und zehnten Lebenstag die zweite Vorsorgeuntersuchung (U2) durch und ist, zusammen mit der Hebamme, dafür verantwortlich, dass das Neugeborenenscreening (eine Blutuntersuchung für Stoffwechselerkrankungen), der Hörtest und die Gabe von Vitamin K durchgeführt werden.

Sind Sie zu diesem Zeitpunkt noch in der Klinik, werden diese Untersuchungen dort durchgeführt. Während Ihres Aufenthalts werden die Rückbildungsvorgänge, Heilung der Naht und das Stillen durch Hebammen und Schwestern vor Ort begleitet. Zum Abschluss wird ein Arzt sich bei der Abschlussuntersuchung ein Bild über Ihr gesamtes Befinden machen.

Ihre Hebamme begleitet Sie

Nutzen Sie auch in der Zeit des Wochenbetts die Begleitung durch eine Hebamme. Wie eine Lotsin kann sie auf die Tücken des Fahrwassers „Familienbildung" aufmerksam machen und wertvolle Hinweise geben. Die Steuerung des Schiffs bleibt allerdings Ihre Aufgabe. In unserer kinderarmen Gesellschaft sind die Familien darauf angewiesen, sich miteinander zu verbinden und Kinderinseln zu bilden, um sich gegenseitig zu unterstützen.

In dieser Zeit des Wochenbetts begleitet Sie Ihre Hebamme durch tägliche Hausbesuche mindestens bis zum 10. Lebenstag Ihres Kindes. Später verlängern sich die Abstände zwischen den Hausbesuchen. Sie können Hebammenhilfe bis zur achten Woche beanspruchen. Als Kriterium sollten Sie sich Ihre Empfindungen nehmen: Jetzt habe ich in meinem neuen Leben als Mutter Fuß gefasst. Bei den Wochenbettbesuchen werden folgende Dinge von der Hebamme beobachtet:

- Rückbildungsvorgänge der Mutter
- Heilung von Geburtsverletzungen
- Beurteilung des Wochenflusses
- Entwicklung des Kindes
- Stillen und Ernährung von Mutter und Kind
- Eingewöhnen der ganzen Familie an den neuen Lebensrhythmus

Gerade in der Zeit des Wochenbetts dringen viele Hebammen aus gutem Grund darauf, viel Raum für die Intimität der neuen Dreiheit zu schaffen. Ein nicht enden wollender Besucherstrom ist hier ganz hinderlich. Besser wäre es, der jungen Familie mindestens drei Wochen Ruhe zu gönnen. Oder als Kompromiss: Ein kurzer Besuch oder eine kleine Feier zur Begrüßung des neuen Familienmitglieds, die von anderen als den ohnehin überlasteten jungen Eltern ausgerichtet wird, könnten gute Ideen sein, die Freude um das Baby mit Familie und Freunden zu teilen. Dies könnten Sie schon vor der Geburt anregen. Das soziale Netz der verwandtschaftlichen Beziehungen kann für Sie, aber vor allem für Ihr Baby zur Stabilität beitragen und damit zu seiner Gesundheit. Dann aber ist erst mal „ungestört sein" angesagt.

Die Wundheilung

Die ersten Tage sind für Sie voller Umstellungen und Überraschungen. Dies beginnt mit dem Aufstehen, Laufen und der Gang zur Toilette. Haben Sie noch Schmerzen durch eine Geburtsverletzung oder Hämorriden? Wie bildet sich die Gebärmutter zurück?

Die Wundheilung unterstützen

Sie sollten unbedingt nach jedem Toilettengang den Scheideneingang und den Damm mit Wasser abspülen. Hierzu dient entweder ein Bidet oder Sie nehmen einen Krug mit warmem Wasser, lehnen sich an den Spülkasten an und gießen so das Wasser über Schamlippen und Damm. Lindernd sind auch kühle Binden, die z. B. mit Calendula-Essenz getränkt sind. Legen Sie Ihre Binden in den Kühlschrank oder sogar kurz ins Tiefkühlfach. Erfahrungsgemäß lassen diese Beschwerden nach 4–5 Tagen nach, wenn keine Wundheilungsstörung auftritt. Diese könnten z. B. bei einer Unverträglichkeit des Nahtmaterials oder einer Besiedelung der Naht mit Keimen auftreten. Wechseln Sie die Binden regelmäßig und achten Sie darauf, dass die Oberfläche der Binden atmungsaktiv ist und sich nicht wie Plastik anfühlt, sondern eher einem Papiertaschentuch ähnelt. Die Zeit, die Sie im Bett liegen, könnten Sie ganz auf Schlüpfer und Vorlage verzichten und so dank Luft die Heilung unterstützen. Viele Frauen genießen es ab dem 3. oder 4. Wochenbetttag sehr, ein Sitzbad zu nehmen. Alleine die Wirkung des Wassers ist schon sehr angenehm. Gerne können Sie zusätzlich heilende Zusätze verwenden. Dies kann z. B. Kamille oder Ringelblume sein. Auch Meersalz empfinden manche Frauen als gut. Alleine für den Heilungsprozess ist Wasser das wichtigste. Ist die Naht mit Keimen besiedelt und daher wund, empfehlen

Hebammen häufig Sitzbäder mit Tannolact ® oder einem homöopathischen Badezusatz.

Normalerweise lösen sich die Fäden der Dammnaht alleine auf. Selten allerdings arbeiten sich Knoten oder Fadenränder aus dem Gewebe heraus und verursachen Schmerzen. Hebammen entfernen ab dem 5. Wochenbetttag gegebenenfalls diese Fadenenden.

Mein Tipp

Möglicherweise können Sie in den ersten Tagen wegen Problemen an der Dammnaht nur schlecht sitzen. Bewegen Sie sich, als hätten Sie einen viel zu engen Minirock an, sitzen Sie wenig, und wenn es sich nicht vermeiden lässt, setzen Sie sich auf eine Pobacke und Hüftgelenk seitlich, wie die alten Römer beim Essen. Legen Sie sich immer wieder „unten ohne" ins Bett, und kühlen Sie die Naht, indem Sie Ihre Binden im Kühlschrank aufbewahren.

Die Rückbildung der Gebärmutter beginnt mit der Oberkante, dem sogenannten Fundus, am Nabel. In den nächsten zwei Wochen wandert die Gebärmutter Richtung Schambein und ist dann nicht mehr von außen zu tasten. Sie können die Rückbildung maßgeblich unterstützen, wenn Sie mehrmals am Tag für 20–30 Minuten auf dem Bauch liegen. Sollte Ihnen hierbei die Brust wehtun, legen Sie ein schmales Kissen an den Rippenbogen; so entlasten Sie Ihre Brust.

Anpassungsvorgänge der Mutter im Wochenbett

Wie geht es Ihrem Kreislauf?

War die Geburt sehr anstrengend für Sie oder haben Sie viel Blut verloren, kommt es in den ersten Tagen nach der Geburt nicht selten vor, dass Ihnen beim Aufstehen schwarz vor Augen wird oder Sie nicht lange auf den Beinen

sein können. Versuchen Sie von Anfang an, Ihren Kreislauf mit Fuß- und Beingymnastik (Thromboboseprophylaxe, wie Sie sie im Geburtsvorbereitugskurs kennengelernt haben) und Wechselduschen wieder in Schwung zu bringen. Wenn Sie genügend trinken und essen, werden Sie diese Schwierigkeiten schnell überwinden.

Haben Sie Fieber?

Fieber im Wochenbett kann zwei Ursachen haben: den Milcheinschuss am dritten Lebenstag Ihres Kindes oder eine Entzündung in der Gebärmutter. Fieber im Rahmen des Milcheinschusses ist nicht so selten und lässt sich mithilfe des Entleerens der Brust mit anschließendem Kühlen meist schnell wieder senken. Zum Kühlen können Quarkwickel, Weißkohlblätter oder Kühlpacks dienen.

Anders wenn die Gebärmutter der Grund für das Fieber ist. Wenn mit Bädern zum Anregen des Wochenflusses (mit Senfmehl und Frauenmanteltee), unterstützt von Secale oder Bellis aus der homöopathischen Apotheke nicht in kurzer Zeit Abhilfe geschaffen werden kann, bleibt meist nur die Gabe von Antibiotikum. Ein Besuch beim Frauenarzt ist hier angezeigt.

Wie steht es mit Ihrem Appetit?

Ich erlebe nicht selten, dass Frauen in der ersten Woche nach der Geburt auf meine Frage nach dem Appetit antworten „Oh, ich habe gar keinen Appetit". Wunschkost heißt hier das Zauberwort. Vielleicht mögen Sie nur eine leichte Brühe oder ein Sahnejoghurt. Das ist in den ersten Tagen völlig in Ordnung. Nicht nur Ihr Bewusstsein muss sich an das neue Leben gewöhnen, auch Ihr Körper muss sich wieder umstellen. Magen und Darm suchen ihre ursprünglichen Plätze wieder auf. Das kann mit leichter Übelkeit und Ziehen rund um den Nabel einhergehen. Und auch die Verdauung muss wieder in Gang kommen. Alles Dinge, die den Appetit nicht unbedingt anregen. Sie spüren auch, dass Sie das Wasser, das Sie schwangerschaftsbedingt eingelagert hatten, verlieren und freuen sich über die purzelnden Kilos auf der Waage.

Gegen Ende der ersten Lebenswoche Ihres Kindes sollte Ihr Appetit zurückkehrt sein. Dauert diese Phase der Appetitlosigkeit länger, sprechen Sie unbedingt mit Ihrer Hebamme darüber.

Mein Tipp

Frisch gekochte Fleischbrühe, stärkende Frischkornbreie, Joghurt und vor allem die Dinge, auf die Sie Appetit haben, sind die besten Türöffner zum normalen Essen. Ergänzend können Ihnen Appetitanreger wie z. B. Schlehenelexir, Sanddorn und ähnliches helfen. Und sorgen Sie dafür, dass Sie in Gesellschaft essen. Auch das regt den Appetit an.

Ein Rhythmus aus Schlafen und Stillen

Das Schlafen von Mutter und Kind hängt eng mit dem Stillen zusammen. Das Wort „Stillen" bedeutet nicht nur das reine Füllen des Magens Ihres Kindes, sondern ist eng gekoppelt an die Zuwendung und Befriedigung des Bedürfnisses an Haut- bzw. Körperkontakt. Kinder, die beides, Milch und Körpernähe, in ausreichendem Maße bekommen, schlafen besser, was wiederum auch für die Eltern genügend Schlaf bedeutet.

Der Milcheinschuss

In den ersten drei Tagen versorgt Ihr Körper mit der sogenannten Vormilch Ihr Kind ausreichend mit allen nötigen Nährstoffen. Sie ist gelblich oder wässrig und wird in geringerer Mengen gebildet, genau richtig für Ihr Neugeborenes. Durch das häufige Anlegen wird die richtige Milchproduktion gestartet. Etwa nach drei Tagen spüren Sie, wie Ihre Brüste an-

▶ **Ihr Kind kann gut trinken, wenn es möglichst viel vom Vorhof der Brustwarze im Mund hat.**

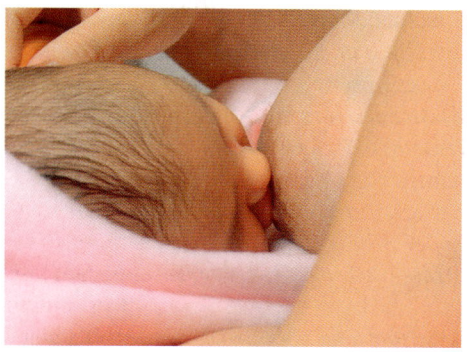

schwellen, heiß werden und sich die Farbe der Milch von gelb in milchig verfärbt. Viele Frauen spüren diese Veränderung sehr deutlich, der Ausdruck „Milcheinschuss" beschreibt den Vorgang sehr treffend.

Das richtige Anlegen

In den ersten 24 Stunden bestimmt ausschließlich Ihr Kind, wann es angelegt werden möchte oder auch wann es aus der Flasche trinken möchte. Aber aller Anfang ist manchmal schwer. Das Kind wird mit dem Saugreflex geboren, aber wie es am besten die Warze in den Mund nimmt, ist mitunter ein Lernprozess. Es klappt nicht immer auf Anhieb. Mütter empfinden das Stillen dann als unangenehm, wenn sie dabei Schmerzen haben. Um hier von vorneherein Probleme zu vermeiden, ist das richtige Anlegen von Anfang an wichtig. Hier einige Empfehlungen dazu:

- Setzen oder legen Sie sich bequem ins Bett. Achten Sie auf genügend Kissen zur Unterstützung Ihrer Arme und Ihres Rückens.
- Ihr Kind sollte mit der Nase auf der Höhe der Brustwarze liegen, ohne dass Sie es hochhalten müssen.
- Lassen Sie Ihr Kind die Milch riechen und streichen Sie mit der Brustwarze von Nase zum Mund Ihres Kindes. So wird Ihr Kind animiert, den Mund weit zu öffnen. Tut es sich damit schwer, können Sie auch leicht das Kinn nach unten aufstreichen. Nur bei weitgeöffnetem Mund kann Ihr Baby so viel Brustwarze und Vorhof in den Mund nehmen, dass Ihre Warze nicht am harten Gaumen reibt, oder sogar zwischen den Kieferleisten drangsaliert wird. Beides wäre schmerzhaft für Sie! Und unbefriedigend für Ihr Kind, da es durch falsches Anlegen nicht an die gewünschte Milchmenge kommt.

- Eine weitere Hilfe gegen Schmerzen an der Brust sind unterschiedliche Anlegepositionen: die klassische Wiegehaltung, der Rückengriff und das Anlegen im Liegen. Hebammen zeigen Ihnen diese Griffe so, dass Sie für sich bald erkennen, welcher Ihnen wann am liebsten ist. Und versuchen Sie in den ersten drei Tagen nicht viel länger als 10 bis 20 Minuten an einer Seite zu stillen. So kann sich die Haut Ihrer Brüste an den mechanischen Reiz besser gewöhnen. Zur Pflege der Brustwarze eignen sich am besten Muttermilch und Wollfett. Bei besonderen Beschwerden helfen Hebammen durch Massagen, Wärme- oder Kälteumschläge je nach Grund für Ihre Schmerzen.
- Teefläschchen sind nicht erforderlich und in den ersten zwei bis drei Wochen ausdrücklich von Nachteil, denn sie können eine Saugverwirrung verursachen. Dies bedeutet: Ihr Kind muss beim Trinken an der Brust den Mund weit öffnen und die Zunge über den Unterkiefer legen, um Warze und Vorhof zu umfassen. Schieben Sie dagegen einen Sauger oder Schnuller Ihrem Kind in den Mund, wird die Zunge nach hinten Richtung Gaumen geschoben. Möchten Sie dann wieder anlegen, so kommt es nicht selten vor, dass das Baby die Zunge wie bei einem „L" einrollt und so nicht angelegt werden kann. Beherrscht das Baby das Saugen an der Brust gut (nach etwas einer Woche), besteht diese Gefahr nicht mehr.

293

Sollten Sie Ihrem Kind aber abgekochtes Wasser oder Tee geben müssen, eignet sich hierfür sehr gut ein runder Plastiklöffel oder ein dafür vorgesehener Trinkbecher. Nur bei besonders ausgetrockneten Kindern kann dies nötig sein.

Wenn Sie Ihr Kind nicht stillen

Möchten oder können Sie nicht stillen, zeigt Ihnen Ihre Hebamme, wie man die Flaschennahrung richtig zubereitet. Hier einige Empfehlungen:

- Schaffen Sie eine neue Thermoskanne an, in die Sie ausschließlich das Wasser für die Zubereitung der Babynahrung füllen. So ersparen Sie sich das dauernde Abkochen von Wasser.
- Kaufen Sie bitte nur Babynahrung mit dem Zusatz „Pre" oder „Start" für die ersten Wochen. Ob Sie hypoallergenes Milchpulver verwenden, hängt von der Allergieneigung in Ihrer Familie und der Ihres Partners ab. Ihre Hebamme wird Sie beraten.
- Wechseln Sie nicht grundlos zwischen verschiedenen Herstellern hin und her. Kinder vertragen Fertignahrung unterschiedlich gut. So kann ein Wechsel mal sinnvoll sein, aber unmotivierte Abwechslung führt leicht zu Verdauungsstörungen.
- Bei den Flaschen ist es wichtig, solche zu wählen, die den Druckausgleich in der Flasche leicht machen. Sie brauchen etwa sechs Fläschchen mit Teesaugern.
- Als Sauger eignen sich in den ersten Wochen auch für Milchnahrung am besten Teesauger.

Überlassen Sie vor allem in den ersten Wochen das Fläschchengeben nur in Ausnahmefällen anderen Personen. Legen Sie sich Ihr Baby in den Arm und sprechen Sie mit ihm, schauen Sie es an (und nicht etwa in den Fernseher). Genießen Sie diese ruhigen Minuten der Zweisamkeit. Dies gilt natürlich für Still- und Flaschenkinder gleichermaßen.

Den Rhythmus finden

In den ersten Wochen ist es Ihr Kind, das den Rhythmus von Schlafen, Essen und Wachsein bestimmt. Sie können Ihr Kind in dieser Phase in keinem Fall verwöhnen. Das Wochenbett ist eher als eine Zeit des „Entwöhnens" Ihres Babys von 24 Stunden Mutterkontakt zu sehen.

Lassen Sie Ihr Kind in den ersten 24 Stunden nach der Geburt so trinken, wie es sich meldet. Dies kann 2- bis 3-mal, auch 8- bis 10-mal in diesen ersten Stunden sein. Manche Babys brauchen erst mal eine Zeit der Ruhe, andere können sich gar nicht von ihrer Mutter trennen. Nach dieser Zeit stellt sich häufig eine Stillfrequenz von zweistündlich ein. Kinder, die zu früh geboren wurden oder an einer verstärkten Gelbsucht (siehe S. 296) leiden, können allerdings auch mal eine Mahlzeit verschlafen. Kommt dies öfters vor, müssen Sie Ihr Kind vielleicht wecken. Denn zu große Abstände an Nahrungsaufnahme bedeuten auch eine zu geringe Ausscheidung des gelben Farbstoffs über Stuhlgang und Urin. Ihre Hebamme wird Ihnen hilfreiche Tipps und individuell Rat geben.

Ein Blick in die Windel

Es ist nicht nur interessant, was Ihr Kind wann und wie trinkt, sondern auch, was es ausscheidet. Schon in der Gebärmutter hat Ihr Baby Fruchtwasser getrunken, sich alle nötigen wertvollen Inhaltsstoffe herausgeholt und den Rest wieder über die Blase abgegeben. Und so kann es dies auch direkt nach der Geburt. Anders ist es mit Stuhlgang. Im Darm hat sich reichlich Stuhl angesammelt, das sogenannte Kindspech oder Mekonium.

Es ist schwarz-grün und hat eine Konsistenz wie Patex: klebrig und zäh. Dieses Kindspech muss Ihr Neugeborenes in den ersten zwei bis drei Tagen in die Windel entlassen, bevor dann ab dem 3. oder 4. Lebenstag größere Mengen an Milch verdaut werden können. Für manche Kinder ist dieses „Stuhlgang machen" eine schwierige Prozedur, denn das, was uns ganz geläufig ist, nämlich den Ausscheidereflex mit Anspannen der Bauchmuskeln zu unterstützen, kennt Ihr Baby nicht. So quält es sich länger, bis alles draußen ist.

Bei vielen Kindern regt das Saugen die Darmperistaltik an, sodass sie während des Trinkens Stuhlgang machen. Ist das Kindspech ausgeschieden und beginnen die Kinder, Milch zu verdauen, färbt sich der Stuhlgang von braun zu grün und gelb. Muttermilchstuhl ist meist goldgelb und kann flüssig sein mit Körnchen oder breiig. Kinder neigen in den ersten Wochen zu Durchfall. Erst nach vier bis sechs Wochen nimmt die Stuhlhäufigkeit ab und nicht selten sind Eltern sehr beunruhigt, dass ihr Säugling mit zehn Wochen nur noch einmal in der Woche die Windel richtig füllt. Allerdings übersteigt nicht selten die Menge an Stuhlgang dann das Fassungsvermögen der Windel.

Der Stuhlgang von Flaschenkindern ändert ebenfalls die Farbe Richtung gelb, der Stuhlgang ist meist breiig oder neigt zu festen Würstchen. Bei Flaschenkindern sollte die Häufigkeit nicht unter alle 48 Stunden sinken. Sonst kann auch Verstopfung der Grund sein, dass der Stuhlgang ausbleibt. Auch in diesen Fällen muss immer individuell das Kind beobachtet werden.

Das Leben für Ihr Baby beginnt

Nach der Geburt muss sich Ihr Baby auf der Welt zurecht finden. Eine große Umstellung, die folgende Aspekte umfasst:

Der Nabelschnurrest wird nach der Geburt steril und trocken versorgt. Er wird in den nächsten 48 Stunden eintrocknen und fühlt sich dann an wie Horn. Erfahrungsgemäß dauert es fünf bis zehn Tage, bis die Nabelschnur endgültig abfällt, selten sogar noch länger. Manche Hebammen unterstützen den Ablöseprozess durch Reinigen und Pudern, z. B. mit Calendula-Essenz und Wecesin Puder®, andere Kolleginnen nehmen Rosenwasser oder tun gar nichts. Wichtig ist, dass die Nabelschnur immer trocken gehalten wird. Hierzu gehört, dass die Windel vorne so umgeschlagen wird, dass kein Urin den Nabel immer wieder feucht macht. Dies zeigen Ihnen Hebammen und Schwestern.

Das Gefühl „Hunger" ist eine völlig neue Erfahrung für Ihr Kind und wird mit Weinen beantwortet. Was ist das für ein Gefühl im Bauch? Instinktiv macht Ihr Baby mit den Lippen Saugbewegungen und schmatzt, was so viel heißt wie „Ich habe Hunger". Gierig sucht es nach der Brustwarze, wenn es sie an Nase, Wange oder Mund spürt. Das klappt mal schneller, mal ist es ein Geduldsspiel. Auch hier ist es gut, kompetente Hilfe zu haben.

Und wie fühlt sich Luft auf Babys Haut an. Nicht selten weinen Kinder in den ersten Tagen und Wochen beim Wickeln und Umziehen, weil sie eine Hülle vermissen.

Mein Tipp

Helfen Sie Ihrem Kind, indem Sie z. B. die Söckchen anlassen oder eine Mullwindel zum Zudecken zwischendurch parat zu legen. Und beachten Sie: Der Wickelplatz muss warm sein.

Die Umstellung von „Rundumversorgung" in der Gebärmutter zu „Selbsterhaltung" auf der Welt verlangt von Ihrem neugeborenen Kind eine Höchstleistung an Anpassung, wie nie mehr im späteren Leben. Und es kann das!

Probleme im frühen Wochenbett

Ihre Brüste. In den ersten Tagen können für Sie besonders schmerzhafte Brustwarzen und übervolle Brüste Probleme bereiten. Dazu kommt es, wenn Sie nicht vom ersten Stillen an die nötige Hilfe zum richtigen Anlegen erhalten oder Ihr Kind ununterbrochen trinken möchte. Manchmal bekommen Sie auch in Krankenhäusern von jeder Hebamme oder Schwester andere Anweisungen. Das kann Sie sehr verwirren. Vielleicht ist es in solchen Fällen besser, nach Hause zu gehen und dann von einer kompetenten Person begleitet zu werden.

- Wunde Brustwarzen vermeiden Sie mit der richtigen Anlegetechnik sowie durch Abwechseln der Stillpositionen.
- Schmerzhaft harte Brüste sind während des Milcheinschusses nicht selten. Mit Massagen und Ausstreichen wird Ihnen Ihre Hebamme helfen. Manchmal kann es auch notwendig werden, eine Milchpumpe zu Hilfe zu nehmen, wenn Ihr Kind es alleine nicht schafft, die Brüste ausreichend zu entleeren. Anschließend ist Kälte das beste Mittel zur Schmerzlinderung und homöopathische Präparate (Phytolacca oder Bryonia in hoher Potenz) können helfen, den Milchfluss in Gang zu bringen und Entzündungen zu hemmen.

Gewichtsentwicklung des Babys. Auch die Gewichtsentwicklung Ihres Kindes kann Sorge bereiten. Alle Kinder nehmen in den ersten fünf Tagen nach der Geburt durch Abgang von Kindspech und Urin bis zu sieben Prozent ihres Geburtsgewichtes ab. Dann geht es wieder aufwärts und spätestens bis zum 14. Lebenstag sollte das Ausgangsgewicht wieder erreicht sein. Die meisten Babys erreichen dies sogar früher.

Neugeborenengelbsucht. Nach der Geburt muss der kindliche Körper viele rote Blutkörperchen abbauen. Bei diesem Abbau entsteht aus dem rotem Blutfarbstoff ein gelbes Abbauprodukt, das Bilirubin. Dieses muss über Leber und Galle ausgeschieden werden. Die Leber ist zum Zeitpunkt der Geburt noch unreif und manchmal mit diesem Ansturm überfordert. Der gelbe Farbstoff bleibt in der Blutbahn und lagert sich in den Haargefäßen der Haut ab. Dadurch bekommen die Kinder eine gelbe Hautfarbe. Trinkt das Baby weiter genügend und scheidet auch Stuhl und Urin gut aus, brauchen Sie sich nicht zu sorgen. Wird das Kind allerdings schläfrig, trinkfaul und hat trockene Windeln, muss der Bilirubinwert, so der Fachausdruck, im Blut gemessen werden. Liegt er zwischen 17 und 20 mg/dl (je nach Lebenstag), wird ihr Kind unbekleidet mit einem Schutz für die Augen unter eine Blaulichtlampe gelegt, um so den Abbau des Bilirubins zu unterstützen. So eine Neugeborenengelbsucht kann auch dazu führen, dass ein Kind nicht ausreichend zunimmt.

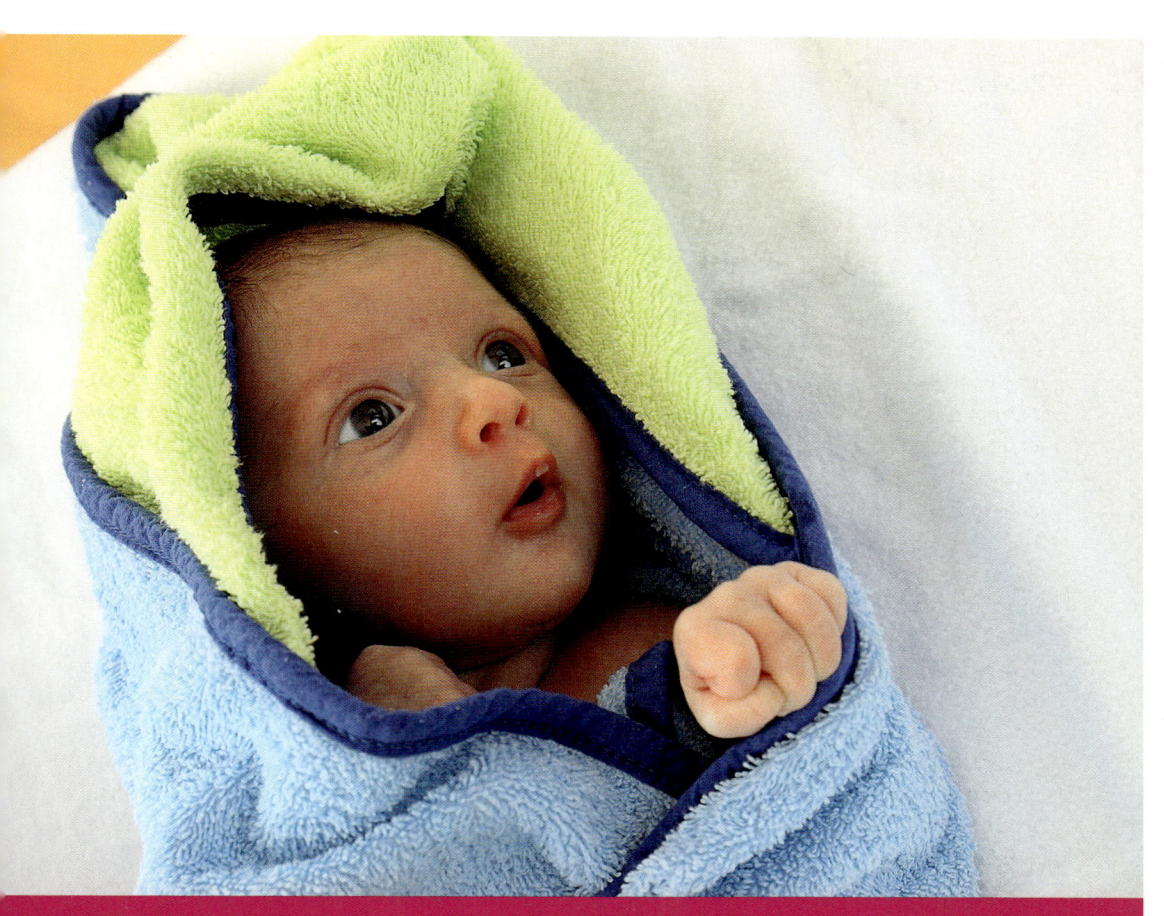

Service

Beschwerden von A–Z

Ihr Körper und auch Ihre Seele erleben jetzt große Veränderungen. Kein Wunder, dass sich die ein oder andere Beschwerde einstellt. Die meisten davon lassen sich mit natürlichen Heilmethoden lindern.

Erschöpfung/Müdigkeit/Hypotonie

Erschöpfungszustände und niedriger Blutdruck (Hypotonie) treten häufig im ersten Schwangerschaftsdrittel auf. Sie werden durch die Umstellungsprozesse zu Beginn der Schwangerschaft verursacht. Auch im letzten Drittel berichten viele Schwangere von Müdigkeit, die dann durch die zunehmende körperliche Belastung und die häufigeren Schlafstörungen bedingt ist. Im mittleren Drittel dagegen kommen diese Beschwerden deutlich seltener vor. Oft kennen Sie selber die belastenden Faktoren, z. B. körperliche oder seelische Belastung, durch andere Beschwerden wie Übelkeit oder einen Wachstumsschub des Babys. Bei einem anhaltenden Erschöpfungszustand sollte durch eine Blutuntersuchung eine Anämie (Eisenmangel) ausgeschlossen werden.

Meine Empfehlungen

- Entlastung, Schonung und Erholungsraum schaffen
- erschöpfende Beschwerden behandeln
- auf eine regelmäßige, häufige, vollwertige und abwechslungsreiche Ernährung achten, vermehrt kräftigende, vitamin- und mineralienreiche Nahrungsmittel wie Kraftbrühen, Kartoffeln, Möhren, Rote Bete, Fisch (Omega-3-Fettsäuren), Petersilie und Hagebutte in den Speiseplan aufnehmen
- viel trinken
- anregende und stärkende Maßnahmen: Spazierengehen, Wechselduschen, Kneippbäder, Waschungen/Bäder/Einreibungen mit Zusatz von Rosmarin, Wacholder oder Zitrone (Bademilch, Salz oder Öl mit ätherischen Ölen etc.), ätherische Öle in Duftlampe
- anthroposophische, niedrig potenzierte Komplexmittel wie Aufbaumittel Stadelmann, Levico comp.®, Verotrum album ethanol. Decoctum D4

Hämorrhoiden

Hämorrhoiden sind erweiterte, möglicherweise vorquellende Gefäße im Bereich des Anus. Es handelt sich im weitesten Sinne also um Varizen. Oft drücken, schmerzen oder jucken sie, in manchen Fällen können sie auch bluten und/oder sich entzünden. An der Scheide sind Varizen in der Regel an den großen Schamlippen lokalisiert und können dort auch Beschwerden verursachen

(z. B. Drücken, Jucken, Brennen). In der Schwangerschaft wird das Auftreten von Hämorrhoiden und Scheidenvarizen durch die gefäßauflockernde Wirkung des Schwangerschaftshormons Progesteron, den zunehmenden Druck durch Gebärmutter und Kind sowie durch Verstopfung begünstigt. Die Problematik kann sich durch die Geburt zunächst verstärken, bildet sich aber im Verlauf des Wochenbetts in der Regel gut zurück.

Meine Empfehlungen

- einengende Kleidung und einengende Positionen (langes Sitzen, Autofahren usw.) vermeiden
- häufige Hochlagerung von Beinen und Becken (Keilkissen oder Aktenordner unterm Po, Knie-Ellbogen-Position), dabei Beckenbodengymnastik machen, um den Blutrückfluss aus den gestauten Gefäßen zu unterstützen
- regelmäßige Verdauung fördern (siehe Verstopfung, S. 311) und lange Toilettensitzungen vermeiden
- sorgfältig auf Anal- und Intimhygiene und Pflege achten, keine alkalischen oder parfümierten Reinigungssubstanzen, keine Feuchttücher verwenden
- Kühlung durch Auflage eines mit Quark gefüllten, kühlschrankkalten Kondoms oder eines mit Wasser gefüllten, gefrorenen Fingerlings (abgeschnittener Finger eines Untersuchungshandschuhs)
- Teilbäder, Auflagen, Salben, Zäpfchen mit Extrakten von Hamamelis, Eichenrinde, Rosskastanie, Arnika, Wacholder, Zypresse. Mögliche Präparate sind z. B. Tannolact, Hamamelis-Myrte-Balsam, Hämorrhoidalzäpfchen, Quercus-Salbe, Quercus-Zäpfchen, Quercus-Essenz
- innerliche Einnahme von Hamamelis-Urtinktur, 3 × 10 Tropfen in Wasser

Hautjucken (Pruritus)

In der Schwangerschaft besteht eine Neigung zu Juckreiz, der in der Regel frühestens am Ende des ersten Schwangerschaftsdrittels beginnt und sich dann oft bis zur Geburt steigert. Ein bis zwei Tage nach der Geburt klingen die Symptome meist ab. Am stärksten betroffen sind die Hautregionen an Bauch, Oberschenkeln und Fußrücken. Die Ursache ist unklar, es wird eine Galle-Leber-Schwäche mit Gallestauung vermutet. Abgegrenzt werden muss eine allergische Reaktion oder eine Pilzinfektion. Eine krankhafte Form ist das „Schwangerschaftsjucken" (Pruritus gravidarum), ein generalisierter, starker Juckreiz, der durch eine schwangerschaftsspezifische Lebererkrankung (intrahepatische Schwangerschaftscholestase) verursacht wird und von Übelkeit, Erbrechen und Gelbsucht begleitet sein kann. Hier ist eine Blutabnahme zur Bestimmung der Leberwerte notwendig.

Meine Empfehlungen

- Kratzen vermeiden, um keine Hautdefekte zu verursachen
- Reize wie ätherische Öle, Korbblüter (Calendula, Arnika usw.), stark parfümierte Waschmittel etc. vermeiden

- keine Öle verwenden
- kalte Umschläge
- keine After-Sun oder andere kühlende Lotionen auftragen (sie kühlen durch Alkohol, der die Haut noch mehr austrocknet)
- Waschungen mit Essigwasser, Verhältnis 1 : 1
- Salzbäder: ca. 4 Esslöffel Salz, nicht zu warm, anschließend ins Bett legen und ruhen
- leberstärkende Nahrungsmittel: Löwenzahnkraut und -wurzel, Boldoblätter, Mariendistel, Schöllkraut (Empfehlung I. Stadelmann: insgesamt nicht mehr als 3 Teelöffel Heilkräuter pro Tag), Vollkorngetreide wegen des Vitamin-B6-Gehalts
- kalziumhaltige Nahrungsmittel: Kamille, Petersilie, Weizen, Hafer, Nüsse, Mandeln, Milchprodukte
- anthroposophische, homöopathisch niedrig potenzierte Komplexmittel wie Anagallis comp. globuli®, Natrium chloratum D6, Chelidonium®-Kapseln

Karpaltunnelsyndrom

Das Karpaltunnelsyndrom entsteht aufgrund einer durch Wassereinlagerungen hervorgerufenen Kompression des Nervus medianus im sogenannten Karpaltunnel, einer knorpelig-bindegewebigen Röhre, die den Nerv durch das Handgelenk führt. Dies führt zu Kribbeln, brennenden Schmerzen, Taubheitsgefühl, einem Gefühl von Schwellung und Sensibilitätsstörungen in der betroffenen Hand.

Das Karpaltunnelsyndrom ist ausgesprochen hartnäckig und schwierig zu therapieren. Oft hält die Symptomatik noch wochen- bis monatelang nach der Geburt an. Es gibt keine sicher effektive Behandlungsmethode außer einer Operation, die nur durchgeführt werden sollte, wenn die Symptomatik unverändert länger als vier Monate über die Geburt hinaus andauert. Die Chance, dass sich das Karpaltunnelsyndrom von selbst zurückbildet, ist erfahrungsgemäß sehr groß und die Beschwerdefreiheit nach dem operativen Eingriff tritt auch erst nach einer gewissen Zeit (10–20 Tage) ein. Wird bereits in der Schwangerschaft operiert, ist die Gefahr eines Wiederaufflammens erfahrungsgemäß hoch, da die Ursache Schwangerschaft ja weiter fortbesteht.

Erfolgversprechende Meldungen kommen aus dem Bereich der Akupunktur, bewiesen sind sie aber nicht. In der Schwangerschaft wird das Karpaltunnelsyndrom zur Linderung der Symptomatik vorwiegend durch Ruhigstellung mit einer Schiene therapiert.

Meine Empfehlungen

- Ernährung wie bei Ödemen (siehe S. 312), da es sich um eine Wassereinlagerung handelt: also zusätzliche Salzzufuhr, reichlich trinken, nicht ausschwemmen
- warme Salzbäder des betroffenen Unterarms und der Hand
- mehrmals täglich Dehnübungen:
  - den Handrücken der betroffenen Hand durch Druck auf die Innenseite der gestreckten Finger langsam und vorsichtig in Richtung Unterarm dehnen, etwa 30 sec. halten, wiederholen.
  - aufrecht stehen oder sitzen (gerader Rücken, Steißbein in Richtung Boden zie-

hen), Arme auf Brusthöhe anwinkeln, dann im Atemrhythmus die angewinkelten Arme weit zu den Seiten ziehen, die Ellbogen nach hinten, die Schulterblätter nach unten ziehen, die Dehnung halten, ruhig und konzentriert durchatmen, die Arme zurück-

führen, wiederholen
- kühlende Umschläge am Handgelenk
- eine Schiene, Lymphdrainage und Akupunktur können helfen, bei extremen Schmerzen können Sie Schmerzmittel nehmen

Krampfadern

Krampfadern (Varizen) entstehen oder verstärken sich in der Schwangerschaft durch das aufgelockerte Gewebe. Sie führen zu eingeschränkt funktionierenden Venenklappen und zu einer Stauung des Blutrückflusses im Bereich des Beckens durch Uterus und Kind, sodass die Gefäßwände aussacken. Dies ist ein verbreitetes Phänomen in der Schwangerschaft, bildet sich nach der Geburt meist vollständig zurück und verursacht in der Regel keinen Schaden. Sehr ausgeprägte Varizen können allerdings in seltenen Fällen zu Venenentzündungen führen. An den Beinen finden sich die Krampfadern häufig an den Innenseiten der Unterschenkel, in den Kniekehlen und in Knöchelnähe.

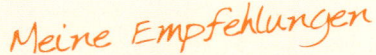

Meine Empfehlungen

- einengende Kleidung und einengende Positionen (langes Sitzen, Autofahren usw.) vermeiden
- häufige Hochlagerung von Beinen und Becken (Keilkissen oder Aktenordner unterm Po, Knie-Ellbogen-Position, dabei Venengymnastik: Beckenbodengymnastik, Zehenkrallen, Füßekreisen, komplette Beinmuskulatur im Wechsel an-/entspannen)
- herzwärts gerichtete Bein-/Fußmassage
- Venenstärkung/Kreislaufanregung durch Wechselduschen, Spazierengehen, Schwimmen, Barfußgehen, Kneippbecken, mit Fußsohlen über kleine Bälle oder Murmeln rollen
- zur Linderung der Beschwerden angepasste Kompressionsstrümpfe tragen, zur Vorbeugung des Auftretens oder der Verschlimmerung von Krampfadern scheinen diese allerdings nicht zu nutzen; Kompressionsstrümpfe können ärztlich verordnet werden, sodass die Krankenversicherung die Kosten übernimmt
- Kühlung mit Auflagen mit Retterspitz® (erhältlich in der Apotheke)
- Teilbäder, Auflagen, Salben oder Einreibungen mit Extrakten von Hamamelis, Eichenrinde, Rosskastanie, Arnika, Wacholder, Zypresse; mögliche Präparate sind z. B. Weleda Hauttonikum, Lotio Pruni comp. cum Cupro, Tannolact, Hamamelis-Myrte-Balsam, Lavendel-Zypresse-Öl, Venostasin S®
- innerliche Einnahme von Hamamelis-Urtinktur® 3 × 10 Tropfen in Wasser

Rückenschmerzen

Die Empfindung von Rückenschmerzen ist sehr subjektiv und stark von Belastungssituationen sowie Vorerkrankungen abhängig. Ursachen dafür sind das zunehmende Gewicht des Bauches, die Schwächung der stützenden Bauchmuskulatur durch die zunehmende Dehnung und die durch hormonelle Einflüsse aufgelockerte Muskulatur und Bänder. Nicht zu unterschätzen sind weiterhin eine Belastung und Schwächung des Beckenbodens als Ursache für Rückenschmerzen, da der Beckenboden eine essenzielle Stütze für die Rücken- und Bauchmuskulatur darstellt und mit verantwortlich für die Ausrichtung des Beckens und für die Haltung ist. Je nach Auftreten und Ausmaß können Rückenschmerzen nicht nur das Wohlbefinden stark beeinträchtigen, sondern körperliche Aktivität und Leistungsvermögen einschränken und Schlafstörungen verursachen. Gut die Hälfte der betroffenen Frauen geben an, dass die Rückenschmerzen zwischen dem 5. und 7. Schwangerschaftsmonat auftraten. Art und Ausmaß der Rückenschmerzen sind sehr vielfältig. In der Regel verschlimmern sich die Schmerzen abends durch körperliche Belastung wie Heben, Tragen, langes Gehen, falsche Körperhaltung und/oder Bewegungsmangel (langes Sitzen). Möglicherweise tritt der Schmerz nur bei bestimmten Bewegungen auf (z. B. Beugen oder Rotieren).

Die Lokalisation ist überwiegend der Lendenwirbelbereich, oft auch der Schulter-/Nackenbereich und manchmal der Bereich der Brustwirbelsäule. Beim Vorliegen einer Ischialgie strahlen die Schmerzen vom Iliosakralgelenk häufig entlang des Ischias an der Rückseite eines Beines bis zur Ferse aus, in anderen Fällen erfassen die Schmerzen das ganze Becken und strahlen bis zu Hüften und Symphyse aus.

Gymnastik

Die „Beckenuhr" (Feldenkrais):
Rückenlage, angezogene Beine, mit dem Becken Uhrzeiten kippen und kreisen. Stellen Sie sich dabei vor, sich von der „12 zur 6" oder von der „3 zur 9", aber auch in den schrägen Ebenen, also von der „1 zur 7", „2 zur 8", „4 zur 10" und „5 zur 11" und umgekehrt zu bewegen. Diese Übung lässt sich auch gut im Vierfüßlerstand oder auf dem Gymnastikball machen.

Pferd–Katze:
Im Vierfüßler-Stand im Atemrhythmus mehrmals vom geraden Pferderücken in den Katzenbuckel wechseln, dabei den Rücken lang ziehen und dehnen.
Lockernde Massage der betroffenen Partien mit Öl, je nach Bedarf und Vorliebe mit kräftigenden (Arnika, Rosmarin, Latschenkiefer usw.) oder entspannenden (Lavendel, Fichtennadel, Melisse usw.) Zusätzen

Lockerung durch Schütteln:
Die Schwangere kniet in bequemer Kleidung in Vierfüßler- oder Knie-Ellbogen-Position, die Hebamme oder der Partner schüttelt vibrierend die Pobacken der Frau, während diese lange und tönend ausatmet (sog. „Äpfelschütteln"), mehrere Wiederholungen, mehrmals täglich. Diese Übung kann auch während der Geburt hilfreich sein.

Bei übermäßig schweren und sich trotz dieser Maßnahmen nicht bessernden Schmerzen sollte eine Überweisung an Hausärztin, Gynäkologin oder Orthopädin erfolgen, um die Ursachen genauer zu untersuchen und durch Physiotherapie, Manualtherapie, Massagen und schmerzlindernde und/oder entzündungshemmende Medikamente zu behandeln.

FRAGEN AN DIE HEBAMME

Monika, 34. Woche

„Ich leide häufig unter Rückenschmerzen. Ich kann kaum schlafen. Woher kommen diese Schmerzen und was kann ich dagegen tun?"

„Bedingt durch die Schwangerschaftshormone lagert Ihr Körper Wasser ein. Besonders sind hierbei die Knorpelverbindungen der Gelenke betroffen. Was zum einen unerlässlich für den Geburtsvorgang ist, nämlich eine Erweiterung des Beckendurchmessers und dessen Flexibilität, macht Ihnen andererseits Beschwerden. Durch diese Flexibilität, besonders im Becken und an den angrenzenden Bandscheiben kommt es zu Verschiebungen und Druck auf die austretenden Nervenbahnen. Folge hiervon sind Kreuzschmerzen. Vorbeugend sollten Sie diesen Einschränkungen mit einer korrekten Körperhaltung, sinnvollen Schuhen und genügend Bewegung begegnen. Jeder Mensch hat seine persönliche Spurbreite, dies meint, stehen Sie entspannt, Fußknöchel, Hüftgelenk und Schultergelenk in einer Linie. Dabei können Sie feststellen, dass zwischen Ihre Füße bequem ein dritter passt. Als Gegenprobe schließen Sie die Füße eng oder gehen in die Grätsche: Beide Positionen sind nach einigen Minuten unbequem. Geschlossene Beine bedeuten immer eine Spannung über Hüftgelenk ins kleine Becken und zum Kreuz. Was machen Sie nun aber nachts im Bett, wenn Sie schlafen? Auch hier sind die Knie aufeinander und damit Spannung in der Entspannungsphase „Schlaf". Versuchen Sie, wie es Ihnen geht, wenn Sie ein großes Kissen zwischen die Knie legen, welches beim Umdrehen nicht verloren gehen kann."

Meine Empfehlungen

Entlastung!

- Vermeidung verschlimmernder Faktoren
- Haltungsschule: Nicht ins Hohlkreuz fallen, sondern das Steißbein Richtung Boden ziehen; das Becken kippen, als wollte man das Kind ins Becken wie in einen Korb betten; die Knie locker halten, den Scheitel wie an einem Marionettenfaden nach oben ziehen. Diese Haltung möglichst in allen Positionen (Sitzen, Stehen, Gehen usw.) beachten.
- intensive Beckenbodengymnastik: lernen, die Beckenbodenspannung bei Tätigkeiten aufrechtzuerhalten oder zumindest immer wieder zu erinnern und aufzubauen
- ab der 37. Woche Wärme: Bäder, Wärmflasche, warme Auflagen mit feucht-heißen Tüchern, Heilwolle usw.
- Schwimmen zur Lockerung der Gelenke sowie zur Stärkung von Muskulatur und Bindegewebe
- gezielte Gymnastik je nach Lokalisation für Schultergürtel, Brust- oder Lendenwirbelbereich, mit Elementen sowohl zur Dehnung als auch zur Mobilisierung

Mein Tipp

Intensive Wärme sollten Sie in der Schwangerschaft nur nach Rücksprache mit Ihrer Hebamme oder Ihrem Frauenarzt anwenden, denn Wärme kann zu vorzeitigen Wehen führen. Als Wärmequelle eignet sich sehr gut ein Dampfbad aus Heublumen, ein warmes Kirschkernsäckchen oder eine Wärmflasche.

303

Scheidenausfluss

Verstärkter vaginaler Ausfluss ist eine typische Schwangerschaftsveränderung und bedarf grundsätzlich keiner besonderen Behandlung, es sei denn, er stört oder verursacht Beschwerden (Wundsein, unspezifisches Jucken usw.). Wenn der Ausfluss jedoch einen scharfen oder unangenehmen Geruch hat, deutlich gefärbt (z. B. grün oder gelb) oder krümelig ist und/oder mit Jucken oder Schmerzen der Vaginalschleimhaut oder Schmerzen beim Wasserlassen verbunden ist, kann eine vaginale Infektion, eine Infektion der Schamlippen oder eine allergische Reaktion vorliegen. Bei einem entsprechenden Verdacht sollte eine Abstrichuntersuchung veranlasst werden. Liegt eine bakterielle Infektion vor, muss diese ärztlich behandelt werden. Bakterielle Vaginalinfektionen stehen im Verdacht, einen vorzeitigen Blasensprung und vorzeitige Wehen zu verursachen.

Anders verhält es sich bei einer Pilzinfektion. Es liegt kein Beweis vor, dass diese Pilzinfektion mit dem Erreger Candida albicans eine schädigende Wirkung auf das Ungeborene hat. Allerdings besteht bei einer Pilzinfektion die Gefahr einer bakteriellen Zusatzinfektion und einer Infektion des Neugeborenen (Soor) durch Ansteckung während der Geburt. Ein Soor beim Neugeborenen ist nicht bedrohlich und sehr gut behandelbar.

Meine Empfehlungen

Schwangerschaftsbedingt steigt der pH-Wert der Vagina von ca. 3,5–4,0 auf 4,5–5,0, was Scheideninfektionen begünstigt. Daher enthalten die folgenden Empfehlungen auch Hinweise auf die entsprechende Prophylaxe. Zur Vorbeugung und Behandlung von unspezifischem Ausfluss und Scheideninfektionen:

- leicht zu wechselnde Einlagen aus Baumwolle benutzen (z. B. Windeleinlagen für Stoffwindeln)
- Unterwäsche und Slipeinlagen aus Kunstfaser/Plastik vermeiden
- Intimbereich „lüften", z. B. ohne Schlüpfer schlafen
- Zuckerkonsum reduzieren
- Sitzbäder mit Totem-Meer-Salz und/oder dem Sud von Schafgarbe, Frauenmantel oder Calendula (auch Calendula-Essenz)
- ggf. Wundcreme (parfümfrei, keine Mineral-, sondern Pflanzenöle)
- keine alkalische Seife verwenden, sondern Produkte mit dem Vaginalmilieu entsprechendem pH-Wert (z. B. Sagella®, Multigyn®)
- Majorana Vaginalgel®

Zur Behandlung von Pilzinfektionen zusätzlich zu obigen Empfehlungen:
- Biojoghurt essen
- Biojoghurt vaginal anwenden: mithilfe eines Löffels in die Scheide einführen oder Tampon darin tunken und einführen
- Milchsäurebakterien vaginal 10–14 Tage anwenden (z. B. Döderlein med®, Vagiflor®)
- Sitzbäder mit Lavendel und Teebaum
- Knoblauchzehe vaginal einführen und über ca. 8 Stunden liegen lassen (Faden durch Zehe führen, um sie wieder herausziehen zu können), 1× täglich 10–14 Tage durchführen

- Tampon in 10-prozentiges Lavendel- und Teebaumöl (in pflanzlichem Öl) tauchen, einführen, ca. acht Stunden liegen lassen, 1× täglich über 10–14 Tage durchführen
- Antimykotikum (z. B. Canesten 3®, Fungizid ratiopharm®) anwenden, Kur gründlich durchführen (mindestens eine Woche)
- solange der Pilz behandelt wird, auf Geschlechtsverkehr verzichten; bei wiederholt auftretendem Infekt ggf. Partner mit behandeln

Schlafstörungen

Viele Schwangere berichten mir von einer veränderten Schlaftiefe, die sich manchmal schon zu Beginn der Schwangerschaft immer mal wieder phasenweise und im letzten Schwangerschaftsdrittel sehr häufig einstellt. Sie werden immer wieder wach und finden unterschiedlich gut wieder in den Schlaf. Mögliche Ursachen sind

- vermehrter Harndrang,
- unbequem gewordene Schlafposition,
- Rücken-, Hüft-, Schambeinschmerzen,
- Sodbrennen,
- Wadenkrämpfe oder
- sonstige Beschwerden.

Manchmal liegt es aber auch an nervöser Unruhe, weshalb die Schwangere zur Unzeit plötzlich hellwach liegt und mit kreisenden Gedanken und vielleicht auch mit diffuser Angst nicht wieder in den Schlaf findet.

Meine Empfehlungen

- Schlaf raubende Vorstellungen von Ihrem Kind oder in Bezug auf die Geburt mit Ihrer Hebamme klären
- durch Hilfsmittel wie Kissen und Rollen die Schlafposition unterstützen
- den Tagesablauf regelmäßig und möglichst reizarm gestalten, tagsüber Entspannungs- und Ruhepausen einrichten
- vor dem Schlafengehen Entspannungsbad nehmen (z. B. mit Lavendel, Melisse oder Fichtennadel), eine Tasse warmen Tee aus Melisse, Johanniskraut, Baldrian und Hopfen (zu gleichen Teilen) oder eine Tasse warme Milch mit Honig und Anis trinken
- Entspannungsübungen, z. B. autogenes Training als Einschlafhilfe
- in gut gelüfteten Räumen schlafen
- anthroposophische, homöopathisch niedrig potenzierte Komplexmittel wie Valeriana comp., Passiflora comp., Passiflora Nerventonikum, Avena sativa comp.

Schmerzen am Schambein

Unter Symphysenschmerzen werden Schmerzen am Schambein verstanden, die möglicherweise bis zu den Hüften und in die Beine ausstrahlen oder sogar den gesamten Beckenbereich betreffen können, einschließlich Kreuz-Darmbein-Gelenk (Iliosakralgelenk). Verursacht werden die Beschwerden durch die hormonell bedingte Auflockerung des Bindegewebes des Schambeins, sodass eine schmerzhafte Verschiebung der Beckenknochen gegeneinander möglich wird. Verstärkt wird dies durch den zunehmenden Druck im Beckenring und auf die Symphyse durch den wachsenden Fetus. In der Regel sind vor allem starke Beschwerden leider nur unzureichend therapierbar. Das Ausmaß der Beschwerden reicht von einer leichten Beeinträchtigung, z. B. nur in Seitenlage oder nach langem Gehen, bis hin zu derartig starken Schmerzen, dass die betroffene Frau sich kaum mehr bewegen kann. In der Regel sind die Seitenlage und asymmetrische

Beckenbewegungen besonders unangenehm und verschlimmernd, z. B. Gehen, in Schrittstellung hocken oder agieren (Schuhe anziehen etc.) oder auf einem Bein stehen. Verschlimmert werden die Beschwerden auch durch ein Hohlkreuz und durch eine für den Druck auf die Symphyse ungünstige Lage des Kindes.

Meine Empfehlungen

- bereits früh, möglichst ab dem ersten Auftreten der Beschwerden, Schonung und Entlastung; wenn die Symptomatik aufhört, vorsichtige Steigerung der Belastung. Kissen zwischen den Knien zum Schlafen, um in der Ruhephase eine Entlastung der Bänder im Becken zu erreichen
- Entlastung der Symphyse, z. B. durch
  - Haltungsschule (siehe Rückenschmerzen, S. 300).
  - Beckenhochlagerung, z. B. Knie-Ellbogen-Position, indische Brücke: in Rücken-

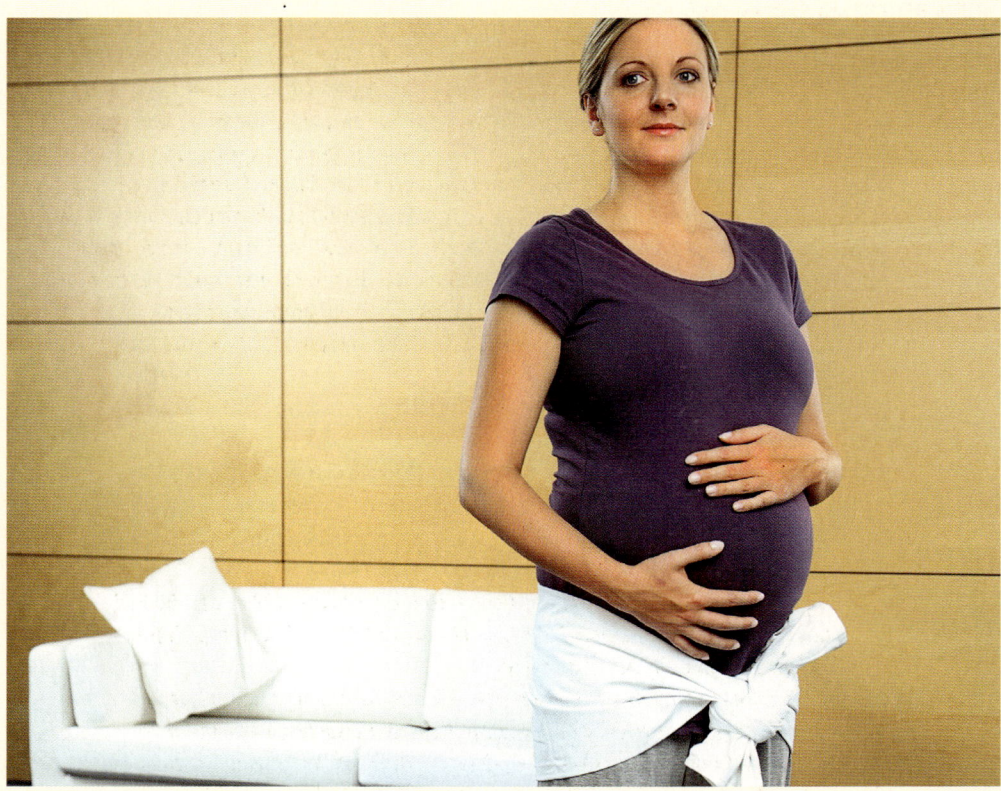

▲ Anlegen eines Hüfttuches zur Stabilisierung der Symphyse.

lage das Becken auf den Schoß eines im Fersensitz knienden Partners (braucht zur Entlastung der Fußgelenke ein festes Kissen zwischen den Füßen unterm Po) positionieren, die Unterschenkel auf dessen Schultern ablegen

- in Seitenlage das obere Bein in Hüfthöhe auf ein festes (Still-)Kissen oder Polster stützen
- Tragen eines Stützmieders, z. B. Gravi-Body® oder Baby-Belt® (kann durch Frauenarzt verordnet werden!)
- Tragen eines Symphysengurts, der rund um das Becken über die großen Rollbügeln außen am Hüftgelenk geführt wird und so den Beckenring von außen komprimiert (kann von Frauenarzt verordnet werden). Hierbei muss darauf geachtet werden, dass der Gurt auch bei fortgeschrittener Schwangerschaft tragbar ist.

- liegt das Kind mit dem Rücken nach hinten, häufig den Vier-Füßler-Stand einnehmen, um die Drehung des Rückens nach vorn zu fördern
- anthroposophisches, homöopathisch niedrig potenziertes Komplexmittel Symphytum comp.
- Überweisung an Akupunkturkundige, hier gibt es einzelne Erfolgsmeldungen
- Überweisung zur Physiotherapie (ärztliche Verordnung möglich)

Schwangerschaftsstreifen

Keine Schwangerschaftsbeschwerden im eigentlichen Sinne sind die bläulich schimmernden Streifen in der Haut, die durch den hormonellen Einfluss auf das Bindegewebe und dessen Dehnung an Bauch, Brüsten, Gesäß, Oberschenkeln und Oberarmen entstehen können. Sie beunruhigen die Schwangeren allerdings oft, vor allem da bekannt ist, dass die Streifen zwar kleiner und blasser werden, aber nie wieder vollständig verschwinden. Somit ist das Vorbeugen und Be-

handeln von Striae ein häufiger Wunsch. Es gibt leider kein Mittel, mit dem entstandene Streifen erfolgreich behandelt werden könnten und auch die Empfehlungen zur Vorbeugung haben keinen nachgewiesenen Effekt. Durch die Förderung der Durchblutung und Stärkung des Bindegewebes ist ein Effekt aber zumindest denkbar. Schlussendlich muss man aber sagen, dass die Entstehung von Schwangerschaftsstreifen auch auf eine vererbte Veranlagung zurückzuführen ist.

Meine Empfehlungen

- zusätzliche Bindegewebsbelastung vermeiden, z. B. zu heißes und zu ausgedehntes Baden, zu enge Kleidung, Rauchen
- Stoffwechsel fördernde, entschlackende Maßnahmen wie moderat temperierte Totes-Meer-Salz-Bäder, Saunagänge
- gefährdete Regionen mit pflanzlichen Ölen massieren, um Durchblutung und Elastizität des Gewebes zu fördern, z. B. Massageöl mit Arnika, Arnica comp./Cuprum, Schlehenblüten Körperöl, Kupfersalbe rot
- eiweißreiche Kost mit viel frischem Gemüse, reich vor allem an Vitamin C (z. B. Zitrusfrüchte, Hagebutte, Weißkohl, Holunderbeeren, Petersilie, Paprika) und Provitamin A (fettlöslich, z. B. Käse, Eier, Möhren, Brokkoli, Petersilie, Paprika). Vitamin A darf jedoch auf keinen Fall hoch dosiert substituiert werden – dann wirkt es schädigend auf das Kind!

- ausreichend trinken
- Zupfmassage: Ölen Sie die Haut Ihres Bauches so weit ein, dass sie geschmeidig ist, aber nicht schmiert. Dann heben Sie mit Daumen, Zeigefinger und Mittelfinger Hautfalte für Hautfalte etwas ab und rollen es zwischen den Fingern. Dies fördert die Durchblutung der Haut.

Schwangerschaftswehen

Kontraktionen der Gebärmuttermuskulatur, sog. Schwangerschaftswehen, kommen in der Schwangerschaft regelmäßig vor. Nicht immer bemerken Sie diese, manchmal spüren Sie den hart werdenden Bauch, manchmal geht die Kontraktion auch mit einem spürbaren Ziehen am Muttermund, in den Leisten und/oder am Kreuzbein einher. Schwangerschaftswehen fördern die Durchblutung sowie das Wachstum und der Gebärmutter.

Vorwehen in den letzten Wochen vor der Geburt (nach der 36. SSW) führen oft zu einer Senkung und Einstellung des Kindes bzw. des vorangehenden Teils in den Beckeneingang sowie zu einer Auflockerung und Verkürzung des Gebärmutterhalses und möglicherweise zu einer leichten Öffnung des Muttermundes. Gegen Ende der Schwangerschaft nehmen Häufigkeit und Intensität der Kontraktionen oft zu, sie können sogar regelmäßig auftreten. Ebenso können Kontraktionen während Belastungszeiten (Stress, Wachstumsschub etc.) zunehmen. Oft wird eine Kontraktion auch durch einen unmittelbaren Reiz ausgelöst, z. B. durch Positionswechsel, Strecken, sexuelle Aktivität.

Möglicherweise befürchten Sie jetzt eine Frühgeburt, aber keine Sorge: Das bloße Auftreten und die Anzahl der Kontraktionen lassen erfahrungsgemäß keinen Rückschluss auf Frühgeburtsbestrebungen zu. In der Regel sind die Frauen mit häufigen Schwangerschaftswehen nicht diejenigen, die ihr Kind auch zu früh bekommen. Ausschlaggebend hierfür ist, ob diese Wehen auch einen Einfluss auf die vorzeitige Öffnung des Muttermunds haben. In der Regel stören Schwangerschafts- oder Vorwehen wenig. Mitunter können sie jedoch beeinträchtigend und Schlaf raubend sein. Bei zunehmender Häufigkeit und Intensität können sie auch muttermundwirksam werden. Nur wenn die Schwangerschaftswehen Beschwerden auslösen, sollten Sie eine der folgenden Empfehlungen wählen.

Meine Empfehlungen

- Entlastung! Ggf. Krankschreibung oder Arbeitsverbot (ärztliche Verordnung)
- gezielt Entspannungspausen einlegen, Entspannungsübungen anwenden
- Wärme (nicht Hitze!) durch Wärmflasche, warmes Entspannungsbad
- entspannende Bäder/Einreibungen des Bauches mit Lavendel, Melisse, Rosenholz, Majoran, Fichtennadeln
- für gleichmäßigen, stressarmen Tagesablauf sorgen
- Tee aus Majoran, Melisse, Johanniskraut, Hopfen, Baldrian (Empfehlung I. Stadelmann: zu gleichen Teilen, nicht mehr als drei Teelöffel Kräuter täglich)
- anthroposophische, homöopathisch niedrig potenzierte Mittel wie Bryophyllum comp., Bryophyllum 50 Prozent

Sodbrennen

Unter Sodbrennen versteht man brennende Schmerzen in der Speiseröhre, hinter dem Brustbein. Das Auftreten von Sodbrennen wird mit fortschreitender Schwangerschaft immer häufiger, im letzten Drittel sind davon 60–70 Prozent aller Schwangeren betroffen. Die genauen Ursachen sind unklar. Vermutlich kommt es zu einem Rückfluss des sauren Mageninhalts durch den hormonell bedingt aufgelockerten Mageneingangsschließmuskel und die zunehmende Verdrängung des Magens nach oben durch das wachsende Baby.

Sodbrennen stellt keine Gefahr für Mutter und Kind dar, nur sehr selten führt es zu Komplikationen wie einer Entzündung der Schleimhaut der Speiseröhre. Ähnlich wie bei Übelkeit sollte auch hier bei einer eher unklaren Symptomatik und somit fraglichen Oberbauchbeschwerden zur Abgrenzung einer Präeklampsie (siehe S. 100) der Blutdruck gemessen und der Urin auf Eiweißausscheidung untersucht werden.

In der Regel tritt das Sodbrennen phasenweise auf, bei manchen Frauen besteht es allerdings fast permanent. Meist verschlimmert es sich im Liegen, durch den verstärkten Rückfluss in der Horizontalen bedingt, und verursacht so oft Schlafstörungen. Auch hier verschlimmern häufig Stress und typische Nahrungsmittel die Beschwerden ähnlich wie bei Übelkeit: z. B. fette, stark gewürzte Speisen, Saures wie bestimmte Obstsorten (manchen Frauen hilft jedoch Saures!), Süßes (v. a. raffinierter Zucker), Kaffee, schwarzer Tee, Zigaretten, Kohlensäure.

Meine Empfehlungen

- verschlimmernde Faktoren vermeiden
- regelmäßige, kleine Mahlzeiten einnehmen, dabei gut kauen
- Mandeln, Nüsse, Trockenfrüchte, trockenes Brot als ständige Begleiter für kleine Zwischenmahlzeiten und für den Bedarfsfall mitnehmen, gründlich kauen
- nach dem Essen nicht liegen
- wenn möglich, mit erhöhtem Oberkörper schlafen
- reichlich leichte Bewegung an der frischen Luft mit ruhiger, tiefer Atmung
- möglichst nicht während, sondern zwischen den Mahlzeiten trinken, um den Magen nicht noch zusätzlich zu dehnen
- wohltuende Nahrungsmittel: Tee aus Ingwer, Koriander, Basilikum, Fenchel, Anis, Kümmel, Malve oder Scharfgarbe, Leinsamen, Kartoffeln, Möhren, Fenchelgemüse, kräftige Brühen
- im Akutfall helfen oft der Saft roher, geriebener Kartoffeln oder kleine Schlucke Buttermilch, Sahne, Joghurt oder Milch oder ein kleines Stückchen Käse.
- anthroposophische, homöopathisch niedrig potenzierte Komplexmittel wie Amara-Tropfen, Bolus alba comp., Robinia comp.
- ggf. in Absprache mit der Gynäkologin Antazida (z. B. Talcid®), Alkalia (z. B. Natron), Präparate mit Alginsäure (z. B. Gaviscon®)

Übelkeit und Erbrechen

Im ersten Schwangerschaftsdrittel klagen 80–85 Prozent aller Schwangeren über Übelkeit, ca. 52 Prozent über Übelkeit und Erbrechen. Bei den meisten betroffenen Frauen hören die Symptome in der 16.–20. SSW auf. Die Übelkeit hat keine Auswirkungen auf das Wohlbefinden und die Entwicklung des Fetus, es scheint sich im Gegenteil mit dem Auftreten einer Übelkeit das Risiko einer Fehlgeburt leicht zu verringern. Allerdings beeinträchtigen Übelkeit und Erbrechen das Wohlbefinden und Leistungsvermögen der Schwangeren oft beträchtlich. Meist ist die Übelkeit morgens besonders stark und verschlimmert sich bei Nüchternheit (niedriger Blutzucker) oder Reizen wie Zähneputzen oder bestimmte Gerüche. Manche Frauen berichten, dass sich die Übelkeit in anstrengenden Situationen verschlimmert, andere beobachten, dass in tätigen und auch stressigen Situationen die Übelkeit nachlässt, um danach aber in der Entspannungsphase umso stärker wiederzukehren, sodass keine Erholung möglich ist.

Viele bemerken eine Verschlimmerung durch bestimmte Nahrungsmittel, typischerweise durch stark Gewürztes, Fettes, Süßes (v. a. raffinierter Zucker), Kohlensäure, Kaffee, schwarzen Tee, Zigaretten. Die meisten Betroffenen fühlen sich erschöpft und angestrengt und leiden unter der fehlenden Lebenslust und Freude über die Schwangerschaft.

In seltenen Fällen tritt ein sogenanntes „unstillbares Erbrechen" auf, die Hyperemesis. Dies ist eine echte Komplikation, bei der durch Übelkeit und starkes Erbrechen Störungen im Flüssigkeits- und Elektrolythaushalt sowie Nährstoffmangelsituationen auftreten. Eine Hyperemesis erfordert ärztliche Betreuung und wird in der Regel im Krankenhaus behandelt.

Beim Anhalten oder erstmaligem Auftreten der Symptomatik nach der 16. SSW sollte wegen fraglicher Oberbauchbeschwerden zur Abgrenzung einer Präeklampsie der Blutdruck gemessen und der Urin auf Eiweißausscheidung untersucht werden.

Meine Empfehlungen

- verschlimmernde Faktoren vermeiden
- häufig und regelmäßig essen, da sich die Übelkeit oft bei einem erniedrigten Blutzucker verstärkt, am besten direkt nach dem Aufwachen noch im Bett etwas trinken und essen
- warme Getränke und Speisen zu sich nehmen
- ausreichend Frischluft und ruhige Bewegung an der Luft (z. B. Spaziergänge, ruhige Gymnastik, Yoga, Qigong), dabei ruhig und tief durchatmen
- für Entlastung sorgen, Ruhepausen einlegen, ausreichend schlafen
- Ingwer hat erwiesenermaßen eine gute Wirkung gegen Übelkeit; empfohlene Menge: 1–6 g frische, zerkleinerte Wurzel als Tee aufgebrüht über den Tag verteilt trinken. Akut hilft es oft auch, die Zunge mit frisch angeschnittenem Ingwer einzureiben; Dosierungsempfehlung beachten: Sicherheitshalber sollten die empfohlenen maximal 6 g täglich nicht überschritten werden, da Ingwer in größeren Mengen ein traditionell zur Auslösung von Blutungen/Aborten eingesetztes Mittel ist und dieser Zusammenhang bisher wissenschaftlich nicht überprüft wurde!
- wohltuende Nahrungsmittel: Tee von Koriander, Anis, Fenchel, Kamille, Himbeerblätter, Melisse oder Pfefferminze; kräftige Suppen und Brühen (ggf. entfettet), Kartoffeln, Möhren, Fenchelgemüse

- Vitamin B$_6$ und B$_{12}$ scheinen eine positive Wirkung zu haben, sollten aber wegen der Gefahr einer Überdosierung nicht als Vitaminpräparat isoliert substituiert, sondern über Nahrungsmittel aufgenommen werden; wichtige Lieferanten: Vollkorngetreide, Katzenminze, Beinwell, Miso, Algen
- Akupressur vom Akupunkturpunkt hat erwiesenermaßen eine positive Wirkung: Der Punkt liegt auf der Innenseite des Unterarms drei Querfinger von der Handgelenksbeugefalte zwischen den beiden in der Regel gut tastbaren Sehnen, dort mit der Zeigefingerspitze kräftig in die Tiefe drücken (der Punkt liegt etwa einen Zentimeter unter der Hautoberfläche), leicht bewegen, bis man den sensiblen Punkt fühlt, jeweils ca. eine Minute akupressieren, 4–5 × rechts und links abwechseln. Auch Aku-Taping kann helfen (siehe S. 148)
- anthroposophische, homöopathisch niedrig potenzierte Komplexmittel wie z.B. Apomorphium oligoplex, Nausyn®, Vomitheel®, Amara-Tropfen, Robinia comp., Gentiana comp.
- mit der Gynäkologin abzuklären ist der Einsatz von Antiemetika (z.B. Paspertin®) (NICE)

Verstopfung (Obstipation)

Viele Schwangere leiden unter einer erschwerten Verdauung und Verstopfung. Dies wird vermutlich vor allem durch die Wirkung des Schwangerschaftshormons Progesteron hervorgerufen, das die Darmtätigkeit reduziert und dadurch zu einer höheren Verweildauer des Stuhls im Darm führt. Dadurch entstehen Völlegefühl, Blähungen und Krämpfe. Weiterhin werden durch den harten Stuhl Hämorrhoiden gefördert und es können durch einen übervollen Darm Beschwerden wie Rücken- und Mutterbandschmerzen auftreten.

Meine Empfehlungen

- erhöhte Flüssigkeitszufuhr
- faserreiche Kost: Vollkorn, Obst und Gemüse, darunter auch Rohkost
- ausreichende Bewegung
- regelmäßige und warme Mahlzeiten sowie regelmäßige Toilettengänge mit ausreichend Zeit
- morgens als Erstes warme Apfelschorle mit Ingwer trinken oder zwei Gläser kaltes Leitungswasser und einen Apfel eine halbe Stunde vor dem Frühstück
- verdauungsfördernde Nahrungsmittel: Tees aus Fenchel, Kümmel, Anis, Majoran, Pfefferminze oder Ingwer, Weizenkleie, gequollener Leinsamen (1 Esslöffel über Nacht einweichen), eingeweichte Backpflaumen samt Einweichwasser (3–4/Tag), Buttermilch, Joghurt, Sauerkraut oder Sauerkrautsaft
- anthroposophische, homöopathisch niedrig potenzierte Komplexmittel wie Lycopodium comp., Aquilinum comp.

- falls die genannten Maßnahmen nicht zum Erfolg führen, können milde Einläufe (Mikroclist, Practoclist), Mercurialis comp. supp. oder Glycerinzäpfchen versucht werden
- in Absprache mit Ihrer Ärztin oder dem Frauenarzt: Einsatz von verdauungsfördernden, stimulierenden Laxanzien

Wadenkrämpfe

Vermutlich verursacht durch Magnesium- und Kalziummangel treten vor allem in der zweiten Schwangerschaftshälfte häufiger schmerzhafte Wadenkrämpfe auf.

Meine Empfehlungen

- vielfältig und ausgewogen ernähren, vor allem Kalzium benötigt die Anwesenheit anderer Vitamine und Mineralien, um gut aufgenommen werden zu können
- wichtige Kalziumlieferanten: Milchprodukte, Fisch, Algen, Nüsse, Sesam, Mangold, Grünkohl, getrocknete Datteln, Feigen, Rosinen und Pflaumen, Petersilie, Brunnenkresse, Vollkorn
- wichtige Magnesiumlieferanten: Mandeln, Äpfel, Feigen, Weizenkeime, alle Samen und Nüsse, besonders Mandeln, ungeschälter Reis, Vollkorn, magnesiumhaltiges Mineralwasser
- viel bewegen, schwimmen
- Wadenmuskulatur dehnen, z. B. lange Ausfallschritte, dabei die Ferse des hinteren Fußes auf den Boden drücken
- Einreibungen, z. B. mit Lotio pruni comp., Kupfersalbe rot
- im Akutfall: das Bein strecken und den Fuß zu sich hin ziehen, feucht-warme Wickel
- ggf. Magnesium phosphoricum comp. (anthroposophisches Komplexmittel) oder Magnesium-Substitution

Wassereinlagerungen (Ödeme)

Etwa 80 Prozent aller Schwangeren entwickeln im Verlauf der Schwangerschaft, vor allem im letzten Drittel, mehr oder weniger stark ausgeprägte Wassereinlagerungen (Ödeme). Ursache hierfür ist vermutlich die Gewebe auflockernde Wirkung des Schwangerschaftshormons Progesteron, wodurch Wasser aus dem Blutkreislauf durch die aufgelockerten Gefäßwände ins umliegende Gewebe aussackt, sowie ein Mangel an Salz und/ oder Eiweiß, die beide Wasser im Kreislauf halten oder binden. Ödeme befinden sich besonders häufig im Bereich der äußeren Extremitäten, also im Fuß- und Handbereich, da sich das Wasser der Schwerkraft folgend dort stärker sammelt. Sie sind bei stärkerer Ausprägung wegen des entstehenden Spannungsgefühls unangenehm oder sogar schmerzhaft. In der Regel sind Ödeme unter medizinischen Gesichtspunkten unproblematisch. Wenn Ödeme jedoch

- vor der 24. SSW,
- rasch oder plötzlich im ganzen Körper (Beine, Hände, Gesicht) auftreten oder

- in Zusammenhang mit einem Blutdruckanstieg stehen,

besteht der Verdacht auf eine sich entwickelnde Präeklampsie. In einem solchen Fall muss der Blutdruck kontrolliert und der Urin auf Eiweißausscheidung untersucht werden (siehe S. 259).

In der Regel treten die Ödeme abends stärker als morgens auf, da die Schwangere dann länger auf den Beinen und der Blutkreislauf dementsprechend der Wirkung der Schwerkraft ausgesetzt war. Bei manchen Frauen sammelt sich jedoch auch durch das Liegen in der Nacht Wasser im Gesicht (v. a. Augenlider) und in den Fingern, was meist nach dem Aufstehen und durch Bewegung

bald wieder nachlässt. Häufig verstärkt sich die Wassereinlagerung durch Gebärmutter und Kind, die im Beckenbereich Gefäße komprimieren. Je nach der Lage des Kindes können dadurch Ödeme einseitig stärker ausgeprägt sein. In einem solchen Fall darf die Möglichkeit der sehr selten auftretenden, tiefen Beckenvenenthrombose nicht außer Acht gelassen werden, die ähnliche Symptome verursachen kann, aber außerdem zu Schmerzen vor allem an den klassischen Druckpunkten (in der Kniekehle und der Mitte der Fußsohle) und zu sichtbaren Umgehungskreisläufen führt.

Meine Empfehlungen

- öfter die Beine hochlegen, um den venösen Rückfluss und damit die Resorption des Wassers ins Gefäßsystem zu fördern
- kreislaufanregende und venenstärkende Maßnahmen: Wechselduschen, Venengymnastik, Beckenbodengymnastik, herzwärts gerichtete Fuß- und Handmassage
- Viel trinken! Das Wasser im Gewebe „fehlt" Kreislauf und Nieren.
- ausschwemmende Nahrungsmittel und Tees (betrifft auch Brennnesseltee!) meiden, denn das Wasser soll ja nicht aus dem Kreislauf, sondern aus dem Gewebe raus! Ausschwemmende Nahrungsmittel nur in Maßen und nicht länger als zwei Tage, dabei besonders viel trinken. Falls die Ödeme nach solchen maßvollen Ausschwemmungsversuchen nachlassen, dann aber wieder zunehmen, sollten die Maßnahmen nicht wiederholt werden, da sie dann anscheinend nicht nachhaltig wirken und nur unnötig den Nierenkreislauf belasten.
- nierenstärkende Tees aus Birkenblättern, Ackerschachtelhalmkraut
- auf eher erhöhte Salzzufuhr mit ausreichend viel zusätzlicher Flüssigkeit achten Ausreichend viel Salz im Kreislauf ist notwendig, um durch das osmotische Gefälle das Wasser aus dem Gewebe zurückzuholen.
- ausreichend Eiweiß, vor allem tierisches Eiweiß zu sich nehmen
- Salzbäder und Schwimmen bei nicht mehr als 37 °C fördern die osmotischen Vorgänge
- Einreibungen und Bäder mit Präparaten, die Hamamelis, Rosskastanie, Rosmarin, Wacholder, Zitrone oder Zypresse enthalten
- weitere siehe Krampfadern, S. 299

Zahnfleischbluten

Eine hormonell bedingte Gewebeauflockerung und eine verstärkte Durchblutung sind die Ursachen für Zahnfleischbluten. Hierdurch kommt es zu einer erhöhten Anfälligkeit für Entzündungen.

Ebenfalls hormonell bedingt kann es zu blutgefäßreichen Gewebswucherungen zwischen den Zähnen, sogenannten Schwangerschaftsepuliden, kommen.

Meine Empfehlungen

- sorgfältige Mundhygiene
- Zähneputzen mit weicher Zahnbürste
- Mundspülungen mit Mund-/Zahnfleischbalsam (Ratanhia, Kamille etc.)
- Zuckerkonsum stark reduzieren
- Zahnfleischmassagen mit Mundbalsam, z. B. Ratanhia-Tinktur
- beim Vorliegen von Schwangerschaftsepuliden ggf. Überweisung zur Zahnärztin

Ziehen an den Mutterbändern

Die von Dehnungsschmerzen betroffenen sogenannten Mutterbänder sind zum einen die runden Mutterbänder und zum anderen die Gebärmutter-Kreuzbein-Bänder.

- Die runden Mutterbänder ziehen als kräftige, im Querschnitt runde Stränge jeweils von der rechten und linken Seite der Gebärmutter zum Schambein. Eine schmerzhafte Dehnung wird hier vor allem im Leistenbereich empfunden.
- Die Gebärmutter-Kreuzbein-Bänder ziehen als breite, gefächerte Bänder jeweils von der Seite des Uterus nach hinten zum Kreuzbein. Dehnungsschmerz wird hier vor allem als Ziehen im Kreuzbein empfunden.

In den meisten Fällen treten Mutterbandschmerzen nur phasenweise während Wachstumsschüben auf oder bei bzw. nach Belastung (z. B. langes Gehen, Stehen, Tragen). In selteneren Fällen können Mutterbandschmerzen vor allem im letzten Schwangerschaftsdrittel nahezu ständig auftreten.

Meine Empfehlungen

- verschlimmernde Faktoren vermeiden
- vermehrt Entspannungspausen einlegen
- Wärmeanwendungen, z. B. warme Bäder, Wärmflasche nach Absprache mit der Hebamme
- Haltungsschule, vor allem bei Ziehen im Kreuzbein:
  - nicht ins Hohlkreuz fallen, sondern das Steißbein in Richtung Boden ziehen
  - das Becken kippen, als wollte man das Kind ins Becken wie in einen Korb betten
  - die Knie locker halten, den Scheitel wie an einem Marionettenfaden nach oben ziehen
  - diese Haltung möglichst in allen Positionen (Sitzen, Stehen, Gehen usw.) beachten
- Tragen eines Stützmieders wie Baby-Belt® oder Gravi-Body®

Literatur

Fischer, Hanna: **Atlas der Gebärhaltungen.** Hippokrates-Verlag, Stuttgart 2001.

Hecker, Hans-Ulrich; Liebchen, Kay: **Aku-Taping. Wirksam bei akuten und chronischen Schmerzen und Beschwerden.** Trias Verlag, Stuttgart 2010.

Huch, Renate, Largo, Remo: **Schwangerschaft, Geburt und erste Babymonate.** Trias Verlag, Stuttgart 2008.

Huch, Renate, Fessel, Dodo: **Glücklich schwanger von A-Z.** Trias Verlag, Stuttgart 2011.

Schmid, Verena, Schmid, Monika: **Der Geburtsschmerz: Bedeutung und natürliche Methoden der Schmerzlinderung.** Hippokrates-Verlag, Stuttgart 2005.

Schweitzer, Dora: **Stillen.** Trias Verlag, Stuttgart 2009.

Stadelmann, Ingeborg: **Die Hebammensprechstunde.** Stadelmann Verlag, Wiggensbach 2005.

Wichtige Adressen

Beratungsstellen
Cara – Beratungsstelle zur vorgeburtlichen Diagnostik
Große Johannisstraße 110
28119 Bremen
Tel.: 04 21/59 11 54
www.cara-beratungsstelle.de

PUA – Beratungsstelle des Diakonischen Werks in Württemberg
Heilbronner Straße 180
70191 Stuttgart
Tel.: 07 11/1 65 63 41

Pharmakovigilanz- und Beratungszentrum für Embryonaltoxikologie
Haus 10B
Spandauer Damm 130
14050 Berlin
Beratung im Internet:
www.embryotox.de
Beratungs-Telefon: Tel. 030/30308-111
Fax 030/30308-122

Deutscher Hebammenverband e. V.
Gartenstraße 26
76133 Karlsruhe
Tel.: 0721/98789-0
Fax: 0721/98189-20
www.hebammenverband.de

Sachverzeichnis